供预防医学、临床医学、护理学、卫生管理、药学、基础医学等专业用

社区卫生服务管理学

第2版

主　编　邹宇华

副主编　周　令　焦明丽　李　伟

编　者（以姓氏笔画为序）

马国芳	新疆医科大学公共卫生学院	邹宇华	广东药科大学公共卫生学院
冯珊珊	广州医科大学卫生管理学院	邹宗峰	广东药科大学公共卫生学院
朱俊勇	武汉大学健康学院	张持晨	南方医科大学卫生管理学院
刘　兰	宁夏医科大学公共卫生与管理学院	陈贵梅	安徽医科大学卫生管理学院
		周　令	大连医科大学公共卫生学院
刘茂玲	广东药科大学公共卫生学院	徐慧兰	中南大学湘雅公共卫生学院
李　伟	潍坊医学院护理学院	殷晓旭	华中科技大学同济医学院公共卫生学院
李伟明	昆明医科大学公共卫生学院		
李星明	首都医科大学公共卫生学院	高　博	四川大学华西公共卫生学院
李晶华	吉林大学公共卫生学院	韩　颖	山西医科大学管理学院
杨　义	成都中医药大学管理学院	焦明丽	哈尔滨医科大学卫生管理学院
吴美珍	浙江中医药大学人文与管理学院		

秘　书　邹宗峰（兼）

人民卫生出版社

图书在版编目（CIP）数据

社区卫生服务管理学 / 邹宇华主编. —2 版. —北京：人民卫生出版社，2020

ISBN 978-7-117-30037-7

Ⅰ.①社…　Ⅱ.①邹…　Ⅲ.①社区服务 - 卫生服务 - 医学院校 - 教材　②社区 - 卫生管理学 - 医学院校 - 教材　Ⅳ.①R197.1

中国版本图书馆 CIP 数据核字（2020）第 084585 号

人卫智网	www.ipmph.com	医学教育、学术、考试、健康，购书智慧智能综合服务平台
人卫官网	www.pmph.com	人卫官方资讯发布平台

社区卫生服务管理学
第 2 版

主　　编：邹宇华
出版发行：人民卫生出版社（中继线 010-59780011）
地　　址：北京市朝阳区潘家园南里 19 号
邮　　编：100021
E - mail：pmph @ pmph.com
购书热线：010-59787592　010-59787584　010-65264830
印　　刷：北京盛通数码印刷有限公司
经　　销：新华书店
开　　本：787×1092　1/16　　印张：28　　插页：4
字　　数：681 千字
版　　次：2018 年 9 月第 1 版　　2020 年 7 月第 2 版
　　　　　2025 年 7 月第 2 版第 6 次印刷（总第 9 次印刷）
标准书号：ISBN 978-7-117-30037-7
定　　价：79.00 元

打击盗版举报电话：010-59787491　E-mail：WQ @ pmph.com
质量问题联系电话：010-59787234　E-mail：zhiliang @ pmph.com

主 编 简 介

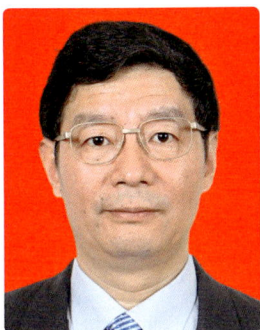

　　邹宇华,广东药科大学教授,硕士生导师,教学名师,社区卫生服务研究所所长。荣获全国优秀科技工作者、中国管理学杰出贡献奖、广东省师德标兵、广东省优秀共产党员、南粤优秀教师、广东省基层卫生岗位练兵和技能竞赛特别贡献奖等荣誉称号。现任中国社区卫生协会理事、中华预防医学会社会医学分会常委、当代中医药发展研究中心基层中医药工作委员会副主任委员、广东省社区卫生学会副会长、广东省社会医学研究会副会长、全国亿万农民健康促进行动广东省专家、广东省药品监督管理局安安网科普首席顾问、广东省科普讲师团讲师、广东省健康科普专家、广州市人民政府重大行政决策论证专家、广州市社区卫生学会会长等职。

　　主要从事社区卫生服务、社会医学、卫生政策、健康教育学、卫生管理等教学及研究工作。主持课题80多项;发表论文200多篇;主编教材和著作25部,主审和参编28部;撰写科普、人文作品100多篇。获成果及奖项80多个,媒体采访报道200多次。2008年担任广州市科技专家抗震救灾志愿服务团团长,率团赴川参与汶川震后救灾工作,分别获中国科协及中共广州市委、广州市人民政府抗震救灾先进集体表彰。

副主编简介

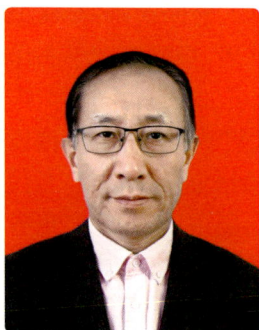

周令，大连医科大学教授，硕士生导师，卫生事业管理学教研室主任、健康服务与管理专业主任。任中华预防医学会卫生事业管理分会委员、中国医疗保健国际交流促进会基层分委会常务委员、辽宁省食品安全事故预防和处置专家委员会委员、辽宁省健康教育协会常务理事、大连市人民政府健康城市建设专家委员会委员、大连市政府食品安全委员会食品安全检验评估专家委员会副主任委员、大连市社区卫生研究会常务副会长兼秘书长等职。

任教 34 年，主要从事社会医学、卫生事业管理、疾病预防控制与健康管理等教学与研究工作。主持及参与课题 32 项，其中主持国家横向课题 1 项，辽宁省社科基金、高教基金 6 项。发表论文 100 余篇，主编、参编教材 34 部。荣获辽宁省政府社会科学奖二等奖 1 项，辽宁省医学科技奖三等奖 1 项，大连市政府社会科学奖一、二等奖各 1 项，大连市政府科技奖励三等奖 1 项。

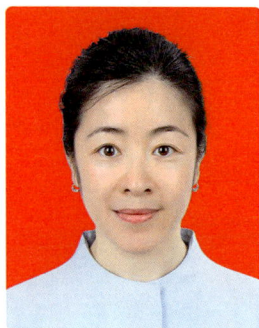

焦明丽，哈尔滨医科大学教授，博士生导师，卫生政策与医院管理中心副主任。黑龙江省新世纪优秀人才，兼任中国卫生经济学会理事，中国卫生经济学会青年委员会副主任委员等。中国社会科学院博士后，美国华盛顿大学、约翰霍普金斯大学访问学者。

近年来，主持国家自然科学基金 3 项，教育部、中华医学基金会、国家社科基金重大项目子课题、中国卫生经济学会等项目 20 余项。参与卫生行业基金重大专项、863 计划、国家社科基金重大项目、世界银行等项目研究。参编 10 部专著与规划教材，在国内外期刊发表学术论文 170 余篇，SCI 索引论文 30 余篇。多次担任《柳叶刀》《美国公共卫生》等期刊评审专家。获中华医学科技奖卫生管理奖、教育部科技进步奖二等奖、黑龙江省科技进步奖二等奖等奖励及荣誉 31 项。

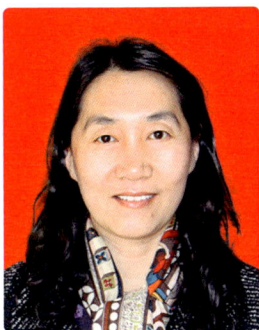

李伟,潍坊医学院教授,博士生导师,教学名师,护理学院院长。国家自然科学基金委员会管理科学部评审专家、教育部学位与研究生教育发展中心学位论文评审专家、中华预防医学会卫生保健分会委员、中国信息学会卫生统计教育分会常务委员、山东省预防医学会社区健康服务与管理分会主任委员等。

从事教学工作 35 年。承担管理学基础、卫生事业管理、Heath Education、高级卫生事业管理、公共卫生危机管理等课程的授课。为省级精品课程"管理学基础"及"卫生事业管理学"负责人,山东省卫生健康委员会"医院统计学"重点学科负责人。承担国家自然基金项目 2 项,承担和参与其他科研项目 41 项,发表论文 124 篇。主编和副主编教材 15 部。获得山东省教学成果奖二等奖、山东省软科学二等奖、山东省高等学校人文社科优秀成果三等奖、山东省医学科技奖三等奖等。

前　言

大力发展社区卫生服务,满足居民日益增长的卫生服务需求,是提高人群健康水平的重要保障。加强社区卫生服务的标准化、规范化、科学化管理和内涵建设,建立科学的考核、评价体系,健全有效的管理机制,已成为社区卫生服务发展和改革的重点。本教材在第1版的基础上,结合《"健康中国2030"规划纲要》《健康中国行动(2019—2030年)》《国家基本公共卫生服务规范(第三版)》(2017年)、《社区卫生服务质量评价指南(2016年版)》、《社区卫生服务中心服务能力评价指南(2019年版)》等要求,进行了较大地修改,使之与时俱进,更具有实用性和可操作性。

为推进创新教育,改革现行教学内容和教学模式,我们在编写时注重了形式和内容的创新,体现在以下几个方面:

第一,既侧重理论,更注重实用,如引入一些流程图,使学生今后在实际工作中可以借鉴,并进一步思考创新。

第二,采用新颖编写模式,如每章有"案例""视窗",给人耳目一新的感觉,可扩大学生的视野,增加知识面。

第三,在每一章的首尾均有案例描述及问题的提出,供大家思索。使用本教材组织教学时,既可以按传统模式讲授,将案例作为补充,供学生阅读思考,也可以案例为先导进行教学,使课堂讲解内容更加形象、生动。

在管理案例教学中,有一个重要的特征是结果的非唯一性。在对同一个案例做分析时,大家应学会根据自己对理论的理解、情景的判断及自身的价值观、已有的经验等去形成自己的结论。"英雄所见略同"的情形虽然较为普遍,但一般也会有差异性的方案被提出,这些方案也会各具特色,值得借鉴。作为一个优秀的管理者,既要重视大多数人的意见,更要倾听和品味少数不同意见者的可取之处,从而做出更科学、更理性、更实际的决策。

相信该教材的出版会帮助学生扩大眼界,为学生理论联系实际架起桥梁,更好地培养其分析、思考和判断的能力,促进综合素质的发展和提高。

本教材不仅适合预防医学、临床医学、护理学、管理类、药学、基础医学等专业的学生使用,也适合基层卫生及全科医学培训人员使用。为方便学习特别是自学,我们将"案例分析参考答案要点"附在书后,便于大家参考,当然这不是最佳、最全的答案,读者可以见仁见智。

限于作者水平,难免有疏漏、错误及不足之处,恳请大家提出宝贵意见。同时,对积极参与本书编写的各位编者中肯的建议、辛勤的付出表示由衷的感谢!

邹宇华

2020年3月

目 录

第一章　绪　论

> **案例 1-1**

相山区全区所有小区实行封闭式管理

发生新冠肺炎（COVID-19）疫情后，为进一步落实"防输入、防扩散、防输出"要求，加强社区疫情网格化管理，将疫情防控措施精准布控到小区、楼栋、家庭，坚决打赢疫情防控阻击战，淮北市相山区全区所有小区实行封闭式管理，具体要求如下：

1. 自 2020 年 2 月 5 日 0 时起，全区所有小区实行封闭式管理，所有居民出入必须凭本人身份证及社区盖章的小区住户出入证登记并检测体温。小区住户出入证由居民凭身份证在小区出入口办理。各住宅小区仅保留一个必要出入通道，安排专人值守，值守人员由社区干部牵头，公安、卫生、城管、物业共同组成，对出入人员实行严格管控，如发现异常，按规定程序处置。开放式小区要采取物理隔离方式围挡。

2. 全体居民"非必要，不出行"。每户家庭每 2d 可指派 1 名固定的家庭成员外出采购生活必需物资，其他人员非疫情防控工作需要或因病就诊等特殊情况，一律不准外出。

3. 所有车辆"非必要，不出行"。除因病就诊等特殊情况，小区内车辆一律不准外出，外来车辆一律不准进入。

4. 居民外出时必须佩戴口罩，做到不串门、不聚集、不抽烟、不随地吐痰、不在公共场所长时间逗留。

5. 关闭非居民生活必需的公共场所。超市、药店、农贸市场、菜市场等场所合理安排营业时间，定期消杀，进入人员一律要检测体温、佩戴口罩。快递、外卖实行无接触配送，不得进入小区。

6. 小区物业要实行 12h 保洁，定期进行消毒杀菌。对电梯（内外按钮）、门把手等重点部位要经常性消毒，并在显要位置张贴消毒提示。住户要做好家庭和个人卫生，勤洗手，尽量避免用手接触口、鼻、眼，经常开窗通风和消毒，保持空气流通。

7. 居民出现发热、咳嗽、咽痛、胸闷、乏力等可疑症状的，须及时到定点医疗机构就诊，并第一时间向社区报告。对出现确诊病例的，视情对小区、住宅楼单元实行封闭式隔离。

8. 严禁举办、承办或参加集体聚餐，不得聚众棋牌，停办一切校外培训机构和学生聚集活动。

9. 落实出租房管理主体责任，加强对承租人员的管控和及时报告，所有出租房（"网约房"）房东及其房屋中介机构一律暂停出租业务，如出租房发生疫情，一律依法追究房屋出租主体单位和个人的责任。

10. 有疫情重点地区旅居史的市外返回人员必须在到达居住地（目的地）后 1h 内，主动向居住地社区报告，进行体温检测并自觉进行 14d 居家医学观察。

问题：1. 何谓管理？管理的本质是什么？管理的职能有哪些？
　　　2. 为何实行小区封闭管理？

第一节　概　述

社区卫生服务是城市卫生工作的重要组成部分，是实现人人享有初级卫生保健目标的基础环节。

一、社区卫生服务的概念

1997 年，在《中共中央、国务院关于卫生改革与发展的决定》中提出积极发展社区卫生服务。

（一）构成社区的要素

自古以来社区就是人类生活的基本场所，但作为社会学的一个基本概念及学术用语，则要归功于德国社会学家滕尼斯（F.Tonnis）。滕尼斯在《社区与社会》一书中首次提出了"社区"一词，认为社区是指那些有着相同价值取向、人口同质性较强的社会共同体，其体现的人际关系是一种亲密无间、守望相助、服从权威且具有共同信仰和风俗习惯的人际关系；这种共同体关系不是社会分工的结果，而是由传统的血缘、地缘和文化等自然造成的。

社区（community）在不同时期有不同的定义。我国著名社会学家费孝通定义为：社区是若干社会群体（家庭、氏族）或社会组织（机关、团体）聚集在某一地域里形成一个生活上相互关联的大集体。在我国，城市的社区可以是街道或居民小区，农村社区可以是乡（镇）或行政村落。

社区的构成须具备以下 5 个基本要素：

1. **以一定社会关系为基础组织起来共同生活的人口**　一定数量和质量的人群是构成社区的主体，他们既是社会产品的创造者和消费者，又是社会关系的承担者。

2. **一定的地域条件**　地域条件是指地理位置、资源、气候、交通、经济等，是社区各种活动的自然基础，是影响社区人群活动的性质及特点的重要因素。

3. **有一定的生活服务设施**　提供社区存在的物质基础，是衡量社区发展程度的重要标志。

4. **具有特定的文化背景、认同意识和生活方式**　每个社区都有自己的历史传统和社会条件，形成特有的文化、生活方式，社区人群具有情感上和心理上的认同感及其对社区的归属感。

5. **一定的制度和管理机构**　社区有一定的制度和管理机构，能起到协调各种社会关系的作用。

（二）社区卫生服务的定义

社区卫生服务（community health care）是社区建设的重要组成部分，是在政府领导、社区参与、上级卫生机构指导下，以基层卫生机构为主体，全科医生为骨干，合理使用社区资源和适宜技术,以人的健康为中心、家庭为单位、社区为范围、需求为导向,以妇女、儿童、老年人、慢性病患者、残疾人等为重点,以解决社区主要卫生问题,满足基本卫生服务需求为目的,融预防、医疗、保健、康复、健康教育、计划生育技术服务等为一体的,有效、经济、方便、综合、连续的基层卫生服务。

(三)社区卫生服务的起源及发展

社区卫生服务的起源可以追溯到20世纪40年代的英国。第二次世界大战后由于战争的影响,主张实行国家统一的全民医疗保健制度的意见越来越被人们所接受。1945年,英国议会正式批准了《国家卫生服务法》,在这部闻名于世的法律中明确提出在英国实行由政府税收统一支付的医院专科医疗服务、社区卫生服务和全科医生制度。《国家卫生服务法》于1948年正式实施,并建立了被学术界称为"福利国家皇冠上的钻石"的国家卫生服务体系(NHS)。英国的医疗卫生制度由此实现了历史性的重大变革。在NHS建立之前,英国公共卫生服务体系相当薄弱,富人依靠私营医疗机构提供服务,看不起病的穷人只能在一些慈善机构寻求较少的免费治疗机会,而在这一体系下,凡是有收入的英国公民都必须按照全国统一的标准缴纳保险,也按统一的标准享受免费服务。对于每一位"英国病人",诊治标准只有一个——病情需要。

相对医院而言的,最初的社区卫生是把非住院服务称为社区卫生服务。20世纪50年代后期,医疗技术的快速发展使得精神病患者的治疗有可能不必再以住院的方式来进行,在家接受医疗、康复服务的方法既便利于精神病患者本人及家属,又可以节省国家医疗费用支出,于是社区卫生服务首先在这一领域中发展起来,此后又逐步扩大到老年人、孕产妇、儿童和残疾人,服务的内容也由医疗、康复扩大到预防、保健及健康教育。到了20世纪60年代,英国进入老年型社会,全国有一半以上的医院床位和医疗费用被老年人占用,致使政府和社会不堪重负。为了限制医院中老年人床位数量及控制医疗费用,英国国家卫生行政管理部门将NHS中一部分资金转移到地方政府用于进一步发展社区老年卫生服务。20世纪70年代后,无论是英国工党政府还是保守党政府执政,都会针对卫生资源供求矛盾不断加深的状况,采取有限资源向弱势人群倾斜的政策,给予精神病患者、老年人、孕产妇和儿童优先服务,而不同的政党、社会舆论在这方面的意见也是一致的。人们把这一倾斜弱势人群的政策称之为"灰姑娘"服务,"灰姑娘"服务政策在很大程度上促进了社区卫生服务的发展。

日本老年人比例持续增加,2017年65岁以上的人口数字为3 557万人,占总人口数的28.1%。老龄化问题十分突出。因此,社区卫生服务的重点是对生活不能自理的老人和残疾人分发《保健手册》,实施日托、护理、住院和社区康复等服务项目。

澳大利亚建立了覆盖全人口的社区卫生服务,所有居民免费享有相关的医疗、预防、保健、康复、健康教育和生育技术服务,尤其对老年人进行家庭照顾的社区规划,保证了老年人接受服务的公平性、持续性和经济性。

德国、比利时、法国、荷兰和卢森堡等国家为了减少医院的床位,增加门诊患者医疗的比例,节约医疗经费,已经将医疗服务的重点转移到家庭,社区家庭保健服务的对象包括出院后的患者、控制较好的慢性病患者、60岁以上的老人及失能老人,主要内容有医疗服务和由家庭护理机构、护理院、日间治疗所提供的护理服务。

上述国家的实践证明,开展"以研究居民健康状况,强调家庭医学和健康促进为主的社区卫生服务",不仅在控制医疗费用增长、增强服务效率、提高居民健康水平方面起到卓有成效的作用,而且大大提高了卫生服务的公平性和可及性。社区卫生服务已成为发达国家经过几十年研究探索而形成的较理想的基层卫生服务模式。有鉴于此,世界卫生组织(World Health Organization,WHO)于1978年要求世界各国大力发展社区卫生服务,并作为推进初级卫生保健的重要方法和途径,以达到"2000年人人享有卫生保健"的目标。

我国社区卫生服务的雏形可以追溯到1981年中美两国专家在上海市上海县进行的卫生服务调查。但直到1988年,Dr.Ra Jakumar建议中国开展全科医学后,我国的卫生服务工作才有了实质性的进展。1996年底,全国卫生工作会议作出了《中共中央、国务院关于卫生改革与发展的决定》,提出在全国实施社区卫生服务。该决定指出,要"改革城市卫生服务体系,积极发展社区卫生服务,逐步形成功能合理、方便群众的卫生服务网络"。1997年底,国家在济南召开了社区卫生服务工作会议,全面拉开了社区卫生服务的序幕。1999年在全国卫生厅局长会议上,讨论和制定了《关于发展城市社区卫生服务的若干意见》,对有关社区卫生服务的准则、内容、政策等进行了界定。1999年底,国家十部委出台了社区卫生服务的有关政策,同时卫生部组织了4个考察组对全国的社区卫生服务进展情况进行了调研。2000年初,卫生部又对社区卫生服务的有关政策进行了规定,从而形成了社区卫生服务的全新局面。2006年,国务院召开全国城市社区卫生工作会议,通过了《国务院关于发展城市社区卫生服务的指导意见》,将发展社区卫生服务作为优化卫生资源配置,缓解群众看病难、看病贵问题的突破口和切入点。2018年,国家卫生计生委与人力资源社会保障部、财政部联合印发的《关于完善基层医疗卫生机构绩效工资政策保障家庭医生签约服务工作的通知》,指导基层医疗卫生机构完善内部考核机制,在国家基本公共卫生服务经费拨付和分配方面体现多劳多得、优劳优酬。

二、社区卫生服务对象、服务项目及方式

为了有效地开展社区卫生服务,需要明确服务的提供者、服务对象、服务项目及服务方式。

(一)服务的提供者
下列人员构成了社区卫生服务的基本服务团队:

1. 全科医师、社区专科医师、社区助理医师、社区中医医师
2. 社区公共卫生人员与防保人员
3. 社区护理人员
4. 药剂师、检验师、康复治疗师及其他卫技人员
5. 管理者、医学社会工作者、志愿者

(二)服务对象
社区卫生服务机构服务对象为辖区内的常住居民、暂住居民及其他有关人员。具体来讲,主要有以下几种人群:

1. **健康人群** 应在健康人群中积极开展健康促进工作,重在健康保护和健康教育,使人群形成良好的健康行为和生活方式。

2. **高危人群** 高危人群是存在明显的对健康有害因素的人群,其发生疾病的概率明显高于其他人群。包括:

(1)高危家庭的成员:凡具有以下一个或多个标志的家庭即为高危家庭:①单亲家庭。②吸毒、酗酒者家庭。③精神病患者、残疾者、长期重病者家庭。④功能失调濒于崩溃的家

庭。⑤受社会歧视的家庭。

（2）具有明显的危险因素的人群：危险因素是指在机体内外环境中存在的与疾病发生、发展及死亡有关的诱发因素，如肥胖、吸烟、酗酒、吸毒、运动不足、睡眠缺乏规律等。危险因素的存在，可使发病几率增加，使已有疾病加重。

3. 重点保健人群　是指由于各种原因需要在社区得到系统保健的人群，如妇女、儿童、老年人、残疾人、慢性病患者、贫困居民等人群。

4. 患者　一般为常见病、多发病患者，尤其是常见的慢性非传染性疾病患者，需要家庭照顾、护理院照顾、院前急救或临终关怀的患者。

（三）服务项目

社区提供基本公共卫生和基本医疗两大类服务项目。

1. 基本公共卫生服务项目

（1）健康档案管理：对象为辖区内常住居民，包括居住半年以上非户籍居民。服务项目和内容：①建立健康档案。②健康档案维护管理。

（2）健康教育：对象是辖区内居民。服务项目和内容：①提供健康教育资料。②设置健康教育宣传栏。③开展公众健康咨询服务。④举办健康知识讲座。⑤开展个体化健康教育。

（3）预防接种：对象是辖区内 0~6 岁儿童和其他重点人群。服务项目和内容：①预防接种管理。②预防接种。③疑似预防接种异常反应处理。

（4）儿童健康管理：对象为辖区内居住的 0~6 岁儿童。服务项目和内容：①新生儿家庭访视。②新生儿满月健康管理。③婴幼儿健康管理。④学龄前儿童健康管理。

（5）孕产妇健康管理：对象是辖区内居住的孕产妇。服务项目和内容：①孕早期健康管理。②孕中期健康管理。③孕晚期健康管理。④产后访视。⑤产后 42d 健康检查。包括为孕产妇建立保健手册，开展至少 5 次孕期保健服务和 2 次产后访视，进行一般体格检查及孕期营养、心理等健康指导，了解产后恢复情况并对产后常见问题进行指导。

（6）老年人健康管理：对象是辖区内 65 岁及以上常住居民。服务项目和内容：①生活方式和健康状况评估。②体格检查。③辅助检查。④健康指导。提供疾病预防、自我保健及伤害预防、自救等健康指导。

（7）慢性病患者健康管理：对象是辖区内 35 岁及以上原发性高血压患者和 2 型糖尿病患者。服务项目和内容：①检查发现。②随访评估和分类干预。③健康体检。

（8）严重精神障碍患者管理：对象是辖区内常住居民中诊断明确、在家居住的严重精神障碍患者。服务项目和内容：①患者信息管理。②随访评估和分类干预。③健康体检。

（9）结核病患者健康管理：对象是辖区内肺结核病可疑者及诊断明确的患者（包括耐多药患者）。服务项目和内容：①筛查及推介转诊。②第一次入户随访。③督导服药和随访管理。④结案评估。

（10）中医药健康管理：对象是辖区内 65 岁及以上常住居民和 0~36 月龄儿童。服务项目和内容：①老年人中医体质辨识。②儿童中医调养。

（11）传染病及突发公共卫生事件报告和处理：对象是辖区内服务人口。服务项目和内容：①传染病疫情和突发公共卫生事件风险管理。②传染病和突发公共卫生事件的发现和登记。③传染病和突发公共卫生事件相关信息报告。④传染病和突发公共卫生事件的处理。

（12）卫生计生监督协管：对象是辖区内居民。服务项目和内容：①食源性疾病及相关信息报告。②饮用水卫生安全巡查。③学校卫生服务。④非法行医和非法采供血信息报告。⑤计划生育相关信息报告。

（13）免费提供避孕药具：①省级卫生健康部门作为本地区免费避孕药具采购主体依法实施避孕药具采购。②省、地市、县级计划生育药具管理机构负责免费避孕药具存储、调拨等工作。

（14）健康素养促进行动：①健康促进县（区）建设。②健康科普。③健康促进医院和戒烟门诊建设。④健康素养和烟草流行监测。⑤ 12320 热线咨询服务。⑥重点疾病、重点领域和重点人群的健康教育。

2. 基本医疗服务项目

（1）一般常见病、多发病诊疗、护理和诊断明确的慢性病治疗
（2）社区现场应急救护
（3）家庭出诊、家庭护理、家庭病床等家庭医疗服务
（4）转诊服务
（5）康复医疗服务
（6）中医药服务
（7）政府卫生行政部门批准的其他适宜的医疗服务

（四）服务方式

社区卫生服务是有别于综合性医院、专科医院及专业预防保健机构的基层卫生服务。它的特点是贴近居民、就近就医、防治结合、综合服务，充分体现了积极主动的服务模式。在社区，提供卫生服务需依据不同地理环境、服务需求、人口特征、服务地点等选择服务方式，主要服务方式有：

1. 就近诊疗服务 主要在社区卫生服务机构内为社区居民就近提供一般常见病、多发病的诊治服务。向社区居民公布联系电话，提供预约和家庭出诊服务，做到方便快捷。

2. 主动上门服务 借助于卫生服务小分队、医生联系卡、24h 电话预约等形式，在做好健康教育宣传的基础上，与居民签订健康保健合同；在社区卫生调查和社区诊断的基础上，对重点人群开展慢性病干预；对合同服务对象和慢性病干预对象定期上门巡诊，及时处理发现健康问题，为其提供保健服务。

3. 院前急救服务 院前急救是社区医生的一项必要技能。社区人群的急性病症和意外事故时有发生，虽然社区卫生服务机构的业务性质不包括对危急、重症的治疗，且也不具备相应的设备条件。但社区医生的职责是做好院前急救工作，达到延长患者生命、维持病情稳定，使患者稳妥地渡过难关，减少伤残和死亡，有利于转到医院进一步治疗的目的。例如，休克患者的输液、外伤大出血患者的加压包扎、躁狂性精神病患者的催眠注射、呼吸衰竭患者的吸氧等。

4. 家庭病床服务 根据居民的需求，选择适宜的病种，开设家庭病床，进行规范的管理和服务。随着现代医学模式的转变，社区家庭病床服务正从单纯的医疗服务型向预防、康复、保健、健康教育、临终关怀、医疗护理型转化；从单纯的家庭医疗服务于患者向为社会群体服务转化。其服务对象不分年龄、性别、疾病类型，提供包括生理、心理和社会功能恢复等多个方面的服务。随着我国人口老龄化进程加快，慢性非传染性疾病增多，现代家庭人员结构改变及其人力、经济、时间各方面的承受能力的变化，家庭病床服务具有很大的发展空间。

5. 双向转诊服务 在向社区居民提供就医服务的同时,与综合性医院和专科医院建立合作关系,及时把重症、疑难杂症患者转到合适的医院诊治,同时接受综合性医院和专科医院转回的慢性病和康复期患者,进一步进行治疗和康复。

6. 信息咨询服务 居民常常对自身及家人的疾病和健康问题很关心,社区可以提供咨询服务。如通过电话、微信、电脑等网络连接向居民介绍其服务项目、联系方式、收费标准、就诊程序、疾病防治知识等,方便居民获得所需的医疗保健服务信息。

三、发展社区卫生服务的意义

1. 是提供基本卫生服务,满足居民日益增长的卫生服务需求,提高人群健康水平的重要保障 社区卫生服务覆盖广泛、方便群众、能使广大群众获得基本卫生服务,解决群众看病就医方面的问题,也有利于满足群众日益增长的多样化卫生服务需求。社区卫生服务强调预防为主、防治结合,有利于将预防保健落实到社区、家庭和个人,提高人群健康水平。

2. 是深化卫生改革,建立与社会主义市场经济体制相适应的卫生服务体系的重要基础 社区卫生服务可以将广大居民的多数基本健康问题解决在基层。积极发展社区卫生服务,有利于调整我国卫生服务体系的结构、功能、布局,提高效率,降低成本,形成以社区卫生服务机构为基础,大中型医院为医疗中心,预防、保健、健康教育等机构为预防、保健中心,适应我国国情和社会主义市场经济体制的城市卫生服务体系新格局。

3. 是建立城镇职工基本医疗保险制度的迫切要求 社区卫生服务可以为参保职工就近诊治一般常见病、多发病及慢性病,帮助参保职工合理利用大医院服务,并通过健康教育、预防保健,增进职工健康,减少发病,既保证基本医疗,又降低成本,对职工基本医疗保险制度长久稳定运行,起重要支撑作用。

4. 是加强社会主义精神文明建设,密切党群干群关系,维护社会稳定的重要途径 社区卫生服务通过多种形式的服务为群众排忧解难,使社区卫生人员与广大居民建立起新型医患关系,有利于加强社会主义精神文明建设。积极开展社区卫生服务是为人民办好事、办实事的德政民心工程,充分体现全心全意为人民服务宗旨,有利于密切党群干群关系,促进国家长治久安;有利于拓宽社区建设内涵,维护社会稳定。

四、社区卫生服务质量的评价

对于社区卫生服务质量的评价,主要从社区卫生服务的结构、过程和结果三个方面来衡量。

(一)社区卫生服务的结构

作为组织因素的结构,是运行服务所必需的基础条件,主要通过物理特征、人员特征和管理特征三个方面表现出来。

1. 物理特征 包括建筑设计、服务场所、办公和服务设备,以及其他支持性环境。

2. 人员特征 包括全科医师、其他卫生技术人员、社区工作者等人员的聘用及结构,团队工作和协调程度等。

3. 管理特征 包括支持性政策、法律规章、运行机制、服务模式,以及其他激励组织活动的各种管理能力。

在社区卫生服务建设初期,服务的计划和管理往往侧重于结构的投入方面。在社区卫生服务深入发展过程中,结构的质量也发挥着重要作用,其人员、设备设施、资金、管理制度也需要不断地完善。但要注意两点：①社区卫生服务结构质量的关键不是现代化或高科技，而是适宜性。②结构质量并不必然地带来社区卫生服务的有效性，也不必然地促进社区人群的健康水平的提高。

（二）社区卫生服务的过程

这是服务者和服务对象之间相互沟通互动的过程。

社区卫生服务可划分为技术服务和人际服务两个方面。技术服务是为解决患者健康问题而采取的标准化的临床、预防、康复或其他辅助技术的过程，其质量主要取决于服务者的医学教育、临床实践、服务监测和评价，以及涉及医学服务安全和质量的法律和政策。人际服务是医务人员与社区居民和患者之间的社会学和心理学互动，其质量主要取决于服务者的沟通能力、理解能力、人道主义情感、敏感性和反应能力等。

社区卫生服务的过程也不必然地带来居民健康的改善，因为有可能服务的方向与居民的期望不一致，如个别机构服务的出发点是为了增加经济效益而不是着眼于改善居民健康。

（三）社区卫生服务的结果

社区卫生服务人员为社区居民提供服务后，其效果如何，主要通过以下几方面来衡量：

1. 医学科学评价指标 如疾病的好转或治愈，病灶的清除或消失。

2. 社会学评价指标 如社会功能的恢复，自主生活能力的提高，日常社会负担的减少。

3. 居民自我评价 如对服务各个具体过程的体验，对整体服务的满意程度，对服务质量的改善建议。

社区卫生服务的结果应该是"有效地"改善患者的健康和患者的看法，其评价者可以是服务提供者（技术或学术性评价），也可以是服务接受者（患者调查）。但应注意，两个角度的评价结果可以是一致的，也可以是不一致的。如临床上说治疗有效，但患者感到"效果不佳"，这主要是因为两个方面的期望不同而造成的。

视窗 1-1

用"全成本核算管理"解决绩效管理的难题

深圳市福田区第二人民医院下属 12 家社区健康服务中心，在 2014 年前一直采用"平均绩效"的方法进行管理，存在着无法充分体现不同专业、不同岗位服务量差别；无法充分体现因服务人口和专业设置等客观原因所致的机构间服务绩效的公平；难以计算不同机构因服务项目差异，其耗材消耗也不同等问题。同时，由于财政编制原因，往往非在编人员的待遇明显低于在编人员，导致同工不同酬、人才留不住的问题。为此，福田区卫生健康局于 2014 年开始实行"全项目、全额购买服务"政策，并在该院进行"全成本核算管理"试点：

1. 将社区卫生服务的各个项目细化拆分成 104 项基本单元进行成本测算，并根据测算结果，选择一个项目（全科诊断 1 人次）确定为"标准服务单元"（或标准成本当量），其他 103 项的成本与之比较得到相对标准当量，以此计算社区卫生服务机构总绩效及每个员工的绩效。

2. 设立质量系数、难度系数和工作强调系数。质量系数是指服务质量评分作为依据，分优、良、合格、不合格、无五档，分别设立 1.1~0 的系数；难度系数是指在同等工作当量的项目设立不同的难度系数（如抢救危重患者1人次与周期性体检1人次的成本当量相同，但难度不同），可以根据情况设置难度系数，一般组成专家讨论确定，并可以调整，在无特殊项目时，一般都设为1；工作强调系数是指为了强化某工作或针对薄弱环节进行临时性调整，以达到管理的杠杆作用。

3. 保持原在编员工基本工资（即原来财政拨款"人头费"部分）不变，以"员额制"拨款提高非在编员工的基本工资，使两类人员的基本工资大致相同，这就可以保证不损害在编员工利益的基础上提高非在编员工的待遇，可以使改革顺利进行，达到同工同酬。

4. 把下属的社区分五类，分别给予"兜底性补助"（其中第五类为偏远、人口稀少社区），分别设以0~3 000元的补助并根据情况，每年进行调整，以弥补因社区人口稀少导致的服务量少而影响绩效的情况。

5. 根据成本测算的结果，设立基本消耗和项目消耗两类。基本消耗与服务项目和服务量无关，是指社区卫生服务机构在0服务量的情况下的基本保证和基本维持成本。项目消耗是指104项的消耗，与服务量有关，根据成本测算结果对104项项目的消耗给予5%的合理波动区间，超出部分将从绩效中扣除。

6. 设立基本线和封顶线。基本线是根据职称等因素设置的最低服务量（按标准当时计算），低于基本线将按比较扣除基本工资部分。封顶线是为了保证服务质量、控制因"片面追求服务量而出现的服务质量下降和医疗风险提高"的情况，设置"每人每工作量不超过57个标准工作当量"为封顶线，超出部分不再计算绩效。封顶线也是精细化管理中人员配备的参照。

这项改革实施5年来，效果明显。以上以梅林社区健康服务中心为例，出现了以下变化：①财政购买服务的拨款提高了32%，且针对性强和目的明确，不再是"模糊账"。②5年来员工非待遇性流动（即主动辞职和非退休离职）为0（之前超过35%）。③员工待遇提高了21%，员工满意度高达93.5分。④顾客满意度（第三方调查）达到90.1分（2014年为87.25分）。⑤总体服务量、各项目服务量平均有超过10%的增长，特别是慢性病的管理（使用工作强调系数）增长最为明显，2017年增长超过40%。

第二节 管理及社区卫生服务管理学

社区卫生服务管理是管理学门类中公共管理学科的二级学科，是卫生事业管理的主要分支学科之一。由于其基本理论大多源自管理学，因此，需要了解一些管理学的基本概念与理论。

一、管理概述

从古至今，人类社会只要存在分工协作和公共生活，就需要管理。否则，社会生产、生活、交换、分配等都会发生混乱而无法进行。管理在社会生产中的地位和作用，马克思曾做过正确的论述："一切规模较大的直接社会劳动或共同劳动，都或多或少地需要指挥，以协调个人的活动，并执行生产总体的运动。"当代管理已成为社会的一个极其重要的学科门类，是现代社会三大支柱——科学、技术、管理之一。

（一）管理的概念

管理（management）的通俗说法是"管人理事"，即对一定范围内的人员及事物进行安排与处理。管理是一个过程，是让相关的人与管理者共同实现既定目标的活动过程。

1. 管理的定义 一定组织中的管理者，通过实施计划、组织、领导、控制和创新等职能来协调他人的活动，以实现组织既定目标的过程。

2. 管理的本质 管理的本质就是协调，主要包括生产力要素之间的协调，各部门、各项工作之间的协调，个人目标与组织目标的协调，各管理职能之间的协调及管理职能本身的协调等。最好的协调就是每个人清楚地知道自己应该如何工作，这样才能对组织目标的实现做出最大的贡献。

3. 管理的二重性 由生产力和生产关系所决定，管理不仅具有合理组织生产力，即监督和指挥生产的自然属性，而且还具有维护生产关系运行，即维护社会统治秩序的社会属性。管理的自然属性与社会属性是人类社会管理都具有的性质，一般称为管理的二重性。

4. 管理的职能 管理的职能是管理者为实现特定的目标而进行的管理活动及其功能。

（1）计划：计划是对所管理的未来的活动进行预先筹划和安排，是管理的首要职能。计划工作主要包括：①评估组织活动条件，确立目标。②方案抉择。③拟定派生方案和编制预算。

（2）组织：组织职能是管理的根本职能，组织工作的具体程序和内容有：①组织结构设计。②人力资源管理。③组织结构的运行。④构建适合的组织文化。⑤组织变革与组织发展。

（3）领导：为了实现组织目标，管理者要对组织的资源进行支配和协调，涉及对人的激励、引导。对冲突进行协调时，管理者便被认为是实施了领导职能。领导职能包括激励、沟通、协调、奖励、处罚和示范等。

（4）控制：为了保证组织目标的实现和计划的实施，管理者必须对组织活动进行监控，以便发现偏差，及时纠正，使组织活动回到正确的轨道上来。同时根据组织内外环境的变化，及时调整原来的目标或计划。

5. 管理的科学性和艺术性 管理的科学性体现在它有一套行之有效的方法，有具体的研究步骤来分析问题、解决问题，衡量所开展的活动的过程。管理的艺术性则强调管理的实践性，即在实践中，以管理理论为基础，深入考虑管理的文化背景，认真结合本部门、本单位的实际，充分发挥管理人员的创造性，达到富有成效的管理。例如，当你闻到一朵很香的玫瑰花时，你没办法"复制"或"移转"自己的体验给他人，每个人都必须要自己去闻、去体验。

（二）管理者的概念

1. 管理者 组织成员一般可分为两类，一类是直接从事组织业务活动的作业人员，如医院的医生护士、工厂的工人、学校的教师等；另一类是为了保证组织业务活动有效运行和组织目标实现而从事管理活动的管理人员。后者由于承担管理工作、履行管理职能，被称为管理者。当然，作业人员与管理者的划分只是相对的，不是绝对的。管理者也会承担一些作业人员的工作。比如，社区卫生服务中心主任在承担中心的行政管理工作之外，可能会承担给患者诊疗、进行健康教育的工作；校长在从事学校管理工作之外，可能会承担指导学生、授课的任务。因此，作业人员与管理者划分不是绝对的，但二者的区别也是显而易见的，用美国学者斯蒂芬·罗宾斯的话说，管理者是指挥别人工作的人。

2. 管理者的类型 组织中的管理者依据其所处的管理层次的高低，可分为高层管理者、中层管理者和基层管理者。

（1）高层管理者：指对组织的管理负有全面责任的人。他们的主要职责是制订组织的目标和发展战略，掌握组织的大政方针和评价组织的绩效。高层管理者一般被冠以董事长、首席执行官或总裁、总经理、医院院长、高校校长等名衔。在对外交往中，他们往往代表组织，以"官方"的身份出现。

（2）中层管理者：指介于高层管理者与基层管理者之间的一个或若干个层次的管理人员。他们的主要职责是贯彻执行高层管理者的决策和意图，督促基层管理者的工作。中层管理者可能会被冠以部门或办事处主任、单位主管、事业部经理、高校二级学院院长等头衔。

（3）基层管理者：是处于最底层的管理者，通常指监工、科长、教研室主任等，他们的主要职责是向作业人员布置工作任务，监督各项任务的有效完成。

这三个层次的管理者虽处于不同的管理层次，但行使的管理职能是相同或相似的，都需要扮演好管理者的角色，只是程度和重点存在一定差别而已。

视窗 1-2

管理者的角色

"管理者的角色"一词是由美国管理学者德鲁克在 1955 年提出，德鲁克认为管理者所扮演的角色大体上分为三类：

1. 管理一个组织，求得组织的生存和发展。为此，首先，管理者需要确定组织存在的目的、组织要达到的目标并制订实现组织目标的途径；其次，管理者需要使组织通过各种管理活动获取最大利益；最后，管理者要保证组织"为社会服务"和为自身发展"创造顾客"。

2. 管理管理者。通常一个组织最基本的管理层次可以划分为上、中、下三个层次，处于每个层次上的人都是组织的管理者，同时，高层次的管理者又是低层次管理者的管理者。不管是哪个层次的管理者，都负有这样的职责：主导和影响被管理者，使之为了组织目标的实现积极工作和努力奋斗；构建适合的组织结构；培养被管理者的团体合作精神；培训下一层管理者，使其管理工作的技能得到提高。

3. 管理工人和工作。这是管理者的基本职责。管理者需要认识两个趋势，一是管理的工作性质是不断变化的，工作的承担者既有体力劳动者，也有脑力劳动者，而且随着科学技术的发展，后者的数量大大增加，因而管理的方式需要探索；二是处理好与各级各类人员之间关系已经变得越来越重要，这要求管理者能正确认识人的特性。人是复杂的且具有个体差异，因此，在管理过程中，管理者要对人性有正确的认识，处理好各种人际关系。

德鲁克认为："管理是一种实践，其本质不在于'知'而在于'行'；其验证不在于逻辑，而在于成果；其唯一权威就是成就。"

3. 管理者的基本技能 不论属于何种类型、处于什么层次的管理者，都需要具备一些管理技能。

（1）专业技术技能：指具有使用某一专业领域内有关的工作程序、技术和知识完成组织任务的能力。对于管理者来说，虽然不一定要成为精通某一领域的专家，但却不能是所从事工作的门外汉，如医院院长对医学知识一窍不通就难以胜任管理工作。

（2）人际沟通技能：指处理人际关系的能力。对一个组织的管理者来说，不可避免地要处理与上级、同级和下级的关系。因此，管理者要具有说服上级、团结同级、带动下级工作的能力。同时，还要能够协调组织与外界的关系，形成人际关系网。

（3）文字语言技能：随着社会的发展，信息的交流日益频繁，迫切需要管理者要有较强的文字语言表达能力，所写文章所做讲话应主题明确，层次清晰，逻辑性强，言简意赅，让人一目了然。这样的文章常常会有较强的说服和指导作用，易达到预期的效果。因此，具备良好的文字语言表达技能是管理者的基本素质之一，也是其能否胜任本职工作的一个重要条件。

（4）科学思维技能：指管理者要具有科学的思维方法，善于分析与综合，通过比较事物的共同点和不同点，找出规律。同时，善于分析机构面临的内外矛盾，科学决策，做到大事不糊涂。

（5）组织指挥技能：选定目标，作出决策后，管理者就要对选定的决策目标组织实施。只有经过有效的组织实施，使工作达到预期的目标，我们的预测和决策才能变成现实，也才具有意义和价值。若管理者只会作出预测、决策，而不能组织起有效的实施，那么预测再准、决策再科学合理，也只能是空中楼阁。

二、社区卫生服务管理学研究的对象、内容和方法

开展社区卫生服务，当然会有管理活动的融入。社区卫生服务管理的目的就是为了实现组织的既定目标，要在有限的卫生资源条件下创造出最大的效益。

（一）社区卫生服务管理学概念

社区卫生服务管理学是应用管理理论和方法，研究社区卫生管理的基本特点和发展规律，完善社区卫生服务管理体制和运行机制，提高社区卫生服务的整体功效，更好地为社区居民提供良好的卫生服务，有效地保障人群健康的一门科学。

社区卫生服务管理学既与医学科学相联系，又与其他自然科学和社会科学相联系，是管理科学的一个分支学科，其应用性很强。

（二）社区卫生服务管理学研究对象和内容

社区卫生服务管理学的研究对象是普遍存在的社区卫生服务管理活动。由于社区卫生服务管理活动的复杂性，导致了社区卫生服务管理学研究对象的多样性，按照社区卫生服务管理活动的不同类别，可以划分不同的研究对象。

1. 社区卫生工作的方针与政策
2. 社区卫生服务管理的基本特点和规律
3. 提高社区卫生服务整体功效的理论和方法
4. 社区卫生资源的优化配置及合理使用
5. 社区卫生服务管理体制和运行机制
6. 社区卫生服务质量的评价

社区卫生服务管理的内容很广，主要有信息管理、健康教育管理、预防接种管理、重点人群健康管理、慢性病管理、传染病管理、突发公共卫生事件管理、康复管理、护理管理、营养管理、质量管理、机构管理、绩效管理等，在后面的章节中将会逐一加以介绍。

（三）社区卫生服务管理学研究方法

社区卫生服务管理学常用的有调查研究、试验研究、分析研究及理论研究等方法。

1. 调查研究法　调查研究是社区卫生服务管理学研究中最主要的方法。常用的有典型调查和抽样调查。典型调查可以获得最具代表性的第一手材料,以便总结经验,找出解决问题的办法,如对社区某一家族长寿者多的调查。做好典型调查的关键是选好典型。抽样调查可以花较少的人力、物力而获取各种需要的资料,其成功的关键是样本要有代表性、样本量恰当及数据完整可靠。调查研究要有科学的指标体系,使所获得的数据、资料能够较为准确地反映问题的本质。

2. 试验研究法　试验研究法是创设一定环境,严格控制条件,观察某项管理决策方案实施情况,以便进行科学决断的试验过程。试验研究有单项试验研究和综合试验研究。

（1）单项试验研究:主要对社区卫生管理过程中某一项或某几项因素进行社会试验研究,以验证其实施的可行性及取得进一步完善的措施。如对社区糖尿病患者实行饮食和运动干预,观察其效果。

（2）综合试验研究:综合试验研究可以是社区卫生中多种项目的综合试验,也可以是社区卫生的某些项目与社会经济发展某些项目的综合试验。试验研究成功的关键是选的点要有代表性,信息系统要健全,所得的结果才会对其他地区有指导意义。

3. 分析研究法　分析研究法是有计划地收集国内外各种相关信息资料与调查研究和试验研究得到的资料,进行比较分析;或利用甲种资料与乙种资料进行对比研究,以求得预期结果。分析研究的关键是资料要丰富、可靠,且研究的手段要先进,才能获得预期的结果。分析时特别要注意进行横向比较、纵向比较的优缺点,既要看到纵向比较时取得的成绩,也应看到横向比较时的差距,从而明确自己的奋斗目标。

4. 理论研究　理论研究也称为"数学模型方法",即通过一种数学模型表述事物的特征或规律。社区卫生管理是一门实践性很强的学科,管理经验有其独特重要的位置,因此,应努力把实践经验上升为理论,并通过理论进一步指导实践,从而推动社区卫生服务螺旋式上升。此外,国内外历史上社区卫生管理的政策、法规、经验等的借鉴,都可以作为理论研究的内容。

三、社区卫生服务管理学与相关学科的关系

社区卫生服务管理涉及很多学科,其他一些学科的理论和方法对于做好社区卫生工作很有帮助。因此,要做一名出色的社区卫生服务管理者,就要博采众长,融汇提炼,为我所用。

社区卫生服务管理学研究综合使用多学科理论和方法,相关的主要学科有:

1. 管理学　管理学是专门研究管理过程的普遍规律、基本原理及一般方法的科学。社区卫生服务管理的基本原理、原则和方法,多源自管理学。学好管理学知识,对于做好社区卫生服务管理工作极为重要。

2. 社会学　它从社会的整体功能出发,通过社会关系和社会行为来研究社会的结构、功能、发展规律的学科,其研究领域涉及社会生活的各个方面。社区卫生服务的发展必然受到社会环境因素的影响,诸如人口学、社会保障制度、住房等问题。社会学的研究方法,尤其是社会调查方法亦是社区卫生服务管理常用的技术方法。医学社会工作者是社区卫生服务团队的重要成员之一,能够帮助患者有效地解决影响卫生服务利用的社会问题。

3. 流行病学　流行病学是研究人群中疾病和健康状况的分布及其影响因素,并研究如何预防与控制疾病、促进健康的策略和措施的科学。流行病学也是一门重要的医学方法学,

它不仅广泛地应用于疾病的防治研究,还是社区卫生服务管理与研究的基本方法,如进行社区卫生诊断、确定社区主要卫生问题、制订社区卫生服务计划、评价社区卫生服务效果、指导社区合理用药等,都需要借助于流行病学的方法。

4. 卫生经济学 卫生经济学应用经济学的理论和方法阐明和解决健康及卫生服务中的经济现象和问题。其研究的对象是卫生服务过程中的经济活动和经济关系,研究的内容是揭示经济主体间的经济关系和经济活动中的经济规律,最优化地筹集、开发、配置和利用卫生资源,提高卫生服务的社会效益和经济效益。社区卫生服务管理中的政策制定、卫生计划、资源配置、成本核算、卫生服务评价等都会涉及经济学问题,需要运用经济学的理论和方法。从管理的目的看,管理就是要以最小的投入获取最大的产出,为此常要进行成本效果分析、成本效益分析及成本效用分析,尤其是在卫生资源紧张的前提下,利用卫生经济学的理论解决社区卫生服务管理问题是非常有必要的。

5. 卫生法学 卫生法是由国家制定或认可,并以国家强制力保障实施的,调整人们在卫生保健活动中形成的各种社会关系的法律规范总和。卫生法学是研究卫生法律规范及其发展规律的一门新的法律学科,是医学、卫生学、伦理学等学科和法学相结合的一门边缘学科。卫生法是与医疗卫生保健有关的一般民事法、行政法及刑法等法律、法规的总称。法制管理是社区卫生服务管理的重要手段之一,要掌握卫生法学知识,提高管理水平,运用卫生立法、执法和监督等管理过程为社区卫生服务管理服务。

6. 卫生统计学 卫生统计学是研究居民健康状况及卫生服务领域中数据的收集、整理和分析的一门科学。它把统计学的理论和方法运用于医学实践、医学研究和卫生服务管理之中,可广泛用于研究分析社会因素、自然环境因素、生物因素对人的健康影响,评价医疗效果、服务质量,项目进展与质量控制,进行财务管理及成本控制等。在社区科研工作中,进行单因素(变量)、多因素的统计学检验与分析都离不开卫生统计学。因此掌握基本的统计学方法、技术及统计软件的应用,是学好社区卫生服务管理,提高创新和科研能力的基础。

7. 管理心理学 属于心理科学的范畴,是心理学的一个重要分支,同时又是现代管理理论的一个重要部分。它从管理的角度出发,综合运用心理学、管理学、行为学、社会学、人类学等学科的知识,探讨并揭示管理活动中人的心理活动规律,寻找激励人的行为动机的各种途径和方法,进而控制和预测组织中人的行为,用科学的方法改进管理工作,以最大限度的发挥员工的潜能,更有效地实现组织目标。

在社区卫生服务过程中,管理的基本职能的实施,尤其是领导职能,均需要管理心理学的理论支持。

第三节 学习社区卫生服务管理学的意义和要求

管理是与别人共同完成组织目标的活动,这就决定了管理活动自始至终,在每一个环节上都是与人打交道。换言之,管理的中心就是要处理各种人际关系。通过学习社区卫生服务管理学,处理好人际关系(包括员工之间、医患之间、机构与社会各部门之间的关系),使其和谐、互动、满意,是社区卫生服务健康发展的必然要求。

一、学习社区卫生服务管理学的意义

历史的进程已证明,没有一大批掌握管理科学的管理专家,社会发展和技术发展就会受到影响。管理与设备相比,管理更为重要。因为管理出效率,管理出质量,管理为采用更先进的技术准备条件。

学习社区卫生服务管理学的意义,体现在以下几个方面:

(一)是社区进行自身机构管理的需要

由于社区卫生服务机构人员有限,很难设专职的管理人员,往往兼职进行人、财、物的管理工作。因此,学好社区卫生服务管理学是完成机构有效运作的重要前提。

(二)是社区卫生提供者提升水平的需要

社区卫生服务的基本服务团队包括全科医师、护理人员、公共卫生及防保人员、管理者等,他们要想完成各自的工作职责,必须学习一些基本的管理理念、知识、方法、技术,必须熟悉相关的管理流程及规范,以提高管理能力与工作水平,从而保证为居民提供满意的服务,同时还要为国家、为居民节约卫生经费。

(三)是科学评价社区卫生工作质量的需要

为加强社区卫生服务规范管理,需要制订社区卫生服务的各类业务技术工作的具体内容、操作规范、考核标准、奖惩制度等。这些既是社区卫生服务管理学的具体内容,更是实施监督、检查、评价的依据。各级卫生行政部门均应定期对社区卫生服务人员进行医疗卫生管理法律、行政法规、部门规章和诊疗护理规范、常规的培训和医德教育;均应按规定要求社区医护人员书写并妥善保存病历等各种服务记录资料。这对于防范医疗纠纷、避免医疗事故的发生意义重大。

二、学习社区卫生服务管理学的基本要求

一个人能力的大小受先天和后天两方面因素的影响。在这两者中,后天的学习、锻炼及培养对一个人能力的影响更具有决定性的作用。在现实生活中,幸运之神常常只对坚韧不拔、顽强拼搏的人报以微笑。因此,作为社区卫生服务管理者要加强学习和实践,不断完善和提高自己的才能,使自己的言行适应于管理工作的要求。

(一)在学习中培养

一个人能力的获取主要是通过自身不懈的学习而实现的。其广博的知识、卓越的才能、高尚的情操、机敏的处事都是勤奋学习的结果。

书是最好的老师,是获取信息的主要途径。管理者要学习的东西很多,应着重学习以下三方面的知识:①要学习唯物论和辩证法,从中汲取丰富的政治营养。②要学习逻辑思维方法,它由一系列既相区别又相联系的方法所组成,其中主要包括归纳和演绎的方法、分析和综合的方法、从具体到抽象和从抽象上升到具体的方法、逻辑和历史统一的方法等。管理者要会用科学的逻辑推理来分清主流和支流、现象和本质,并能够加以扩展和延伸,做到触类旁通。③要学习管理理论和管理经验,掌握相关的业务知识和技能,以提高自己的管理水平。

向经验丰富的管理专家和学者学习、请教也是提高自我的一个重要途径。可以通过仔细观摩、借鉴他人从事组织管理的实践活动,学习其成功的经验,汲取其失败的教训,从而不

断完善自我,使管理水平不断提高。

(二)在实践中锻炼

实践既是学习的目的,又是知识的源泉。人的才能都是在实践中形成和发展起来的。很多优秀管理者都苦恼于无法有效地将自己成功的经验复制或是转移给他们所领导的人或组织。因此,管理者要敢于和善于到管理实践中去锻炼,去了解社会,丰富知识,增长才干。

视窗 1-3

允许犯错误

在西方的一些大企业里,对受聘人员有这样一项规定:即在受聘的时间内,允许而且必须犯一次以上的"合理错误"——在创新中所犯的错误。否则,此人将被解聘。规定员工必须犯错误,外人一般不理解,然而这正是这些公司棋高一着的表现。首先,现代商战扑朔迷离,做常胜将军几乎不可能。允许员工犯错误,就能够给员工一个宽松的发展环境,从而有利于其成长及积极性的提高。其次,所犯错误必须是"合理"错误。公司规定员工犯错误,并不是要求员工蛮干、瞎干,不负责任,而是强调"合理、善错"。即事前潜心推敲,冷静思索,在条件具备的情况下勇跨"雷池"。郑振铎曾说"世事我曾抗争,成败不必在我",只要仔细谋事,是否成功则是另一回事。第三,"善错"是为了"不错"。当今商战,竞争激烈,一味强调"不错",势必导致谨小慎微、思想保守、不思进取、不敢创新,以至白白丧失许多发展机遇,从而让同行赶过超越,终酿大败。讲究"善错",一来可总结经验教训,转败为胜,孕育成功;二来可打消员工顾虑,使其才智迸发,从而抢人之先,独辟蹊径,获得成功。

社区卫生服务管理者参加实际锻炼的方法很多:可以通过现场调查研究来了解实际状况、存在的问题和解决的办法;也可以通过承担各种不同的任务,比如主持某一会议、组织起草规范或制度、承担对某些突出问题的处理、负责调停解决某些人事纠纷等,使自己的判断能力、口头和文字表达能力、劝说能力等得到锻炼和提高;还可以通过日常工作,进行决策、组织、指挥的锻炼。管理者在实际锻炼过程中,不应该仅仅满足于一般的完成任务,而是要自觉地体察、感受,总结经验和教训,把感性认识提高到理性认识,并有意识地训练和发挥自己的才能。只有这样,锻炼才能收到良好的效果。

(三)在自我否定中提高

所谓自我否定,就是对自己永不满足,努力否定或超越昨天的我。

辩证而不断地自我否定,是增长才能的有效方法和良好途径。只有不沉溺于昨天已取得的成绩,深刻总结昨天成功的经验和失败的教训,不断剖析自我,面向未来,才能使自己永远站在新的起跑线上,向着美好的明天冲刺,加速自己能力的完善和提高。

社区卫生服务管理者要不断地进行自我否定:"昨天的我哪些地方是对的,还存在着哪些问题,今后应如何改进""今天的我和昨天的我相比是否有了新的进步""昨天我调研同一个居民谈话不到3分钟就谈崩了,今天我再找他谈话能否使他配合和理解""昨天的我组织一件事感到很费力,今天能否得心应手地组织起更大更好地活动"……只要这些问题时时在自己的头脑中盘旋,做到举一反三,就能使自己在起起伏伏的发展中呈现螺旋上升的趋势。

总之,要在不断学习、不断实践和自我否定中,锻炼自己的才能,升华自己的思想,提高自己的管理水平。

（邹宇华）

思 考 题

一、简答题

1. 社区卫生服务对象、提供者、服务项目及方式有哪些?

2. 社区卫生服务质量的评价有哪些方面?

3. 社区卫生服务管理学的概念及研究对象是什么?

4. 学习社区卫生服务管理学的基本要求是什么?

二、案例分析题

广州市某花园部分业主因对小区内建××街社区卫生服务中心不满,并在小区门口聚集。其间,部分人员不顾民警劝告,冲出马路聚集起哄,造成大面积交通堵塞。此后,有关部门积极与居民进行沟通和解释,希望这项工程能顺利进行下去,但未见成效。有业主质疑,小区内建社区卫生服务中心,却一直没看到相关公示。另外,业主们也对建社区卫生服务机构带来的安全卫生问题表示忧心,提出"建社区卫生服务中心有哪些好处?""社区卫生服务中心带来传染病的聚集和扩散怎么办?""社区卫生服务中心会造成患者大量剧增,占用小区公共资源吗?"

问题:如果你是管理者,拟提出何种解决方案?

第二章 社区卫生服务管理理论与方法

案例 2-1

完善三师共管机制,做实家庭医生签约服务

79 岁的蔡某一直生活在厦门的鼓浪屿,是一位高血压患者。2015 年,蔡某出现了胸闷、心痛的症状,鼓浪屿社区医院的张医生给她看了几个月的病,都不见好。张医生也道出了他的无奈:"我学的是中医,2008 年和医院其他 3 名医生一起接受培训,成了全科医生。虽然也学习了如何治疗高血压和糖尿病,但是临床经验缺乏,遇到病情复杂的患者心里就没有底。"最后,蔡某还是到厦门大学附属第一医院找专家治疗。在鼓浪屿,和她一样,有很多居民在社区医院治不好病,就不得不舍近求远到厦门岛的医院看病。

2016 年 9 月 5 日开始,这种状况因"家庭医生签约"有了转变!厦门居民可签约家庭医生服务团队,团队由家庭医生、健康管理师、专科医师这样的"1+1+N"模式组成,签约服务团队以家庭医生为管理核心,家庭医生根据签约对象病情需要,帮助推荐联系或预约相应专业的二、三级医院专科医师,健康管理师(或社区护士、公卫医师、医技人员)则根据实际情况个性化定制健康管理方案,并在专科医生的指导下帮助调整治疗用药。

自从签约了家庭医生团队,蔡某就不用再坐轮渡去厦门岛的医院了。她在社区有健康管理师和全科医生进行日常监管,出现解决不了的问题还可以去找来社区医院的三甲医院的专家。

这就是有名的厦门市三师共管的"厦门模式",即:实行以家庭医师为责任主体,专科医师为技术支撑,健康管理师为辅助的团队模式。自 2016 年 9 月 5 日以来,不到两个月的时间,全市共完成签约 402 388 人,签约率 19.1%,家庭覆盖率达 30%,已经提前完成中央深改组和七部委指导意见的签约覆盖率要求。"厦门模式"形成了居民主动踊跃签约,基层乐意服务的双赢局面。受到了社会各界的高度关注,成为我国社区分级诊疗的典范。

问题:厦门市的三师共管,当地利用了哪些社区卫生服务管理基本理论来开展机制创新和政策来夯实分级诊疗制度的具体落实,更好地满足社区居民的卫生服务需要?

社区卫生服务管理的基本理论和方法是运用管理科学的基础知识,借助各相关学科的理论和方法,从客观上、总体上、全局上对社区卫生的管理组织、工作方法等问题进行研究。实质上就是对最佳社区卫生服务的研究。

第一节 社区卫生服务管理的基本理论

社区卫生服务管理理论是指导社区卫生服务工作的理论基础,其理论框架包括了管理学的基本概念和原理、管理理论在社区卫生服务中的应用及社区卫生服务管理的基本理念三个部分。

一、管理学的基本原理

管理的基本原理是对管理工作的本质及其基本规律的科学概括,对社区卫生服务管理具有普遍的指导意义。

(一)系统原理

系统是指由两个及以上事物间相互联系、相互依赖、相互作用的各个要素组合而成的具有特定功能的有机体。为了达到现代化管理的优化目标,就必须用系统理论,对管理进行充分的系统分析,这就是管理的系统原理。系统原理的主要特征包括:明确的目的性、利益的全局性和明确的层次性。这个原理在社区卫生服务中应用的意义在于:在对任何一个社区卫生服务机构进行管理时,应当立足于社区卫生服务的宗旨,把整个部门当成一个系统,从整体上考虑、观察问题;当考虑研究社区卫生服务某一方面的管理问题时,必须对诸要素间的联系以及与其他事物之间的联系加以全面考察,协调各方关系,形成统一功能。

(二)整分合原理

任何一项管理工作,都必须经过在整体下明确分工,在分工基础上有效综合的过程。有三个主要环节:

1. 把握整体 要掌握本部门、本系统的全面情况,从完成整体任务要求出发,制订整个系统的目标。

2. 科学分解 将整体任务分解成一个个基本组成单位,进而进行明确分工,分工是关键。

3. 组织综合 分工并不是现代管理的终结。必须进行强有力的组织综合,使各个环节同步协调,有计划按比例地综合平衡发展。社区卫生服务要解决社区主要卫生问题,满足基本卫生服务需求,但是这种职能的分工不应是简单的叠加,而是要通过多种方式加强融合和协作,产生"一加一大于二"的效果,有效地提高居民的健康水平。

(三)国家主导原理

国家主导原理是国家在社会生活管理中主导作用的科学概括,它是指国家对社会的政治、经济、思想文化等方面的发展方向、正常运转起决定性的作用。社区卫生服务必须遵循国家主导的原理,政府在社区卫生服务发展中起主导作用。社区卫生服务是我国城镇不可缺少的社会保障体系,必须具有明确的公益化性质,对于社会管理完善,社会安定有序可发挥重要作用。社区卫生服务不是单纯的基层全科医疗,而是维护群众基本健康,维持社会和谐与安宁的政府行为之一。

(四)反馈原理

反馈就是控制系统把信息输送出去,又把作用结果输送回,并对信息的再输出发生影响,起到控制作用,以达到既定的目的。在管理科学中,反馈原理是指随时注意收集反馈信息,并与管理目的相比较,当行为偏离目标时,及时进行调节达到预期的管理目的。社区卫生服务机构需要通过向有关部门了解、入户调查等途径,收集社区健康相关的各类基本信息,及时掌握其动态变化情况,为城乡社区公共卫生工作的开展提供基础依据和参考信息。

（五）弹性原理

管理必须保持弹性,以便及时适应客观事物的各种可能变化,实现有效的动态管理,这就是管理的弹性原理。社区卫生服务管理工作中,应该用发展的眼光来观察、认识、分析和解决问题。结合社区卫生服务实际,以居民需求为导向,以特色服务求发展,允许和鼓励社区卫生服务机构拓宽服务内容,开展老年护理、临终关怀等人性化服务项目。改进服务方式,变坐堂行医为主动服务、上门服务,开展全天化、家庭化、多样化服务。采用这种灵活管理以适应系统外部环境和内部条件的形势变化。

（六）动力原理

动力原理是指管理必须有强大的动力,并且正确地运用动力,使管理运动持续有效地进行下去。动力又是一种制约的因素,没有它则不能有序地进行管理。

基本动力有三种:①物质动力:物质条件和薪金是基本的动力。②精神动力:我国的卫生战线一贯以"救死扶伤,实行革命人道主义精神"和"一切为了人民健康"为指导思想,鼓励基层社区卫生服务工作者在防病、治病工作中做出积极的贡献,这是精神动力的基础。③信息动力:信息社会信息量大,在管理活动中,如果没有大量、准确的信息为依据,没有迅速、可靠的信息来推动,管理的高效率和高质量就不会存在。所以,社区卫生服务机构需要掌握各有关方面的动态信息,使信息的传递和交流成为推动社区卫生服务事业发展和管理成功的一种动力。

（七）竞争原理

竞争原理是指在管理工作中要鼓励组织间及个人间的公开竞争。竞争是永葆创造力的关键,许多重大发现和成果都是在竞争中产生的。实现"百花齐放、百家争鸣",是一项激励卫生事业发展的正确方针。社区卫生服务需要引进竞争机制,合理配置和充分利用现有卫生资源;努力提高卫生服务的可及性,做到低成本、广覆盖、高效益,方便群众。

（八）效益原理

就是在管理工作中要注意讲实效,通过加强科学管理,提高工作效率,以最小的消耗创造更多、更好、更高的社会效益和经济效益,为社会做出更有价值的贡献。在社区卫生服务管理中,提高卫生服务质量、注重经济效益都与效益原理相联系。例如,从社区肠道传染病的防治工作来看,其防治对策主要是采取治本为主、标本兼治的综合性措施。本着少花钱、多办事的精神,从根本上改变不卫生的习惯,完善卫生设施的基本配套。国家每年拿出相当可观的钱来进行卫生改水工作,使广大农村地区的群众能喝上干净清洁的水,从治本上达到预防和减少肠道传染病的目的,保护人民健康。所以,取得的经济效益和社会效益都是十分显著的。

在管理工作中为更好运用效益原理,必须在各个管理环节上都要关注社会效益和经济效益,每个具体环节都要做到科学合理、互相协调。既从局部出发,又从全局着眼。必须充分发挥各级管理组织和人员的作用,有效地使用本身的财力、智力和时间资源,为创造出最大的社会效益、经济效益而努力。

二、管理理论在社区卫生服务中的应用

管理理论在社区卫生服务中的应用相当广泛,主要有目标管理、计划管理、信息管理、质量管理和法制管理。

(一)目标管理

目标管理是现代化管理的一个组成部分。它是通过职工参与制订和实施总体的、具体的目标,以提高职工工作积极性和工作效率。它主张把以工作为中心和以人为中心的管理方法统一起来,使职工了解工作的意义,对工作产生兴趣,实行自我控制,以完成工作目标,并根据完成情况给予相应的奖励,以激发职工完成更高目标的工作热情。

目标管理中制订的总目标和各项具体目标规定了一个时期内将要达到的目的,使人的行为成为有目的性的行为。所以,目标是一种激励,它具有激励的力量。合适的目标能诱发人的动机,规定行为的方向。由目标诱发行为的动机,再由动机到达目标的过程,就是一个激励过程。目标管理的实质,就是管理上的一种激励技术。

社区卫生服务的目标管理应确定两大目标体系,即医疗预防保健工作的社会效益目标体系与经济效益目标体系。前者是卫生工作的宗旨,也是卫生工作一切活动的中心,是主要目标;后者是一种附属目标,是为了更好地发挥现有人、财、物的作用,以达到更好的社会效益。

目标管理的实施过程:一个中心、三个阶段、四个环节和九项主要工作,遵循 PDCA 循环过程(plan,计划;do,实施;check,检测;action,处理行动)。一个中心:即以目标为中心统筹安排工作;三个阶段:计划、执行、检查(含总结);四个环节:确定目标、目标展开、目标实施和目标考核;九项工作:计划阶段有三项工作,即论证决策、协商分解、定责授权,执行阶段包括咨询指导、反馈控制、调节,检查阶段包括考评结果、实施奖惩、总结经验(图 2-1)。

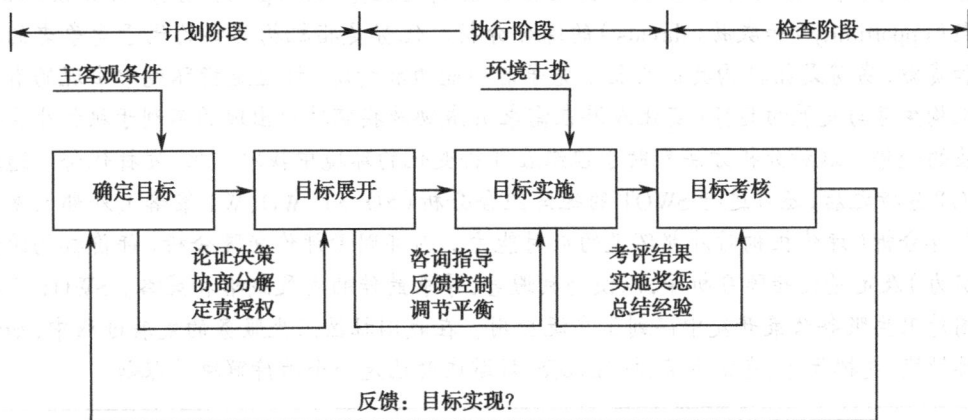

图 2-1 目标管理的实施过程

(二)计划管理

1. 制订社区卫生服务计划的意义

(1)有利于将注意力集中于社区卫生服务发展目标:通过计划制订,使各地区、各部门把注意力集中于统一的社区卫生服务目标,共同为实现社区卫生服务目标而奋斗。

（2）使社区卫生服务工作更有计划性：通过计划制订，加强预测，明确措施，降低社区卫生服务工作的不确定性和盲目性。

（3）有利于更有效地进行社区卫生服务的管理：制订社区卫生服务计划使管理有参照标准，可以有的放矢，使有关部门能协调一致，有效地进行管理。

（4）有利于社区卫生服务工作的监督和评价：社区卫生服务计划具有定向、定量和尺度的作用，提供了科学的判断准则，便于监督和评价。

2. 制订社区卫生服务计划的原则

（1）要有一个明确的目标，坚持以健康为中心：社区卫生服务的主要任务就是保护和增进人民健康。要使社区卫生服务工作有明确的方向，重点加强健康促进，注意提高人们改善和控制自我健康的能力，社区卫生服务重点应放在妇女、儿童、老年人、贫困、残疾等弱势人群。

（2）立足于社区水平，充分利用社区资源：社区卫生服务工作的目标、措施和方法要基于社区水平，在社区资源允许的范围内开展工作，可利用 SWOT 分析等技术对当地的实际情况进行科学的分析。要使社区卫生服务发展计划符合当地政府政策及环境条件，从实际出发，实事求是，因地制宜，量力而行。

视窗 2-1

社区卫生服务机构的 SWOT 分析

SWOT 分析是西方企业最常用的一种企业内外部环境条件战略因素综合分析方法。它是由美国哈佛商学院著名教授安德鲁斯于 20 世纪 60 年代首先提出来的，是重要的战略选择工具之一。它在通过分析环境而发现机会和威胁的同时，分析组织资源，识别自身优势和劣势，并制订有针对性的策略。SWOT 分析是优势（strengths）、劣势（weaknesses）、机遇（opportunity）和威胁（threats）的综合分析。优势是指机构具备的优于竞争者的能力和资源；劣势是指机构具备的弱于竞争者的能力和资源；机遇是指环境中出现的有利于机构生存与发展的趋势（变化或潜在需求）；威胁是指环境中出现的不利于机构生存与发展的趋势。这种分析方法有助于组织在即将变化的环境中找准定位，发挥优势。通过 SWOT 分析之后，还可进行 SWOT 的矩阵组合分析（SO、ST、WO、WT 策略）、外部因素评价矩阵分析（评价机构对外部环境的应对能力）、内部因素评价矩阵分析（评价机构的竞争实力）及定量化矩阵分析等，以便趋利避害，寻求最佳的发展战略和策略。SWOT 分析在国外卫生服务政策开发中得到了广泛应用。在我国社区卫生服务的发展过程中，如何迎接挑战、发挥优势、克服劣势、把握机会、规避威胁已是一个亟待解决的课题。

（3）动员社区人员参与：保证重点人群利益，体现社会公平。要使工作计划更符合社区特点，体现社区人民的意愿，满足社区人民的需求，符合社区人民的利益。

（4）依靠科技开展适宜技术：开展符合社区能力的基本技术，讲究实用性，反映社区卫生服务的技术含量。

（5）促进多部门的协调和合作：社区卫生服务是一项社会性很强的综合性活动，各项活动之间有密切的联系，因此在制订计划时，一定要明确各项活动之间的关系，统筹安排，协调发展。这是社区卫生服务工作的基本特点和可靠保证。制订社区卫生服务计划需全面考虑各项工作活动的协调开展,包括社区动员、建设和完善网络、建设医疗保健系统、专业队伍培训、各部门协调和支持等方面。当然,每年的活动可限于实施部分内容,也可以各个项目全面展开,这取决于当时与当地的工作基础、资源状况、居民的健康状况及存在的卫生问题。

（三）信息管理

所谓信息,是指反映客观世界中事物的指征及变化的集合,它是语言、文字、符号、信号、声像、数据的总称。信息管理,就是把管理过程作为信息的搜集、处理的过程,通过信息为管理服务。卫生信息是反映卫生机构的特征及其发展、变化的各种消息、情报、资料、数据、文字等的统称。是卫生机构计划、实施、评价、统计、定额和卫生管理活动分析的依据。由于现代医疗卫生事业的发展和进步,所收集的医学信息量很大,应把信息作为一项重要的资源,这是现代卫生管理中的新观念与新任务。社区卫生服务信息管理的重要性越来越凸显,社区卫生服务机构需要对社区居民健康、疾病等社区卫生服务活动相关的信息进行科学的收集、存储、评价与传递,以协助实现社区卫生服务组织目标。

纵观目前卫生机构信息化管理,还存在不尽如人意的地方,特别是社区卫生服务,还有很多"软肋",例如健康档案计算机管理系统的创建、网络健康教育与健康促进水平的提高、慢性病防治的计算机管理、预防保健的信息管理、医疗信息的管理等,都需要随着社会的发展而改进和提升。

（四）质量管理

质量是社区卫生服务的生命线。社区卫生服务研究领域普遍关心下列三个问题:第一,提高卫生服务的普及性,增加群众接受卫生服务的能力,提高社区卫生服务的公平性;第二,降低医疗费用和提高卫生服务的效率;第三,提高卫生服务的质量,提高群众的健康水平和生活质量。在卫生服务公平、效率和质量这三个卫生改革的主题中,社区卫生服务在公平和效率方面的优势尤为明显,而在质量方面目前存在较多问题。因此,提高社区卫生服务的质量,是发展社区卫生服务的关键。

卫生服务质量有广义与狭义之分。狭义的质量往往局限于医疗质量,包括及时准确的诊断、缩短治疗过程、提高治疗效果和提高生活质量。广义的卫生服务质量是以群体和管理的工作为对象。包括卫生服务的设计、实施、控制和评价。

衡量社区卫生服务质量可以从下列三个维度进行:①从服务对象的角度出发,从探讨以患者为对象的医疗质量,扩大到以人群为基础的服务质量和以社区为载体的社区卫生服务质量。②从专业分类出发,从探讨医疗工作质量扩大到预防、保健、康复、健康教育和计划生育技术指导"六位一体"的整体服务工作质量。③就卫生服务机构的层次而言,从单纯探讨初级卫生保健工作质量,扩大为一、二、三级医疗机构之间联动,包括三个层次服务机构之间协调发展以及双向转诊功能的发挥,都是卫生服务机构质量管理应该重视并给予探讨的问题。

（五）法制管理

卫生法制管理是运用法律规范和各种行为规则进行卫生管理的方法。由于法律方法具有规范性和概括性,人们在卫生事业的活动中就可以依法办事,使各项卫生事业的活动照章进行,管理干部只需要处理一些例外的问题,解决正常运转中遇到的困难和问题。同时,由于法律方法具有稳定性和可预测性,使卫生管理活动具有一种自动调节的功能,人们依照法律规范,随时可以检验自己的行为,凡是符合法律规范的就发展,凡是违背法律规范的就纠正。目前我国社区卫生服务领域政策和法规日趋完善。

三、社区卫生服务管理的基本理念

社区卫生服务管理者在为居民提供服务时,应树立以下几个理念。

(一)以人的全面健康为中心的理念

推进健康中国建设,是全面建成小康社会、基本实现社会主义现代化的重要基础,是全面提升中华民族健康素质、实现人民健康与经济社会协调发展的国家战略。《"健康中国2030"规划纲要》明确提出,把健康摆在优先发展的战略地位,立足国情,将促进健康的理念融入公共政策制定实施的全过程,加快形成有利于健康的生活方式、生态环境和经济社会发展模式,实现健康与经济社会良性协调发展。因此,"以人的全面健康为中心"的新理念便应运而生,它不仅拓宽了医疗卫生机构"以患者为中心"的服务范围,而且还表达了人类在健康问题认识的本质进步,更重要的是,它还原了医学的根本目的。由于健康观的转变和新的医学模式的建立,社会赋予卫生机构的职能和广大医务人员的责任已大大超过传统意义上的"救死扶伤,治病救人"。在社区卫生服务实践中,我们服务模式的建立和管理应立足患病人群、亚健康和健康人群,提供"以人的全面健康为中心"的服务,从整体上提高社区居民的健康水平和生活质量。

(二)现代医学模式的理念

社区卫生服务全面吸收了现代医学模式的理念,以生物 - 心理 - 社会医学模式为指导,逐步转变了临床思维观念,在提供医疗卫生服务的实践中充分体现了这一模式的实质。具体体现在:从治疗服务扩大到了预防服务;从技术服务扩大到了社会服务;从院内服务扩大到了院外服务;从生理服务扩大到了心理服务;从社区卫生服务扩大到了社区服务。医学模式转变体现在卫生观念、思维方式和服务模式的转变。社区卫生服务正是秉承了整合的生物 - 心理 - 社会医学模式和整体医学观,采用系统的、整体的思维方式和以患者为中心、以家庭为单位、以社区为范围、以需求为导向的临床服务模式,整合了生物医学、行为科学和社会科学的最新研究成果和通科医疗的成功经验,实现了医学模式的实际转变。

(三)团队协作的理念

随着基层新医改的实施和推进,特别是基本公共卫生由于服务项目多样,服务人群广泛、工作量大,全科医生难以独立完成,需要团队协作,团队协作已成为社区卫生服务的特征之一。为了提供更优质、更全面的服务,社区卫生机构的服务模式必须实现由个人向团队转变,其团队成员主要有家庭医生、社区护士、社会工作者、康复师、健康教育者及辅助人员等。例如,英国社区医疗采用国家管理型模式,由全科医生、社区护士、药师和健康管理师等组成的全科服务团队与居民签约,承担居民的医疗、健康教育和慢性病管理等服务,强化全科医生的"守门人"角色。目前,我国全科团队构建的基本模式主要是以全科医生为核心骨干,公卫人员、社区护士作为团队辅助人员,由全科医生担任团队长,共同完成相关任务。

视窗 2-2

方庄社区卫生服务中心基于 IFOC 模式的
社区居家养老医疗服务模式

　　社区居家养老是一项治理养老难题的社会福利政策,各地区在实践中均取得了一些积极的成果和可供借鉴的经验。方庄社区卫生服务中心围绕贯彻落实北京市、丰台区两级政府为民办实事项目,全面开展居家养老提升工程,以老年人居家养老的现实需求为导向,围绕居民个人及家庭健康需求组织服务,以人工智能、电子数据、互联网及物联网技术为支撑,整合社区资源为辖区老年人提供精细化、精准化、可及性的医疗服务,探索形成了基于智慧家庭医生优化协同(intelligent family doctors optinized coordination, IFOC)模式的社区居家养老医疗服务模式。

　　该模式是以人为中心,信息技术为支撑的基于智慧健康照护的家庭医生协同一体化服务,这一新模式是方庄社区全科医生与辖区户籍居民自愿签订协议后,围绕居民个人及家庭健康需求组织服务,以人工智能、电子数据和互联网为支撑,为签约居民提供医病、养病、康复、居家护理等协同一体化的健康照护新模式。使居民获得低成本、高质量、可持续、个性化的服务。通过家庭医生协同各服务机构,实现在正确的时间、地点,解决正确的问题,从而达到优化医疗及社会资源为居民服务。基于 IFOC 模式的社区居家养老医疗服务模式构架如图 2-2 所示。

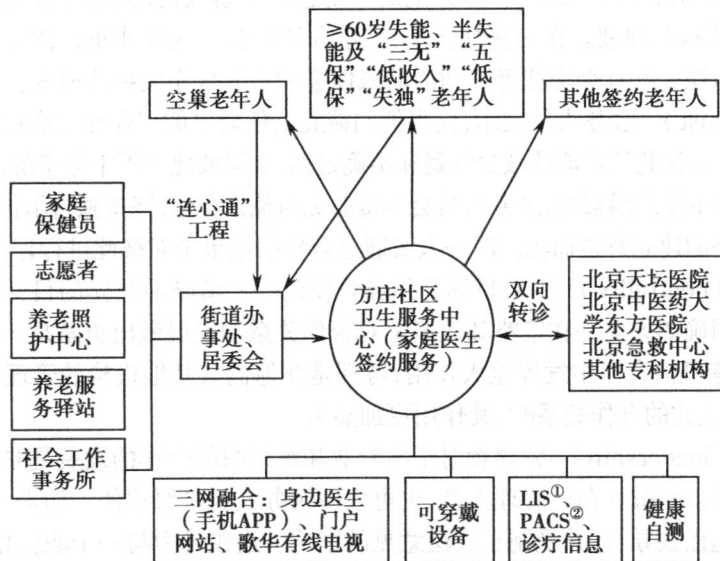

图 2-2　基于 IFOC 模式的社区居家养老医疗服务模式构架
①实验室信息系统;②医学影像储存与传输系统

25

四、社区卫生工作跨部门合作测量方法

在社区卫生服务工作中,还有需要超越团队、机构、部门甚至行业的跨部门合作。社区卫生服务跨部门合作是指对参与社区卫生服务的主要部门和利益相关部门,在社区卫生服务过程中形成的具体分工合作、运作流程、诸要素之间的相互作用和关系等要素的规定。而如何测量和评价跨部门合作成为至关重要的环节。

(一)跨部门合作的十个指标

1. 共同目标(goals)　共同目标是职业价值的体现,它强调合作目标的一致性和全面性。确立共同目标是合作建立的关键出发点。数据显示,最能统一参与者的共同目标是以患者为中心的医疗。因此,满足患者的健康需求已成为公认的社区卫生服务工作防控合作的首要目标。

2. 以患者为中心与以其他服务对象为中心的对比　目前服务对象的构成由于涉及不同利益而十分复杂,包括患者、医疗职业、组织和机构、私人意愿等。因此,合作者存在不同的利益,或者仅部分合作者之间存在某些共同利益。需要进行共同调整,而这个过程中最重要的是合作方之间进行沟通。某些情况下协商是可行的,而在其他情况下,大部分利益没有表达,没有进行协商。如果不协商共同目标,则追求个人利益的观念可能会萌发,甚至会导致投机取巧的行为,以患者为中心的合作关系也就随之崩解。

3. 相互熟识(mutual acquaintanceship)　为了使合作者有团队归属感,并在共同目标下获得一定的成绩,合作的专业人员一定要在人际和业务上都互相了解。人际上的相互了解包括了解彼此的价值观和能力。业务上的了解包括了解彼此的职业纪律记录、提供的医疗服务方式以及从业领域。在一些社交场合、培训活动和正式及非正式的交流中可以互相认识。有必要组织一些社会交往等互动活动来促进和培养合作关系的形成。

4. 信任(trust)　医务人员表示,仅当他们彼此信任对方的工作能力和担当责任的能力时才能进行合作。彼此信任能够减少怀疑和不确定性,如果彼此并不十分了解,合作就会考量风险。当有太多不确定因素时,医务人员会尽量避免与他人合作,坚持独自承担责任。这样的行为与合作网络的建立背道而驰。医务人员通过合作的结果来对彼此进行评价并建立信任。

5. 向心性(centrality)　中心目标是指导合作的一个清晰而具体的目标。由一个中心权威机构提供明确的方向并在策略和政策上对合作关系的发展做出贡献是十分重要的。高级管理人员在跨机构合作中发挥重大作用,特别是在他们与其他机构的管理人员继而形成共识,从而成立正式的合作关系时,其作用更加显著。

6. 领导者(leadership)　领导者对于跨专业和跨组织的合作的发展是非常重要的。合作中的领导者可以是被任命的管理人员,也可以由医务人员自愿担任。如果为后者,由不同的合作者共同担任领导者,并受制于广泛意见的影响。当领导力与一个职位相关时,权利不应该被集中在一个合作者手上;所有的合作者都应该有发表意见参与决策的权利。

7. 支持创新(support for innovation)　由于合作中会进行新的活动,或者由于合作会在不同医护人员或机构中分担职责,因此合作意味着临床工作和合作者之间在职责分配中发生改变。这些改变意味着一定要进行创新。如果没有额外的学习过程以及相关机构对学习过程的内外部的技术支持,合作将无法进行。

8. 关联性(connectivity)　关联性是指个人以及组织是相互关联的,彼此之间可以进

行商讨并建立联系。关联性的对立面是被分离、孤立。关联性使解决协调问题并对医疗实践进行调整成为可能。在出现协调问题时，关联性有助于个人及组织做出迅速地调整。关联性可以以信息、反馈系统、委员会等形式存在。

9. 形式化工具（formalization tools）　形式化工具是一项阐明不同合作者职责并且协商职责如何划分的重要方法。有很多类型的形式化工具，如跨机构协议、规约、信息系统等。对于医务专业人员来说，需要知道自己的职责以及他人的职责。遵守形式化机制与实施的规定，其对合作的影响强于形式化程度的影响。

10. 信息交流（information exchange）　信息交流是适当应用一种信息的基础设施，从而迅速并完整地在医疗专业人员之间进行信息交换。通过应用信息系统，在与不了解的人合作时，降低了不确定性。信息反馈向医疗专业人员提供患者随访相关信息，并且根据反馈可以评估其合作对象。这对于建立信任关系非常重要。

（二）跨部门合作的特点

1. 合作者的目标一致，为了实现既定目标而共同合作。

2. 跨部门合作具有时效性，项目结束，项目组随之解散。

3. 由一个部门牵头，成员来自其他部门。牵头部门成员一般担任项目组负责人，或称项目经理。

4. 项目成员基本是平级同事，无法使用行政命令要求成员，因此容易出现不积极、不配合的情形。

5. 由于该项目只是每个成员日常工作的一部分，成员在不同部门本身还有相应的工作量，所以完成效率不高。

上述跨部门项目所具有的特点，决定了要想使项目如期且高质量完成，就需要在沟通环节提高效率，否则整个项目就会如一盘散沙，一再延误。

（三）跨部门合作测量指标的量化

跨部门合作的测量指标量化标准，可以归为四个大的维度如表 2-1 所示：

目标愿景：包括"1"和"2"两个指标。

内在认同：包括"3"和"4"两个指标。

治理结构：包括"5""6""7"和"8"等四个指标。

业务规范：包括"9"和"10"两个指标。

表 2-1　社区卫生跨部门合作的测量指标及其量化方法

指标	有效合作（3 级）	发展中的合作（2 级）	潜在合作（1 级）
1. 共同目标	有形成共识的、综合的目标	一些共享目标	目标矛盾或者缺乏共享
2. 以患者为中心与其他服务对象的对比	以患者为中心的	专业或机构的利益驱使为导向	有以私人利益导向的趋势
3. 相互熟识	有频繁机会见面，定期参与共同活动	很少有机会见面，很少有共同活动	没有机会见面，没有定期活动
4. 信任度	有稳固的信任	信任是条件性的，正在形成中	缺少信任

续表

指标	有效合作（3级）	发展中的合作（2级）	潜在合作（1级）
5. 向心性	强健而活跃的中心机构并能促进共识	中心机构有不明确的作用，模糊不清的党派战略地位	缺少中心机构，缺少类似党派作用
6. 领导力	有共享的，形成共识的领导	不集中的，分立的领导，产生很小的作用	没有共识的，垄断的领导者
7. 支持创新	有介绍合作与创新的能力	有零星的、分立的专业技术	很少或者没有能支持合作和创新的专业技术
8. 关联性	有许多提供讨论、参与活动的场所	对于特定的问题有特定的讨论地点	缺少类似的讨论地点
9. 形式化工具	有形成共识的约定，共同制定规则	非自愿的协议，或不能反映临床实践情况或者正在协商或与建立	没有协议或者协议是不被承认，或者能引起冲突
10. 信息交流	有收集和交流信息的共同基础设施	信息交流的基础设施不完整，不能达到需求或者使用不恰当	相对缺少共同基础设施或信息收集与交流信息的方法

注：对上述内容进行量化赋值，计算每一类指标的得分，按照等级顺序，把认同程度由低到高分别赋值为1、2、3，汇总各项指标得分并求取平均值，最后得到了不同合作形式的得分。

第二节 社区卫生服务常用的管理方法

管理方法就是在一系列的管理活动中所采取的提高功效的做法、措施、方式、途径。在社区卫生服务中，常用的管理方法有行政方法、法律方法、经济方法、咨询顾问方法、思想教育方法和调查研究方法等。要深入研究这些方法的联系、组合和互补，使这些方法能在管理中配合使用，不断提高管理功效，达到管理的目的。

一、卫生行政管理方法

行政方法是管理活动中最古老也是最基本的方法。行政方法就是依靠行政机构和领导者的权威，运用命令、指示、决议、规定、条例以及其他行政措施等形式，直接控制管理对象行动的方法。在社区卫生服务领域，是指政府卫生行政部门依照法律法规及有关规定对社区卫生服务机构、卫生技术人员、卫生服务及其相关领域实施行政管理活动的过程。

行政方法在卫生管理中的作用：①运用行政方法进行管理，可以统一目标、统一意志、统一纪律、统一行动。只有科学的行政方法，才能贯彻党和国家有关卫生工作的路线、方针、政策，使卫生事业坚持社会主义的方向；只有科学的行政方法，才能动员群众和广大卫生人员实施和完成卫生事业发展计划。②便于发挥管理职能。强有力的行政方法，能发挥领导的决策、指挥的作用，它可以指导、控制、协调整个卫生系统各部门、各单位之间，以及与外系统之间的活动,调节他们之间的关系、发展速度、发展水平,以及完成整个卫生管理活动所需要的复杂的组织活动。③实施各种管理方法的必要手段。

行政管理方法与其他一些管理方法之间的关系是互补的,相辅相成。卫生管理中的一些原则问题可以由法律统一规定,而具体实施还需要采取行政手段。

二、卫生法律管理方法

法律管理方法是运用法律规范和类似法律规范的各种行为规范进行管理的方法。法律规范是统治阶级国家意志的体现,是通过一定的法律条文表现出来的,具有一定内在逻辑结构的特殊行为。目前,卫生领域的法律法规正在完善,社区卫生服务管理者必须熟悉和掌握有关卫生法律法规,依法行政、依法行医、依法保护社区居民和广大卫生工作者的合法权益。例如,2006 年 4 月国务院制定和颁发了《关于发展城市社区卫生服务的指导意见》,使我国社区卫生服务模式的雏形渐清。2015 年,国家卫生计生委发布了《关于进一步规范社区卫生服务管理和提升服务质量的指导意见》,提出了 4 个方面 17 条具体措施,即规范社区卫生服务机构设置与管理;加强社区基本医疗和公共卫生服务能力建设;转变服务模式,大力推进基层签约服务;加强社区卫生服务保障与监督管理等,使得社区卫生服务质量和能力的提升有了明确的要求。对于社区卫生服务发展过程中新问题的解决,也需要发挥政策和法律在管理中的强大作用。

三、经济管理方法

经济管理方法是利用经济规律和经济杠杆进行管理,也就是依靠经济组织,按照客观经济规律的要求,运用经济手段进行的管理。经济组织是指有独立经济利益的组织机构。经济手段是贯彻物质利益原则,使被管理者的行动与其经济利益联系起来,并加以引导和控制的方法。物质利益原则是按劳分配原则,兼顾国家、集体和个人三方面利益的原则,经济管理方法是依靠经济关系的力量进行管理。其实质就是把经济利益转化为对管理单位和个人的激励,充分发挥物质利益的动力作用。同时,在管理中运用经济方法必须要有相应的经济立法作为保障,要和行政管理方法、思想教育方法有机配合,综合运用,才能充分发挥经济管理方法的作用。例如社区卫生服务机构的财务管理就是在经济核算的基础上,运用会计、统计以及现代管理的理论和方法,对社区卫生服务机构的财产、物资进行管理的过程,并对社区卫生服务机构的发展提出合理的预测和规划。

四、思想教育方法

思想教育方法是利用人们对真理的追求来激励人们的动机,启发人们自觉地指向共同的理想和目标而采取的措施。这一方法着重于两点:①适度激励。就是通过对人们某种行为或思想给予肯定、赞扬和奖赏,使这些行为和思想继续保持、发扬和提高,激发人们内在潜力,开发人的能力,充分发挥人的积极性和创造性,使每个人力有所用,才有所展,劳有所得,功有所奖,自觉努力地工作。常用的激励方法有目标激励、榜样激励、强化激励、支持激励、领导行为激励、集体荣誉激励、提职升级激励等。②批评教育。主要是通过对人的某种思想、行为给予否定和批评,使之削弱、转化。其目的是要动之以情,晓之以理,导之以行,达到人的思想和行为的转化。

五、咨询管理方法

咨询管理是为了解决某种社会、经济问题或某项科学技术问题(包括卫生与健康),运用专家们的知识、智力、经验、阅历,为决策部门提供有科学根据的计划、方案和意见的一种管理方法。

(一)我国咨询事业的现状

我国现代咨询事业从初创到迅速发展,特别是京、津、沪等城市初步形成的咨询产业,已成为各地经济结构中不可缺少的重要产业部门。其机构类型大致分为三种:①政府机关的政策研究和科技情报机构,如国家各部委的政策研究室等。②企事业单位的咨询、研究机构,如医学院校技术力量组成专家组、卫生政策研究所等。③社会服务性的咨询服务公司。蓬勃发展的专业和业余的社会服务性咨询业为推动国民经济发展作出了贡献。我国卫生系统除有各种综合性大型咨询机构外,还有大量为卫生与健康服务的咨询组织。

(二)咨询管理的特点

1. 针对性　咨询管理的特点是针对性强,在管理实践中是由管理者明确要解决的问题。如对五年消灭疟疾的计划进行可行性科学论证,先由相应的咨询机构作出论证报告,再由决策机构决策。

2. 综合性　由于现代社会科学发展迅速,科学技术的门类越分越细,各学科之间彼此渗透,在研究确定事业发展方向、编制长远发展规划和改革管理体制等方面,迫切需要跨学科、跨行业的共同研究,综合性的技术分析和协同配合的指导,这就构成了现代咨询管理方法综合性强的特点。

3. 时效性　现代社会知识激增,知识新陈代谢周期缩短,信息膨胀、存量以加速度递增,人类交往频繁,生活节奏加快,这就要求管理者抢时间、争效率,及时得到各方面信息作出决策。为达此目的,就要依靠咨询机构迅速收集、传递、分析和处理各种信息。因此,咨询管理有很强的时效性。

六、调查研究方法

调查研究方法是管理者实现各种管理功能的基本方法。调查研究方法就是人们有目的、有意识地通过对社会现象、社会问题的考查、研究和分析,来认识社会生活的本质及其发展规律的一种方法。要想正确地进行领导和科学管理,就要进行调查研究,没有调查研究就没有发言权,就无法进行科学的管理。

七、综合分析管理方法

这是对不同的卫生现象或同一现象的不同侧面进行分解和组合的研究方法。分析是把复杂的卫生现象分解成各个组成要素,剖析每个组成要素的基本性质与特征;综合则是把卫生现象的各个要素联成一个整体来研究。没有分析就没有综合,没有综合也谈不上分析,只有通过对卫生现象内部矛盾进行具体的分析,综观其矛盾的主体,才能把握卫生内部的、本质的、必然的联系,把握社区卫生服务活动的发展趋势。

八、现代管理方法

这是利用现代科学技术成果与社会科学的最新成就进行管理的方法,它强调被管理对象战略发展的预测和决策,重视系统理论、行为科学的研究和利用。它以经济科学为基础,以人为本,运用数学方法、电子计算机和网络等技术进行管理。

视窗 2-3

区域化社区卫生服务管理新模式

为解决福田区第二人民医院下属的 13 家社康中心(全国只有深圳市把社区卫生服务中心称为社区健康服务中心,简称社康中心)大小不一、服务能力参差不齐的问题,依据"整合资源,提高效能"原则,该院建立了"网络资源设置合理、功能协调、一体化和网格化管理的区域性社康中心"管理机制,形成"1 家一类社康中心 +n 家社康中心(站)"(简称"1+n"模式)为区域社康中心的新型管理体系架构,全面实现社区卫生机构分级分类区域管理。具体做法如下:

1. 明确层级为三级架构,完善区域社康中心职能,使社康中心管理机制更顺畅、协调。架构如图 2-3 所示:

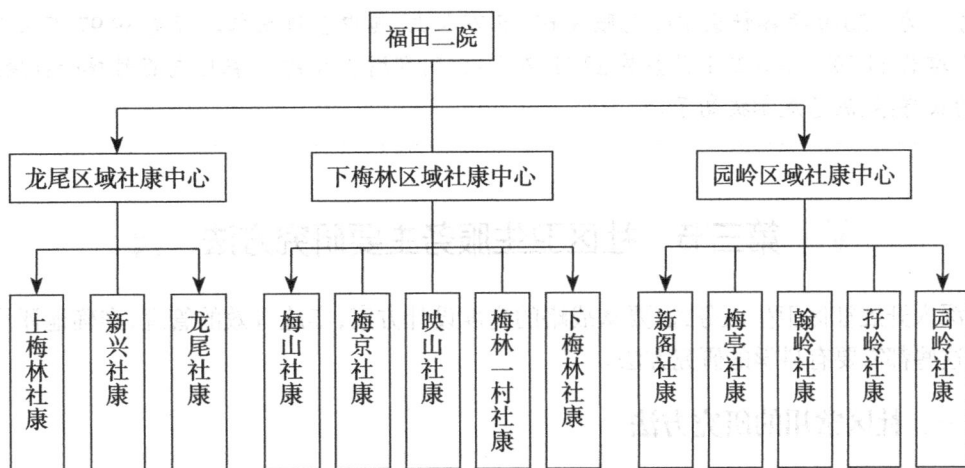

图 2-3 区域化社区卫生服务管理新模式

2. 制订工作量上报流程。由各社康中心(站)上报给区域社康中心,区域社康中心审核后上报给社康管理办,社康管理办审核后交医院财务科核算当月绩效(图 2-4)。

3. 绩效管理以区域为单元,执行二级绩效分配。

第一级分配:区域社康中心总体绩效核算(医院 - 区域社康中心)。由医院(社康质控小组)每月对各个区域社康中心进行绩效评估,评估结果报送财务,财务科根据社康办上报的工作量及质量考核分及其他经营情况对区域社康中心进行一级绩效核算分配。

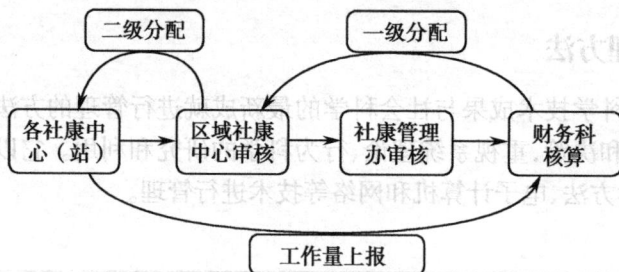

图 2-4　工作量上报流程

第二级分配：区域社康中心绩效的核算[区域社康中心-下属社康中心（站）工作人员]。根据第一级分配的结果，由区域社康中心根据下属社康中心（站）报送的工作量及各项考核结果，核算各社康中心工作人员的绩效，进行绩效二级分配。第二级核算分配后，上报医院社康管理办审核。

4. 建立质量考核制度。区域社康中心代表本区域承担国家、省、市、区的社区健康服务、基本公共卫生服务、家庭医生服务等考核任务，社康中心（站）在区域社康中心的统一组织和安排下，接受国家、省、市的社区健康服务、基本公共卫生服务、家庭医生服务等考核任务。建立三级质控网络，即院级、区域社康中心-管辖社康中心（站）质控。

实施新模式后的成效：实行区域化管理后，整合了各社康的发展资源，提升了社康的服务能力。2019 年各社康中心总服务 62.15 万人次，其中全科基本诊疗量 39.97 万人次，同期增长 11.3%；公共卫生服务量 22.18 万人次，同期增长 8.9%。社区老百姓接受社康服务的获得感、满意度都提高了。

第三节　社区卫生服务主要研究方法

深入开展社区卫生服务，需要从战略的高度设计方案，实施有效的管理，准确地评价结果。这些都需要有科学的研究方法。

一、社区常用的研究方法

社区卫生服务研究方法可分为描述性研究、分析性研究、社区干预研究、理论研究、系统分析法、综合评价法、投入产出分析法和发展预测法等。

（一）描述性研究

描述性研究（descriptive study）是指利用已有的资料或专门调查得来的信息，描述疾病、健康状况或社区卫生服务在社区人群、时间、空间中的分布情况，了解分布的趋势及其规律，从而为制订适宜的社区卫生服务发展对策提供科学依据。社区卫生服务的描述性研究主要是利用社区卫生服务常规的登记、报告资料，对机构发展、服务项目等内容进行考察。为了弥补常规收集资料的局限性，可结合采用家庭卫生服务询问抽样调查的方法，收集有关社区人群健康状况、卫生服务需要、卫生资源及卫生服务利用等资料，进行横断面研究。

（二）分析性研究

卫生服务抽样调查,若研究目的在于说明卫生服务与疾病发生的频率以及分析影响因素时,可称之为分析性研究。例如,全国城乡卫生服务抽样调查研究慢性病患病率及两周患病率与年龄、性别、居住地区、职业、文化、医疗保健制度、人均收入、人均住房面积、饮水类型、卫生设施和吸烟方式等因素的关系。可采用单因素或多因素的分析方法,阐明哪些因素对疾病有重要作用。

流行病学研究中的队列研究（cohort study）和病例对照研究（case-control study）,同样可以在社区卫生服务研究中得到广泛应用。

（三）社区干预研究

卫生服务研究的现场主要是在社区人群之中,应该以社区人群作为实验观察的对象,考察卫生服务和防治对策的效果。社区干预研究（community intervention）是广泛应用的一种研究方法。缺氟地区在饮水中加氟预防龋齿、缺碘地区在食盐中加碘预防地方性甲状腺肿瘤等,都是社区干预研究取得成效的典范。对于已经明确的诱发疾病的危险因素,采取社会措施加以控制,可以明显降低疾病的发生。例如,美国从1968—1978年间,全社会广泛采取改变饮食结构和饮食习惯、戒烟和重视参加体育活动等有效的干预措施,使心血管疾病死亡率下降20%以上。

（四）理论研究

这是应用数学模型从理论上阐明卫生服务与有关因素的联系及规律性。数学模型是一种定量研究方法,主要阐述各变量间的函数关系,如人口预测模型、病床或卫生人员需要量模型及疾病分布概率模型等。每千人口住院天数可与年龄、人均收入、享受公费医疗百分数、住院费用等建立多元回归方程。又如,预测一个地区卫生人员需要量,可以与下列因素建立多元回归方程,这些因素是:总床位数、卫生事业费、医生总数、病床使用率、平均病床工作日和住院患者治疗率等。

（五）系统分析法

系统分析是一种运用系统思想分析问题和解决问题的方法,是卫生行政和卫生管理的基础。运用系统分析技术,描述系统内部各要素之间的互相联系,采用定量技术将系统各要素之间的关系,用分析综合的方法提供若干备选方案,进行最优化选择和可行性评价。卫生服务研究是一个复杂的系统工程,特别是在卫生计划和评价方面,系统分析方法得到广泛应用。

（六）综合评价法

1976年,WHO提出了卫生服务综合评价模式,即研究人群健康状况、医疗需要量、卫生资源、卫生服务利用的指标体系及其相互关系,作为评价卫生服务的效果和效益、进行卫生资源分配和决策的依据。我国城乡已经进行了大规模卫生服务抽样调查,提出了卫生服务的指标体系及平均值,可以为评价地区卫生服务综合指标提供客观依据。

（七）投入产出分析法

这是卫生服务综合评价法的一种。主要研究卫生服务投入量（卫生资源）和产出量（卫生服务利用）之间的关系,可以评价卫生资源的使用效益。由此而衍生的成本效益分析和成本效果分析,已经在卫生服务研究领域内广泛应用。

（八）发展预测法

从卫生服务过去的状况变化发展历程和现状分析来预测将来的变化。WHO将"2000年人人享有卫生保健"的战略目标具体化，提出在不同发展阶段的目标及指标，可以作为计划和预测的依据。根据WHO提出的目标，结合当地实际情况，提出当地卫生事业发展规划，预测卫生部门为实现未来10~15年应实现的目标和指标。

应该指出，上述方法是现代卫生服务研究中常用的方法，在社会医学、流行病学、卫生管理学和人口学领域内常用的基本方法，均能在一定程度上移植到社区卫生服务研究领域中加以采用。

二、社区定量研究方法

这是通过调查收集人群发生某种事件的数量指标，如患病率、就诊率、生长发育标准等，或者探讨各种因素与疾病和健康的数量依存关系的研究。定量研究的要点包括确定研究对象、样本来源和大小，对样本含量进行估计，确定调查内容。

（一）确定研究对象

可以是社区总人群、限定的社区人群和抽样的社区人群。

（二）确定样本来源和大小

1. 普查（census） 普查也称为整体调查或全面调查，它是为了了解总体的一般情况而对较大范围的地区或部门中的每个对象都无一例外地进行调查。普查的优点主要是调查资料的全面性和准确性。这是因为普查是对全部调查对象逐个进行的调查，因此，它搜集的资料无疑是最全面的。而且误差小，精确度会最高。

2. 抽查（sampling） 对总体的部分进行调查称为抽查。

（1）非概率抽样：该抽样不遵循随机化原则，研究者常在调查时以自己的方便和主观愿望选择调查对象作为样本。由于不遵循随机化原则，研究对象被选择的概率是未知的，所获取样本的代表性较差，调查的结果不能用来推论总体参数，也不能像随机化抽样那样估计抽样误差的大小。但非概率抽样方法简单容易实施，花费少，不需复杂的设计和统计分析方法，且能及时获取有价值的信息。例如，在社区中寻找吸毒者，就可采取非概率抽样。常用的非概率抽样方法有：①便利抽样（convenience sampling）：又称偶遇抽样，研究者常选择那些与之生活接近或住得最近或交通极为方便的观察单位为调查对象，如居住地附近的邻居，工作中的同事、朋友等。便利抽样的基本原则是从方便出发，也包括组织工作的简单方便。便利抽样在样本的代表性上虽然有所失，但节省了时间和费用，因此该法主要用于预调查和预试验以及收尾调查。如为了解"城市老年人对安乐死态度调查"的可行性，可以方便地选取某老年大学的人群进行预调查，该人群不仅易获得，有一定的文化基础，而且易于组织实施，是评价问卷可行性的最佳人选。②立意抽样（purposive sampling）：又称目的抽样、判断抽样。调查对象是按研究者或其他专业人员、知情者的主观判断从研究总体中选取的。判断是依据研究的目的、选择者的知识和经验以及对调查对象进行初筛后作出的，以挑选那些最适合自己研究的调查对象。例如为了解流动人口卫生服务需求时，可有目的地选择流动人口居住比较集中的街道进行调查。③雪球抽样（snowball sampling）：雪球抽样分三阶段进行。首先，选定并调查几个满足调查对象条件的人。其次，将这些人作为第一代提供情况的人，并依靠他们提供的线索去寻找第二代满足条件的样本。第三，调查第二代样本，并依靠他们提供线索去找寻满足条件的第三代调查对象。如此类推下去,调查的样本就像"滚雪球"一样,越滚越大,直到样本数量足够为止。雪球抽样主要用于调查对象来源有限、一些敏感性问题或社会隐秘问题的调查对象的选择,例如对性工作者、吸毒者、职业卖血者等的研究,由于他们的行为为社会所不容,因而具有很高的隐秘性,要想获得足够的研究样本,雪球抽样是最有效的方法之一。

（2）概率抽样:即一般所指的抽样研究,它是从总体中随机抽取部分观察单位进行研究,用样本的调查数据来推论总体参数的一种抽样方法。与非概率抽样相比,概率抽样的研究结果可以估计总体状况,抽样误差也能被估计,因此主要用于正式调查研究中。有些社区卫生问题没有必要进行普查,而用概率抽样样本数据来推论总体即可。如社区卫生服务中心为了解社区中影响母乳喂养的因素、居民健康知识知晓率、慢性病患病率等,采用概率抽样即可,不仅节省人力、物力和财力,也节约了时间,且调查数据准确,可估计总体参数。常用的概率抽样方法有:①单纯随机抽样:先将调查总体中的所有观察单位逐一编号,再用随机数字表或抽签等方法,随机抽取部分观察单位组成样本。随机数字表是由一些无任何联系或毫无可寻规律的数字组成,可用它来随机选择调查对象,也可以用计算机或计算器上提供的随机数字功能来选取样本。②机械抽样:又称系统抽样、间隔抽样,它是先将总体按一定的顺序编号,再每隔若干个观察单位机械地抽取一个观察单位组成样本的抽样方法。第一个样本采用简单随机抽样的办法抽取。③分层抽样:先将总体中的所有单位按照某种特征或标志(性别、年龄等)划分成若干类型或层次,然后再在各个类型或层次中采用简单随机抽样或系统抽样的办法抽取一个子样本,最后,将这些子样本合起来构成总体的样本。④整群抽样:抽样的单位不是单个的个体,而是成群的个体。它是从总体中随机抽取一些小的群体,然后由所抽出的若干个小群体内的所有元素构成调查的样本。对小群体的抽取可采用单纯随机抽样、机械抽样和分层抽样的方法。

（三）样本含量估计

一般认为,一个好的样本量是可以得出结果的最小样本数。关于样本含量的计算,在《卫生统计学》等专业教材中有计算公式,此处不再赘述。

（四）确定调查内容

1. 调查表的制作原则

（1）需要的项目一个不能少,不需要的项目一个不能多。

（2）每一个问题有明确目的。

（3）最大限度地保证信息质量。

（4）问题流畅,逻辑性强。

（5）尊重应答者的尊严和隐私。

（6）有保密措施。

2. 调查表的内容

（1）一般情况:包括姓名、性别、年龄、民族、职业等。

（2）疾病情况:包括症状和体征。

（3）实验室检查:包括常规和特殊检查。

（4）流行病学情况:包括危险因素和行为情况。

（5）卫生服务需求、供给和利用情况。

（6）调查者和时间：主要是要求调查者具有责任心。

3. 调查表询问的形式

（1）开放式问题例子："谈谈你对社区卫生服务绩效管理的看法。"

优点：激发作用，意外发现。缺点：应答率低，编码困难。

（2）封闭式问题例子："社区卫生服务的优势是：A. 方便　B. 服务质量好　C. 经济"

优点：应答率高，编码容易。缺点：激发作用难，容易画错，意外发现少。

（3）开放式和封闭式问题相结合。

4. 问题答案的格式

（1）填空式：如出生年月。

（2）选择式：单选或多选，圈在何处要标记。

（3）排序式：最重要到最不重要。

（4）图表式：如柱形图、线图等。

5. 版面设计

（1）封面信：目的明确、言简意赅、真诚感谢。

（2）内容设计：整洁、字大小适中、容易辨认、用不同字体。

（3）填表说明：在需要说明问题的下面加以阐述。

（4）编码：有前后编码两种情况，后编码较好。

6. 预调查

（1）目的：对调查表进行不断修改和完善。

（2）方法：在小样本中进行。

7. 制订组织计划，开展调查

（1）组织和宣传

（2）调查员的培训

（3）经费预算

（4）期间评估

（5）回收资料

（6）资料检查

8. 资料整理

（1）数据的计算机录入：注意有逻辑设置、二次录入和录入的连续控制。

（2）数据的分类：主要有类型分组（年龄、性别）和数量分组。

三、社区定性研究方法

定性研究是探索性研究的一种主要方法，它依赖于研究者个人的直觉和哲学的思辨思想，然后根据主观经验判断，相应地提出一些看法，最终用演绎的方法对自己的设想进行验证的社会学研究方法。在社区卫生服务研究中常用的有观察法、深入访谈法、专题小组讨论、文献分析法、德尔菲法。

（一）观察法

观察法（observation）是指研究者通过对事件和观察对象行为的直接察看，收集和记录研究对象日常生活信息的一种方法,是收集非言语行为资料的主要技术。

观察法可以分为非参与性观察和参与性观察两种。参与性观察是指观察者要深入到观察社区的日常生活中,以被观察对象一员的身份加入观察对象团体中,不暴露其真实身份,可以获得比较真实、客观的信息,而这些信息是采用其他方法所难以得到的。在社区卫生诊断中,要获得社区居民日常饮食习惯等资料,可以选用观察法。但该法对调查者的要求较高,需要掌握较高的调查技巧,调查的时间也较长,常常要花费几个月甚至更长的时间。而非参与性观察是指观察者不参与观察对象的群组活动,完全从旁观者的角度对被研究者进行观察的方法。

观察法也可分为结构式观察和非结构式观察两种:

1. 结构式观察 事先设计好观察项目和要求,统一制订观察表格或卡片。在观察过程中,严格按照设计要求进行观察,并作详细观察记录。

结构式观察范围较局限,观察的焦点集中在少数几个非常特定的行为,只有预先确定的观察项目才被记录,其收集的是文字较少的定量资料。结构式观察方法包括连续监控和现场核对。这种观察方法适用于详细研究的行为已被确认,并且已清楚知道需要获得何种信息资料的情况。例如,对服务过程观察——村卫生室儿保(儿科)卫生服务情况观察;服务机构观察——社区卫生服务机构设备配置情况观察。

2. 非结构式观察 只要求观察者有一个总的观察目的和要求,或一个大致的观察内容和范围,然后到观察现场去根据当时的具体情况有选择地进行观察。

(二)深入访谈法

深入访谈(in-depth interview)又叫非正式访谈,或记者采访法,常常是调查员带着一个或几个问题去征求某些人的意见和看法。是在仅有访问提纲的前提下,通过与研究对象的交谈深入了解其对某些问题的想法、感觉与行为来收集资料的过程。深入访谈法一般没有问卷,而只有一个访谈提纲。调查员可以不依据访谈提纲的问题按部就班地询问,而是根据被调查者的回答,随时提出新的问题逐步深入主题。因此深入访谈法具有较大的灵活性与开放性,可以获得较为真实和深入的资料。但深入访谈法易受调查者的态度影响而产生偏性,交谈容易离题,匿名性也较差。在社区卫生诊断调查中,深入访谈法使用较多,可以用于了解社区居民的某些特殊卫生服务需求以及对社区卫生服务机构的看法和建议等。

深入访谈法的步骤包括:①准备工作:包括研究设计、确定访谈对象的范围、准备现场。②访谈对象的选择:确定要对哪些人进行访谈。样本的选择常常采用立意抽样方法。③设计访谈提纲:访谈提纲主要是一系列的问题,以开放式问题为主,问题的设计要求简单、语言清晰、容易理解,不超出研究目的的范围。④访谈员的选择与培训:访谈员的素质是决定深入访谈调查成功的决定因素。因此选择合适的访谈员和进行培训是很必要的。培训主要采用集中培训的方式,培训的内容包括:研究的目的、深入访谈的基本知识,相关的访谈技巧,以及针对访谈可能出现的问题统一解决的方法。⑤现场访谈:首先要开场介绍,营造气氛,积极调动被调查者的参与热情,然后进入实质性访谈,在访谈提纲的指导下进行正式访谈,最后检查记录,纠正错误,补充完善并表示感谢。⑥访谈结果分析和撰写报告:对访谈结果进行整理,一般采用归类分析方法撰写报告。

（三）专题小组讨论

专题小组讨论（focus group discussion）：是一小组人员在一个主持人的带领下，围绕主题进行讨论，由记录员现场记录讨论情况。专题小组的数量根据研究目的而定，一般分为 2~3 个组，每个小组的人数以 8~12 人为宜，通常由那些具有共同特征或共同兴趣的人组成，成员间最好彼此之间不熟悉，但应尽可能照顾到样本的代表性。主持人又称为协调者，除了引导和组织讨论，还应该关注被调查者的参与情况，鼓励每一个小组人员自由发言，相互交流。记录员主要作讨论的记录，除了要完整、如实地记录每个人的发言外，还应记录现场气氛，参与者的身体语言等。专题小组讨论的目的就是利用小组成员相互启发，共同讨论的特点来发掘事物的原因。

专题小组讨论要营造放松的、非正式的气氛，时间长度约 1~3h，要求主持人有熟练的交流技术。其基本步骤包括：①制订专题小组讨论计划。②决定小组的数量和类型。③制订调查提纲。④培训调查人员，进行预试验。⑤专题小组讨论准备工作。⑥进行专题小组讨论。⑦对专题小组讨论结果进行分析与解释。

（四）文献分析法

文献分析法（documentary analysis）是利用已有的文献资料，通过整理、综合、分析等手段，最终达到研究目的的一种分析方法。对于一些因各种原因无法直接接触到观察对象的研究，或研究的时间跨度很大的纵向研究，文献分析是唯一可行的方法。例如分析我国城市社区卫生服务相关研究的文献资料，以了解我国开展城市社区卫生服务十年来的研究状况和发展趋势。

文献分析中可以利用的文献多种多样，有一些是第一手资料，往往由曾经经历过某一事件的人撰写的；另一种资料是第二手资料，即由访问或阅读第一手资料的人撰写的。在查考文献资料时，需要区分是以上哪一类资料。注意使用文献的信度和效度。国内外官方的人口普查、生命统计、国民经济统计、疾病统计等资料，有关组织、团体、研究机构的各种统计年报、调查报告、记录、案卷等资料，有关期刊、杂志、报纸、通讯、专著等资料，都是文献分析获得资料的重要途径。

（五）德尔菲法

德尔菲法（Delphi method）由美国的著名咨询机构兰德公司于 20 世纪 50 年代初发明，其实质是"有反馈的函询调查"和"控制论公断"。它把需要回答的问题编成意见征询表寄给专家，要求书面回答并寄回，组织者将专家意见进行统计处理（主要是计算专家意见的导向性和离散性），然后将综合结果反馈给专家并允许专家根据总体意见对自己的意见进行修改。必要时，这样的反馈和征询可进行多次。它的优点是匿名性，可有效地避免专家会议可能出现的附和、权威等倾向，因而具有更高的科学性（图 2-5）。

德尔菲法的最大特点是能使预测尽可能的客观公正。它作为一种主观、定性的方法，不仅可以用于预测领域，而且可以广泛应用于各种评价指标体系的建立和具体指标的确定过程。近年来被较广泛地应用于社区卫生服务研究中。

组成专家小组

| 按照预测课题大小及所需要的知识范围确定专家,一般不超过20人 |

专家书面回答问题

| 向所有专家提出所要预测的问题及有关要求,并附上有关这个问题的所有背景材料,专家作书面判断意见 |

方法 1　　　至少经过两次信息反馈后,专家的意见不再改变　　　方法 2

整理、分析专家的书面意见

| 将各位专家的判断意见以不记名的方式汇总,形成图表,进行对比、分析,再分发给各位专家,参考后修改意见 |

高级专家评论

| 将各位专家的判断意见以不记名的方式汇总,请高级专家评论,再分送给各位专家,参考后修改意见 |

是

| 综合处理专家小组的意见 |

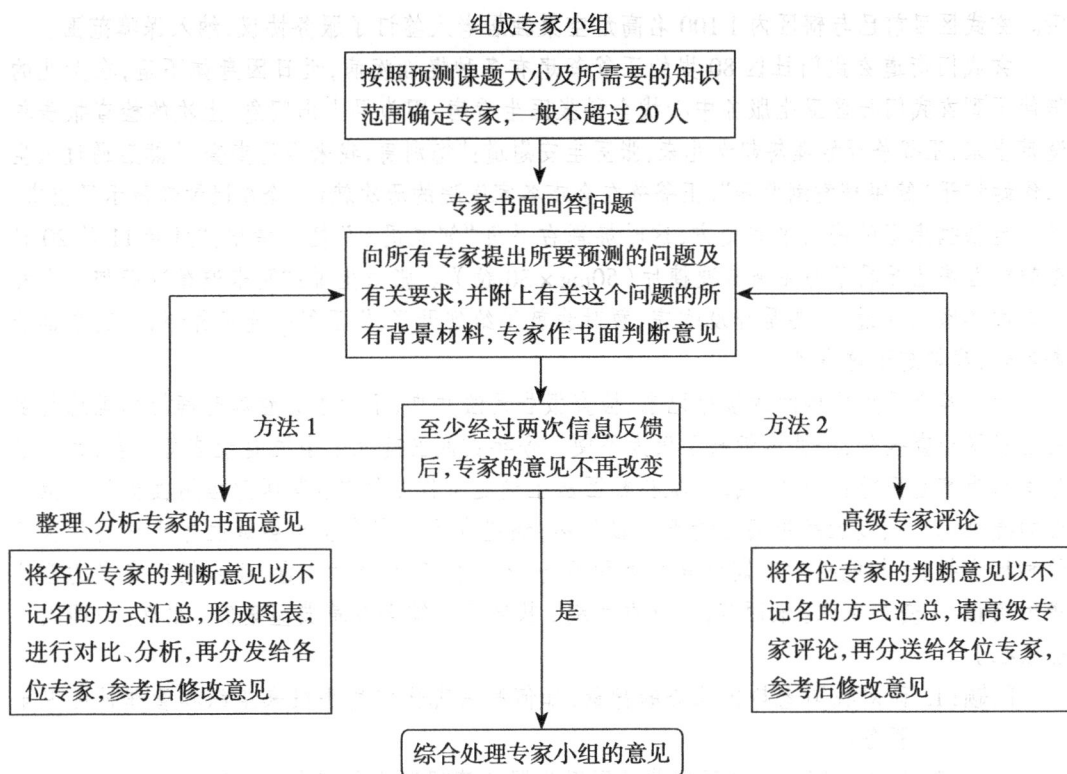

图 2-5　德尔菲法基本流程

（李星明　邹宇华）

思 考 题

一、简答题

1. 管理的概念、性质和目的是什么?
2. 社区卫生服务可借鉴的管理基本理论有哪些?
3. 计划管理如何做到立足于社区水平?
4. 举例说明社区卫生服务管理的定性调查研究方法?
5. 社区卫生服务管理的基本方法有哪些?

二、案例分析题

汪奶奶今年78岁了,两个女儿都不在身边。去年开始,她手上戴着玄武区免费投放的智能手表后,她的健康以及安全问题,就让女儿省心多了。

随着人口老龄化进程的不断加快,空巢独居老人的健康问题日益突出。玄武区自2017年起在全区实施"高危空巢及独居老人健康安全保障工程",将"互联网+"技术与家庭医生签约服务相结合,创新服务模式,向社区高危空巢独居人群投放智能照护手表、智能血压计和血糖仪等远程体征监测设备,签约医生和家属通过手机App即可方便地查看老人的血压、血糖、位置等信息,及时了解老人的健康动态,更好地保障空巢独居老人群体的身体健康。玄武区目前已与辖区内 1 100 名高危空巢独居老人签订了服务协议,纳入保障范围。

玄武门街道玄武门社区 80 岁的王爷爷患有多种慢性疾病,近日因身体不适,在女儿的陪伴下到玄武门社区卫生服务中心找全科张医生看病,因为早上出门急,上次的检查报告单没带出来,王爷爷开始埋怨起女儿来,张医生安慰道:"您别急,我来帮您查查。"然后通过医生工作站打开"健康档案浏览器",王爷爷在全市各家医院的历次就诊、检查记录都显示了出来。张医生根据患者的病情书写处方,这时屏幕右下角"智能提示"插件弹出:"患者 11 月 20 日在鼓楼医院已开具了药品阿卡波糖片(50mg × 30 粒)"。张医生说:"阿卡波糖这药您上个礼拜在鼓楼医院开过了,要是还没吃完,暂时我就不给您开了。"王爷爷连声称谢,说这个都能查到啊,我都忘记这事了。

由于各个医疗机构间的诊疗记录、检查报告无法共享,不少患者看病时病历本里总是要夹着多张检查报告,给就诊带来了极大不便。今年玄武区建立了全民健康信息平台,完成了与南京市智慧医疗应用的对接。现在社区医生通过工作站的"智慧医疗应用面板",不但患者的建档、签约、慢性病患病等情况一目了然,还能查阅患者在全市各级医疗机构的就医记录和检查报告,智能提示近期重复检查和用药,不但提升了诊疗质量,还减轻了患者的医疗费用负担。(资料来源:张丽芳,刘立群主编.基层卫生综合改革典型案例.北京:中国人口出版社)

问题: 1. 面对我国老龄化社会的背景,如何利用现代信息手段来组织和管理社区卫生服务?

2. 该工作实践体现了哪些社区卫生服务管理理论和基本理念?

第三章 社区卫生服务信息管理

案例 3-1

社区卫生服务中心药房的处方分析

某社区卫生服务中心以本机构自2017年1月至2018年1月期间所开具门诊电子处方用药数据为调查来源，随机抽取5 000份电子处方作为研究对象，取样数据包括患者年龄、性别，临床诊断，处方药品通用名，处方张数，用药金额等信息。对门诊处方患者年龄分布情况、总体用药情况、各大类药品用药情况以及处方用药金额情况进行调查与分析。结果显示：70周岁以上门诊处方共3 030张，构成比为60.60%，高于其他年龄分布且差异具有统计学意义（$P < 0.05$）。取样处方用药总金额为46.44万元，日均用药金额为（1 272.33 ± 374.48）元，处方总用药品种数为105种，总处方药品个数为288个，平均每张处方用药金额为（92.88 ± 7.14）元，平均每张处方药品个数为（2.74 ± 0.68）个，抗菌药物处方张数为380张，占比为7.6%，抗菌药物用药总金额为2.0万元，占比为4.3%。循环系统用药占比最高，为41.66%，高于其他类别药品使用情况且差异具有统计学意义（$P < 0.05$）。循环系统用药金额最高，为17.52万元，高于其他类别药品使用情况且差异具有统计学意义（$P < 0.05$）。结论：本中心门诊用药情况基本合理，但仍然存在一定问题，需要合理改进，不断规范门诊处方用药，提高临床医疗质量与水平。

问题：1. 本案例中信息的来源是什么？
2. 本次信息利用的内容和目的是什么？

第一节 概 述

信息（information）是社会组织机构中一项至关重要的资源要素，人们也越来越清楚地认识到信息是一切管理活动的基础和源泉。深化医改要求建立实用共享的卫生信息系统，整合资源，加强信息标准化和公共服务信息平台建设，逐步实现统一高效、互联互通。由此，社区卫生服务信息管理也随着时代的新要求跨入了新的篇章。

一、信息的概念和内含

广义的信息是反映客观事物的现象、特征及其相互联系的一种普遍形式，是语言、文字、符号、声像、图形、消息、情报等的总称。狭义的信息指经过加工整理后,对于接收(使用)者具有某种使用价值的数据、消息、情报、资料等的总称。它可以用各种符号来表示,如数码、字母或其他符号。信息不是物质,也不是能量,信息的范围很广,在客观世界中大量地存在、产生和传递着。可以说自从有了人类,人际间就有了信息的交流。信息是物质属性在其本体或周围客体中的客观反映,它不以人的意志为转移。信息是物质的普遍属性,伴随物质的存在而存在,有物质就有信息,所以信息的存在是绝对的。

二、社区卫生服务信息概念和特征

(一)社区卫生服务信息概念

社区卫生服务信息是能对社区卫生服务各项具体活动产生影响的数据的集合。从广义上讲,社区卫生服务信息是与社区卫生服务有关的任何形态的信息,它是反映社区卫生服务系统的活动特征及其发展变化情况的各种消息、情报、数据和资料的总称,其中既包括社区卫生服务体系内部的管理信息、业务信息、医疗活动记录、医学科技信息、医学图像信息和医学标本信息等,也包括社区卫生服务体系外部的医学科技文献信息、卫生政策信息、国情和卫生状况以及通过有组织、有目的调查获取的卫生信息等。

(二)社区卫生服务信息特征

1. 客观性与主观性　信息是客观事物的反映,它所表达、传递的是某事物客观存在的某一方面属性。这一特征对信息提出了最基本的要求,就是信息所反映的,要符合客观实际,即准确、真实,这也是人们正确认识客观事物的前提。

但是,信息是人们认识事物的来源与结果。认识事物的过程实际上又是信息处理与分析的过程,不同的人对事物不同的认识角度、不同的分析方法对客观信息的输出表达是不一样的。由于不同的人有着不同的感受能力、不同的理解能力和不同的目的性,从同一事物中获得的信息是各不相同的,这就是信息的主观性特征。

信息的主观性特征说明某一客观事实的真实信息是不容易完全获得的,因此,信息管理者应注意到我们获得的信息不一定都是完整而真实的。

2. 整体性与不完全性　信息作为客观事物的属性是多方面、相互补充的,即整体性的。以系统论的观点来考察信息、收集信息、整合信息,将那些零散、片面、孤立的信息集成后,形成对客观事物的完整概念时,它们的作用才能真正得以发挥。所以,信息管理与信息开发工作必须以系统的思想来指导完成。

但是,信息传递过程随时都要受到各种各样的干扰,社区卫生服务相关信息在传递过程会受到各种人群的人为因素影响。所以,被任何一个特定的对象所接受的信息不可能是百分百的客观事实的再现,它与事物之间总是存在着一定的差距,这就构成了信息的不完全性。

3. 普遍性与等级性　事物的联系是普遍的,因而信息具有普遍性。社区卫生服务信息不仅存在于社区卫生服务机构内部、社区卫生服务机构以外的卫生系统内,还存在于整个社会大系统及自然环境。因此,要善于从不同的体系中获得对社区卫生服务有用的相关信息。

但是,不同等级的管理者对同一事物所需要的信息也不同。决策层为组织制订战略计划和目标,他们需要战略信息、策略信息;管理层负责处理日常具体问题,他们需要操作规范信息;执行层直接为公众提供服务,他们需要事实和数据信息。

阅读信息是信息组织工作中最费时间的步骤,缩短其所花费的时间,以最高的效率找到所需问题的答案是信息管理的目的。信息工作者要了解信息的级别、价值、获得信息的成本，以量少质高来提升信息的价值。最大量的信息位于图 3-1 的最底部，每升一级信息量就减少一点，而使用价值就增加一点，生产成本就提高一点。成本最高、使用价值最高的信息位于图 3-1 的最上端，是浓缩了的高级信息。信息管理的关键在于收集的全面、存储的准确、分析的透彻、提交的迅速、陈述的简洁。

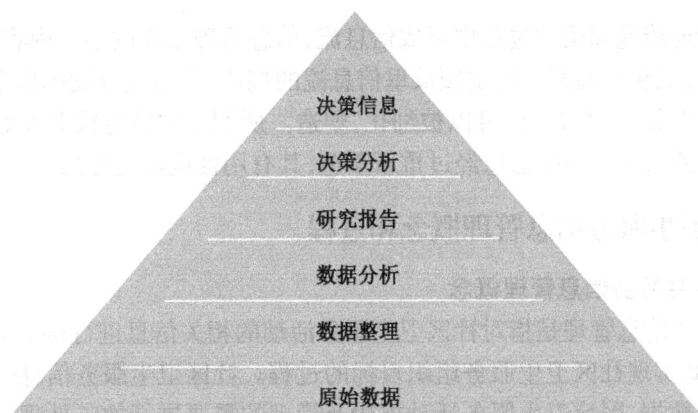

图 3-1　信息级别

4. 滞后性与时效性　信息的流动有一个从发生到传递再到接受的过程。从信息的发生到信息被某一特定的对象所接受，中间的传递速度无论有多快，总是需要一段时间。从这个意义上讲，信息的获得总是落后于事实，具有滞后性。一般来说，由于信息在其传递过程中总要受到一定的干扰造成失真，所以，信息传递速度越快，其利用价值就越大；反之，利用价值就越小，即信息具有时效性。

社区卫生服务管理者获取信息的目的在于利用信息服务进行管理与支持决策。及时把握有效的信息会提高信息的使用价值，而使用滞后的信息会降低效率甚至对工作造成危害。因此，社区卫生服务管理者在获取和利用信息时，必须树立信息具有时效性的观点。

5. 经济性与共享性　信息是一种经济资源，对信息的加工处理是通常意义上的生产。信息的获取、生产、传播与利用都需要成本，且具有一定的价值和使用价值。因此信息可以作为一种产品被消费，作为一种商品被出售，作为资金用来进行投资。因为信息具有经济性，因此在进行信息开发利用时要进行成本效益分析。

但是，与物质实物不同，信息可以被多次使用，而且可以被多方共同使用。某一信息的占有者，将这一信息传递给他人，自己还仍然占有这一信息，信息不会因多人占有享用而减少，可以同时由多人共同占有享用，即信息的共享性。

6. 可衰减性与扩散性　信息是无形的，必须依附纸张、胶片光盘等载体存在，并借助语言、通信、网络而传播。信息的内容可以供多人使用。随着信息网络技术的迅速发展和普及。信息的传递速度更快，成本更低。为人民快捷地共享信息提供了方便。

衰减和扩散是信息传递过程中的两个基本趋势。信息在传递中扩散，同时又在不断地扩散中损耗和消失。在这个竞争时代，拥有信息就能获得主动权，就能提高工作效率，充分利用信息的共享性，积极捕捉信息，抢先占有信息十分重要。而充分认识信息的扩散性，采取有力措施,防止某些商业秘密的扩散,也同样重要。

7. 传递性与可塑性 通常所说的信息传递指的是信息由信源通过一定的载体或介质而向信宿运动和传播的过程。信息传递并非是物质实物或能量的位置移动,而是指以物质为载体,以能量为动力的信息,在时间和空间上的转移。信息在空间上的转移就是通讯,它使不同的领域的信息得以交换和传递;信息在时间上的转移是指把信息记录下来,需要的时候再加以利用。

信息在不断地传递和运动过程中形成信息流,信息管理工作的中心内容,就是运用科学的方法和手段,认识和掌握某一特定领域里信息流的规律,从而充分发挥信息的效用。信息可以被精炼、压缩、概括、综合,也可以被细化、塑造。所谓二次信息或非原始信息就是经过重新加工和塑造的信息。原始信息经过重新塑造,其有用性也随之提高。

三、社区卫生服务信息管理概念和过程

(一)社区卫生服务信息管理概念

社区卫生服务信息管理是指对社区卫生服务活动的相关信息进行科学的收集、存储、评价与传递,以协助实现社区卫生服务组织目标的过程。社区卫生服务信息管理的主要任务就是对各种资料数据、医疗卫生服务活动规律及管理的需要进行加工处理,为组织的决策、业务技术和经营管理提供可靠准备的信息。社区卫生服务与医院提供的服务不同,社区卫生服务机构需要向辖区居民提供主动、连续、综合的个性化服务,因此拥有完整的社区居民健康、疾病信息,是提供良好的服务的基础。单纯通过人工建立花名册或者随访登记表等服务手段已经不能满足业务发展的需要,实现社区卫生服务的信息管理将能有效地解决这些问题。

(二)社区卫生服务信息管理过程

信息管理是指对人类社会信息活动的各种相关要素(包括人、信息、技术、机构等)进行科学的计划、组织、控制和协调,以实现信息资源的合理开发与有效利用的过程。这一过程由一系列相关有序的环节构成,主要包括信息需求分析、信息收集、信息加工、信息存储、信息检索、信息传递、信息利用和信息反馈。信息管理的过程如图3-2所示。

1. 信息需求分析 信息需求是社区卫生服务机构进行管理决策时面临的首要问题。社区卫生服务信息需求是指在社区卫生服务活动的过程中,为了解决某些不确定性的问题所产生的信息需求。每一个具有信息需求又具有信息行为的人或机构成为信息用户。社区卫生服务的信息需求具有广泛性、社会性、发展性与多样性等特征。不同的信息用户有不同信息需求。在设计社区卫生服务项目时,需要明确不同医疗卫生机构、卫生服务管理者、医务人员、辖区居民各有哪些信息需求,以便提供有针对性的信息。

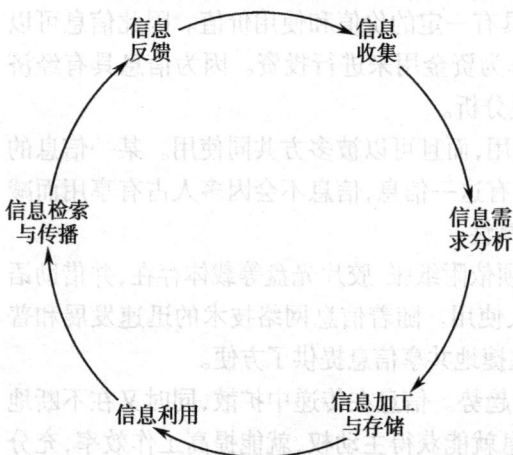

图3-2 信息管理过程

2. 信息收集 信息广泛地存在于社区卫生服务活动中,未经开发的信息是零散的、无序的,使用价值有限。信息收集是信息开发的第一步。所谓信息收集是根据特定目的、要求采集和积累信息的过程,是根据不断变化的用户信息需求,从已确定的信息源体系中连续地选择、提取和搜索信息的过程。主要的信息采集方法包括调查、采访、谈话、通信、网络交流、媒介分析、咨询、检索、浏览、交换索取、借阅、复制和购买等。

3. 信息的加工与储存 信息加工是指把收集到的大量原始信息,按照不同的目的和要求进行数据的筛选、分类排列、统计分析、著录标引、编目组织,使之具有一定使用价值的过程。而将信息寄附在载体上的过程就是信息的存储过程。信息存储时应遵循统一、有序、先进等原则。信息的存储应尽量采用先进的技术、新兴的材料作为信息的载体。现在广泛应用的信息存储技术包括纸张存储、缩微存储、声像存储、计算机存储、光盘存储等。

4. 信息检索与传递 信息检索是指根据用户要求,按一定的途径和方法,借助一定的检索工具对信息进行查找和调取的工作,即从已储备的信息资源中检索出与用户提问相关的文献、知识、事实、数据的逻辑运算和技术操作过程的总和。它和信息存储是事物的两个方面,信息存储是信息的"输入"和"存放",信息检索是信息的"输出"和"使用"。信息检索依据检索的方式可以划分为手工检索和机器检索两类。

信息传递是以信息提供者为起点,以各种传播媒介为工具,通过信息的发送、传递、接收等跨越空间、时间的过程,将信息传递给信息接收者的活动,是信息的流通环节。信息只有通过传递才能发挥作用,体现价值。信息只有传递才能成为领导决策的依据、组织指挥的前提以及实施控制的基础。一个完整的信息传递系统主要是由信源、信道和信宿三大部分组成。信源是信息的来源;信道是信息的传递通道,是信息传递的媒介;信宿是信息的归宿,也是信息的接收者,是信息一次传输的最终环节。信息传递的基本程序包括:完成信息检索、选择信息传递工具、接收和使用信息。社区卫生服务中常用的信息传递工具有语言、报刊、图书、电报电话、计算机网络、电传等。

5. 信息利用 信息利用是指将经过采集、加工、存储、检索、传递的信息提供给相关组织和个人,以满足其信息需求的过程。信息只有被利用才能体现其价值,才能实现其增值和共享,才能有利于提高组织决策的成功率。对信息的利用要把握计划性、时间性、实用性、准确性等原则。信息利用是一个极其复杂的过程,使信息得到充分的利用也是信息管理工作最终的目标。

6. 信息反馈 即信息接收者把接收信息的情况及对信息的理解反馈给信息发送者,以供核查,确定成功或纠正偏差的过程。目的是信息发送者希望信息接收者依据信息采取正确的行动。通过信息反馈,可能产生新的信息需求,构成信息构成的动态循环。

第二节 社区居民健康档案信息管理

社区居民健康档案(health record)是记录与社区、家庭、居民的健康状况有关资料的系统化的文件或资料库,包括病历记录、健康检查记录、保健卡片以及个人和家庭一般情况记录档案等,它是社区卫生服务工作中收集、记录社区居民健康信息的重要工具,它是开展社区卫生服务的基本依据,它是很多社区卫生服务信息的基础,其用途很多。完整、系统的居民健康档案一般包括个人健康档案、家庭健康档案和社区健康档案。

一、建立社区居民健康档案的基本要求与意义

建立健全社区居民健康档案,对于落实社区卫生服务功能十分重要。

(一)建立居民健康档案的基本要求

1. 信息资料的真实性 居民健康档案信息是由各种原始资料组成的,它应能真实反映患者当时的健康情况,要如实记载患者的病情变化、治疗经过、康复状况等详细的资料。健康档案还具有法律效应。

2. 信息资料的科学性 居民健康档案是一种医学信息资料,应具可交流性,资料的记录要规范化,即科学性。各种图表制作、文字描述、计量单位使用都要符合有关规定。如全科医疗中经常使用的健康问题的名称,就要符合 ICPC(基层医疗国际分类)的标准;健康问题的描述应采用"SOAP"格式;家系谱的图示要符合国际惯例。

3. 信息资料的完整性 居民健康档案记录要简洁而完整,要求如下:①体现在各种资料必须齐全,如完整的居民健康档案应该包括个人、家庭和社区三个部分。②所记录的内容必须完整,包括患者的就医背景、病情变化、评价结果、处理计划等,并能从生物、心理、社会各个层面去记录。

4. 信息资料的连续性 全科医疗中采用的以问题为导向的病历记录方式及其使用的一些表格都充分体现了连续性照顾的基本特色。以问题为导向的病历记录方式是把患者的健康问题进行分类记录,每次患病的资料可以累加,从而保持了资料的连续性。通过病情流程表,可以把健康问题动态地记录下来。

5. 信息资料的可用性 全科医疗是以门诊为主体的基层医疗,健康档案的使用频率很高。因此,一份理想的健康档案应该是保管简便、查找方便、能充分发挥其使用价值的"活"档案。要达到资料具有可用性的目的,健康档案的设计必须科学、合理,不能太复杂,要便于计算机管理,便于资料检索。病历记录要条理清晰、简明,文字描述要抓住关键词、关键句。

(二)建立社区居民健康档案的意义

1. 居民健康档案是社区卫生规划的资料来源 完整的健康档案不仅记载了居民健康状况以及与之相关的健康信息,还记载了有关社区卫生机构、卫生人力等社区资源的信息,从而为社区诊断、制订社区卫生服务计划提供基础资料。

2. 居民健康档案是全科医生全面掌握居民健康状况的基本工具 全科医生在实施社区卫生服务中,要为社区居民提供连续性、综合性、协调性和高质量的医疗保健服务,正确理解和鉴定居民或患者所提出的问题,就必须充分了解居民个人和家庭的背景资料。通过掌握和了解社区居民的情况,主动挖掘个人、家庭的健康问题。

3. 居民健康档案是全科医疗教学的重要参考资料 健康档案是对社区居民以问题为中心的健康记录,反映了生物、心理和社会三方面的问题,具有连续性、逻辑性,可运用于医学教学,有利于培养医学生的临床思维能力和处理问题的能力。

4. 规范的居民健康档案是宝贵的科研资料 准确、完整、规范和连续性的居民健康档案为前瞻性研究居民健康状况,探讨危险因素提供了理想的资料。具备准确性的健康档案才具有说服力,才可作为教学、法律工作的依据。

5. 居民健康档案可用于考核全科医生技术水平 以问题为中心的健康记录,强调完整性、逻辑性、准确性,有利于考核全科医生处理各种问题的医疗质量和技术水平。逻辑性强

的健康档案便于医生对病情做出正确的判断,进而制订出未来的计划,有利于培养医生的临床思维能力。

6. 完整的居民健康档案还是司法工作的重要参考资料 当遇到医疗纠纷或有关案件需要提供当事人在社区卫生服务中涉及的原始信息,都可以从社区居民健康档案中获得。

二、社区居民健康档案的类型与内容

(一)社区居民个人健康档案

社区居民个人健康档案信息的内涵是一个人从出生到死亡的整个过程中,其健康状况的发展变化情况以及所接受的各项卫生服务记录的所有相关信息的总和。居民健康档案内容包括个人基本信息、健康体检、重点人群管理记录和其他医疗卫生服务记录。

1. 个人健康问题记录 全科医疗中个人健康问题记录多采取以问题为中心的医疗记录模式,内容包括如下几个方面:

(1)基本资料:基本资料一般包括人口学资料(如年龄、性别、教育程度、职业、婚姻、种族、社会经济状况等)、行为资料(如吸烟、饮酒、饮食习惯、运动、就医行为等)、个人史(药物过敏、月经史等)。

(2)问题目录:问题目录中所记录的问题是指过去影响、现在正在影响或将来还要影响患者健康的异常情况。问题目录常以表格形式记录,将确认后的问题按发生的年代顺序逐一编号记入表中。分主要问题目录和暂时性问题目录,前者多列慢性问题及尚未解决的问题,后者则列急性问题。

(3)健康问题描述记录:健康问题以"SOAP"的形式进行描述:S:代表患者的主观资料(subject data),是由患者提供的主诉、症状、病史、家族史等,要求尽量用患者的语言来描述;O:代表客观资料(objective data),是医生诊疗过程中观察到的患者的资料,包括体检发现的体征、实验室或仪器检查的资料以及患者的态度、行为等;A:代表评估(assessment),完整的评估应包括诊断、鉴别诊断、与其他问题的关系、问题的轻重程度及预后等;P:代表计划(plan),是针对问题而提出的,每一问题都有相应的计划,包括诊断计划、治疗计划、患者指导等。

(4)病情流程表:流程表以列表的形式描述病情(或其他问题)在一段时间内的变化情况,包括症状、体征、检验、用药、行为等的动态观察。流程表通常在病情(或问题)进展一段时间后,将资料做成图表化的总结回顾,可以概括出清晰的轮廓,及时掌握病况,修订治疗及患者教育计划等。

2. 主要用药情况记录 对长期服药的慢性病患者了解其最近1年内的主要用药情况,西药填写化学名(通用名)而非商品名,中药填写药品名称或中药汤剂,用法、用量按医生医嘱填写。用药时间指在此时间段内一共服用此药的时间,单位为年、月或天。服药依从性是指对此药的依从情况,"规律"为按医嘱服药,"间断"为未按医嘱服药,频次或数量不足,"不服药"即为医生开了处方,但患者未使用此药。

3. 辅助检查记录 记录实验检查、仪器检查等项目名称,如空腹血糖、尿常规以及眼底、心电图、胸部X线片、B超,并描述相应的检查结果。

4. 住院治疗情况记录 指最近1年内的住院治疗情况。应填写医疗机构名称(全称),住院日期、科别、病历号、诊断、诊疗措施及结果等。

5. 会诊和转诊记录 会诊和转诊是全科医生与专科医生协调合作,为患者提供连续性、完整性照顾的过程。

(1)会诊:要记录,①会诊原因:责任医生填写患者需会诊的主要情况。②会诊意见:责任医生填写会诊医生的主要处置、指导意见。③会诊医生及其所在医疗机构:填写会诊医生所在医疗机构名称并签署会诊医生姓名。

(2)转诊:社区卫生服务提倡双向转诊。

首先,转出要记录:①初步印象:转诊医生根据患者病情做出的初步判断。②主要现病史:患者转诊时存在的主要临床问题。③主要既往史:患者既往存在的主要疾病史。④治疗经过:经治医生对患者实施的主要诊治措施。

其次,转回要记录:①主要检查结果:填写患者接受检查的主要结果。②治疗经过:经治医生对患者实施的主要诊治措施。③康复建议:填写经治医生对患者转出后需要进一步治疗及康复提出的指导建议。

6. 家庭病床记录 居民因病需要在家建立病床,由社区卫生服务机构派员上门服务。记录问题名称、发生日期、建床日期、撤床日期和患者转归等信息。

7. 周期性健康检查记录 周期性健康检查记录内容包括有计划的健康普查(如测血压、乳房检查、胃镜检查、尿液检查等)、计划免疫(预防免疫接种等)和健康教育等。

8. 儿童保健记录 主要为社区0~36月龄儿童建立保健记录。主要内容包括:①一般情况。②母乳喂养。③预防接种记录。④婴(幼)儿询问记录。⑤婴(幼)儿健康状况记录。⑥儿童体格检查记录。⑦生长发育评价。⑧缺点矫治及异常情况处理记录等。

9. 妇女保健记录 主要为社区已婚妇女建立有关围婚期、围产期、围绝经期保健记录。主要内容包括:①青春期保健。②经期保健。③婚期保健。④计划生育。⑤围产期保健(妊娠情况、分娩情况)。⑥高危妊娠保健。⑦产褥期保健。⑧产后诊视(产后访视记录、新生儿访视记录、产后42d记录)。⑨哺乳期保健。⑩更年期保健等。

10. 老人保健记录 为社区65岁以上的老人建立保健记录。主要内容包括:①健康查体。②饮食营养指导。③健康教育。④心理咨询。⑤家庭诊视。⑥家庭护理。⑦康复指导。⑧慢性病防治。⑨其他疾病防治。⑩就医指导等。

11. 慢性病随访记录 根据社区居民慢性病发病情况,建立主要慢性病随访监测记录,为实施慢性病干预措施提供依据,内容包括症状、体征、实验室检查、并发症、转诊、指导用药等。

(二)家庭健康档案

家庭健康档案是居民健康档案的重要组成部分,是全科医生实施以家庭为单位保健的重要参考资料。全科医疗中的家庭健康档案包括:

1. 家庭基本资料 包括家庭住址、家庭成员人数及每人的基本资料、建档医生和护士姓名、建档日期等。

2. 家系图 以绘图的方式表示家庭结构及各成员的健康状况和社会资料,是简明的家庭综合资料。家系图应包括的内容及有关规定:①家庭中三代或三代以上人的关系。②各家庭成员的姓名。③各家庭成员的出生年月或年龄。④如果家庭成员死亡的,应注明其死亡年份或年龄、原因。⑤要标出家庭成员的主要健康问题。⑥标出生活在一起的家庭成员。⑦家庭成员结婚或离婚的时间。

3. 家庭生活周期 可分为 8 个阶段（新婚、第一个孩子出生、有学龄前儿童、有学龄儿童、有青少年、孩子离家创业、空巢期和退休），每一阶段均有特定的健康问题。家庭健康档案要对家庭所处的每个阶段进行有关内容的记录，包括存在的问题判断、预测可能出现的转变和危机处理计划等。

4. 家庭卫生保健记录 记录家庭环境的卫生状况、居住条件、生活起居方式，是评价家庭功能，确定健康状况的参考资料。

5. 家庭主要问题目录及其描述 记录家庭生活压力事件及危机的发生日期、问题描述及判断、处理结果等信息。

（三）社区健康档案

社区健康档案的内涵是以社区为范围，通过入户调查、现场调查和现有资料搜集等方法，收集、记录和反映社区主要卫生特征、环境特征以及资源及其利用状况的信息，并在系统分析的基础上做出的社区卫生诊断，内容包括：

1. 社区的自然环境状况 通过适当调查或从有关部门获得资料进行描述，包括社区的地理位置、范围、绿化、一般气候、生活水源、人口居住情况、自来水普及率、环境污染（空气、水、土壤、噪音）、生活环境和工作环境、卫生设施和卫生条件等。

2. 社区的人文、社会环境状况 包括当地的传统习俗、宗教、迷信、教育水平、社区的管理机构、领导观念、主要的经济来源、消费水平、文化活动场所、精神文明建设、家庭婚姻状况、公共秩序、社会治安等情况。

3. 社区的人口学特征 辖区总人口数、年龄及性别分布（人口树图、出生率、死亡率、人口自然增长率、平均寿命、计划生育实施情况、群众的生育观念等），特别是重点人群的数量及构成比，包括 0~36 月龄儿童、孕产妇、65 岁以上老年人等。

4. 社区居民健康状况

（1）健康问题的分布及严重程度：各种疾病的发病率和患病率、社区疾病谱、年龄、性别、死亡率、各种疾患或疾病的死亡率、社区死因谱、婴儿死亡率、孕产妇死亡率、两周患病率、总的发病率和患病率、病残率、就诊率和医疗费用支出情况。

（2）健康危险因素：吸烟、酗酒、高盐饮食、肥胖、高脂饮食、缺乏体育锻炼、免疫接种率低、行为类型（A 型性格行为特征、B 型性格行为特征、C 型性格行为特征）的数量及发生率。

5. 社区资源情况

（1）机构资源：医院、乡卫生院、私人诊所、村卫生室、医疗站、学校、社会团体、社会福利机构、养老院、幼儿园、文化娱乐场所等情况。

（2）经济资源：政府对卫生事业的投入及其占国民生产总值的比例、个人对卫生经费的投入及其占个人收入的比例等情况。

（3）人力资源：包括社区内外、医疗和非医疗人力资源，如包括各类卫生技术人员的数量及其构成比。

（4）社区可动员的潜在资源：包括，①群众追求健康、长寿的潜在需求。②社区政治经济发展潜能。③改变社区解决健康问题的习惯趋势等。

三、居民健康档案的建立

社区居民要每人建一份个人健康档案，根据居民类别（儿童、妇女和老人）在前述个人健康档案的基础上相应地建立保健记录,有慢性病者还要建立慢性病随访记录。居民就诊时,医务人员要认真书写,按规定格式要求完整记录。会诊时,由经治医师调档,记录有关会诊情况。转诊或住院时,事后要及时将有关转诊、住院期间的问题、处理经过及结果等录入健康档案。

(一)确定建档对象流程

辖区内常住居民,包括居住半年以上的户籍及非户籍居民都是社区居民健康档案的建档对象,以0~36月龄儿童、孕产妇、老年人、慢性病患者等人群为重点,具体确定建档对象流程图(图3-3)。

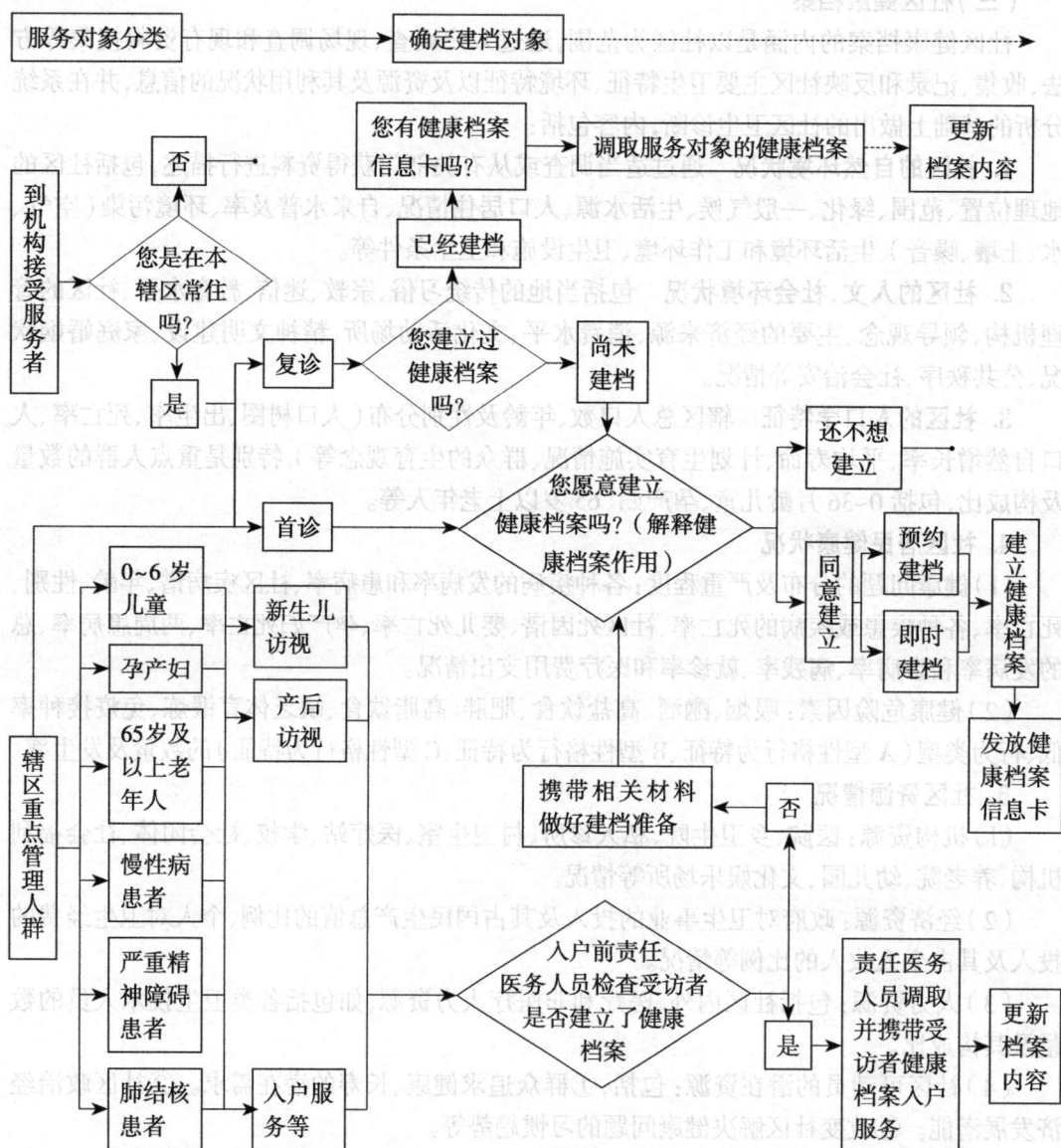

图 3-3　确定建档对象流程图

资料来源:国家卫生健康委《国家基本公共卫生服务规范(第三版)》(2017年)

（二）社区居民健康档案的建立方式

1. 个别建档 辖区居民到社区卫生服务机构接受服务时，由医务人员负责为其建立居民健康档案，并根据其主要健康问题和服务提供情况填写相应记录。同时为服务对象填写并发放居民健康档案信息卡。将填写的健康档案相关记录表单，装入居民健康档案袋统一存放。农村地区可以家庭为单位集中存放保管。有条件的地区应把资料录入计算机，建立电子化健康档案。

2. 每家每户建档 通过入户服务（调查）、疾病筛查、健康体检等多种方式，由社区卫生服务机构组织医务人员分期、分批拜访社区中的每一个家庭，在居民家中或工作现场为辖区内居民建立健康档案，并根据其主要健康问题和卫生服务需要填写相应记录。社区重点人群可在进行相应服务时建立其健康档案，如 0~3 岁儿童健康管理和预防接种服务专项档案在新生儿访视时随即建立；孕产妇保健服务专项档案在早孕诊断确认后随即建立。

3. 社区卫生诊断资料获取常见的获取方法有：统计学方法、流行病学方法、行为测量法、健康档案和医疗活动日志、社区调查和社区筛检等。

四、社区居民健康档案的使用

居民健康档案建立后要定期或不定期地分析其有关内容，及时发现个人、家庭和社区的主要健康问题，有针对性地提出防制措施，做到物尽其用，充分发挥健康档案在提高居民健康水平中的作用。

（一）健康档案的利用范围

1. 社区全科医疗 居民健康档案可为全科医生提供丰富的个人及家庭的背景信息，对健康问题的评估很有价值。健康档案动态地记录了健康问题的处理的全过程，这对健康问题处理计划的评估提供了很好的信息资料。

2. 社区预防保健 以预防为导向的周期性健康检查和家庭生活周期健康维护表记录了居民的预防性计划，对了解和实施居民的预防保健提供很好的信息资料。

3. 社区卫生服务质量控制 居民健康档案的管理是社区卫生服务质量管理的组成部分，可从各类居民健康档案中了解社区卫生服务过程的认真程度和准确程度的信息资料。

4. 开展医疗卫生科研 社区居民全面性、连续性、可检索性的健康档案为医学科研提供了基础信息资料和探索方法，特别是开展循证医学研究。

5. 全科医学的教学 在全科医疗实践中，居民健康档案是一种很好的教材，既可让学生学会健康档案的规范化书写，也能从中学到更多的临床知识。同时，还可从居民健康档案中了解完成健康档案的全科医生或实习医生的全科医疗水平和认真程度，所以健康档案也是一份考卷。

（二）社区居民健康档案的使用方式

已建档居民到社区卫生服务机构复诊时，应持居民健康档案信息卡，在调取其健康档案后，由接诊医生根据复诊情况，及时更新、补充相应记录内容。

入户开展医疗卫生服务时，应事先查阅服务对象的健康档案并携带相应表单，在服务过程中记录、补充相应内容。

对于需要转诊、会诊的服务对象,由接诊医生填写转诊、会诊记录。

要按照国家有关专项服务规范要求记录相关内容,记录内容应齐全完整、真实准确、书写规范、基础内容无缺失。各类检查报告单据和转诊、会诊的相关记录应粘贴留存归档。

农村地区建立居民健康档案可与新型农村合作医疗工作相结合。

五、社区居民健康档案的管理

居民健康档案记载了居民一生中有关健康问题的全部,应集中存放,专人负责,居民每次就诊时,调档、就诊、登记、归档。有条件的单位应逐步发展微机化管理。为使健康档案完整、准确、全面地反映一个人一生的健康状况,有必要制订有关健康档案的建立、保管、使用、保密等制度,完善相应的设备,配备专职人员,妥善保管健康档案。

(一)服务流程

居民健康档案管理综合流程如图 3-4 所示。

(二)服务要求

1. 社区卫生服务中心(站)、乡镇卫生院、村卫生室负责首次建立居民健康档案、更新信息、保存档案;其他医疗卫生机构负责将相关医疗卫生服务信息及时汇总、更新至健康档案;各级卫生计生行政部门负责健康档案的监督与管理。

2. 健康档案的建立要遵循自愿与引导相结合的原则,在使用过程中要注意保护服务对象的个人隐私,建立电子健康档案的地区,要注意保护信息系统的数据安全。

3. 应通过多种信息采集方式建立居民健康档案,及时更新健康档案信息。已建立电子健康档案的地区应保证居民接受医疗卫生服务的信息能汇总到电子健康档案中,保持资料的连续性。

4. 统一为居民健康档案进行编码,采用 17 位编码制,以国家统一的行政区划编码为基础,以村(居)委会为单位,编制居民健康档案唯一编码。同时将建档居民的身份证号作为身份识别码,为在信息平台上实现资源共享奠定基础。

5. 按照国家有关专项服务规范要求记录相关内容,记录内容应齐全完整、真实准确、书写规范、基础内容无缺失。各类检查报告单据和转诊、会诊的相关记录应粘贴留存归档,如果服务对象需要可提供副本。已建立电子版化验和检查报告单据的机构,化验及检查的报告单据交居民留存。

6. 健康档案管理要具有必需的档案保管设施设备,按照防盗、防晒、防高温、防火、防潮、防尘、防鼠和防虫等要求妥善保管健康档案,指定专(兼)职人员负责健康档案管理工作,保证健康档案完整、安全。电子健康档案应有专(兼)职人员维护。

7. 积极应用中医药方法为居民提供健康服务,记录相关信息纳入健康档案管理。

8. 电子健康档案在建立完善、信息系统开发、信息传输全过程中应遵循国家统一的相关数据标准与规范。电子健康档案信息系统应与新农合、城镇基本医疗保险等医疗保障系统相衔接,逐步实现健康管理数据与医疗信息以及各医疗卫生机构间数据互联互通,实现居民跨机构、跨地域就医行为的信息共享。

9. 对于同一个居民患有多种疾病的,其随访服务记录表可以通过电子健康档案实现信息整合,避免重复询问和录入。

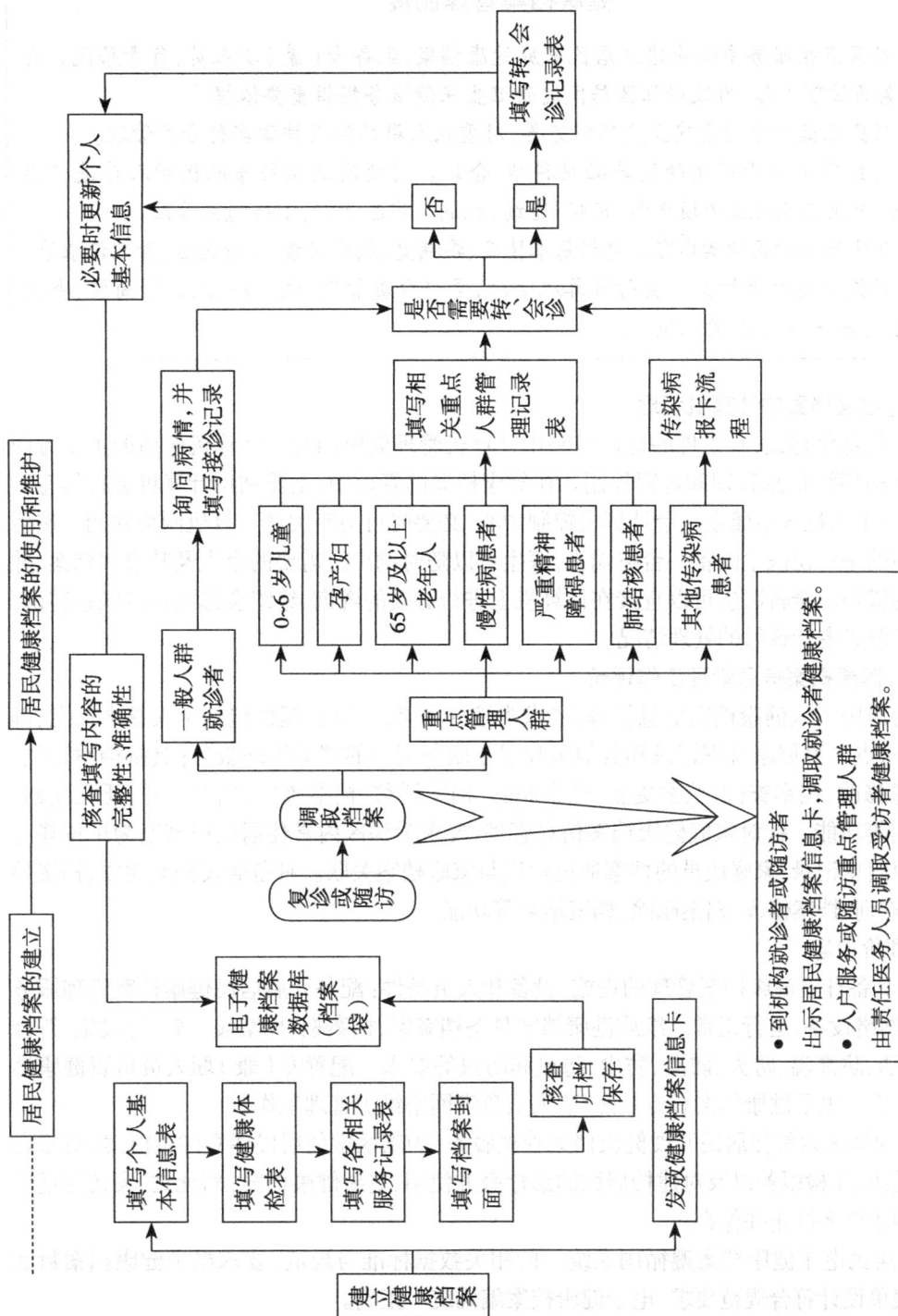

图 3-4　社区居民健康档案管理流程图

资料来源：国家卫生健康委《国家基本公共卫生服务规范（第三版）》（2017 年）

- 到机构就诊者或随访者
  出示居民健康档案信息卡，调取就诊者健康档案。
- 入户服务或随访者调取重点管理人群
  由责任医务人员调取受访者健康档案。

视窗 3-1

健康档案管理制度

1. 社区卫生服务中心应建立居民家庭健康档案,配备专(兼)职人员,负责居民家庭健康档案的管理工作,为做好社区居民健康卫生保健服务提供重要依据。

2. 居民家庭健康档案建立应不断完善,对重点人群的健康档案实行分类管理。

3. 居民家庭健康档案的设计必须科学、合理。对填写健康档案的医护人员进行指导、培训,管理记录内容必须真实、客观、连续、规范。字迹清晰,不得随意涂改。

4. 居民家庭健康档案内容应包括基本情况、疾病史、危险因素、诊疗过程、管理记录等。

5. 居民家庭健康档案应实行计算机管理,资料分类管理、统一编号、保管简便、查找方便,存放安全,有专门的档案柜。

（三）健康档案的计算机管理

加强信息化建设,有条件的地区应利用计算机管理健康档案。计算机应用的主要方面包括:科学计算、信息管理和过程控制。在健康档案的管理中,主要利用计算机进行信息管理,可在一个大社区中建立一个计算机控制中心,必要时可与有关的计算机网络并网。然后为社区中的每一位医生配备一台终端机,医生可以随时调出所需要的个人及其家庭档案,并录入新的资料。全科医生可以直接在计算机上进行必要的咨询、组织会诊或直接联系转诊,还可以了解患者转诊后的处理情况。

（四）健康档案信息管理工作评价

针对居民个人健康档案信息管理,要求为辖区内常住居民,提供包括个人基本信息、健康体检、重点人群健康管理记录和其他医疗卫生服务记录的档案管理服务;具备档案建立、基本信息修改、档案查询、档案更新、档案删除、档案迁移、档案查重、档案合并、死亡注销、开放使用等功能。针对家庭健康档案信息管理,要求为辖区内常住居民以家庭为单位建立基本健康信息记录,家庭成员的档案通过标识与家庭档案关联。具备居民档案建立、档案导入、档案查询、档案修改、档案删除、档案增减等功能。

1. 评价内容

（1）具备开展健康档案管理的设施、设备和人员条件:配备开展居民健康档案管理服务的电脑、网络设备,运行正常。纸质健康档案具备档案室、档案柜、档案袋(夹)等设施,符合防盗、防晒、防高温、防火、防潮、防尘、防鼠和防虫等要求。配置专(兼)职人员负责健康档案管理工作。电子健康档案有专(兼)职人员负责网络维护管理工作。

（2）为辖区内常住居民开展健康档案管理服务:为辖区常住居民建立健康档案;对重点人群的随访、体检服务以及对建档居民的诊疗服务使用、更新健康档案;对死亡、失访与迁出居民的健康档案终止并保存。

（3）居民电子健康档案遵循国家统一的相关数据标准与规范:要求电子健康档案封面及相关表单设计符合规范要求,电子健康档案编码统一正确。

（4）电子健康档案向居民开放:开展电子健康档案向居民开放的宣传,告知居民开放渠道。开放内容至少包括个人基本信息、健康检查(辅助检查结果)等。

（5）电子健康档案数据与医疗信息互联互通：在有条件的地方尽量实现电子健康档案信息系统和医院信息系统（HIS）相连接，尽快实现与同级疾病预防控制中心疾控信息系统相连接。

2. 评价指标

（1）建档率：辖区内常住人口中建立健康档案的居民数占居民总数的比例。健康档案数包含建立的纸质健康档案和电子健康档案，二者不得重复统计。如一人既建立了纸质档案，又建立了电子档案，不得重复计算。

（2）电子建档率：常住人口中建立了电子健康档案的居民数占居民总数的比例。

（3）健康档案合格率：合格的居民健康档案数占居民健康档案总数比例。同样一人既建立了纸质档案，又建立了电子档案，不得重复计算。合格的健康档案是指符合《国家基本公共卫生服务技术规范（第三版）》要求的档案。

（4）健康档案动态使用（更新）率：更新（有动态记录）的健康档案数占已建档案总数的比例。1 年内有符合各项服务规范要求的相关服务记录或就诊记录即为更新或动态使用。

3. 评价方式 现场查看健康档案报表及档案资料；评审年度当地卫生健康行政部门或专业公共卫生机构对健康档案使用情况抽样核查资料。

第三节 社区卫生服务信息系统与卫生信息化建设

医药卫生信息系统建设是深化医药卫生体制改革、建设服务型政府、促进医药卫生事业健康发展的重要手段和技术支撑。2009 年《中共中央国务院关于深化医药卫生体制改革的意见》明确提出应大力推进医药卫生信息化建设，以推进公共卫生、医疗、医保、药品、财务监管信息化建设为着力点，整合资源、加强信息标准化和公共信息平台建设，逐步实现统一高效、互联互通。

一、社区卫生服务信息系统概述

信息化建设的前提是构建机构内部业务及管理信息系统。目前我国已经有大量正在运行和使用的卫生业务信息系统，这些系统称为基本业务信息系统或者医疗卫生机构内部信息系统。典型的基本业务系统包括医院信息系统、社区卫生服务信息系统和公共卫生信息系统。

社区卫生服务信息系统是应用电子计算机网络通信设备，为社区卫生服务机构及其所属各部门提供居民医疗、预防、保健、康复、健康教育等服务信息、管理信息和决策信息，以及这些信息的收集、存储处理、提取和数据通信，并能满足所有授权用户对信息的各种功能需求的计算机应用软件系统。它体现了现代信息技术在医疗卫生领域的充分应用，有助于实现资源整合、流程优化，降低运行成本，提高服务质量、工作效率和管理水平。

社区卫生服务信息系统主要由硬件系统和软件系统两大部分组成。在硬件方面，要有高性能的中心电子计算机或服务器、大容量的存贮装置、遍布社区卫生服务机构各部门的用户终端设备以及数据通信线路等组成信息资源共享的计算机网络。在软件方面，需要具有面向多用户和多种功能的计算机软件系统，包括系统软件、应用软件和软件开发工具等，要有各种社区卫生服务管理信息数据库及数据库管理系统。

视窗 3-2

国外区域卫生信息化发展状况

近年来,英国、美国、加拿大、澳大利亚等一些国家先后投入巨资开展了国家和地方级以电子健康档案和电子病历数据共享为核心的区域性卫生信息化建设。这些举措的主要推动力来自伦理上的需求——最大限度地保证公民的医疗质量和安全性,以提升整体医疗服务质量、提高医疗服务可及性、降低医疗费用、减少医疗风险。

英国从 1998 年开始策划电子健康记录应用,主要目的是提高患者的安全性。国家卫生署制定了国民卫生服务信息战略项目,全面将计算机应用引入卫生服务领域,项目利用七年时间分阶段在全科医生中实施。项目目标就是保证医疗专业人员,患者和护理人员"在正确的时间和地点,拥有正确的信息",以提高患者的医疗与服务质量。

2004 年 1 月 20 日,美国前总统布什在美国众议院发表国情咨文时提出,要在 10 年内为全体美国公民建立电子健康档案。2005 年,美国国家卫生信息网为实施本计划选择了 4 家全球领先的信息技术厂商作为总集成商,在四大试点区域分别开发全国卫生信息网络架构原型,研究包括电子健康档案在内的多种医疗应用系统之间互通协作能力和业务模型。美国时任总统奥巴马提出投资 500 亿美元发展电子医疗信息技术系统,以减少医疗差错,挽救生命,节省开支。

2002 年,澳大利亚国家电子健康档案工作组推出了一套电子健康档案系统。根据澳大利亚专家测评,电子健康档案系统投入后每年可创造超过 50 亿澳元收益,其中约 23.1 亿澳元是避免药物不良事件(ADE)所节约的费用。

2000 年 9 月,加拿大成立了名为 Infoway 的机构以推动国家以及区域卫生信息网的建设。2002 年开始,Infoway 宣布计划投资数亿美元促进医疗机构及其他终端用户对信息技术的接受,建立全国性的电子健康档案系统、药品信息系统、实验室信息系统、系统影像系统、公共卫生信息系统和远程医疗系统;建立用户、医疗服务机构的统一识别系统以及基础架构和标准的研究,并计划在 2009 年为 50% 的加拿大人建立电子健康档案,2020 年覆盖到全部人口。

2004 年 8 月,法国通过一项针对国家医疗计划重组的新法律。这项法律确定要建立个人医疗档案,且该医疗档案由患者所有(患者同意方能使用),其目标是为患者提供持续的医疗服务,其经济目标是为了更好地控制医疗成本(比如取消多余的辅助性检查)。

通过卫生信息共享来提高医疗服务效率,提高医疗服务质量,提高医疗服务可及性,降低医疗成本、医疗风险的作用已经得到充分验证,并被公认是未来卫生信息化建设的发展方向。目前,越来越多的国家已经认识到开展国家级及地方级的区域卫生信息共享的核心内容是居民健康档案。

区域卫生信息化和电子健康档案建设是一项十分复杂、难度较大的系统工程,在实施过程中,仍然面临诸多挑战,各国的探讨和建设实践,为我国基于健康档案的区域卫生信息化建设提供了可供借鉴的经验。

二、社区卫生服务信息系统的构成

社区卫生服务四大信息系统,适用社区卫生服务中心、社区卫生服务站、社区医院及有关社区医疗卫生服务机构的管理。

(一)管理信息系统

在社区卫生服务中心建立计算机网络系统,实现社区卫生服务机构门诊、药品、病案、财务、物资、人事等信息全面、及时、动态的系统管理。社区卫生服务管理信息涉及社区卫生服务宏观管理、中观管理和微观管理的三方面、四个层次,其中,四个层次包括:战略层(或决策层)、管理层、知识层和作业层。

管理信息内容主要包括以下几个方面:组织管理;计划、规划管理;营销管理;业务技术管理;质量管理;科研教育管理;行政、后勤管理;人、财、物、资源管理;时间、空间管理;统计信息管理等。

(二)服务信息系统

主要包括全科医疗、免疫接种、慢性病管理、健康档案管理、重点人群保健等信息系统。

1. 全科医疗信息系统 本模块的主要用户是全科医生,主要用于记录社区门诊接诊工作中产生的医疗记录,并随时可查阅、更新患者的健康档案。主要包含全科门诊日志,门诊就诊记录功能。主要内容包括:全科诊疗、健康咨询、周期性健康检查、上门服务、家庭病床、院前急救、双向转诊、社区康复、慢性病管理、传染病管理、健康教育、计划生育技术指导等。

2. 免疫管理信息系统 免疫管理主要用于儿童免疫过程的记录,包含免疫记录、预约管理、疫苗存储管理、免疫查询等功能模块。分别完成免疫、接种记录,以及异常反应的记录;免疫计划的制订及预约,免疫接种情况的记录;疫苗信息。主要内容包括:计划免疫、预防接种、接种记录、强化免疫、质量控制、意外处理等。

3. 慢性病管理信息系统 这是社区卫生服务中的一项重要工作,需要为慢性病患者在健康档案中建立专门的慢性病随访记录,并对慢性病患者进行定期或不定期的随访,记录病情的发展过程,以便采取合适的干预。此模块包含慢性病随访记录、慢性病管理查询、慢性病分组管理、慢性病档案管理等功能。主要内容包括:疾病监测、患病登记报告、随访登记、干预措施、效果评价等。

4. 健康档案管理信息系统 档案管理是社区卫生服务信息系统的重点、难点和核心。包含新建档案、注销档案、删除档案、恢复档案、查询档案、档案更新功能。

5. 重点人群保健信息系统 主要包括儿童保健、孕产妇保健、老年保健等。

(三)评价信息系统

评价至关重要,社区卫生服务评价系统主要内容包括:①社区卫生服务需求评价,如社区卫生服务需求量评价、需求层次评价、社区卫生问题及其范围和严重程度评价、社区可供利用资源评价等。②社区卫生服务适宜度、满足程度、进展度、效果、效率以及影响因素评价等。③社区居民健康水平、保健水平、疾病防治效果评价等。④健康教育效果评价。⑤社区卫生服务质量评价。⑥社区卫生服务态度评价。⑦社区卫生服务费用和效益评价。⑧社区卫生服务效果和结果评价等。

(四)决策信息系统

由于决策是贯穿整个社区卫生服务管理活动的基本活动,是管理的首要职能,决策的正确性和科学性对管理活动的成败起着决定性的作用,直接关系到社区卫生服务机构的生存和发展。正确的决策是建立在大量有用信息基础之上的,社区卫生服务系统提供的所有信息都可能成为社区卫生服务决策的依据。主要内容包括:①社区卫生服务发展目标、发展战略和发展对策与措施等信息。②社区卫生服务资源配置、结构调整和合理布局的有关信息。③社区卫生服务可持续发展的政治、经济文化、环境等信息。④社区卫生服务组织建设、科学管理的有关信息。⑤社区卫生服务适宜技术选择、新技术引进和新项目开发等信息。

三、社区卫生信息化建设

目前我国基本业务信息系统大多处于"信息孤岛"和"信息烟囱"的状态。所谓"信息孤岛"是指那些不能相互共享利用、孤立的、分散的业务数据,譬如一般的医院信息系统,主要是实现以收费为中心的医院内部信息管理,完全独立于医院内部,与医院外的业务系统无任何联动;社区卫生服务中心建立的健康档案管理系统,大多一旦建立就保存在本中心的服务器上,既没有被临床诊疗相关的业务系统"激活",也没有被上级机构所采集共享以实现跨社区的联动,形成了相应的"孤岛数据"。而"数据烟囱"是指以业务条线为主的业务数据。疾病预防控制业务系统、妇幼保健业务系统中的数据是典型的"烟囱数据"。如传染病管理,每一个病种都是一个业务条线,从国家到省、市县、地区、乡镇的纵向管理,与其他业务条线也是平行的,同样也就造成了相关工作人员,特别是基层数据录入人员的工作负担。信息化就是要打破"信息孤岛"和"信息烟囱",实现数据的共享互联互通。由此,谈及社区卫生服务信息化建设不能脱离整个国家卫生信息建设的发展,尤其是当前新医改呼吁的建立基于健康档案的区域卫生信息平台和系统,以及医联体、医共体、智慧医疗服务体系等新的服务方式的发展。基于整个社区卫生内部管理的需要,基本医疗保险的需要,基本当前社会发展的需要,社区卫生信息化已经是社会卫生、社区发展必不可少的组成部分。

(一)我国卫生信息化建设状况

在信息技术飞速发展的过程中,我国卫生信息化建设经历了从无到有,从局部到全局,从医院向其他各个业务领域不断渗透的过程,卫生信息化逐渐成为医疗卫生服务体系不可或缺的部分。

我国卫生信息化建设具有明显的阶段性,可以将其分为三个阶段,目前整体上处于第二阶段,部分地区进入第三阶段。第一个阶段是在21世纪前的计算机技术应用阶段,如医院财务管理、收费管理、药品管理等,将传统业务管理模式计算机化,实现计算机技术在医疗卫生系统的广泛应用,开发"单机版"的电子信息建设;第二个阶段是进入21世纪后,依托计算机网络技术加快业务领域的信息系统建设阶段,如公共卫生、卫生监督、妇幼保健、新型农村合作医疗等信息系统建设。SARS危机以后,国家卫生健康委员会在几年时间内,完成了覆盖中央、省、市、县、乡五级的网络直报系统,各级疾病预防控制机构和卫生行政部门可以同时在线报告信息,极大地提高了传染病疫情等报告的及时性和准确性。同时,加强了国家和省两级突发公共卫生应急指挥决策系统建设,极大地提高了突发公共卫生事件的应急反应和危机处置能力。在医院,信息化建设的重点转移到临床信息系统建设,如逐步推广HIS、PACS、RIS、LIS等临床信息系统。这两个阶段的信息化建设,主要依赖于计算机和网络技术的发展,与其他行业相比,总体水平还很落后。

随着信息化的发展,在医疗卫生服务过程中,大家迫切希望建立共享的卫生信息系统,满足与其相关的各种机构和人员需要：使医疗服务人员在任何时间、任何地点都能及时获取必要的信息，以支持高质量的医疗服务；使公共卫生工作者能全面掌控人群健康信息，做好疾病预防、控制和健康促进工作；使居民能掌握和获取自己完整的健康资料，参与健康管理，享受持续、跨地区、跨机构的医疗卫生服务；使卫生管理者能动态掌握卫生服务资源和利用信息，实现科学管理和决策，从而达到有效地控制医疗费用的不合理增长、减少医疗差错、提高医疗与服务质量的目的。为实现这一目标，需要建立以居民健康档案为核心的区域信息共享平台作为支撑。区域卫生信息化建设标志着信息化进入第三个阶段。

（二）区域卫生信息化建设

不同医疗体制和医疗市场环境的发达国家实践表明卫生信息共享能够提高医疗服务质量、服务效率、医疗服务的可及性，降低医疗成本及降低医疗风险。区域卫生信息化建设已被公认是未来医疗行业的发展方向。

1. 区域卫生信息化的概念　区域卫生信息化是指在一定区域内，应用计算机技术，为医疗卫生服务供方、需方、服务支付方、管理方以及医疗卫生产品供应商，提供卫生信息的采集、传输、存储、处理、分析、表达，以支持区域卫生管理，为人民群众提供最佳的医疗卫生服务。

2. 区域卫生信息化建设的主要内容　区域卫生信息平台是连接规划区域内（医疗卫生机构、行政业务管理单位及各相关卫生机构）各机构的基本业务信息系统的数据交换和共享平台，是让区域内各信息化系统之间进行有效的信息整合的基础和载体，也是区域卫生信息化建设的核心内容之一。平台主要以服务居民为中心，兼顾卫生管理和辅助决策的需要。

原卫生部《基于居民健康档案的区域卫生信息平台建设指南》文档中，给出了平台的总体架构图（图3-5），总体架构图分为两个层次：区域卫生管理层和辖区卫生机构层。

3. 区域卫生信息平台系统应用

（1）注册服务：包括对个人、医疗卫生人员、医疗卫生机构、医疗卫生术语的注册管理服务，系统对这些实体提供唯一的标识。针对各类实体形成各类注册库（如个人注册库、医疗卫生机构注册库等），每个注册库都具有管理和解决单个实体具有多个标识符问题的能力。

（2）健康信息储存、共享及协同服务：据健康档案信息的分类，健康档案存储服务分为多个存储库，包括个人基本信息存储库、主要疾病和健康问题摘要存储库、老年保健存储库、儿童保健存储库、妇女保健存储库、疾病控制存储库、疾病管理存储库以及医疗服务存储库等。实现居民在区域范围内所有医疗卫生机构享受医疗、预防、保健、咨询、购药等医疗卫生服务时能一卡通用，医疗卫生机构在安全共享和利用居民健康信息的基础上，优化业务流程。

（3）全程健康档案服务：主要用于处理区域卫生信息平台内与数据定位和管理相关的复杂任务。以居民健康为核心，贯穿整个生命过程，涵盖各种健康相关因素，实现信息多渠道动态收集，满足居民自身需要和健康管理的信息资源，全程健康档案服务负责分析来自外部资源的信息并保存这些数据到存储库中，可以反向响应外部医疗卫生服务点的检索、汇聚并返回数据。

（4）信息接口服务：主要包括通信总线服务和平台公共服务。通信总线服务支持数据存储服务、业务管理、辅助决策以及与基本业务系统和健康档案浏览器之间的底层通信。而平台公共服务主要是指应用软件系统管理所包含的上下文管理、应用审计、安全管理、隐私保护等服务。

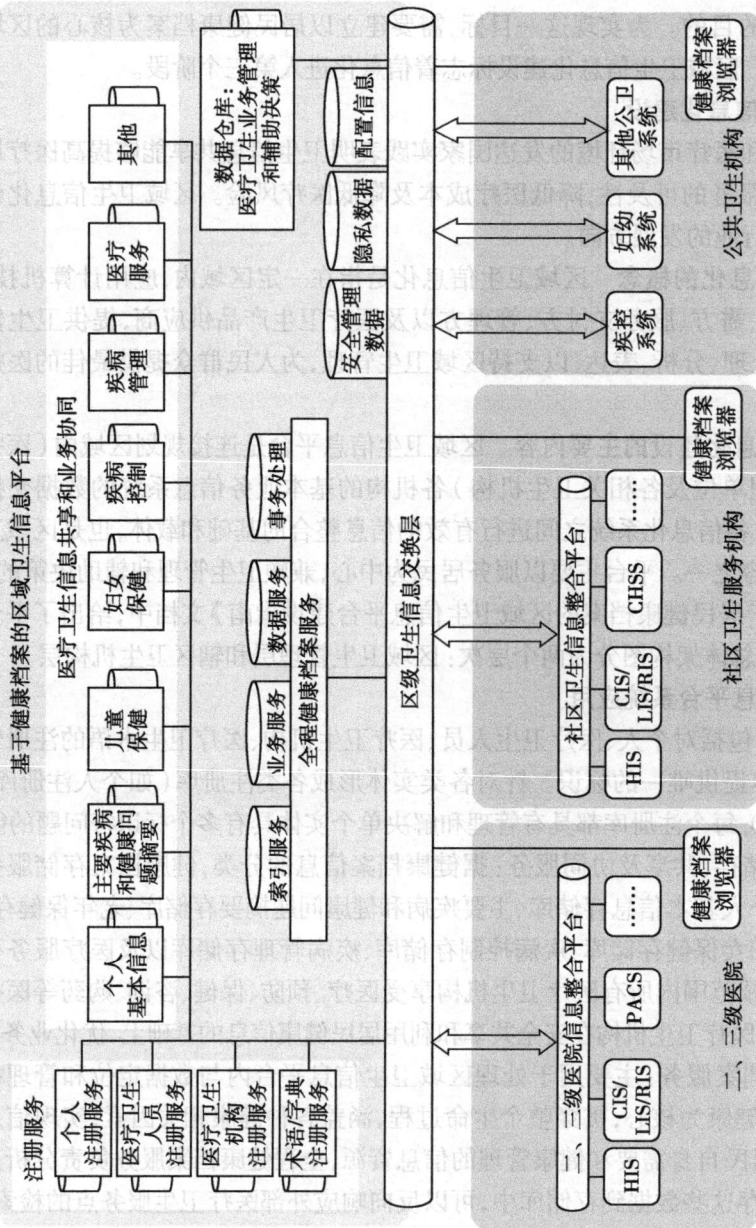

图 3-5 区域卫生信息平台系统架构示意图

（5）医疗机构内部信息系统数据交换：主要体现在对医疗机构内部信息系统业务数据的采集、整合以及医疗机构内部信息系统之间业务联动等方面。医疗机构内部信息系统业务数据分布于不同医疗卫生机构的不同信息系统之中，因此数据采集和整合除在信息基础设施（如网络基础设施、服务器等）建设上有保障外，还需建立一个覆盖所有医疗机构数据交换平台，以提供对原有业务数据的采集服务和整合服务，并为机构之间以及业务系统之间的联动提供支持。

（三）智慧医疗

近年来，互联网＋、物联网、大数据等信息技术与医疗卫生相融合，卫生信息化建设进入人工智能时代。2009 年美国医疗健康论坛上，首次出现智慧医院这一概念，提出建设智慧医院的目标是将智能技术广泛应用于医院各个科室和部门。我国对于智慧医院的关注比美国略晚一些。在"十三五"规划中，医疗卫生信息化被确定为重点突破领域，除了区域卫生信息化建设，远程医疗信息系统、医院智能化系统等在内的卫生信息化建设成为了热点。当前，我国智慧医院的建设模式大致可以分成三类。

1. **智慧医院**　智慧医院建设从服务流程、设备、方式及管理多方面延伸。从大医院到基层医疗卫生机构（目前大多是城市社区卫生服务中心），主要将互联网＋、物联网等信息化手段应用于医院，融合全流程移动就医平台，为患者提供预约诊疗、候诊提醒、院内导航、检查检验结果查询、划价缴费、健康教育等服务。患者除了"问诊、检验检查、处置、取药治疗"需要线下完成，其他各项就医环节都能在线上完成，并都有信息引导。除了数字化医院环境建设，在服务方式上，也有效整合医疗卫生大数据和人工智能技术，建立智能化诊疗指南，保障医疗安全；或通过移动医生工作站，实现了移动查房、移动心电、移动影像等医疗应用，医生在任何地方可以访问本科室住院患者病历信息，利用碎片时间提高效率。智慧管理主要体现在医院运用大数据技术进行内部管理，相当于配备了"智慧管家"，帮助医院开展精细化管理，提高综合管理水平。如医院综合运营管理系统，可实现药品、试剂、耗材、物品等物流全流程追溯，资产全生命周期管理，财务业务一体化联动，收入付款管理、预算管理、成本核算，提高运营管理部门协同效率，支持运营综合分析和管理决策。

2. **智慧医疗集团**　主要是在城市医疗集团中，由牵头医院通过建立远程平台，为医疗集团内各成员单位提供远程影像、远程教学、科普宣教、视频会议、远程会诊、双向转诊等远程服务，帮助提高基层医疗服务水平。在远程医疗平台的基础上，开发双向转诊系统，对医联体内成员单位提供预约诊疗、双向转诊、病历查询、检验检查结果查询等服务，实现了上下联动、急慢分治的分级诊疗格局。

3. **智慧医疗服务体系**　主要依托区域卫生信息平台，联通医疗卫生机构的电子病历系统和居民电子健康档案系统，实现一定区域内医院、基层医疗卫生机构以及患者居家产生的医疗健康信息互联共享，实现一定区域内任何医疗卫生机构的接诊医生，都能够获取患者的健康档案、既往诊疗记录等信息，以辅助大医院的医生和家庭医生开展工作。其中的重要支撑是区域卫生信息平台和移动医疗设备，区域卫生信息平台实现不同医疗卫生机构的信息互联互通，而便携式医疗设备和可穿戴设备，能够实时采集患者居家的血糖、血压、心电等数据，提高患者自我管理意识和水平，并对其行为生活方式相关的健康危险因素进行提示和健康教育，为居民提供全周期、精准化的健康服务。

（高　博）

思 考 题

一、简答题

1. 试述社区卫生服务信息的特征。

2. 试述社区卫生服务信息管理的过程。

3. 什么是健康档案,一份规范的社区居民健康档案应具备哪些特征?

4. 简述社区居民个人健康档案的主要内容。

二、案例分析题

在上海市卫生局的大力支持下,上海闵行区作为上海市第二批社区卫生服务综合改革试点区,启动了新一轮社区卫生服务改革,尝试利用信息技术推动医药卫生体制改革,建立基于居民电子健康档案(EHR)为核心的区域卫生信息平台,转变社区卫生服务运行机制和居民健康管理模式,提高服务效率和管理水平。

闵行卫生信息化紧紧围绕居民健康管理这一主体,以"整体规划,统一设计,精心打造"为原则,稳步推进四项工作:①建设区域卫生信息网(统一网络)。构建了覆盖区、镇、村三级医疗卫生体系,联通区卫健委、区域医疗中心、专业站所、社区卫生服务中心及站点、村卫生室、居(村)委的网络体系。②构建区域卫生数据交互中心平台(统一数据交互)。在同一网络内,统一平台上实现全区卫生业务信息的共享与交换,包括数据采集、数据管理、数据分析和数据挖掘等。③开发社区医生工作平台(统一应用软件)。以建立居民电子健康档案为基础,整合区域现有卫生信息资源,研发包括EHR、电子病历、健康体检、慢性病管理、肿瘤早发现、妇女保健、儿童保健、计划免疫、远程会诊、双向转诊、药品管理以及绩效考核等34个应用模块,充分运用现代信息技术,为居民提供便捷、高效的社区卫生服务。④推广使用"健康卡"和"绩效卡"(统一身份识别)。居民每人一张"健康卡",用于解释身份识别问题。通过刷卡,可获得各项信息化的卫生服务。个体化的ID和密码也可在健康公网上进入个人主页,或者个人电子健康档案的相关信息。医生人手一张"绩效卡",主要服务于社区卫生中心精细化、全过程的内部管理,用于记录医务人员工作数量、质量及满意度。

主要建设内容包括:①建立社区居民电子健康档案(EHR)。②开发预防保健、慢性病管理和肿瘤筛查等软件。③实现医务人员和医疗卫生机构绩效考核。④开通闵行健康网站和区域远程医疗会诊中心。⑤研发药品供应链监管信息系统。

主要成效:①建立社区居民电子健康档案(EHR)提高了社区卫生服务的针对性、有效性和便捷度。②开发社区卫生服务相关软件不断拓展了社区卫生服务。③加强社区卫生服务管理提高了社区卫生服务管理效率。

问题:1. 信息化是否就是简单的代替社区卫生服务工作人员的手工劳动?

2. 电子健康档案在区域卫生信息化中的作用?

第四章　社区健康教育管理

> **案例 4-1**

个人和家庭的健康知识普及行动

2019 年 7 月 15 日,国务院正式发布《关于实施健康中国行动的意见》(以下简称《意见》),将指导未来十余年中国人的疾病预防和健康促进。依据该《意见》,健康中国行动推进委员会宣布成立,随之印发《健康中国行动(2019—2030 年)》《健康中国行动组织实施和考核方案》等文件,为实施健康中国战略绘就了"路线图"和"施工图"。文件聚焦当前人民群众面临的主要健康问题和影响因素,从全方位干预健康影响因素、维护全生命周期健康和防控重大疾病等三方面提出实施 15 项行动,每一项行动都规定了个人、家庭、社会、政府的明确任务。同时强化部门协作,"把健康融入所有政策",调动全社会的积极性和创造性,力促全民健康目标的实现。这一目标,也将实现我国的卫生健康政策和行动从以"疾病"为中心向以"健康"为中心转变,从注重"治已病"向注重"治未病"转变,从依靠卫生健康系统向社会整体联动转变,从文件向社会倡议转变,即真正做到健康中国"共建共享"。

《意见》指出,把提升健康素养作为增进全民健康的前提。即要增进全民健康,前提是要提高公民健康素养,要让健康知识行为和技能成为全民普遍具备的素质和能力,并且将"健康知识普及行动"作为专项行动中的第一项。"健康知识普及行动"主要包括行动目标、个人和家庭行动、社会和政府行动三个方面的主要内容。其中个人和家庭行动有七项:

1. 正确认识健康。每个人是自己健康的第一责任人,提倡主动学习健康知识,养成健康生活方式,自觉维护和促进自身健康,理解生老病死的自然规律,了解医疗技术的局限性,尊重医学和医务人员,共同应对健康问题。

2. 养成健康文明的生活方式。注重饮食有节、起居有常、动静结合、心态平和、讲卫生、积极参加对健康有益的文体活动和社会活动。

3. 关注健康信息。学习、了解、掌握、应用《中国公民健康素养——基本知识与技能》和中医养生保健知识。遇到健康问题时,积极主动获取健康相关信息。提高理解、甄别、应用健康信息的能力,优先选择从卫生健康行政部门等政府部门及医疗卫生专业机构等正规途径获取健康知识。

4. 掌握必备的健康技能。包括在平时和紧急时刻所需要掌握的健康技能。

5. 科学就医。早诊断、早治疗,选择合适的医疗机构就医,不相信"神医""神药"。

6. 合理用药。遵医嘱按时、按量使用药物,用药过程中如有不适,及时咨询医生或药师。

7. 营造健康的家庭环境。家庭成员要主动学习健康知识,成员之间要互相提醒、互相帮助,邻里要和睦。

　　问题: 1. 什么是健康? 影响健康的主要因素有哪些?
　　　　　2. 提升健康素养有何意义?

　　《"健康中国 2030"规划纲要》明确要求:把健康融入所有政策,加快转变健康领域发展方式,全方位、全周期维护和保障人民健康,大幅提高健康水平,显著改善健康公平,为实现"两个一百年"奋斗目标和中华民族伟大复兴的中国梦提供坚实健康基础。

第一节　概　　述

　　健康是基本人权之一,是社会和经济发展的基础,是人类发展的中心。"人人为健康,健康为人人"是世界卫生组织(World Health Organization,WHO)的全球战略目标。为达到这一全球目标,各国政府和卫生部门领导已普遍认识到:健康教育是解决当今健康问题的首选对策,健康教育和健康促进手段是当今社会预防和控制因不良行为生活方式所引起的慢性非传染性疾病的最有力手段,是一项投入最少、效益最高的活动,是降低国家巨额医疗费用的最有效措施。

一、健康的定义

　　1948 年 WHO 在其《宪章》中给出健康定义:"健康不仅仅是没有疾病,而是身体上、精神上和社会适应性的完好状态"。

　　1978 年国际初保大会《阿拉木图宣言》提出"健康是基本人权,尽可能达到健康水平,是世界范围内的一项最重要的社会性目标"。

　　1990 年上半年 WHO 发布的人的身心健康定义:一个人只有在躯体健康、心理健康、社会适应良好和道德健康四方面都健全,才算是完全健康的人。这是一个比较完整的定义,符合整体发展的观念。

　　1. 躯体健康　一般指人体生理上的健康。

　　2. 心理健康　标志有三个方面:①具备健康心理的人,人格是完整的,自我感觉是良好的,情感是稳定的,积极情绪多于消极情绪。有较好的自控能力,能保持心理上的平衡。能自尊、自爱、自信,而且有自知之明。②一个人在自己所处的环境中,有充分的安全感,且能保持正常的人际关系,能受到别人的欢迎与信任。③健康的人对未来有明确的生活目标,能切合实际、不断地进取,有理想和事业上的追求。

　　3. 社会适应良好　指一个人的心理活动和各种行为能适应当时复杂的环境变化,为他人所理解,为大家所接受。

　　4. 道德健康　最主要的是不以损害他人利益来满足自己的需要,有辨别真伪、善恶、荣辱、美丑等是非观念,能按社会认为规范的准则约束、支配自己的言行,能为人们的幸福作贡献。

二、健康的标志及影响因素

(一)健康的标志
世界卫生组织根据健康的定义公布了健康的十项标志。

1. 有足够充沛的精力,能从容不迫地应付日常生活和工作的压力,而不感到过分紧张。

2. 处事乐观、态度积极、乐于承担责任,不挑剔事物的巨细。

3. 善于休息,睡眠良好。

4. 应变力强,能适应环境的各种变化。

5. 能够抵抗一般性感冒和传染病。

6. 体重得当,身材匀称;站立时,头、臂、臀位置协调。

7. 眼睛明亮、反应敏锐,眼睑不发炎。

8. 牙齿清洁、无空洞、无痛感,齿龈颜色正常,无出血现象。

9. 头发有光泽、无头屑。

10. 肌肉、皮肤富有弹性,走路感到轻松。

(二)影响健康的主要因素

健康的基本条件和资源包括和平、住房、教育、食品、经济收入、稳定的生态环境、可持续的资源、社会的公平等。影响健康的主要因素有:

1. 生物学因素 如遗传因素的影响、病原微生物以及个体的生物特征。

2. 行为因素 如吸烟、吸毒、酗酒、不合理饮食、缺乏体育运动及药物的滥用等,这些不良行为严重危害人的健康。

3. 环境因素 包括自然环境和社会环境,如自然环境中的空气、水、阳光、气候等方面的变化都可能诱发一些疾病;社会环境因素,如政治、经济、法律、文化教育、人口、职业、人际关系、社会状态等,这些因素往往不是单一的,而是相互联系在一起的,对人群的健康有着重要的影响。

4. 卫生保健服务因素 如卫生服务设施、医疗保障制度、卫生执法监督等卫生服务体系,也对人群的健康产生着重要影响。

三、健康教育的概念及研究领域

(一)健康教育的概念

健康教育(health education)是有计划地应用循证的教学原理与技术,为学习者提供获取科学的健康知识、树立健康观念、掌握健康技能的机会,帮助他们作出有益健康的决定和有效且成功地执行有益健康的生活行为方式的过程。

健康教育和一般教育一样,关系到人们知识、态度和行为的改变;它致力于引导人们养成有益健康的行为,使它达到最佳的健康状态。健康教育是通过促进健康的生活方式,推动社区健康活动和改善有益于健康生活的条件,从而增进健康。健康教育的核心问题是促使个体或群体改变不健康的行为和生活方式,特别是组织的行为改变。

(二)健康教育的研究领域

健康教育的研究领域非常广泛,主要包括两大类:

1. 按目标人群或场所分为学校健康教育,农村社区健康教育,城市社区健康教育,饮食、服务行业、公共场所的健康教育,工矿企业人群的健康教育,患者健康教育,妇女健康教育,老年健康教育等。

2. 按教育的内容分为预防生活方式病的健康教育,环境保护的健康教育,心理卫生教育,生殖健康教育,安全健康教育,戒烟与限酒健康教育,死亡教育等。

健康教育内容至少包含提供科学的卫生信息和有关的教育手段、提供必需的卫生服务、改善生活与工作环境等三个方面。

四、健康教育研究方法

健康教育是一门新兴的交叉学科,它既有自然科学的特点,又有社会科学与人文科学的特点,因此,除应用卫生统计学、流行病学的相关科研设计,资料整理和分析方法外,还要注意社会学的调查研究方法。由于健康教育以人们的行为改变为目标,在研究和实践工作中要运用促使对象实现"知、信、行"转变的种种行为干预方法,这就决定了健康教育与健康促进的研究和工作方法的多元性、综合性和特殊性。

（一）描述性调查研究

描述性调查研究用于描述特定范围人群（或健康事件）的特征（如知识、态度、信念、行为、生理指标、心理指标等）的发生和存在频率,分布特点及变动趋势,并提供变动原因的线索。

（二）分析性调查研究

1. 前瞻性调查　前瞻性调查是一种由原因到结果的调查。可以把健康教育看作一种因素,某一社区为健康教育组（暴露组）,另一条件相似的社区作为对照组（非暴露组）,观察干预后,比较两组人群"知、信、行"或疾病发生率等,如确有差异,即可认为教育干预与人群"知、信、行"特征或疾病之间有因果关系。

2. 回顾性调查　回顾性调查是一种从结果到原因的调查。如调查吸烟和不吸烟的青少年其父母是否吸烟者,若吸烟青少年父母吸烟显著高于不吸烟青少年父母,则可以认为父母吸烟可能是影响青少年吸烟的因素。

3. 社会调查研究　社会调查常用于健康教育与健康促进信息反馈,最常用的有问卷调查、访谈（目标人群代表访谈、个别访谈或选择性人群访谈）以及观察等,除问卷调查属于定量研究外,其余均为定性研究。

（三）实验研究与准实验研究

1. 实验研究　是通过科学设计的,用来检验各种健康教育与健康促进干预措施或对策效果的方法。将研究对象按随机化的原则分为实验组与对照组,实验组采取某种干预措施,对照组不采取任何干预措施,然后对这两组人群用相同的方法随访观察相同条件,测量并比较两组人群知识、信念、行为、发病情况的变化,从而评价其措施效果。

2. 准实验研究　方法类似实验研究,区别是实验组与对照组不是随机确定的,而是选择在主要因素方面相似的人群,人为确定一组为试验组,另一组为对照组。此法是健康教育所常用的。

3. 教育干预方法　健康教育干预方法很多,大致可分信息传播、行为干预两大类。

（1）信息传播:科学的信息是行为转变的基础。通过各种媒介传递的健康信息,普及卫生保健知识,提高人民群众的健康意识和知识水平,引导人们采纳健康的行为。依据传者和受者的需求和实际条件,传播方式各异。最主要的传播方式是大众传播（如广播、电视、报刊、电影等）和人际传播（如咨询、讲课、家访、小组座谈等）两种形式。

（2）行为干预:行为干预是实现健康教育计划目标的重要手段。通过具体的行为指导和技能训练,帮助、促使受教育者实现行为的改变,如示范、实际操作、个别指导矫正、模拟等各类学习技能为主的培训等均属于干预范畴。此外,有一些行为矫正技术,如脱敏法、厌恶法、强化法等是行为干预的特殊而有效的形式。

五、健康素养

健康素养(health literacy)是指个人获取和理解基本健康信息和服务,并运用这些信息和服务作出正确决策,以维护和促进自身健康的能力。健康素养不仅是衡量卫生健康工作和人民群众健康素质的重要指标,也是对经济社会发展水平的综合反映。

健康素养内容丰富,包括基本知识和理念素养、基本技能素养、基本医疗素养、慢性病防治素养、传染病防治素养等。2017年,我国居民健康素养水平为14.18%,尚有较大的提升空间。根据《国务院关于实施健康中国行动的意见》,我国将实施健康知识普及行动,目标是到2022年和2030年,全国居民健康素养水平分别不低于22%和30%。通过健康教育使人们具备足够的健康知识和技能,才能提升其自身的健康素养。

提升健康素养的意义如下:

1. 健康素养是对健康状态的有力的预测工具　如提高母亲的健康素养是降低婴儿死亡率、改善婴儿及儿童健康状况的有力手段。良好的健康素养也可以提升健康知识和对慢性疾病(如高血压、糖尿病、哮喘)的自我管理。

2. 掌握必要的医学知识,能够更好地理解医生,增进医患信任　尽管现代医学突飞猛进,但仍然有很多疾病尚无法完全治愈。只有理解生老病死的自然规律,了解医疗技术的局限性,尊重医学和医务人员,才能更好地认识自身的健康问题。

3. 促使人们掌握基本的急救知识、急救技能　目前,我国公众不仅缺少急救知识、急救技能,更缺少急救意识。当有人突遇紧急情况时,最重要的是身边的人立即施救,在急救医生到来之前,还应及时开展现场自救互救,才有可能救人救己。判断、拨打120、按压、除颤,被称为"心肺复苏四部曲"。但由于很多公共场所缺少自动体外除颤器,绝大部分人只能够做到"三部曲"甚至"两部曲"。从现实需要来看,急救应该成为每个人基本的生活常识和生存技能。

4. 有助于识破保健骗局,走出很多生活误区　"生吃茄子能减肥、喝绿豆汤治心梗、生吃泥鳅养气血……"这些曾经风靡一时的养生之道,都是一些人炮制出来的"方法"。如此奇谈怪论,为何还会有人追捧?说到底,是因为缺乏健康素养,容易被一些似是而非的观点所迷惑。一个人的身体是其生活方式的综合反映,只有生活方式改变带来的身体变化才是科学的。掌握健康知识、相信现代科学,才不会轻信"神医、神药"。

提升健康素养,是提高全民健康水平最根本、最经济、最有效的措施之一。一个人的健康素养不是与生俱来的,而是需要后天培养的。要提升健康素养,获取健康知识是基础,信念是动力,行动是目标。当全社会健康素养水平越来越高,才能实现"健康中国"。

第二节　健 康 促 进

一、健康促进的含义

1986年,WHO在第一届全球健康促进大会《渥太华宣言》中明确表述:健康促进

（health promotion）是促使人们提高、维护和改善他们自身健康的过程，是协调人类与他们环境之间的战略，规定个人与社会对健康各自所负的责任。

WHO 西太区（《健康新地平线》）提出的定义比较全面：健康促进是指个人与其家庭、社会和国家一起采取措施，鼓励健康的行为，增强人们改进和处理自身健康问题的能力。其基本内涵包括了个人行为改变，政府行为（社会环境）改变两个方面，并重视发挥个人、家庭、社会的健康潜能。

二、健康促进的五大活动领域

《渥太华宣言》中指出，健康促进涉及的活动领域有：

1. 制定健康的公共政策（healthy public policy） 健康促进超越了保健范畴，它把健康问题提到了各个部门，各级领导的议事日程上，使他们了解他们的决策对健康后果的影响并承担健康的责任。

2. 创造支持性环境（supportive environments for health） 人类与其生存的环境是密不可分的，这是对健康采取社会、生态学方法的基础。总的指导原则对世界、国家、地区和社区都是相同的，即需要促进相互维护——我们的社区和我们的自然环境需要彼此保护。

3. 强化社区行动（community action for health） 健康促进工作是通过具体和有效的社区行动，包括确立优先、作出决策、设计策略及其执行，以达到更健康的目标。在这一过程中核心问题是赋予社区以当家作主，积极参与和主宰自己命运的权力。

4. 发展个人技能（personal skills） 健康促进通过提供信息、健康教育和提高生活技能以支持个人和社会的发展。这样做的目的是使社区居民能更有效地维护自身的健康和他们生存的环境并作出有利于健康的选择。

5. 调整卫生服务方向（re-orient health service） 健康促进在卫生服务中的责任是要求个人、社区组织、卫生专业人员，卫生服务机构和政府共同承担。他们必须在卫生保健系统中共同工作以满足健康的需求。

2016 年 11 月，第九届全球健康促进大会在上海召开，发表了《上海宣言》，重申健康作为一项普遍权利，是所有国家共享的社会目标和政治优先策略，敦促各国政府承诺将健康促进融入可持续发展议程，承诺加大对健康促进的政治保证和财政投资。《上海宣言》指出，政府在防止不可持续的生产与消费所带来的有害影响方面负有根本责任。与会者承诺：政府要充分应用有效机制保护健康，加强对不健康产品的立法、管制和税收，增加对健康和福祉的投资，引入全民健康覆盖等。

三、健康促进的基本特征

健康教育是以健康为中心的全民教育，它需要社会人群自觉参与，通过自身认知态度和价值观念的改变而自觉采取有益于健康的行为和生活方式。因此，健康教育最适于那些有改变自身行为愿望的人群。而健康促进是在组织、政治、经济、法律上提供支持环境，它对行为改变的作用比较持久并带有约束性。

健康促进涉及整个人群和人们社会生活的各个方面，而不仅限于某一部分人和某一种危险因素。健康促进在疾病三级预防中处于比一级预防更早阶段，即避免了各种行为、心理、社区环境的危险因素，从而全面促进健康。

社区和群众参与是巩固和发展健康的关键。通过健康教育激发领导者、社区和个人主动参与健康促进。

四、健康促进的工作任务

1. 主动争取和有效促进领导和决策层转变观念，在政策上对健康需求和有利于健康的活动给予支持，并制定各项促进健康的政策。

2. 促进个人、家庭和社会建立对预防疾病、促进健康、提高生活质量的责任感。

3. 创造有益于健康的外部环境。与相关部门协作，共同努力逐步创造良好的生活和工作环境，以场所为单位，把社区、工厂、学校、医院等都建成健康促进场所。

4. 积极配合医疗卫生改革，实行职能的转变，向着提供社区卫生服务的方向发展。

5. 教育和鼓励每一个公民进行明智的健康实践。教育和引导群众破除迷信，摒弃陋习，养成良好卫生习惯，提倡文明、健康、科学的生活方式，培养健康的心理素质，提高全民的健康素质和科学文化素质。

五、健康教育与健康促进的关系

健康促进理论是伴随着人们对健康的不断追求发展起来的，是在卫生宣传、健康教育工作的基础上不断完善与发展的结果。卫生宣传，将着眼点放在对人群单纯的知识传播上，重点是通过各种手段将卫生知识传授给广大群众，是一种单项的传播过程；而健康教育则是在单项传播的卫生宣传的基础上，增加了对受教育者知识、信念、行为确立与改变的干预与反馈，侧重于教育效果；当健康教育工作发展到一定程度，人们发现虽然健康教育在促进良好健康行为改变过程中仍起重要作用，但政府的承诺、政策、法规、组织和环境的支持以及群众的参与是对健康教育强有力的支持，没有这些支持健康教育尽管能在帮助个体和群体改变行为上做出努力，但却显得软弱无力。要达到人人健康的目的仅靠卫生部门的努力难以达到，必须依靠社会多部门的共同协作。卫生宣传、健康教育、健康促进之间的关系如图 4-1 所示：

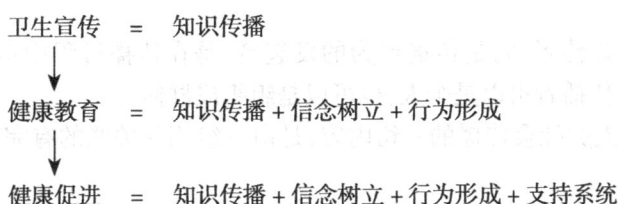

卫生宣传　＝　知识传播

↓

健康教育　＝　知识传播＋信念树立＋行为形成

↓

健康促进　＝　知识传播＋信念树立＋行为形成＋支持系统

图 4-1　卫生宣传、健康教育、健康促进的关系

▮▮▮ 第三节　健康传播与传播技巧 ▮▮▮

一、传播

传播（communication）通常指人们通过符号进行各种各样的信息交流。我国第一部

《新闻学字典》(1988年出版)将"传播"定义为"是一种社会性传递信息的行为,是个人之间、集体之间以及个人与集体之间交换,传递新闻、事实、意见的信息过程。"这个定义反映出了人类社会的信息传播具有社会性、共享性、互动性、普遍性、工具性等特性。

视窗 4-1

因地制宜开展社区健康教育

在某偏远镇开展"社区健康教育模式研究"中,他们根据当地交通不便,街道办事处、村与村之间距离远,条件简陋,经费有限,大部分居民文化水平较低、卫生意识较差等现状,因陋就简,因地制宜,充分挖掘、利用有限资源,成功地开展了适合当地的社区健康教育。在开始阶段,为达到宣传鼓动的目的,召开了多场不同层次、声势浩大的动员大会,由镇领导、健康教育专家分别做动员并做健康教育专题报告;赶集日将大幅横额标语悬挂在各大街口及镇政府大楼上,并在主要场所设置多个制作精美、内容简明、版面美观,极具艺术感染力的大型健康教育宣传专栏,同时在镇电视台、有线广播中反复播放,并印制《告全镇居民书》发到各家各户,形成强大的宣传攻势。使有关信息家喻户晓、深入人心。在实施阶段,根据干预目标编印了内容简明、针对性强、图文并茂的《健康教育宣传报》,由学生带回家中,念给父母及亲朋听,使双方都接受健康教育。同时还根据农忙时节,农村村民无闲暇以及妇女普遍文化低的情况,编写了内容浓缩、简单易记的"健康知识四字歌"及简明扼要的醒目标语,用鲜艳的色彩书写在村里显眼的墙壁上,村民上下工、学生上下学都可经常念诵学习。这些方法联系实际,所花经费不多,却取得了显著的效果。

二、传播要素

信息传播是一个有结构的连续性的过程,这个过程由五个相互联系、相互作用的要素所构成,这个系统的运行不仅受其内部要素的制约,而且受到外部环境的影响,它和环境始终保持着互动的关系。

1. **传播者**　又称传者,它是传播行为的发起者,是在传播过程中信息的主动发出者。在社会传播过程中,传播者可以是个人,也可以是组织或群体。

2. **信息**　它是人类社会传播的一切内容,是由一组相互关联的有完整意义的特殊符号构成的。

3. **传播媒介**　又称为传播渠道,它是信息的载体,通过它可以将传播过程中各种要素相互联系起来。

4. **受者**　即信息的接受者和反馈者,也就是传播者的作用对象。受者既可以是个人,也可以是组织或群众。大量的受者称为受众。

5. **传播效果**　是传播对人的行为产生的有效结果。指受者在接收信息后,在知识、情感、态度、行为等方面发生的变化,通常体现了传播活动在多大程度上实现了传者的传播目的。

三、人际传播

（一）人际传播及形式

人际传播是指人们面对面地进行信息和情感的交换。人际传播在健康传播活动中应用最广泛，它既能使受教育对象产生亲切和真实的感受，又能使教育者及时得到教育的反馈信息，是最有效的一种教育传播方式。

健康传播是常用的人际传播形式，主要有健康咨询、交谈或访问、健康讲座、小组活动、个别劝服和指导等工作方式。

（二）人际传播技巧

在人际传播活动中，说、听、看、问、答、表情、动作等都是构成人际传播的基本方式。每种方式的运用都有一定的技巧。技巧运用的好坏直接影响到传播效果的成败。

在讲述时怎样说明，询问时怎样提问，倾听时的表现、反应、表情和动作等，在这些过程中如何使人感受到你的关心与真诚，这就是所谓的人际传播技巧。

作为一个健康传播者，不仅要让受众接收我们所传播的科学信息，采纳健康行为，而且要保证传播活动取得良好的效果。要达到上述目的，传播者必须首先使受者对其产生信任感，在交流方面要掌握以下几点基本技巧：

1. 说话技巧　掌握谈话的技巧，就是使用对方理解的语言和能够接受的方式，向教育对象提供适合需求的信息。

2. 提问技巧　在人们的日常工作和生活中，提问是最常用的交流方式之一。健康传播者在进行传播活动时，要注意合理运用提问的技巧。

3. 倾听技巧　健康传播者要做好传播工作，必须首先了解对象的基本情况、存在的问题、对某些问题的看法以及行为的根源。

4. 观察技巧　好的观察技巧应该是细心和全面的，应该注意观察受者的表情、动作，周围的人和物，以及其他环境因素，要善于发现微小的变化和不暴露的事物。

5. 组织小组讨论技巧　在健康传播活动中，针对特定的对象，也经常采用小组讨论的方式，使大家畅所欲言。

6. 反馈技巧　反馈就是信息的接受者接收信息后所产生的反应又回到信息的发出者的过程。常用的反馈方式有两种：即"语言"反馈（用语言表达反馈信息）和"体语"（即交谈双方用身体语言来反馈信息）。

7. 非语言传播技巧　非语言传播技巧指以动作、姿态等非语言形式传递信息的过程。非语言传播常常是人的心理活动的自然反应。

8. 人际交流过程中的注意事项　为保证人际交流取得良好的效果，应防止出现下列不良的沟通方式在交流过程中出现：①在交谈中突然改变话题。②做不适当的保证和做出不负责任的承诺。③"连珠炮"式提问，让人难以接受。④过分表述自己的意见，主导交谈过程，在交谈中唱"独角戏"。⑤对交谈对象的问题答非所问。⑥对对方表现出不耐烦、轻蔑的态度或使用生硬、命令、教训式的语言。⑦过早下定论。

四、大众传播

大众传播是指职业性传播机构通过广播、电影、电视、书刊、报纸、杂志等大众传播媒介向社会大众传递信息的过程。

（一）大众传播的特点

随着科学技术的发展,大众传播媒介已从初期的广播、电视、传单、折页等形式向多媒体、多媒介方式转变,无论媒介形式怎么改变,只要具备以下特点的传播媒介都可列入大众传播的媒介的行列:

1. 通过机械性、技术性媒介传递健康信息。传者与受者之间的关系是间接的,媒介的技术性决定信息传播的范围、速度等指标。

2. 覆盖面大。每种大众传播媒介都拥有广大的受众,具备任何其他传播方式都不能达到的影响力,但信息反馈是间接的,反馈速度慢于人际传播。

3. 大众传播媒介都具有公开性,面向整个社会人群。

4. 大众传播媒介具有时效性。

5. 传播材料一般都可以成批生产和重复利用。

（二）大众传播媒介的选择

根据教育目的和受者的特点,恰当地选择传播媒介,是取得预期传播效果的一个重要保证。在选择传播媒介时,应遵循以下原则:

1. **保证效果原则** 传播一定要有效,否则传播活动便失去实际意义。这是我们选择媒介的第一原则。

2. **针对性原则** 根据目标人群的生理、心理、社会状况分析选择适用的媒介。

3. **速度快原则** 力求将以最快的速度、最通畅的渠道将健康信息传递给受众。

4. **可及性原则** 根据当地媒介覆盖情况,受众对媒介的拥有情况和使用情况来选择媒介。

5. **经济性原则** 从经济角度考虑选择传播媒介,力求花费少、效果好。在实际工作中,这一原则可能是最有决定性的。

五、传播材料的制作

健康传播材料是指为配合健康传播活动而使用的印刷材料与声像材料等。在制订健康传播计划时首先应考虑传播材料的利用,应尽量使用现有的材料,以减少浪费和节约经费,必要时还需要制作新的传播材料。

健康传播材料的制作应以受者的接受为最终目的,应遵循如下程序:

1. **分析需求和确定信息** 通过查阅文献、受众调查等方法对当地政策、组织、媒介资源、受众点、需求方向等进行定位,初步确定健康传播材料的信息内容。

2. **制订计划** 在需求分析基础上,根据信息、内容和其他条件制作材料、制订计划。计划应包括确定目标人群、材料的种类、使用范围、发放途径、使用方法、预实验与评价方法、经费预算等。

3. **形成初稿** 根据确定的信息内容和制作计划,设计出材料初稿,根据目标人群的文化程度和接受能力决定信息复杂程度和信息量的大小。

4. **预实验** 在材料最终定稿和投入生产之前,在目标人群的代表中进行尝试性使用,系统地收集人群对该信息的反应。根据反馈意见对材料进行修改,保证信息的实用性、可接受性、趣味性等,确保材料制作的质量。

5. 生产发放与使用 预实验结束后，将材料终稿交有关人员按照计划安排制作和批量生产。确定发放渠道，保证将足够的材料发放到目标人群手中。

6. 监测与评价 在材料使用过程中，认真监测材料的发放和使用情况。根据实际对资料的编制、应用情况进行监测、控制与反馈，以便总结经验，发现不足，及时改进。

视窗 4-2

健康教育案例开发"一纸禅"

在广州市卫生健康宣传教育中心任职的余凯鹏，负责广州市基层健康教育人员能力的提升培训工作。多年的培训经历，让他发现基层健康教育人员因工作繁多，很少有时间、有意识回过头去看看自己过往工作中存在的问题和可取之处。由此他萌生了通过对优秀实践活动的总结和提炼，研究不同类型健康教育实践的关键环节和要素，使之上升为工作模式和理论，从而提升健康教育队伍的专业技术能力和理论水平。

基层不缺乏优秀的经验，缺乏的是经验"萃取"的方法，而案例编写是实践工作中的应用场景，可复制性高，为了更好地帮助基层发掘"鲜活的经验"并加以推广、传播，他总结出健康教育案例并开发"12字口诀"：找方向、理素材、搭结构、宜推广。

找方向：即明确案例类型和开发的目，理清案例的原型和适用范围（对象）以及案例的优缺点。

理素材：素材包括案例背景、任务、采取的行动、取得的直接成果、后续影响和案例总结。

搭结构：主要包括标题、背景、问题、行动（过程）和结果5个方面。

宜推广：主要包括启示、反思和同行推广三个方面，如案例成功的地方在哪儿？成功的关键因素是什么？有没有改进的空间？案例失败的地方在哪儿？失败的关键因素是什么？如果案例在其他同行中推广，他们可复制什么？有什么要注意的？

为让大家更好地理解这"12字口诀"，余凯鹏凝练出健康教育案例开发"一纸禅"（图4-2），其简单易懂，引导性强。在他组织的多年培训中，广受学员的好评。

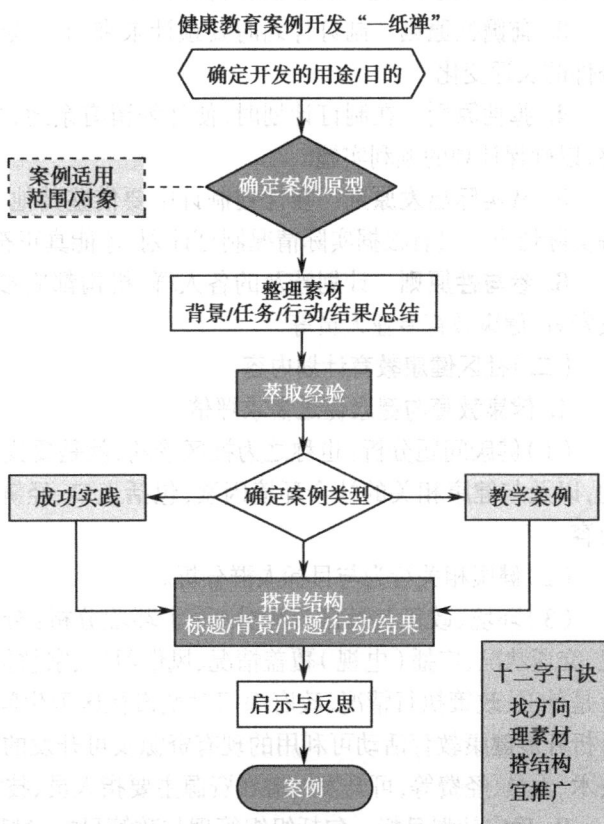

图 4-2 健康教育案例开发流程

▌▌ 第四节 社区健康教育的计划设计、实施与评价 ▌▌

社区健康教育是一个系统工程，是一个不断发现问题、解决问题的过程。通过计划的设计、实施和评价就是解决老问题、发现新问题，使健康社区的发展呈可持续性。因此，制订项目计划是发展健康社区的核心问题。

一、社区健康教育的计划设计

社区健康教育计划主要内容包括：做什么？目标是什么？为什么做这些事？在何时何地达到何种水平？由谁来做？实现目标的方法是什么？制订社区健康教育计划是社区卫生管理者的重要职责。

（一）社区健康教育计划制订原则

1. 目标原则 计划要有明确的总目标和可行的具体目标，使计划设计有明确的方向，计划活动紧紧围绕目标开展，以保障计划目标的实现。

2. 整体性原则 健康教育与健康促进计划是整个卫生发展系统中的一个部分，在制订健康教育与健康促进计划时不仅应全面理解和考虑健康教育与健康促进项目自身，而且需要考虑项目与整个卫生发展规划的协调一致。

3. 前瞻性原则 制订计划时要预计未来，有一定的先进性，考虑人群需要、资源、环境条件的长远变化。

4. 弹性原则 在制订计划时，使计划留有余地，能在实施过程中根据实际情况进行调整，以确保计划的顺利实施。

5. 从实际出发原则 在计划制订中要借鉴其他项目的经验与教训，开展调查研究，了解实际情况。只有根据实际情况制订计划，才能真正符合目标人群的需要。

6. 参与性原则 计划涉及的各人群、机构都应参与计划制订，如目标人群、合作伙伴、投资者、健康教育专业人员等。

（二）社区健康教育计划内容

1. 健康教育与健康促进需求评估

（1）健康问题分析：也称之为社区诊断，就是要找出该社区在健康与疾病方面的主要问题，以及与健康相关的社会环境因素，包括人口、经济、文化、卫生服务、政策、生产、生活等内容。

（2）健康相关行为与目标人群分析。

（3）环境、政策与社区资源分析：①环境分析：分析目标人群生产和生活环境、经济状况、交通状况、广播（电视）覆盖情况、风俗习惯、宗教信仰等。②政策分析：分析现有相关政策是什么、政策执行情况、政府部门对城市社区卫生问题的重视程度等。③社区资源分析：分析开展健康教育活动可利用的现有资源及可开发的潜在资源。现有资源包括设备、材料、技术、人员、经费等，可开发的潜在资源主要指人员、技术、设备、产品（服务）经费等。

2. 确定计划目标 包括组织管理与政策目标、过程目标、效果目标等。

（1）组织管理与政策目标：包括组织管理目标、政策改善目标、环境改善目标、社区参与目标、调整健康服务方向目标。

（2）过程目标：包括组织管理过程目标、开展活动及其覆盖目标、社区参与活动目标。

（3）效果目标：主要指知识、行为改善目标。

（4）健康教育计划目标设计要求：①目标的选择：健康教育的目标应当根据卫生工作的需要和资源可获性等因素选择。通常采用的选择原则是：对"问题的重要性、干预的有效性、开展活动的可行性"三方面进行综合分析后，初步提出目标设想，在此基础上，征求意见，做出决策。②目标的描述：必须满足以下四个基本条件：表达明确的语义；与整个计划相协调；目标实现有可行性；目标能够测量、评价。③具体目标的描述：必须包括目标人群（社区），即健康教育对象；在多长时间内，即计划实施的时间；有什么变化，即健康教育计划所期望发生的变化；变化程度有多大四个要素。

3. 制订干预策略

（1）组织策略：管理人、财、物、信息、时间等资源，执行计划、组织、控制职能的策略。

（2）技术策略：是改善目标人群健康知识、行为水平，改善健康相关环境因素的策略；是开展传播、教育、行为干预、改善环境等活动的策略。

任何单一形式的健康促进活动可获得的健康教育效果都是有限的。采用多种形式开展健康促进活动，可以使不同形式活动的效果互补，从而达到理想的健康促进效果。效果最好的健康促进活动是健康教育对象能够接收到的并且期望接受、乐于接受的活动。

4. 干预时间安排 在计划中要写清楚各阶段及其主要的健康教育活动的实施步骤、时间安排。

5. 质量控制对策 主要包括职责分工（明确列出各级质量控制责任）、监测方法和监测频度（包括各级各类监测的方法和频度）、反馈制度（包括信息反馈网、反馈渠道、信息反馈时间规定等）、相关资料档案整理规定，激励（奖惩）措施等。

6. 经费预算 包括拟订计划过程查阅资料、专家咨询等所需要的经费，基线调查、动员与培训、材料制作、干预活动、效果评估等所需要的经费，以及设备和耗材、资料分析所需要的经费等。

二、社区健康教育的计划实施

在健康教育和健康促进活动的过程中，计划的实施是主体工作部分。实施工作包括制订实施时间表、控制实施质量、建立组织实施的机构、培训实施的工作人员、配备和购置实施所需设备物件等。

（一）社区合作的建立

1. 成立领导小组，建立网络支持系统 由于社区健康教育与健康促进涉及的范围广、部门多，组织协调工作量大，需要建立能够统筹协调、结构完整、以行政管理部门为牵头、其他部门参与的社区健康教育与健康促进领导小组或社区联盟，形成社区健康教育与健康促进网络，在网络中发挥组织、领导、协调和服务的作用，网络其他成员起支持、支撑作用。

2. 获得社区领导承诺 社区领导的认可、负责、决策是持久开展社区健康促进工作成败的关键。WHO在其《组织法》中明确提出："政府对其人民的健康负有责任，只有通过提供适当的卫生保健和措施才能履行其职责。"社区有关部门共同对社区群众的健康承担责任。

3. 争取社区力量的支持 社区健康教育是一项系统工程,必须争取和获得社区各部门、各层次人员的广泛参与,认识到增强社区健康是自己的事,形成一种人人关心社区健康、人人参与健康促进的社会风气。

（二）现有资源的利用

1. 人力资源 除社区卫生服务机构的健康教育与健康促进专职人员外,自愿参与健康教育行动的志愿人员、义务工、积极分子等都是健康教育重要的人力资源,如社区内一些志愿为社区提供服务的政府官员、退休医护人员、教师、老领导和社区居民等,他们的健康意识比较高,有一定的组织能力和专业技能。

2. 财力资源 挖掘社区潜在的财力资源是当前搞好健康教育的重要一环,也是开展社区健康教育与健康促进活动成功与否的关键步骤,也是评价健康教育工作者社会动员能力大小的重要指标。如社区地方政府的财政支持,社区内企事业单位、社会团体及个体劳动者或社会知名人士的援助资金。

3. 物力资源 包括只要能为社区健康教育与健康促进提供实物和技术援助的资源都是可利用的物力资源。开展健康教育活动需要的场所,教学设施、器材,卫生保健设施等,都可以充分利用社区内一些单位现有的资源。

4. 信息资源 综合利用现代多媒体的多项技术,使很多传统科普宣传手段或单一高科技手段无法实现表达的内容和形式,成为内容丰富、信息量大、实用性强、参与性高、互动性强的社区健康教育与健康促进科普教育信息平台,社区居民可以利用信息平台,对健康教育与健康促进计划、决策和活动提出一些建议,对健康促进活动实施后提供反馈信息。

（三）人员的培训与教育

开展人员培训工作显得非常重要,也是提高健康教育与健康促进效果的良策。

1. 骨干人群培训 即培训者培训(training of trainer, TOT),教育者先接受教育。除要对各级健康教育专业机构人员进行培训外,首先要对各级社区卫生服务中心(站)的医护人员进行系统的健康教育培训,使他们拥有健康教育意识,懂得健康教育基本理论,掌握健康教育基本方法;其次,要对社区健康教育网络内的其他健康教育专/兼职人员、社区卫生员和健康教育骨干进行培训,使他们成为健康教育的内行积极分子。

2. 目标人群社会教育 社区目标人群的社会教育是健康教育与健康促进常用的一种干预方法。开展社会教育的方法,先要进行教育评估,收集、分析社区健康教育相关资料,确定社区存在的主要卫生与健康问题、重点教育对象、教育内容和群众比较适用的教育形式等。

三、社区健康教育的计划评价

计划评价是全面检测、控制、保证计划方案设计能先进并成功实施,且取得应有效果的关键性措施。贯穿于整个健康教育与健康促进项目管理过程的始终。

（一）评价的目的与意义

1. 目的 通过计划评价确定健康教育活动是否适合社区目标人群,各项活动是否按计划进行,资源的利用如何。通过评价确定健康教育计划达到预期目标的程度及其影响因素。

2. 意义 主要体现在:①是健康教育计划取得成功的保障。②可以科学地阐述计划的价值。③可以使社区人群了解健康教育项目的效果,扩大项目对社区的影响。④可以总结经验,发现不足之处,完善现有的健康教育与健康促进活动,改进以后的工作,提高计划实施人员的理论与实践水平。

(二)评价的指标与方法

1. 健康教育与健康促进的评价指标

(1)生理健康:包括身高、体重、行为发展和营养摄入等。

(2)心理健康:包括人格、智力情绪和情感、总体心理健康评价。

(3)健康结果:包括发病率、患病率、死亡率、病死率、期望寿命、生命质量等。

(4)健康行为:包括吸烟率、烟草消耗量、饮酒率、酒精消耗量、吸毒率、未婚少女怀孕率。

(5)社会健康:包括行为模式、生活态度、人际关系等。

(6)卫生政策:包括重视程度、资源分配、社区参与、管理体制等。

(7)社会经济:包括国民生产总值(GNP)、人均收入、人均住房面积、就业率等。

(8)卫生服务:卫生服务需要量、需求量、利用率、卫生资源、卫生服务费用等。

2. 社区健康教育与健康促进评价的方法

(1)查阅资料与现场观察方法:评价人员直接深入社区健康教育现场、查阅资料是最简便的收集资料方法,可从社区卫生部门的记录中发现与健康、服务利用有关的信息。

(2)非正式访谈与专题小组讨论方法:非正式访谈可以不带提纲,同时与1~2个社区成员进行自由交谈,适合于对某些问题的讨论与追问。专题小组讨论为评价人员事先设计好讨论提纲,确定讨论主题,召集6~10名社区骨干人员和社区代表,就社区健康教育与健康促进干预有关问题进行讨论。专题小组讨论在社区需求分析和过程评价中应用较多。

(3)问卷调查方法:事先设计好调查问卷,选取有关社区,在一定目标人群中进行问卷调查。

(4)横向比较方法:事先设立干预社区与对照社区,注意两个社区在地理位置、社会、经济、文化、人口结构、传播资源、生活方式等方面的可比性,通过教育干预后,比较干预组与对照组之间在干预指标方面的差别。

(5)纵向比较方法:在同一社区人群中,比较健康教育干预前后人群卫生知识、态度、行为、传播接收渠道、疾病发病率等的变化情况。

(三)评价的种类和内容

社区健康教育与健康促进计划评价种类主要有形成评价、过程评价和效果评价。

1. 形成评价 形成评价是评估现行项目计划目标是否明确合理、指标是否恰当;项目执行人员是否具有完成项目的能力;资料收集是否可行等是对项目规划的目标及实施方式的适宜程度和可行性进行评价,使它更完善、合理,易为群众所接受。

2. 过程评价 主要是对计划实施过程中各项工作的监测,了解和保证计划的各项活动能否有序地进行。根据过程评价了解计划是否按规定的程序进行,计划活动存在什么缺陷,以便及时地调整计划的不合理部分。

(1)过程评价的内容:①评估社区健康教育计划实施情况。②评估教育工作者的工作情况。

(2)过程评价的方法:①深入到现场直接观察各项干预活动。②召开专题讨论会。③从社区目标人群中抽查少量教育对象,了解其是否得到信息。④记录各项活动。

3. 效果评价 包括近期及远期效果评价。

（1）近期效果评价：主要是评估健康教育计划导致的目标人群健康相关行为及其影响因素（倾向因素、促成因素、强化因素）的变化。①倾向因素：如目标人群的卫生保健知识、健康价值观，对某一健康相关行为或疾病的态度，对自身易感性、疾病潜在威胁的信念等。②促成因素：卫生服务或实行健康行为的资源的可及性。③强化因素：与目标人群关系密切的人对健康相关行为或疾病的看法，目标人群采纳某健康相关行为时获得的社会支持，及其采纳该行为后自身的感受。④健康相关行为：干预前后目标人群的健康相关行为是否发生改变，改变量是多少，各种变化在人群中的分布如何。

常用的近期效果评价指标有卫生知识均分、卫生知识合格率、卫生知识知晓率（正确率）、信念持有率、行为流行率、行为改变率。

（2）远期效果评价：着眼于评价健康教育项目导致的人群健康状况乃至生活质量的变化，是评价健康教育与健康促进计划的最终目的是否实现。包括健康状况和社会效果评价。其内容与评价指标有：

1）健康状况：①生理和心理健康指标：如身高、体重、体质指数、血压、血色素等生理指标在干预后的变化；心理健康指标如人格、抑郁等方面的变化。②疾病与死亡指标：如疾病发病率、患病率、死亡率、婴儿死亡率、5岁以下儿童死亡率、孕产妇死亡率、平均期望寿命、减寿人年数等在实施健康教育与健康促进项目后的改变。

2）生活质量：测量工具有生活质量指数、美国社会健康协会指数（ASHA指数）、日常活动（ADL）量表、生活满意度指数（LSI）量表。

3）健康促进项目：①社区行动与影响：如社区参与程度、社区能力发展程度、社会规范和公众舆论。②健康政策：政策条文、法律法规的出台，财政资源配置等。③环境条件：如卫生服务提供情况、卫生设施、自然环境条件等。

健康教育与健康促进的最终目的是提高人们的生活质量，并给社会带来巨大的社会效益和经济效益。因此，远期效果评价对提高人们思想认识水平有着很大的作用。

第五节　社区居民健康教育管理

在社区开展健康教育，服务的对象是辖区内常住居民。

一、服务内容

（一）健康教育内容

1. 宣传普及《中国公民健康素养——基本知识与技能》，配合有关部门开展居民健康素养促进行动。

2. 对青少年、妇女、老年人、残疾人、0~6岁儿童家长等人群进行健康教育。

3. 开展合理膳食、控制体重、适当运动、心理平衡、改善睡眠、限盐、控烟、限酒、科学就医、合理用药、戒毒等健康生活方式和可干预危险因素的健康教育。

4. 开展心脑血管、呼吸系统、内分泌系统、肿瘤、精神疾病等重点慢性非传染性疾病和结核病、肝炎、艾滋病等重点传染性疾病的健康教育。

5. 开展食品卫生、职业卫生、放射卫生、环境卫生、饮水卫生、学校卫生和计划生育等公共卫生问题的健康教育。

6. 开展突发公共卫生事件应急处置、防灾减灾、家庭急救等健康教育。

7. 宣传普及医疗卫生法律法规及相关政策。

（二）服务形式及要求

1. 提供健康教育资料 提供健康教育资料包括：①发放印刷资料：印刷资料包括健康教育折页、健康教育处方和健康手册等。放置在社区卫生服务中心（站），乡镇卫生院，村卫生室的候诊区、诊室、咨询台等处。每个机构每年提供不少于12种内容的印刷资料，并及时更新补充，保障使用。②播放音像资料：音像资料为视听传播资料，如 VCD、DVD 等各种影音视频资料。机构正常应诊的时间内，在社区卫生服务中心、乡镇卫生院门诊候诊区、观察室、健教室等场所或宣传活动现场播放。每个机构每年播放音像资料不少于6种。

2. 设置健康教育宣传栏 社区卫生服务中心和乡镇卫生院宣传栏不少于2个，社区卫生服务站和村卫生室宣传栏不少于1个，每个宣传栏的面积不少于 $2m^2$。宣传栏一般设置在机构的户外、健康教育室、候诊室、输液室或收费大厅的明显位置，宣传栏中心位置距地面 1.5~1.6m 高。每个机构每2个月最少更换1次健康教育宣传栏内容。

3. 开展公众健康咨询活动 利用各种健康主题日或针对辖区重点健康问题，开展健康咨询活动并发放宣传资料。每个社区卫生服务中心、乡镇卫生院每年至少开展9次公众健康咨询活动。

4. 举办健康知识讲座 定期举办健康知识讲座，引导居民学习、掌握健康知识及必要的健康技能，促进辖区内居民的身心健康。每个社区卫生服务中心和乡镇卫生院每月至少举办1次健康知识讲座，社区卫生服务站和村卫生室每两个月至少举办1次健康知识讲座。

5. 开展个体化健康教育 医务人员在提供门诊医疗、上门访视等医疗卫生服务时，要开展有针对性的个体化健康知识和健康技能的教育。

二、服务流程

在社区开展居民的健康教育服务流程如图 4-3 所示。

三、服务要求

1. 应配备专（兼）职人员开展健康教育工作，每年接受健康教育专业知识和技能培训不少于8学时。树立全员提供健康教育服务的观念，将健康教育与日常提供的医疗卫生服务结合起来。

2. 具备开展健康教育的场地、设施、设备，并保证设施设备完好，正常使用。

3. 制订健康教育年度工作计划，保证其可操作性和可实施性。健康教育内容要通俗易懂，并确保其科学性、时效性。健康教育材料可委托专业机构统一设计、制作，有条件的地区，可利用互联网、手机短信等新媒体开展健康教育。

4. 有完整的健康教育活动记录和资料，包括文字、图片、影音文件等，并存档保存。每年做好年度健康教育工作的总结评价。

5. 加强与街道办事处、乡镇政府、村（居）委会、社会团体等辖区其他单位的沟通和协作，共同做好健康教育工作。

6. 充分发挥健康教育专业机构的作用，接受健康教育专业机构的技术指导和考核评估。

```
┌─────────────────────────────────┐
│ 收集辖区内健康相关信息,明确辖区内主要 │
│ 健康问题,开展目标人群的健康需求评估   │
└─────────────────────────────────┘
              │
      ┌──────────────┐
      │ 制定和实施年度计划 │
      └──────────────┘
              │
```

提供健康教育资料	设置健康教育宣传栏	开展公众健康咨询活动	举办健康知识讲座	开展个体化健康教育
		确定活动主题与内容	确定讲座主题	对就诊对象的健康问题、健康危险因素进行综合评估
明确辖区内常见病、多发病和季节性高发病等主要健康问题确定健康教育的核心信息和目标人群		准备活动资料	编写教案	确定健康教育内容
结合实际、编制、编写或委托制作健康教育资料和宣传栏		协调活动场地	确定授课老师	讲解有关疾病知识、健康知识、合理用药知识、自我保健技能等
发放健康教育资料,定期更换宣传栏内容		发放活动通知	落实场地、设备	
		组织目标人群	发放通知	
		活动实施	活动实施	
		填写活动记录	填写活动记录	

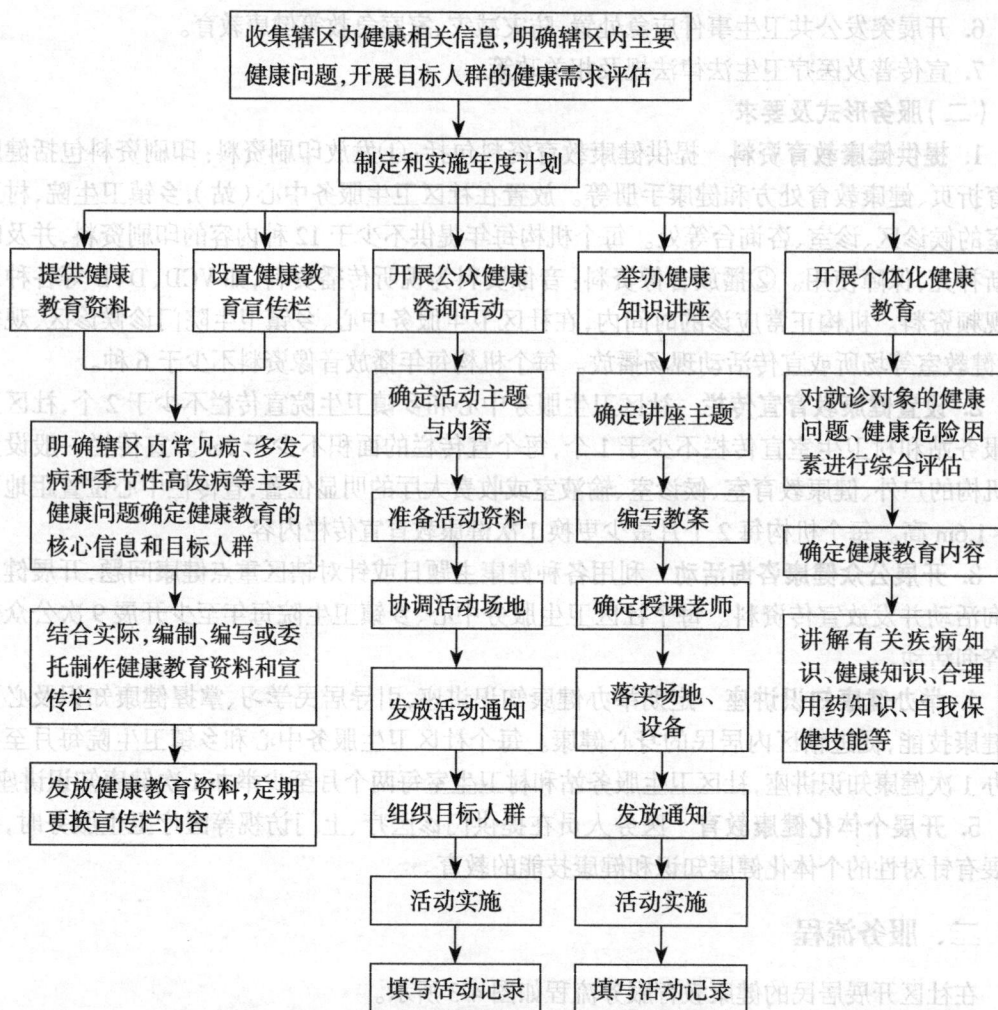

图 4-3　社区健康教育流程图

资料来源:国家卫生健康委《国家基本公共卫生服务规范(第三版)》

7. 充分利用基层卫生和计划生育工作网络和宣传阵地,开展健康教育工作,普及卫生计生政策和健康知识。

8. 运用中医理论知识,在饮食起居、情志调摄、食疗药膳、运动锻炼等方面,对居民开展养生保健知识宣教等中医健康教育,在健康教育印刷资料、音像资料的种类、数量、宣传栏更新次数以及讲座、咨询活动次数等方面,应有一定比例的中医药内容。

四、评价指标

1. 发放健康教育印刷资料的种类和数量。

2. 播放健康教育音像资料的种类、次数和时间。

3. 健康教育宣传栏设置和内容更新情况。

4. 举办健康教育讲座和健康教育咨询活动的次数和参加人数。

（朱俊勇　邹宇华）

▌思　考　题▐

一、简答题

1. 健康、健康教育的内涵是什么?
2. 健康促进的含义是什么? 健康促进的五大活动领域是什么?
3. 大众传播的特点有哪些?
4. 社区健康教育服务形式及要求有哪些?

二、案例分析题

检查组对某社区卫生服务中心开展社区健康教育的状况进行评估考核时,发现存在以下问题:没有开展健康教育诊断就制订健康教育计划,导致计划没有针对性,而且每年计划都大同小异;开展健康教育的形式单一,主要为每月更新一次宣传栏、候诊室电教宣传、配合卫生宣传日上街义诊、专家健康教育讲座等;记录内容仅为健康教育活动的时间与内容、人员签到、现场活动照片,而且活动内容与计划不符;年终健康教育工作总结与活动内容不一致,对每次活动过程没有进行评价,更谈不上进行效果评价,说明社区健康教育工作仅停留在卫生宣传层面上,没有完整的健康教育诊断、计划、实施和评价一系列过程。随机抽查社区居民进行健康知识问卷调查,健康知识知晓率不高,群众参与社区健康教育活动的积极性不高,社区健康教育工作人员常常抱怨居民请都请不来。

问题: 1. 社区健康教育得不到社区居民响应和认同的原因可能有哪些?
　　　　2. 如何根据这些原因提高社区健康教育的效果?

第五章　社区预防接种管理

思 考 题

一、简答题

1. 健康、健康教育的内涵是什么？

2. 健康促进的含义是什么？健康促进与卫生宣教的区别是什么？

3. 大众传播的特点有哪些？

4. 社区健康教育过程包括哪些步骤及相关方法？

二、案例分析题

健康讲堂是社区提供卫生保健服务的重要方式之一，也是进行健康教育的重要形式。但如何开展健康讲堂存在很多困难。社区张护士在进行讲座时，面临着考勤不严、人员松散的情况。每次讲课都有不少居民中途退场，而且老年人居多，并不能很好地达到健康教育的效果。张护士想出了一个办法，报名参加讲座的居民，每次课后在课堂填写调查表以打卡签到的方式计算出勤情况，不仅杜绝了居民中途退场的现象，而且调查表也有助于对健康讲座的效果进行评价。

问题：1. 社区健康教育在社区护理中有何作用？应如何保证其顺利开展？

案例 5-1

山东济南非法经营疫苗案

2016 年 3 月，山东警方破获涉案价值达 5.7 亿元的非法疫苗案，该案疫苗未通过严格冷链储运便销往多地，其中包括 25 种儿童、成人使用的第二类疫苗。在之前 5 年多的时间里，案件主犯庞某卫、孙琪母女从陕西、重庆、吉林等 10 余个省市 70 余名医药公司业务员或疫苗贩子手中，低价购入了该 25 种人用疫苗（部分为即将过期疫苗），然后加价售往安徽、北京、山东等 24 个省、市、自治区近 80 个县市的 247 名人员手中。其中山东全省截至 2016 年 3 月 22 日共检查出经营使用问题疫苗单位 2 276 家，占全部经营使用单位的 70% 之多。

各省、市、自治区根据国家药品监督管理局通告，陆续采取行动，清查山东非法经营疫苗案中涉案人员和疫苗流向等。直至 2018 年 3 月 26 日，全国已判决涉"山东疫苗案"系列案件 91 起，137 人获刑，其中 64 人是国家公职（工作）人员。由于冷链缺失造成效价减低而不能达到预防接种目的的问题疫苗，也均依法予以没收。

问题：上述案件的发生，在疫苗全过程管理中哪些环节可能出现了问题？

第一节　概　述

疫苗是指为了预防、控制传染病的发生、流行，将各类病原微生物（如细菌、立克次氏体、病毒等）及其代谢产物经过人工减毒、灭活或利用基因工程等方法制成、用于人体预防接种的生物制品。免疫是通过使用疫苗刺激人体自身的免疫系统，从而使个体对某种传染病具有免疫或抵抗力的程序。

一、预防接种

预防接种是指根据疾病预防控制规划，利用人工制备的抗原或抗体，按照国家规定的免疫程序，由合格的接种技术人员，通过适宜的途径给适宜接种对象接种，使机体获得对某种传染病的特异免疫力，提高个体或群体的免疫水平，从而达到预防和控制传染病发生和流行的目的。预防接种是预防控制以至最终消灭传染病最经济、最有效的重要措施，也是包括我国在内很多国家基本公共卫生服务重要内容。

二、计划免疫和免疫规划

(一)计划免疫

计划免疫是根据传染病疫情监测和人群免疫水平分析,按照国家规定的免疫程序,有计划地利用疫苗进行预防接种,以提高人群免疫水平,达到控制乃至最终消灭针对传染病的目的。一般具备 3 个基本要素:①目的性强,即以控制和消灭针对传染病为目的。②以疫情监测和人群免疫状况为依据和基础制订科学的免疫规划和免疫策略。③建立有效的监测、评价和传染病控制系统。

视窗 5-1

人痘接种法——免疫预防的先例

我国是世界上最早采用人工免疫的方法预防天花的国家。公元 10 世纪,唐、宋时代已有接种人痘的记载,包括痘衣法、痘浆法、旱苗法、水苗法。将痘痂直接放在健康人的鼻子内,或把痂皮先行烘干,研成粉再吹进鼻内,也有将天花患者的衣服或涂有天花疱浆的衣服给小儿穿。清朝康熙年间太医院下专门设痘诊科,广征名医,负责八旗防痘事宜。至今西藏拉萨市大昭寺门前仍矗立着乾隆五十九年(1794 年)钦差驻藏大臣和琳撰文的在西藏拯救天花患者的"劝人恤出痘碑"。

人痘接种在人类预防天花史上有着不可磨灭的贡献,并为研制减毒疫苗提供了宝贵经验,为后人发展、完善人工免疫奠定了基础。

(二)免疫规划

免疫规划是计划免疫过程的发展,在预防接种工作规范化、科学化、法制化的管理基础上,进一步巩固计划免疫业已取得的成果,提高和维持接种率,扩大预防接种服务人群。免疫规划是随着生物科学技术的发展、疫苗的不断开发和应用,为更加合理地使用疫苗和开展预防接种工作发展起来的,目的是控制乃至最终消灭传染病。

三、全球扩大免疫规划

基于消灭天花及经济发达国家控制传染病的经验,1974 年 5 月,第 27 届世界卫生大会通过一项决议,要求各成员国"发展和坚持免疫方法与流行病学监督计划,防止天花、白喉、百日咳、破伤风、麻疹、脊髓灰质炎、结核病等传染病",正式提出扩大免疫规划(expended programme on immunization, EPI)。EPI 的中心内容包括两方面:①要求不断扩大免疫接种的覆盖面,使每个儿童出生后都能获得免疫接种的机会。②要求不断扩大免疫接种的疫苗。

四、国家免疫规划

国家免疫规划是指按照国家或者省、自治区、直辖市确定的疫苗品种、免疫程序或者接种方案,在人群中有计划地进行预防接种,以预防和控制特定传染病的发生和流行。免疫规划工作是我国卫生事业成效最显著,影响最广泛的工作之一。

2008 年以来,在全国范围内使用的乙肝疫苗、卡介苗、脊灰疫苗、百白破疫苗、麻疹疫苗、白破疫苗等6种国家免疫规划疫苗基础上,以无细胞百白破疫苗替代百白破疫苗,将甲肝疫苗、流脑疫苗、乙脑疫苗、麻腮风三联疫苗纳入国家免疫规划,对适龄儿童进行常规接种。在重点地区对重点人群进行出血热疫苗接种;发生炭疽、钩端螺旋体病疫情或发生洪涝灾害可能导致钩端螺旋体病暴发流行时,对重点人群进行炭疽疫苗和钩体疫苗应急接种。通过接种上述疫苗,预防乙型肝炎、结核病、脊髓灰质炎、百日咳、白喉、破伤风、麻疹、甲型肝炎、流行性脑脊髓膜炎、流行性乙型脑炎、风疹、流行性腮腺炎、流行性出血热、炭疽和钩端螺旋体病等15种传染病。

第二节　社区预防接种服务

早在20世纪90年代,世界卫生大会倡导的EPI活动就提出培训社区卫生人员作为主要发展策略。随着城市人口聚集,城市的建设也逐渐开始向四周扩张。在这种社会背景下,提高免疫接种地理上的可及性与便利性势在必行。

一、社区预防接种的概念

社区预防接种(community vaccination)是指社区卫生服务机构按照国家的强制性要求,对辖区内适龄儿童及其他重点人群及时实施预防接种服务。社区卫生服务中心的职责包括基本医疗服务、基本公共卫生服务和突发事件应急,社区预防接种属于基本公共卫生服务的重要组成部分。

二、社区预防接种机构和人员

(一)社区预防接种机构

我国的预防接种机构通常包括由卫生行政管理部门指定的医疗卫生机构(称作接种单位),以及社区卫生服务中心和乡镇卫生院。应满足以下要求:

1. 具有执业许可证。

2. 具有符合疫苗储存、运输管理规范的冷藏设备、设施和冷藏保管制度。

3. 设立预防接种门诊。城镇地区在每个社区卫生服务中心设立的接种单位服务半径不超过5km。农村地区原则上是每个乡(镇)卫生院至少应当设置1个预防接种门诊,服务半径不超过10km。在农村地区根据人口、交通情况及服务半径等因素,设置覆盖1个或几个行政村的定点接种单位。

此外,县级及以上地区在每个社区卫生服务中心需要设置狂犬病暴露预防处置门诊和成人接种门诊。

(二)社区预防接种的人员

社区预防接种人员直接负责提供社区预防接种服务,应当具备执业医师、执业助理医师、护士或者乡村医生资格,并且经过县级卫生行政管理部门组织的预防接种专业培训,考核合格后方可从事预防接种服务工作,此外还需要清晰了解辖区的各类情况、熟知并理解国家的免疫规划及其他预防接种及传染病相关政策。

三、社区预防接种的设施配置要求

预防接种人员、设备、设施配置及接种场地位置、布局、流程等均应达到标准,满足预防接种需要。

1. 预防接种门诊　乡镇卫生院和社区卫生服务中心应独立设置预防接种门诊,符合规范化接种门诊建设要求:总面积大于 $80m^2$,候诊室、预检登记室、接种室和观察室四区功能明确,流程合理,有独立通道。

2. 人员配置要求　预防接种门诊的工作人员应按照管辖人口的每万人配备一名配置。

3. 其他设施　配备固定电话、宽带网络、电脑、打印机等信息化设备,配备健康教育与促进宣传设备,配备两台以上正常使用专用冰箱。有一定数量的冰排、冰包;有冬季取暖和夏季降温的设备设施;有用于体检的设备;有在接种时发生意外时所需的抢救药品等。

4. 接种场地环境

（1）接种场所室外要设有醒目的标志,室内宽敞清洁、光线明亮、通风保暖;并准备好接种工作台、坐凳以及提供儿童和家长休息、等候的条件。

（2）接种场所应当按照"候诊—预检—登记—接种—观察"流程进行合理分区,确保接种工作有序进行。

（3）同时接种几种疫苗时,在接种室/台分别设置醒目的疫苗接种标记,避免错种、重种和漏种。

（4）做好室内清洁,使用消毒液或紫外线消毒,并做好消毒记录。

（5）接种工作人员穿戴工作衣、帽、口罩,双手要洗净。

（6）在接种场所显著位置公示相关资料,包括:预防接种工作流程;第一类疫苗的品种、免疫程序、接种方法、作用、禁忌证、不良反应以及注意事项等;第二类疫苗(包括第一类疫苗的同品种自费疫苗)的品种、免疫程序、接种方法、作用、禁忌证、不良反应以及注意事项、接种服务价格等;接种服务咨询电话;宣传资料。

四、社区预防接种的服务对象

一般情况下,按照《国家基本公共卫生服务规范》和《社区卫生质量评价指南》的要求,社区预防接种对象主要是管辖社区范围内 0~6 岁儿童和其他重点人群(如老人、孕产妇等),此外还可以对符合规定的辖区外人群提供预防接种服务。在特殊情况下,社区预防接种的对象还包括可能患传染病或传播传染病的人群(如被猫狗咬伤、抓伤的人及其家属,乙肝患者及乙肝病毒携带者的家人),某传染病(如流感,麻疹,水痘)流行时期的社会公众等。

五、社区预防接种的服务要求

社区预防接种服务应严格按照《疫苗流通和预防接种管理条例》《预防接种工作规范》《全国疑似预防接种异常反应监测方案》等相关规定进行。根据预防接种需要,合理安排接种门诊开放频率、开放时间和预约服务的时间,提供便利的接种服务。同时基层医疗卫生机构应积极通过公安、乡镇(街道)、村(居)委会等多种渠道,利用提供其他医疗服务、发放宣传资料、入户排查等方式,向预防接种服务对象或监护人传播相关信息,主动做好辖区内服务对象的发现和管理。

六、社区预防接种的分类

社区预防接种其主要分为常规接种、临时接种、群体性预防接种、应急接种四种形式。

1. 常规接种（routine vaccination） 是指接种单位按照国家免疫规划、传染病流行规律和当地预防接种工作计划，为预防与控制传染病，按照国家免疫规划、《中华人民共和国药典》规定的各种疫苗免疫程序、疫苗使用说明书，定期为适龄人群提供的预防接种服务。

常规免疫可以分为基础免疫（或初种）和加强免疫（或复种），基础免疫和加强免疫都属于常规接种。

2. 临时接种（temporary vaccination） 是指在出现自然灾害、传染病流行等情况开展应急接种、补充免疫或其他群体性预防接种时，按应急接种、补充免疫或群体性预防接种方案，在适宜的地点和时间，设立临时预防接种点，对目标人群开展的预防接种服务。设置临时接种点一般要求在交通便利、人口集中的地方；临时接种点要明确标明预防接种相关内容及注意事项；环境要宽敞、明亮、通风好、可供人休息，最好能够冬天供暖，夏天降温；人员及器材要充足。

3. 群体性预防接种（mass vaccination） 是指在特定范围和时间内，针对可能受某种传染病威胁的特定人群，有组织地集中实施的预防接种活动。群体性预防接种属于临时接种的一种形式。在确定进行群体性接种时，便需要设置临时接种点，进行接种。群体性预防接种可分为补充免疫、应急接种及突击接种。

视窗 5-2

补 充 免 疫

补充免疫又名强化免疫，是根据传染病流行特征、人群免疫状况和传染病控制目标的要求，在短时间内对一定范围的目标人群开展的群体性接种。强化免疫时不考虑既往免疫史，其目的是迅速提高接种率，建立有效的免疫屏障，保护易感人群。强化免疫不能代替常规接种。

---

4. 应急接种（emergency vaccination） 是指在传染病疫情开始或有流行趋势时，为控制传染病疫情蔓延，对目标人群开展的预防接种活动。应急接种是群体性预防接种的一种类型，是处理疫情暴发时的控制措施之一，它可以使人群的免疫水平在短期内迅速提高，以达到预防、控制或终止疾病传播的目的。首先要根据国家免疫规划的疫苗，针对传染病病例活动范围和其他有关危险因素，查找传染源和传播途径，划定疫区范围，及时发现高危地区和高危人群，并采取相应的控制措施。然后根据疫苗接种率快速评估、研判疫情趋势，确定疫苗应急接种地区、人群范围、疫苗种类，及早采取应急接种的措施。

七、社区预防接种的实施

根据国家免疫规划疫苗免疫程序，对适龄儿童进行常规接种。在部分省份对重点人群接种出血热疫苗。在重点地区对高危人群实施炭疽疫苗、钩体疫苗应急接种。根据传染病控制需要，开展乙肝、麻疹、脊灰等疫苗强化免疫或补充免疫、群体性接种工作和应急接种工作。

（一）接种前的准备工作

接种工作人员在对儿童接种前首先查验儿童预防接种证（卡、薄）或电子档案，核对受种者姓名、性别、出生日期及接种记录，确定本次受种对象、接种疫苗的品种。询问受种者的健康状况以及是否有接种禁忌等，告知受种者或者其监护人所接种疫苗的品种、作用、禁忌、不良反应以及注意事项，可采用书面或（和）口头告知的形式，并如实记录告知和询问的情况。

（二）接种时的工作

接种工作人员在接种操作时再次查验核对受种者姓名、预防接种证、接种凭证和本次接种的疫苗品种、疫苗有效期，核对无误后严格按照《预防接种工作规范》规定的接种月（年）龄、接种部位、接种途径、安全注射等要求予以接种。接种工作人员在接种操作时再次进行"三查七对"，无误后予以预防接种。三查：检查受种者健康状况和接种禁忌证，查对预防接种卡（簿）与儿童预防接种证，检查疫苗、注射器外观与批号、有效期。七对：核对受种对象姓名、年龄、疫苗品名、规格、剂量、接种部位、接种途径。

（三）接种后的工作

告知儿童的监护人，受种者在接种后应在观察区观察30min。接种后及时在预防接种证、卡（簿）上记录，与儿童监护人预约下次接种疫苗的种类、时间和地点。清理器材和剩余疫苗，处理废弃物，统计接种数据。有条件的地区录入计算机并进行网络报告。

具体流程详见图5-1。

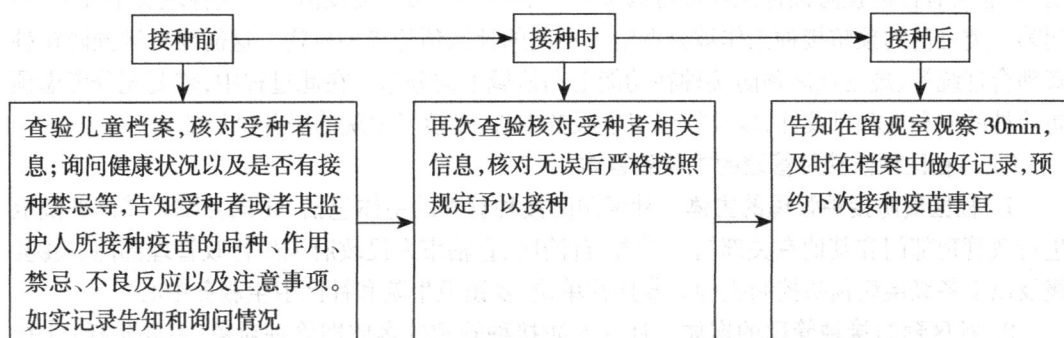

图 5-1 社区预防接种流程图

第三节 社区预防接种管理

社区预防接种服务作为按照国家免疫规划规定，为预防和控制传染病，而让特定人群接种疫苗的过程，同样需要通过管理提高服务供给的质量和效率，实现提供更为优质服务的目的。

一、社区预防接种管理概念

（一）社区预防接种管理定义

社区预防接种管理（community vaccination management）是对社区预防接种的疫苗、接种对象、接种信息等进行统筹规划和监测的过程，目的是完善社区预防接种的服务流程和体系，使社区预防接种的开展更加安全、高效。狭义上，社区预防接种管理是指对社区预防接种服务所需的设备、设施、人员、技术等进行规定和监管,性质上属于医疗技术规范层面的管理。广义上,社区预防接种管理是指在不同情境下,对社区预防接种的服务方式、服务流程、各机构的角色和定位及机构间的沟通协作等所进行的统筹规划,性质上属于社区预防接种体系和框架的管理。

（二）社区预防接种管理内涵

1. 是常态管理和非常态管理的有机结合 社区预防接种包括常规接种、临时接种、群体性预防接种、应急接种。其中对于常规接种属于社区预防管理中的常态管理。除此之外,在传染病疫情暴发或有流行趋势时,社区卫生服务中心、乡镇卫生院需要配合各级疾控机构、其他接种单位等落实国家的传染病应对措施,对于在此过程中实施的临时接种、群体性预防接种、应急接种的管理为非常态管理。由于传染病的暴发难以进行准确的预测,因此社区预防接种管理需要做到常态管理和非常态管理的有机结合。

2. 是服务提供和健康管理的有机整合 社区预防接种工作的实施无疑离不开预防接种技术专业人员的参与。社区预防接种在提供预防接种服务的同时,还需要清楚了解辖区内预防接种对象的健康信息,根据服务对象的具体情况制订合理的预防接种规划方案。因此,作为预防接种服务的直接供给者,社区预防接种人员不仅需要掌握专业技术能力,同时还要具备健康管理的能力。

3. 是地域上和功能上相结合的管理活动 由于基层卫生服务机构人力、财力等的限制,并非所有社区预防接种机构都可以接种全部种类的第二类疫苗。在这种现实条件下,不同第二类疫苗的预防接种工作被分派给了不同的社区预防接种机构。这需要社区预防接种管理合理统筹、规划社区预防接种在功能上和地域上的分布。在此过程中,需要充分考虑预防接种的便利性和可及性,以及社区卫生服务中心、乡镇卫生院的服务供给能力。

（三）社区预防接种管理的主体和客体

1. 社区预防接种管理的主体 社区预防接种管理的主体包括:①国务院。②国务院卫生行政管理部门和其他有关部门。③省、自治区、直辖市人民政府卫生行政管理部门。④县级及以上各级疾病预防控制机构。⑤接种单位、乡镇卫生院和社区卫生服务中心。

2. 社区预防接种管理的客体 社区预防接种管理的客体即管理对象,主要包括:①社区预防接种的服务内容、服务形式、服务质量、工作机制和资源统筹等。②社区预防接种的人员、疫苗、设备设施、接种信息等。

二、疫苗使用管理

（一）疫苗分类

疫苗按照不同的原则有多种分类方式:按其接种目的划分,可分为预防性疫苗和治疗性疫苗;按其预防细菌性疾病还是病毒性疾病划分,可分为菌苗和毒苗;按其性质划分,可分为减毒活疫苗、灭活疫苗、组分疫苗、重组基因工程疫苗等;按其剂型划分,可分为液体疫苗、冻干疫苗;按其成分划分,可分为普通疫苗、提纯疫苗;按其品种划分,可分为单价疫苗、多价疫苗;按其是否含吸附剂划分,可分为吸附疫苗、非吸附疫苗;按其使用方法划分,可分为注射用、划痕用、口服用、喷雾用等。在社区预防接种管理中,通常按照国家免疫规划将疫苗分为两类:

1. 第一类疫苗 指政府免费向公民提供,公民应当依照政府的规定受种的疫苗。分为四种类型：①国家免疫规划规定的疫苗，包括儿童常规接种疫苗和重点人群接种疫苗。②省、自治区、直辖市人民政府在执行国家免疫规划时增加的疫苗。③县级以上人民政府或者其卫生行政管理部门组织的应急接种所使用的疫苗。④县级以上人民政府或者其卫生行政管理部门组织的群体性预防接种所使用的疫苗。具体类型主要有：乙肝疫苗、卡介苗、脊髓灰质炎疫苗、百白破疫苗、麻腮风三联疫苗、白破疫苗、甲肝疫苗、流脑疫苗、乙脑疫苗，以及在重点地区对重点人群接种的出血热疫苗、炭疽疫苗和钩端螺旋体疫苗。

2. 第二类疫苗　指由公民自费并且自愿受种的其他疫苗。目前常用的第二类疫苗有流感疫苗、水痘疫苗、B型流感嗜血杆菌疫苗、口服轮状病毒疫苗、肺炎疫苗、狂犬病疫苗等。

接种单位接种第一类疫苗不收取任何费用，全部由政府承担。接种第二类疫苗则可以收取服务费、接种耗材费等费用，由受种者或者其监护人承担费用，具体收费标准由所在地的省、自治区、直辖市人民政府价格主管部门核定。此外，和我国规定的第一类疫苗属于同一类型的进口疫苗也是由接种者本人或监护人自愿选择且自费受种。

（二）疫苗使用规定

1. 第一类疫苗　国家免疫规划疫苗基本涵盖我国主要的第一类疫苗品种，其接种对象、接种周期、接种部位、接种方式和接种剂量，应当按照国家卫生行政管理部门公布的免疫程序和预防接种方案执行。

国家免疫规划疫苗接种应遵循以下原则：

（1）同时接种原则：①不同国家免疫规划疫苗均可按照免疫程序和预防接种方案同时接种，但两种及以上的注射类疫苗应在不同部位并使用不同注射器接种。②不同国家免疫规划使用的注射类减毒活疫苗，如未同时接种，则应间隔 ≥ 28d 分别接种，但脊灰减毒活疫苗如与其他种类国家免疫规划疫苗（包括减毒和灭活）未同时接种，则对接种时间间隔不做要求。③第一、二类疫苗的接种时间发生冲突时，应优先接种第一类疫苗。

（2）常态化接种原则：国家免疫规划疫苗应全年（尤其是流行季节）开展常规接种，并根据需要开展补充免疫和应急接种。

（3）补种通用原则：主要针对未按照推荐年龄完成国家免疫规划规定剂次接种的 ≤ 14 岁儿童。①未接种国家免疫规划疫苗规定类型的儿童，应根据儿童年龄和该疫苗免疫程序进行补种。②未完成国家免疫规划疫苗规定剂次的儿童，需补种剩余剂次，但无需重新开始。③优先确保儿童按时完成国家免疫规划推荐疫苗的全程接种，如无法在全程接种中使用同一厂家疫苗时，可使用不同厂家的同种疫苗继续接种（含补种），有特殊使用说明的疫苗除外。

2. 第二类疫苗　第二类疫苗的使用应根据国家、省或自治区发布的第二类疫苗使用指导、接种建议或使用说明书，在接种者或其监护人知情同意的前提下自费选择接种。第一、第二类疫苗存在接种时间冲突时，在遵循第一类疫苗优先接种的原则基础上，狂犬病疫苗、流感疫苗等预防紧急疾病需应急接种的第二类疫苗也可优先接种。

（三）疫苗接种门诊管理

社区卫生服务中心、乡（镇）卫生院和接种单位，要按预防接种要求设置预防接种门诊并提供服务。

三、疫苗的全过程管理

疫苗的全过程管理是保证疫苗数量、安全和有效的重要途径，各级疾控机构、社区卫生服务中心、乡（镇）卫生院和接种单位都应按照国家有关疫苗管理规定和地方实际情况进行疫苗管理,具体管理内容包括疫苗的计划、采购、供应、接收、储存与运输。

（一）计划

各级疾控机构、社区卫生服务中心、乡（镇）卫生院和接种单位应按照国家免疫接种规定和地区内实际预防工作的需要,制订本地区第一类疫苗的需求计划和第二类疫苗的购买计划,并逐级上报。

1. 第一类疫苗计划

（1）计划的依据:①国家免疫规划疫苗的免疫程序和省级增加的国家免疫规划疫苗的免疫程序。②本地区人口数、出生率、各年龄组人数以及人口流动情况。③本地区国家免疫规划疫苗可预防疾病发病水平、疫情预测、人群免疫状况以及群体性预防接种的安排。④结合上年度疫苗库存量和本年度疫苗使用情况,预计的本年底疫苗库存量。⑤根据接种服务形式、接种周期、疫苗规格大小等确定的疫苗损耗系数（疫苗损耗系数 = 疫苗使用剂次数 ÷ 疫苗实际接种剂次数）,疫苗损耗系数参考标准为单人份疫苗 1.05,2 人份疫苗 1.2,3 人份疫苗 1.5,4 人份疫苗 2.0,≥ 5 人份疫苗 2.5。

（2）制订儿童常规接种疫苗计划的参考计算方法:

某种疫苗计划量（剂）= 某种疫苗目标人口数 × 出生率 × 流动人口调整系数 × 接种剂数 × 损耗系数 − 本年底预计库存量（剂）

流动人口调整系数 = 实有服务目标儿童数 ÷ 户籍目标儿童数

计算某种疫苗目标人口数时,县级以下机构采用辖区各年度儿童出生资料,并考虑人口流动因素。

制订本级疫苗计划时,需要参考和审核下级上报的疫苗计划,省级疾控机构在制订疫苗计划时需增加相应数量的疫苗储备,以预防可能发生的疫苗短缺或突发疫情应急接种的情况。

（3）群体性预防接种的疫苗计划,由负责组织落实的政府部门根据疫苗预防接种的对象和范围来制订。

（4）制订国家免疫规划疫苗计划的程序和报告（表 5-1）。

表 5-1 国家免疫规划疫苗计划的程序和报告

各级单位	具体操作
社区卫生服务中心、乡（镇）卫生院和接种单位	制订每年的国家免疫规划疫苗计划报表,报告县级疾控机构
县、市级疾控机构	对下级上报的国家免疫规划疫苗计划报表汇总、审核、调剂后,制订本级下年度疫苗使用计划,报告同级卫生行政管理部门并通过中国免疫规划信息管理系统网络报告上一级疾控机构
省级疾控机构	对下级上报的国家免疫规划疫苗计划报表汇总、审核、调剂后,制订本级下年度疫苗使用计划,在同级人民政府卫生行政管理部门备案,向依照国家有关规定负责采购第一类疫苗的部门报告并通过中国免疫规划信息管理系统网络报告中国疾病预防控制中心（省级制订的第一类疫苗的使用计划应当包括疫苗的品种、数量、供应渠道与供应方式等内容）

（5）省、市、县级疾控机构可以根据疫苗的实际使用情况，在必要时调整疫苗计划。

2. 第二类疫苗计划　接种单位根据本地区预防接种工作的需要、疫苗消耗系数、上年度存量、供应渠道与供应方式，制订第二类疫苗的购买计划，填写第二类疫苗计划报表，并向县级疾控机构报告，再由县级疾控机构汇总后，逐级上报至省级疾控机构。

（二）采购

采购疫苗必须通过省级公共资源交易平台完成，第一类疫苗由依照国家有关规定负责采购的部门采购，第二类疫苗则由省级疾病预防控制机构采购。疫苗采购的具体管理办法由国家药品管理与卫生行政管理部门制订。

（三）供应

1. 第一类疫苗的供应　需按照事先制订的疫苗分发计划和疫苗领取计划进行。疫苗分发计划由卫生行政管理部门或疾控机构每年逐级下达。社区卫生服务中心、乡（镇）卫生院和接种单位每月（或双月）上报下一次疫苗领取计划；县、市级疾控机构根据预计疫苗使用情况和疫苗储存能力，每2个月或每季度向上一级单位上报下一次疫苗领取计划。

根据下一级单位上报的疫苗领取计划，上一级单位经审核后，遵循先进先出、近有效期先出、不收取任何费用的原则及时供应疫苗。在第一类疫苗的供应过程中还应注意，医疗卫生机构不得在接种外向其他单位或者个人供应第一类疫苗。

2. 第二类疫苗的供应　由省级疾控机构组织在省级公共资源交易平台集中采购，由县级疾控机构向疫苗生产企业采购后供应给本行政区域的接种单位。县级疾控机构向接种单位供应第二类疫苗可以收取疫苗费用，费用大小按照采购价格及实际发生的储存、运输费用，并结合省、自治区、直辖市的规定收取，收费情况应当向社会公开。

（四）接收

1. 疫苗查验

（1）疫苗基本信息：疾控机构、社区卫生服务中心、乡（镇）卫生院和接种单位在接收疫苗时，应对疫苗品种、剂型、数量、规格、批号、有效期、供货单位、生产厂商等进行核对并做好记录。记录应保存至超过疫苗有效期2年以备查。

（2）疫苗证件：接种单位在接收第一类疫苗或者购进第二类疫苗时，应当索取由药品检定机构依法签发的生物制品每批检验合格或者审核批准证明复印件；购进进口疫苗的，还应当索取进口药品通关单复印件。索取的上述证明文件，应保存至超过疫苗有效期2年以备查。

（3）疫苗包装：国家免疫规划疫苗的最小外包装的显著位置，应有标明的"免费"字样以及"免疫规划"专用标识。

（4）疫苗温度监测记录：疾控机构和接种单位接收或者购进疫苗时，应当索要疫苗销售方或配送方本次运输过程的温度监测记录。对不能提供温度监测记录或者温度控制不符合要求的，不得接收或者购进，并应当立即向食品药品监督管理部门、卫生行政管理部门报告。对采用冷藏箱或冷藏包运送到接种单位的，要查看冰排状况或冷藏箱、冷藏包内的温度表，并做好记录。

2. 出入库登记　疾控机构、社区卫生服务中心、乡（镇）卫生院和接种单位应当建立真实、完整的疫苗出入库记录，记录疫苗出入库登记表或建立疫苗出入库登记表电子档案信息。记录应当注明疫苗的名称、生产企业、剂型、规格、疫苗最小包装单位的识别信息（或批号）、有效期、（购销、分发）单位、数量、（购销、分发）日期、产品包装、储存温度、运输条件、批签发合格证明编号或者合格证明、验收结论、验收人签名。记录应保存至超过疫苗有效期2年以备查。

疾控机构、社区卫生服务中心、乡（镇）卫生院和接种单位要经常核对疫苗出入库情况，日清月结，定期盘点，做到帐、物相符。

3. 报废处理 疾控机构、接种单位发现包装无法识别、超过有效期、来源不明等疫苗，应当逐级上报，其中第一类疫苗上报至省级疾控机构，第二类疫苗上报至县级疾控机构。

需报废疫苗统一回收至县级以上疾控机构，在同级食品药品监督管理部门和卫生行政管理部门监督下销毁，并保留记录5年。

（五）储存和运输

疾病预防控制机构、接种单位、疫苗生产企业、接受委托配送疫苗的企业应当遵守疫苗储存、运输管理规范，保证疫苗质量。疫苗储存、运输的全过程应当始终处于规定的温度环境，不得脱离冷链，并定时监测、记录温度。对于冷链运输时间长、需要配送至偏远地区的疫苗，省级疾病预防控制机构应当提出加贴温度控制标签的要求。

疾病预防控制机构和接种单位应建立疫苗有效期检查制度，定期查看疫苗有效期，对过期疫苗要隔离存放，并标注"过期"警示标志。过期疫苗由县级疾病预防控制机构统一登记回收，并定期向县级药品监管部门报告过期疫苗的品种、批号、数量、生产企业，由县级药品监管部门会同同级卫生行政管理部门按照规定监督销毁，做好销毁记录。疫苗全过程管理如图5-2所示。

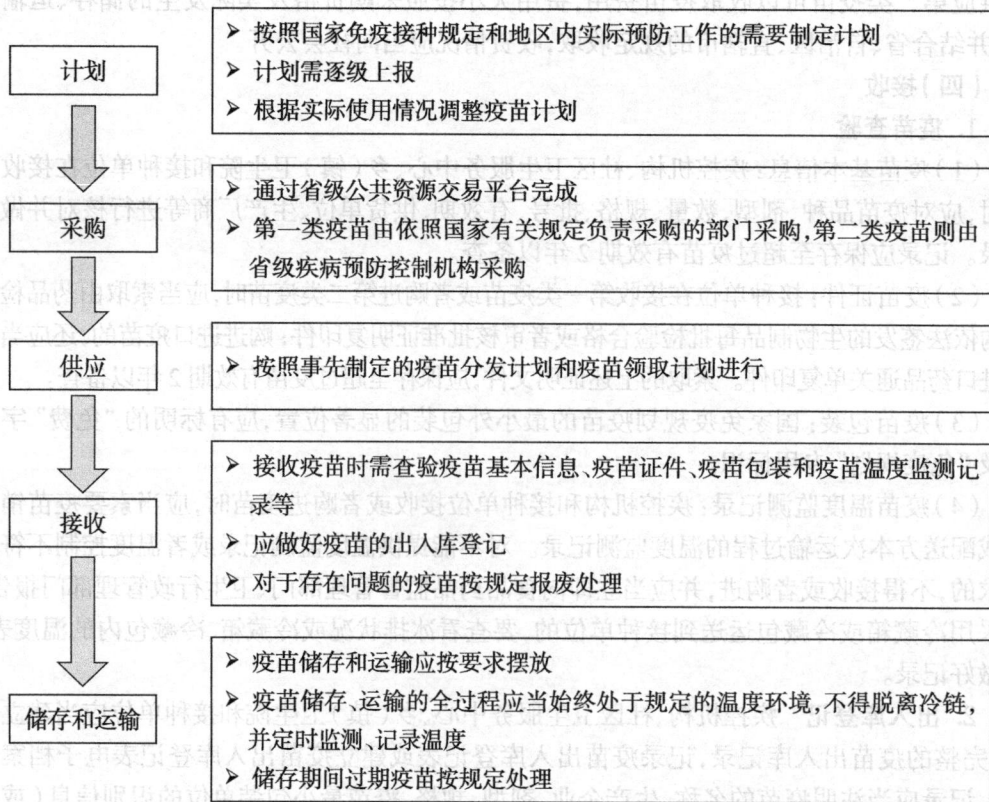

计划	➤ 按照国家免疫接种规定和地区内实际预防工作的需要制定计划 ➤ 计划需逐级上报 ➤ 根据实际使用情况调整疫苗计划
采购	➤ 通过省级公共资源交易平台完成 ➤ 第一类疫苗由依照国家有关规定负责采购的部门采购，第二类疫苗则由省级疾病预防控制机构采购
供应	➤ 按照事先制定的疫苗分发计划和疫苗领取计划进行
接收	➤ 接收疫苗时需查验疫苗基本信息、疫苗证件、疫苗包装和疫苗温度监测记录等 ➤ 应做好疫苗的出入库登记 ➤ 对于存在问题的疫苗按规定报废处理
储存和运输	➤ 疫苗储存和运输应按要求摆放 ➤ 疫苗储存、运输的全过程应当始终处于规定的温度环境，不得脱离冷链，并定时监测、记录温度 ➤ 储存期间过期疫苗按规定处理

图5-2 疫苗全过程管理示意图

四、疫苗冷链系统管理

冷链（cold chain）指使产品在加工、贮藏、运输、分销和零售、使用等各个环节始终处于产品所必需的特定低温环境下的特殊供应链过程。由于疫苗对温度较为敏感，在储运过程中一旦温度超出 2~8℃则会效价降低，所以疫苗一般需要从疫苗制造的部门到疫苗使用的现场之间全程采用冷链。

（一）疫苗冷链设备与系统

疫苗冷链（vaccine cold chain）是指为保障疫苗从生产企业到接种单位的质量，均在规定的温度条件下储存、运输和使用的全过程。疫苗冷链设备（equipment of vaccine cold chain）是指在疫苗冷链中用于制造低温、低湿环境的设备，包括冷藏车、疫苗运输车、冷库、冰箱、冷藏箱、冷藏包、冰排、冷链温度监测设备和安置设备的房屋等。疫苗冷链系统（system of vaccine cold chain）是指在疫苗冷链设备设施的基础上加入管理因素（即人员、管理措施和保障）的工作体系。

1. 疫苗冷链设备的装备 疾控机构、社区卫生服务中心、乡（镇）卫生院和接种单位所需装备的冷链设备有所差异（表 5-2）。

表 5-2　各级单位所需装备的冷链设备

装备单位	装备设备
省级疾控机构	冷藏车、冷库（普通冷库、低温冷库）及其温度监测设备。冷库的容积应与使用需求相适应
市、县级疾控机构	冷库（普通冷库、低温冷库）或冰箱（普通冰箱、冰衬冰箱、低温冰箱）、冷藏车或疫苗运输车及其温度监测设备。冷库或冰箱的容积应与使用需求相适应
社区卫生服务中心、乡（镇）卫生院和接种单位	冰箱、冷藏箱或冷藏包、冰排及其温度监测设备

2. 疫苗冷链设备的补充与更新 疾控机构应定期评估辖区和本单位冷链设备状况，结合冷链设备使用年限、预防接种工作需要和国家免疫规划的发展等情况，制订冷链设备补充、更新需求计划，报告同级卫生行政管理部门或上级疾控机构。其中冰箱的补充、更新应首选医用冰箱。

3. 疫苗冷链设备的验收与安装 设备到货后及时组织技术人员按规定的程序及设备使用说明进行验收。冷藏车和冷库的安装与调试必须由专业人员承担。

4. 疫苗冷链系统的管理

（1）冷链设备应按计划购置和下发，建立健全领发手续，做到专物专用，不得存放其他物品。

（2）冷链设备要有专门房屋安置，正确使用，定期保养，保证设备的良好状态。

（3）各级疾控机构、社区卫生服务中心、乡（镇）卫生院和接种单位应有专人对冷链设备进行管理与维护，建立健全冷链管理制度（图 5-3）。

（4）填写"冷链设备档案表"并通过中国免疫规划信息管理系统进行网络报告，建立健全冷链设备档案。

（5）对新装备或状态发生变化的冷链设备,要求在变更后15d内通过中国免疫规划信息管理系统更新报告。

（6）疾控机构每年1月底前,通过中国免疫规划信息管理系统审核和更新辖区冷链设备状况。

（7）对储存疫苗的冷链设备进行温度记录,记录保存2年以备查。

（8）冷链设施设备应定期检查、维护和更新,确保符合规定要求。

（9）冷链设备的报废严格按照国有资产管理规定执行。

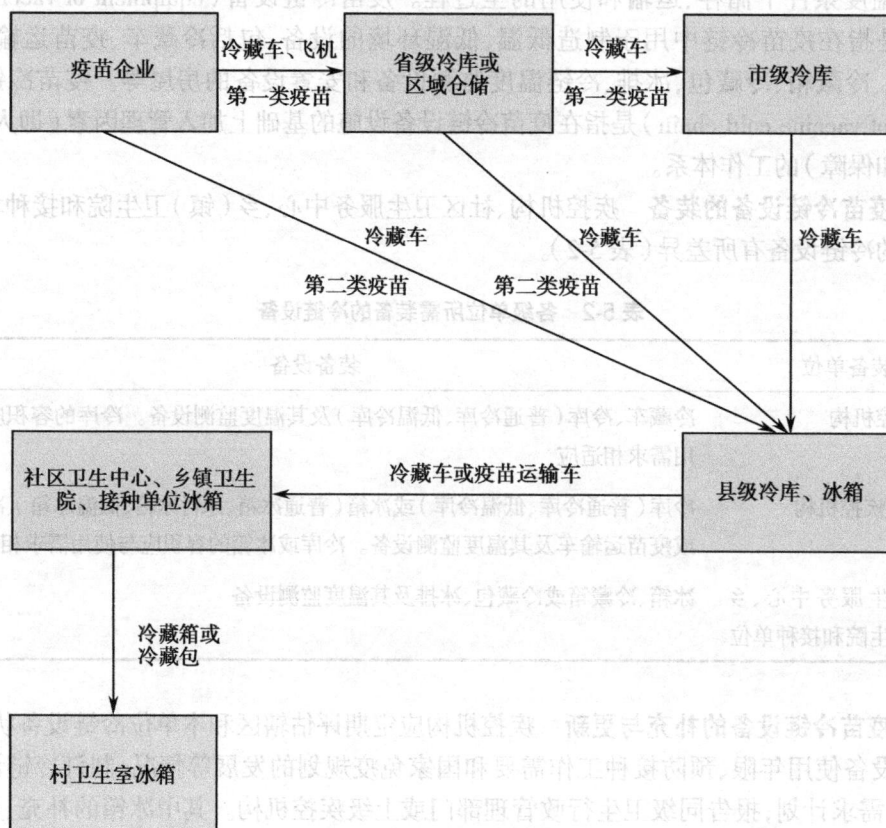

图5-3　我国冷链运转模式

（二）疫苗冷链温度监测

疾控机构和接种单位应当在疫苗储存、运输的全过程中按要求定时监测、记录温度,保证疫苗质量。

1. 疫苗储存温度监测　采用温度计对冰箱(包括普通冰箱或冰衬冰箱、低温冰箱)进行温度监测。温度计应分别放置在普通冰箱冷藏室及冷冻室的中间位置、冰衬冰箱的底部及接近顶盖处或低温冰箱的中间位置。每天上午和下午各测温1次(间隔不少于6h),并填写冷链设备温度记录表,每次应测量冰箱内存放疫苗的各室温度,冰箱温度应控制在规定范围(冷藏室为2~8℃,冷冻室低于-15℃)。有条件的单位可应用自动温度监测设备连续、动态监测冰箱温度。

2. 疫苗运输温度监测 疾控机构对疫苗运输过程进行温度监测并记录。记录内容包括疫苗名称、生产企业、供货（发送）单位、数量、批号及有效期、启运和到达时间、启运和到达时的疫苗储存温度和环境温度、运输工具名称和接送疫苗人员签名,并填写疫苗运输温度记录表。

3. 温度监控与评价 疾控机构应定期采用温度测量器材,如疫苗瓶温度标签（VVM）、疫苗防冻指示卡、自动温度记录仪等,查阅冷链使用记录、维护保养记录,对辖区储存、运输和使用环节的冷链设备的性能和运行状况进行监控和评价。冷链设备温度超出疫苗储存要求时,应及时将可以使用的疫苗转移到其他设备中,不能使用的疫苗按照有关规定进行处置。当冷链设备状况异常时,应及时报告、维修、更换,并做好设备维修记录。

（三）疫苗冷链管理应急预案

生产经营企业和使用单位应当制订在疫苗贮存、运输过程中冷链管理的应急预案,对贮存、运输过程中出现的断电、异常气候、设备故障、交通事故等意外或紧急情况,能够及时采取有效的应对措施,防止因异常突发情况造成的冷链失控。

五、社区预防接种监测

（一）概念

社区预防接种监测（community vaccination surveillance）是指县级以上人民政府卫生行政管理部门、药品监督管理部门、疾控机构、接种单位依照药品管理法及其实施条例的有关规定,对疫苗在储存、运输、供应、销售、分发和使用等环节中的质量进行监督检查,保证疫苗接种后结果能达到预定目标的过程。

（二）社区预防接种监测职责

1. 县级以上卫生行政管理部门职责 对医疗卫生机构实施国家免疫规划的情况进行监督检查;对疾病预防控制机构开展与预防接种相关的宣传、培训、技术指导等工作进行监督检查;对医疗卫生机构分发和购买疫苗的情况进行监督检查。对监督检查情况应当予以记录,发现违规、违法行为的,应当责令有关单位立即改正。

2. 药品监督管理部门职责 在疫苗储存、运输、供应、销售、分发和使用等环节的监督检查中,对有证据证明可能危害人体健康的疫苗及其有关材料应采取查封、扣押的措施,并在 7d 内作出处理决定;疫苗需要检验的,应当自检验报告书发出之日起 15d 内作出处理决定。

3. 疾控机构、接种单位职责 发现包装无法识别、超过有效期、脱离冷链、经检验不符合标准、假劣或者质量可疑、来源不明的疫苗,应当立即停止接种、分发、供应、销售,如实登记,并向所在地的县级人民政府卫生行政管理部门和药品监督管理部门报告,不得自行处理。

（三）疑似预防接种异常反应监测

疑似预防接种异常反应（adverse event following immunization, AEFI）是指在预防接种过程中或接种后发生的可能造成受种者机体组织器官、功能损害,且怀疑与预防接种有关的反应或事件。具体流程包含报告、诊断与调查、数据审核与分析、处置四个环节。

1. 报告 医疗机构、接种单位、疾控机构、药品不良反应监测机构、疫苗生产企业及其执行职务的人员为 AEFI 的责任报告单位和报告人。

责任报告单位和报告人发现 AEFI（包括接到受种者或其监护人的报告）后应当及时向受种者所在地的县级卫生行政管理部门、药品监督管理部门报告，并48h内填写 AEFI 个案报告卡向受种者所在地的县级疾控机构报告；责任报告单位和报告人发现怀疑与预防接种有关的死亡、严重残疾、群体性 AEFI、对社会有重大影响的 AEFI 时，应当在发现后 2h 内向所在地县级卫生行政管理部门、药品监督管理部门报告，并在 2h 内填写 AEFI 个案报告卡或群体性 AEFI 登记表，向受种者所在地的县级疾控机构报告。

县级卫生行政管理部门在接到上述报告后 2h 内逐级向上一级卫生行政管理部门报告。县级疾控机构接到上述报告后，将属于本辖区预防接种后发生的 AEFI 立即通过中国免疫规划信息管理系统进行网络直报。各级疾控机构应当通过中国免疫规划信息管理系统实时监测 AEFI 报告信息。属于突发公共卫生事件的死亡或群体性 AEFI，同时还应当按照《突发公共卫生事件应急条例》的有关规定进行报告。

2. 诊断与调查

（1）核实报告：县级疾控机构接到 AEFI 报告后，应核实 AEFI 的基本情况、发生时间和人数、主要临床表现、初步临床诊断、疫苗预防接种等，完善相关资料，做好深入调查的准备工作。

（2）资料收集：①临床资料。患者的预防接种史、既往健康状况（如有无基础疾病等）、家族史、过敏史，患者的主要症状和体征及有关的实验室检查结果、已采取的治疗措施和效果等资料，必要时对患者进行访视和临床检查，对于死因不明需要进行尸体解剖检查的病例应当按照有关规定进行尸检。②预防接种资料。疫苗供应渠道、供应单位的资质证明、疫苗批签发报告和购销记录，疫苗运输条件和过程、疫苗储存条件和冰箱温度记录，疫苗的种类、生产企业、批号、出厂日期、有效期、来源（包括分发、供应或销售单位）、领取日期等记录，预防接种服务组织形式、预防接种现场情况、预防接种时间和地点、接种单位和预防接种人员的资质，知情或告知的相关资料，预防接种实施情况、接种部位、途径、剂次和剂量、打开的疫苗存放时间，安全注射情况、注射器材来源、注射操作情况，预防接种同批次疫苗其他人员的反应情况、当地相关疾病发病情况等。

（3）组织调查：县级疾控机构对需要调查的 AEFI，应当在接到报告后 48h 内成立预防接种异常反应调查诊断专家组，开展调查，收集相关资料，在调查开始后 3d 内初步完成 AEFI 个案调查表的填写，并通过中国免疫规划信息管理系统进行网络直报。怀疑与预防接种有关的死亡、严重残疾、群体性 AEFI、对社会有重大影响的 AEFI，市级或省级疾控机构在接到报告后应立即组织预防接种异常反应调查诊断专家组进行调查。

（4）病例诊断：①病例诊断应由省、市和县级疾控机构成立的预防接种异常反应调查诊断专家组进行，调查诊断专家组应由流行病学、临床医学、药学等专家组成。②预防接种异常反应调查诊断专家组应当依据法律、法规、部门规章和技术规范，结合临床表现、医学检查结果和疫苗质量检验结果等，进行综合分析，作出诊断结论，出具预防接种异常反应调查诊断书。③ AEFI 的诊断结论应当在调查结束后 30d 内尽早作出。④诊断怀疑引起 AEFI 是疫苗质量问题的，应及时提交药品监督管理部门。⑤省级预防接种异常反应调查诊断专家组应对市、县级预防接种异常反应调查诊断进行技术指导。⑥任何医疗单位或个人均不得作出预防接种异常反应诊断。

（5）调查报告：对发生死亡、严重残疾、群体性 AEFI，或对社会有重大影响的 AEFI，疾控机构应当在调查开始后 7d 内完成初步调查报告,及时将调查报告向同级卫生行政管理部门、上一级疾控机构报告,并向同级药品不良反应监测机构通报。县级疾控机构应当及时通过中国免疫规划信息管理系统上报调查报告。调查报告包括:对 AEFI 的描述、诊断、治疗及实验室检查;疫苗和预防接种组织实施情况;发生 AEFI 后所采取的措施、原因分析;对 AEFI 的初步判定及依据;撰写调查报告的人员、时间等。

（6）分类:AEFI 经过调查诊断分析,按发生原因分成以下 6 种类型:①不良反应。合格的疫苗在实施规范预防接种后,发生的与预防接种目的无关或意外的有害反应,包括一般反应（在预防接种后发生的,由疫苗本身所固有的特性引起的,对机体只会造成一过性生理功能障碍的反应,主要有发热和局部红肿,同时可能伴有全身不适、倦怠、食欲缺乏、乏力等综合症状）和异常反应（合格的疫苗在实施规范预防接种过程中或者实施规范预防接种后造成受种者机体组织器官、功能损害,相关各方均无过错的药品不良反应）。②疫苗质量事故。由于疫苗质量不合格,预防接种后造成受种者机体组织器官、功能损害。③预防接种事故。由于在预防接种实施过程中违反预防接种工作规范、免疫程序、疫苗使用指导原则、预防接种方案,造成受种者机体组织器官、功能损害。④偶合症。受种者在预防接种时正处于某种疾病的潜伏期或者前驱期,预防接种后巧合发病。⑤心因性反应。在预防接种实施过程中或预防接种后因受种者心理因素发生的个体或者群体的反应。⑥不明原因反应。造成受种者机体组织器官、功能损害,原因不明的其他与预防接种有关的反应或事件。

3. 数据审核与分析　利用县级疾控机构应当根据 AEFI 调查诊断进展和结果,随时对 AEFI 个案报告信息和调查报告内容进行订正和补充。各级疾控机构对 AEFI 报告信息实行日审核、定期分析报告制度,中国疾病预防控制中心和省级疾控机构至少每月进行 1 次分析报告,市、县级疾控机构至少每季度进行 1 次分析报告。中国免疫规划信息管理系统 AEFI 监测模块由各级疾控机构维护管理。

国家和省级卫生行政管理部门、药品监督管理部门、疾病预防控制机构、药品不良反应监测机构、药品检验机构等应当每月以例会、座谈会等形式,针对疑似预防接种异常反应监测情况、疫苗安全性相关问题等内容进行信息交流。如发现重大不良事件或安全性问题,部门间应当及时进行信息交流,药品监督管理部门及时向疫苗生产企业通报。

4. 处置　各相关部门应按照疑似预防接种异常反应的具体发生原因,采取相应处理措施处置,应遵循以下原则:

（1）因预防接种异常反应造成受种者死亡、严重残疾或者器官组织损伤的,依照《预防接种异常反应补偿办法》有关规定给予补偿。

（2）当受种方、接种单位、疫苗生产企业对疑似预防接种异常反应调查诊断结论有争议时,按照《预防接种异常反应鉴定办法》的有关规定处理。

（3）因疫苗质量不合格给受种者造成健康损害的,以及因接种单位违反预防接种工作规范、免疫程序、疫苗使用指导原则、预防接种方案给受种者造成健康损害的,依照《中华人民共和国药品管理法》及《医疗纠纷预防和处理条例》有关规定处理。

（4）建立媒体沟通机制,积极、主动、及时、客观回应媒体和公众对预防接种异常反应的关切。

（5）开展预防接种异常反应科普知识的宣传,做好与受种者或其监护人的沟通,增进公众对疫苗安全性的信任。

六、社区预防接种信息化管理

社区预防接种信息化管理（information management of community vaccination）是使用现代计算机信息系统对社区预防接种过程中的相关信息进行管理，并利用数据网络技术实现数据的及时更新与共享交换，从而高效准确地开展社区预防接种的过程。

（一）社区预防接种信息化管理的基本要求

1. 信息化管理应使用统一配置软件，并培训使用人员，确保熟练使用软件。

2. 所有受种者均应纳入客户端管理，在接种后即时将接种信息录入客户端，并于当天完成数据上传，保证日报数与门诊日志相符（手工开诊日志、电脑开诊日志和日耗苗数相符）。

3. 接种门诊采用叫号系统，分时段预约服务，减少儿童和家长等候时间。

4. 接种信息与健康档案接轨，并与全科医生责任团队、签约服务医生等共享。

5. 每月从信息化系统梳理应种、未种儿童名单，及时预约疫苗接种，对不能及时接种疫苗的儿童做好原因备注。按月对应种、未种儿童（应有电子版存档）进行短信或者电话通知，并留有记录。

6. 接种单位至少每季度对辖区内儿童的预防接种信息进行 1 次核查和整理，对失去联系多于 12 个月或迁出、死亡儿童的预防接种资料另行妥善保管。

7. 加强信息安全管理，系统账号专人专用，定期修改密码，不得公开和转让，每天完成接种后要对数据进行备份。

8. 建立预防接种信息保密制度，儿童预防接种信息资料查询应当经县级及以上卫生行政管理部门批准后由同级疾病预防控制机构办理，预防接种单位所在医疗卫生机构不办理预防接种信息查询事宜。

（二）社区预防接种基础数据调查和年度数据分析

对社区预防接种数据进行调查与分析，能及时了解社区内的接种情况和影响接种的相关因素，从而按实际情况制订疫苗计划和接种计划，其中需要掌握以下数据：

1. 辖区预防接种对象基本情况、特征、特点和影响预防接种因素等。

2. 辖区预防接种对象预防接种记录，保证信息完整、安全，并与全科医生团队、家庭医生、签约服务医生（社区护士）共享。

3. 辖区重点人群人口数、居住分布、年龄、职业、收入、生活习惯等特征，包括老年人的养老模式和重点疾病等，以及人群与预防接种有关的主要健康问题、影响因素及社区卫生服务需求等。

在掌握相关数据的基础上，半年进行一次儿童预防接种卡的整理和分析，3~5 年进行一次全面调查，每年年终进行数据分析。

▓▓▓ 第四节　社区预防接种评价 ▓▓▓

为全面了解社区预防接种的开展情况，帮助行政管理者和具体实施者及时总结经验，改进和完善计划、方案，需要对社区预防接种情况进行评价，以便加强质量控制和目标管理，进一步促进社区预防接种工作的实施和管理水平的提高。

一、社区预防接种评价的概念和分类

（一）社区预防接种评价的概念

社区预防接种评价就是通过分析、讨论、检查考核和调查研究等各种方法，对预防接种工作规划的制订和目标的确定，执行规划过程中的经验、存在的问题、执行规划的结果以及所取得的社会经济效益、作用和影响进行系统、客观地分析，并得出客观公正的结论。

（二）社区预防接种评价的分类

1. 根据评价时点分类

（1）预评价：规划制订或项目立项前所进行的评价，也称预评价、事前评价。主要目的是确定规划的重点和项目是否可以立项，是站在项目的起点，主要应用预测分析技术评价项目的未来效益，以确定项目投资是否可行。预评价实际上是对项目的可行性进行分析评价。也就是在社区预防接种项目开展之前进行的评价。其结果一方面可以决定项目是否实施，另一方面预评价取得的数据可以作为基线资料，在项目实施过程中和完成后进行前后比较。

（2）中期评价：是指在项目实施过程中，任何一个时点进行的评价，也称跟踪评价、过程评价。在社区预防接种评价中，中期评价是指社区预防接种项目实施之后，结束之前进行的评价。其目的通常是检查项目评价和设计的质量或评价项目实施过程中的重大变更（环境变化、预算调整、重大方案变化、主要政策变化等）及其对项目效果（效益）的作用和影响；或诊断项目发生的重大困难和问题，寻求对策和出路等。中期评价主要侧重于规划和项目层次上的问题，核心在于通过中期评价反映项目实施过程和行动是否与既定目标保持一致。

（3）终期评价：又可分为实施效果评价和影响评价。①实施效果评价：是规划日期结束或项目结束后一段时间内所进行的评价。主要目的是确定项目活动达到理想效果的程度；总结经验教训，为新项目的宏观导向、政策和管理提供信息反馈；为已经制订的项目、调整正在实施项目、指导待定规划和项目服务。评价要对项目层次和决策管理层次的问题加以分析和总结。疫苗接种后所产生的效果，通常是指能够反映居民健康状况的指标，例如发病率、患病率的降低，休工率、休学率的降低，减少死亡人数，人均期望寿命延长等。②影响评价：影响评价又称效益监督评价，是在效果评价完成一定时间后所进行的评价。以过程评价、效果评价等评价报告为基础，通过调查项目的运行和维持状况，分析发展趋势及其对社会、经济、健康的影响，总结决策等宏观方面的经验教训。在社区预防接种评价中，效益是对接种疫苗产生的效果进一步折算成费用，包括直接效益和间接效益。直接效益是指因接种疫苗减少发病，从而节省的医疗费用。间接效益是指因接种疫苗减少或避免因死亡或者因病矿工所造成的劳动力损失。

2. 根据评价动力与主体分类 评价的动力一是来自外部，二是来自内部。外部主要是指来源于项目捐赠者，特别是大额的捐赠者，希望通过评价对项目的实施情况进行监督；内部主要来自卫生部门本身，希望通过评价树立良好形象，并通过评价改进和完善工作，达到项目和规划目标。

（1）内部评价：是部门或机构自身组织实施的自我评价。社区预防接种内部评价是指卫生行政管理部门或者社区预防接种机构自身进行的评价。其优点首先是评价者是项目的组织实施机构的成员，对组织内部结构和项目运行情况较为了解，对项目实施的全过程较为熟悉，对项目实施地区的文化风俗习惯、社会经济背景较为了解；其次，自我评价的成本较低,在项目实施的每个阶段都可以进行,有利于及时发现问题、解决问题;再次,自我评价的结果或建议容易在今后项目执行过程中得以实现。这是因为一方面评价者本身就是项目执行者;另一方面对项目评价过程发现的问题有切身体会。但内部评价局限性在于:由于评价者往往是组织实施机构的内部成员,因此评价结果通常缺乏客观公正性,而且即使评价很客观,社会也不容易相信其评价结果。

（2）外部评价:是捐赠者或项目组织实施机构聘请高校、科研机构、中介机构或国际组织等外部专家进行的评价。社区预防接种外部评价是指聘请外部专家对社区预防接种项目进行评价。外部评价往往比较客观公正,评价结果容易被公众接受,因而也容易帮助被评价对象树立社会公信度;另外,专家的专业评价也可以增加评价的科学性与规范性;且外部专家评价通常集中一段时间内完成,效率比较高。但外部评价也有缺陷:首先,评价成本较高,因而不可能在项目实施的每个阶段进行,更不可能对每个项目都进行外部专家评价;其次,外部专家对项目实施过程、运行机制甚至项目本身并不清楚,对项目执行环境也不了解,而又需要在短时间内完成,对问题的认识分析会带有偏性;同时,外部评价专家的结果和建议并不容易在今后的执行过程中得到落实。

3. 根据评价手段分类　可分为定量评价与定性评价。定量评价通常是采用数学的方法,收集和处理数据资料,对评价对象做出定量结果的价值判断,如运用模糊数学的方法、教育测量与统计的方法等,对评价对象的特性用数值进行描述和判断。社区预防接种评价中,儿童免疫规划疫苗接种率是定量评价的一种表现形式。定性评价是不采用数学的方法,而是根据评价者对评价对象平时的表现、现实和状态或文献资料的观察和分析,直接对评价对象做出定性结论的价值判断,如写出评语、评出等级等。定性评价是利用专家的知识、经验和判断通过记名表决进行评审和比较的评标方法。定性评价强调观察、分析、归纳与描述。社区预防接种评价中,专家利用自己的知识、经验,对接种儿童的家长进行访谈,是定性评价的一种表现形式。

4. 根据评价内容或领域分类　可分为综合评价和专项评价。综合评价,也叫综合评价方法或多指标综合评价方法,是指使用比较系统的、规范的方法对于多个指标、多个单位同时进行评价的方法。综合考核评价的目的是全面了解国家免疫规划工作状况,评价目标完成情况。专项评价是对某一专项工作的评价,专项考核评价的目的对国家免疫规划工作中单项工作进行评价。

此外,根据项目的效益或效果,还可分为社会效益评价和经济效益评价、质量评价和效果评价、成本评价和效益评价等。

二、社区预防接种评价的意义

计划免疫是当今世界预防某些儿童传染病最经济、有效、简单易行的方法。

1. 了解社区预防接种的现状,有利于评价社区预防接种工作的开展情况　通过对社区预防接种各项活动实践的检查评估,确定社区预防接种工作各项活动的预期目标是否达到,实施社区预防接种规划的目标是否可行,以及各项活动的开展是否合理有效。

2. 有利于提高常规预防接种服务的可及性和应用　社区预防接种评价是对社区预防接种各项活动发展过程进行分析,通过快速反馈、修正计划、调整、改变、开展或增加各种活动的资源,及时解决发现的各种问题,使实现各项活动目标成为可能。

3. 有利于提高预防接种服务的质量 社区预防接种评价通过收集、分析相关活动和结果的信息以及及时有效的信息反馈,找出存在的不足,为活动人员提供及时的指导,从而改进活动执行和操作水平,提高预防接种服务质量。

4. 有利于了解传染病流行对社会生活和经济稳定发展的影响 通过社区预防接种评价,了解实施预防接种后所降低的发病率、死亡率以及减少的发病、死亡人数,从侧面了解传染病流行对社会生活和经济稳定发展的影响。

5. 有利于论证和制定国家对疫苗生产企业的优惠政策、疫苗价格、疫苗流通和预防接种的运行机制 通过社区预防接种评价,对疫苗政策、疫苗生产、疫苗流通、疫苗运输、疫苗接种等有全方位的了解,并且分析社区预防接种的优势和不足,总结经验和教训,针对各项活动实施过程中存在的问题提出改进建议,并为完善今后社区预防接种活动的决策水平提出建议。

6. 有利于明确国家、地方政府和个人在免疫预防工作运行中的责任,尤其是承担的费用比例 使疫苗预防接种能够覆盖国家或地区确定的重要传染病高发流行人群,尤其是高危人群和高发年龄组,不能由于地区或家庭经济等原因而影响疫苗覆盖。

三、社区预防接种评价标准和方法

目前对社区预防接种服务实际工作主要根据国家卫生计生委基层卫生司、中国社区卫生协会编写的《社区卫生服务质量评价指南(2016年版)》进行评价。

(一)社区预防接种评价标准

主要有八类标准,提升社区卫生服务机构预防接种的能力和水平。

1. 预防接种服务人员、设备、设施配置达标

(1)独立设置预防接种门诊,符合规范化接种门诊建设要求:总面积大于80m²,候诊室、预检登记室、接种室和观察室四区功能明确,流程合理;有独立通道。

(2)预防接种门诊工作人员应按照每万人管辖人口配备1人;承担预防接种的人员应当具备执业医师、执业助理医师、执业护士或者乡村医生资格,并经过县级或以上卫生行政部门组织的预防接种专业培训,考核合格后持证方可上岗。

(3)配备固定电话、宽带网络、电脑、打印机等信息化设备,配备平板电视机、光碟播放机等宣传设备,配备两台以上正常使用专用冰箱。有一定数量的冰排、冰包;有冬季取暖和夏季降温的设备设施;有用于体检的设备;有在接种时发生意外需要的抢救药品等。

(4)接种场地环境:①接种场所室外要设有醒目的标志,室内宽敞清洁、光线明亮、通风保暖;并准备好接种工作台、坐凳以及提供儿童和家长休息、等候的条件。②接种场所应当按照"候诊—预检—登记—接种—观察"流程进行合理分区,确保接种工作有序进行。③同时接种几种疫苗时,在接种室(台)分别设置醒目的疫苗接种标记,避免错种、重种和漏种。④做好室内清洁,使用消毒液或紫外线消毒,并做好消毒记录。⑤接种工作人员穿戴工作衣、帽、口罩,双手要洗净。⑥在接种场所显著位置公示相关资料,包括:预防接种工作流程,第一类疫苗的品种、免疫程序、接种方法、作用、禁忌证、不良反应以及注意事项等,第二类疫苗(包括第一类疫苗的同品种自费疫苗)的品种、免疫程序、接种方法、作用、禁忌证、不良反应以及注意事项、接种服务价格等,接种服务咨询电话,宣传资料等。

2. 预防接种基础数据调查和年度数据分析完整 掌握预防接种对象基本情况、特征、特点和影响预防接种因素等,包括半年一次儿童预防接种卡整理和分析等。每年年终有数据分析。

3. 免疫接种服务规范 包括接种对象建证(卡)、预防接种对象联系、预防接种服务、接种后随访等多个环节。0~6岁儿童建证、建卡率达到98%以上,及时更新儿童预防接种登记资料。

4. 0~6岁儿童国家免疫规划疫苗接种率达到90%以上。

5. 提供第二类疫苗接种服务,公民自费并且自愿受种。

6. 开展疑似预防接种异常反应监测。

7. 实施儿童预防接种信息化管理 ①采用接种门诊叫号系统,分时段预约服务,减少儿童和家长等候时间。②预防接种使用统一配置软件。③使用人员经过培训,熟练使用软件。④所有接种数据均录入计算机,日报数与门诊日志相符(手工开诊日志、电脑开诊日志和日耗苗数相符)。接种信息与健康档案接轨。接种信息与全科医生责任团队、签约服务医生等共享。⑤每月从信息化系统梳理应种、未种儿童名单,及时预约疫苗接种,对不能及时接种疫苗的儿童做好原因备注。按月对应种、未种儿童(应有电子版存档)进行短信或者电话通知,并留有记录。

8. 开展智能冷链管理。

(二)社区预防接种评价方法

1. 人员、设备及设施配置 查阅政府对疫苗接种规定的相关文件,检查预防接种人员、设备、设施配置及接种场地位置、布局、流程等是否达到标准、满足预防接种需要。

2. 预防接种基础数据调查和年度数据分析 查阅预防接种记录、社区诊断报告或预防接种专题调查报告、上年度预防接种年终数据分析报告。

3. 预防接种服务 查阅儿童预防接种登记资料,核对适龄儿童预防接种记录,计算儿童建卡、建证率。

4. 0~6岁儿童国家免疫规划疫苗接种 某种疫苗接种率=年度辖区内某种疫苗年度实际接种人数/某种疫苗年度应接种人数×100%。分子、分母均为辖区常住适龄儿童,含本地户籍与外地常住适龄儿童。外地常住为非本地户籍且在本辖区居住3个月以上者。

5. 提供第二类疫苗接种服务 抽查二类疫苗使用登记情况,必须是公民自费并且自愿受种的二类疫苗,有使用者知情记录和签字,并打电话向5名使用者核实。

6. 疑似预防接种异常反应监测 现场检查有无疑似预防接种异常反应登记本、AEFI报告卡和调查表、按月上报监测报表;现场根据报表统计辖区全年需要报告的疑似预防接种异常反应报告例数,查看是否按规定时间上报。

7. 儿童预防接种信息化管理 是否采用接种门诊叫号系统,分时段预约服务;随机抽查近5个月接种日手工开诊日志、电脑开诊日志和日耗苗数是否相符;现场查看应种、未种名单和通知记录等。

8. 开展疫苗智能冷链管理 ①现场查看单位冷链设备管理制度上墙、二类疫苗自费自愿标识明显并且价格上墙。②现场查看两年内疫苗储存和运输温度记录表,疫苗有药品检定机构签发的合格证。③随机抽查冰箱内2种一类疫苗与中国免疫规划信息系统库存数量核对,同时与机构门诊苗帐核对。④现场查看计量部门温度鉴定报告。

(焦明丽)

思 考 题

一、简答题

1. 计划免疫的基本要素是什么?
2. 社区预防接种指什么? 主要分为哪几种形式?
3. 疫苗全过程管理指什么? 具体内容包括哪些?
4. 疫苗冷链系统管理的基本要求有哪些?
5. 社区预防接种评价的概念、意义是什么?

二、案例分析题

2019 年 3 月,香港机场麻疹暴发,截至 3 月 28 日,香港共确诊 31 宗个案,累计的麻疹个案已超 2018 年全年总数,更创 4 年来新高。香港大学感染及传染病中心何总监表示,机场关联的个案是过去 10 年未曾发生过的,有可能会出现第二轮小规模的传播,确诊麻疹的数字可能会持续上升。

世界卫生组织也关注亚太地区的麻疹疫情,指出像中国香港、日本等原本麻疹已绝迹的国家和地区都再度出现麻疹,主要原因是由外地输入。世界卫生组织还表示,亚太地区的麻疹暴发是"把婴儿、儿童和年轻人置身危险中",并影响了消灭麻疹的进程;强调即使在已消灭麻疹的国家和地区,每个人都应接种麻疹疫苗,起码要有 95% 的儿童完成接种两剂麻疹疫苗,才能确保足够的群体保护力。

问题: 1. 如何预防麻疹的发生?

2. 政府组织对机场人员和高危人士进行麻疹疫苗接种是属于哪一种接种形式?

第六章 社区重点人群健康管理

> **案例 6-1**
>
> ### "医学敏感人群"分布
>
> 2015—2017 年,对某地各级各类医疗机构出院患者进行调查,根据性别和年龄绘制出院患者分布情况(图 6-1),女性出院患者有三个年龄分布高峰:5 岁以下儿童和婴幼儿,20~35 岁的育龄期妇女以及 60~65 岁老年人;男性出院患者有两个年龄分布高峰:5 岁以下婴幼儿和 60~65 岁老年人。5 岁以下儿童、育龄期妇女和老年人被称为"医学敏感人群"。
>
>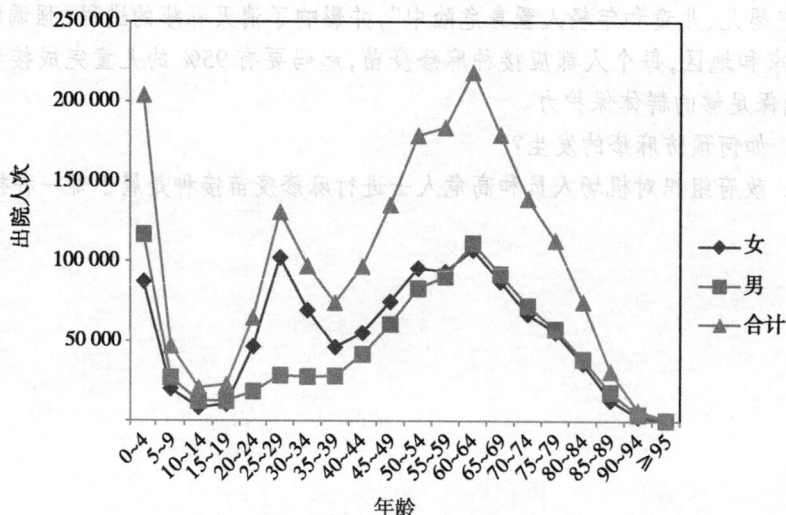
>
> 图 6-1 2015—2017 年某地区出院患者性别、年龄分布情况
>
> 进一步分析发现:引起婴幼儿住院的主要原因是呼吸、肿瘤和消化系统疾病,育龄期妇女住院的主要原因是妊娠、分娩和产褥期疾病,老年人住院的主要原因是循环系统疾病和肿瘤等。为有效防控疾病,社区卫生服务要求针对妇女、儿童、老年人开展重点人群健康管理。
>
> **问题:**1. 社区重点人群健康管理的作用和意义?
>
> 　　　2. 你对重点人群健康管理有哪些建议?

从 2009 年开始,我国实施基本公共卫生服务均等化策略,由社区卫生服务中心(站)、乡镇卫生院、村卫生室等基层医疗卫生机构为居民免费提供基本公共卫生服务项目,其中包

括重点人群的健康管理。通过加强公共卫生服务的提供,达到增进人群健康水平,提高生活质量、减少死亡,减轻家庭与社会的疾病负担,对新时期健康中国战略目标的实现有重要意义。

▌▌ 第一节 概 述 ▌▌

社区卫生服务机构针对重点保健人群开展健康危险因素管理,可以实现预防为主、以有限资源达到健康效果最大化的目的。

一、社区重点人群健康管理的概念

为社区重点人群(key populations)提供健康管理服务,是我国基本公共卫生服务项目中的重要内容,在了解重点人群、健康管理基本概念基础上,可提高社区重点人群健康管理服务的规范化程度。

(一)社区重点保健人群

社区重点保健人群指的是具有特殊生理、心理特点,或处于特殊环境,容易受到健康有害因素影响,具有较高疾病罹患率的人群,通常包括:0~6 岁儿童、孕产妇、65 岁及以上老年人,以及高血压患者、2 型糖尿病患者、重型精神疾病患者、结核病患者甚至建档立卡贫困人口等具有特殊保健需要的人群。在公共卫生服务项目中,对以上重点人群提供健康管理服务。在基本公共卫生服务项目中,设计了社区重点人群健康管理,特指以 65 岁及以上老年人、0~6 岁儿童、孕产妇为重点开展的健康管理服务。

(二)健康管理

┌─ 视窗 6-1 ─────────────────────────────

健康管理的起源

20 世纪 50 年代末,由美国医疗保险机构最先提出健康管理(managed care)概念,其核心是对医疗保险客户(包括疾病患者或高危人群)开展系统的医疗保健服务决策管理,达到有效控制疾病的发生或发展,显著降低疾病风险发生概率和医疗费用支出,从而减少医疗保险赔付损失的目的。

└──

1. **健康管理的概念** 健康管理(health management)是以不同健康状态下人们的健康需要为导向,通过对个体和群体健康状况以及各种健康危险因素进行全面监测、分析、评估及预测,向人们提供有针对性的健康咨询和指导服务,并制订相应的健康管理计划,协调个人、组织和社会的行为,针对各种健康危险因素进行系统干预和管理的全过程。其宗旨是充分调动个人、群体和社会的积极性,通过对有限健康资源的合理计划、组织、协调和控制等管理活动来获取最大的健康效果。

2. **健康管理的健康维护机制** 疾病的发生,特别是慢性非传染性疾病的发生过程,是在健康危险因素的持续作用下,经历了健康低危状态、高危状态,然后发展为早期病变、出现临床症状,最后形成特定疾病的连续过程。人体从健康到疾病的发生是健康持续恶化的过程,与健康危险因素作用的持续时间、影响强度有关。尤其是慢性非传染性疾病,其健康危险因素复杂,与遗传因素、社会环境、自然环境、医疗条件和个人生活方式有紧密联系,而且疾病发生发展和演变的过程漫长,需要几年到十几年,甚至几十年的时间,其间危险因素的持续作用和累积影响不易被个体觉察。通过健康管理,可以对个体或群体的健康危险因素进行系统监测和评估,帮助人们发现和控制危险因素,以成功阻断、延缓、甚至逆转疾病的发生发展进程,实现维护健康的目的。

健康管理体现三级预防思想,实施三级预防措施。一级预防,又称病因预防,是在疾病(或伤害)尚未发生时,针对病因或危险因素采取措施,降低有害暴露水平,增强个体对抗有害暴露的能力,预防疾病的发生;二级预防,即在疾病的临床前期做好早发现、早诊断、早治疗的"三早"预防措施,通过早期发现疾病进行及时治疗,防止疾病发展加重病情。三级预防,即治疗疾病防止并发症和残疾的发生,促进功能恢复,提高生命质量,延长寿命,降低病死率。

3. 健康管理的内涵要素与重点　健康管理的主体是经过系统医学教育或培训并取得相应资质的医务工作者;重点是健康风险因素的干预和慢性非传染性疾病的管理;两大支撑点是信息技术和健康保险。

健康管理的大众理念是"病前主动防、病后科学管、跟踪服务不间断"。健康体检是基础,健康评估是手段,健康干预是关键,健康促进是目的。

健康管理过程包括典型的四个环节,即建立健康档案、评估健康风险、健康风险干预和干预后效果评价。

(三)社区重点人群健康管理

社区重点人群健康管理是对社区常住人口中,65岁及以上的老年人、0~6岁儿童和孕产妇三类重点保健人群,按照三级预防的理念,进行健康危险因素的监测与控制,达到健康维护和健康促进的目的。

1. 老年人健康问题及其危险因素　老年人面临的健康问题主要是慢性病和老年退行性疾病,如心脑血管疾病、肿瘤、糖尿病,也包括吸烟、酗酒、膳食结构不合理、缺乏运动导致的身体免疫力降低、心理认知功能下降等。通过老年人健康管理,尽可能降低健康危险因素的数量和水平,对维护老年人健康,实现健康老龄化有重要意义。

2. 0~6岁儿童健康问题及其危险因素　0~6岁儿童健康问题主要有:①婴幼儿喂养不当造成的营养不良,包括贫血、维生素、钙和微量元素的缺乏或者儿童肥胖等。②免疫功能不健全。③因口腔卫生保健不良导致的儿童龋齿。④因眼保健服务措施不充分导致的儿童眼健康问题。⑤各种潜在危险因素导致的意外伤害问题。通过儿童健康管理,达到保护儿童健康与安全的目的。

3. 孕产妇健康问题及其危险因素　孕产妇健康保健需要,主要集中在与优生优育相关的健康相关知识获取、健康行为培养,如生殖保健健康教育,包括科学膳食、补充叶酸、睡眠、体力活动,预防辐射与病毒感染,孕期定期体检与保健指导,产后访视等。通过良好的孕产期保健,预防各种疾病的发生,保障母亲和婴儿健康,达到母婴安全的目的。

二、社区重点人群健康管理基本规范

社区重点人群健康管理是对社区内常住儿童、孕产妇和老年人,提供预防接种、传染病防治、慢性病综合防治、妇幼保健和精神卫生服务等,基本环节包括:健康信息的收集和利用、健康状况和健康风险评估,以及健康危险因素控制或健康指导。

（一）健康管理宣传

开展健康管理服务需要广大居民的配合,基层社区卫生机构在开展健康管理之前,应利用各种渠道广泛宣传健康管理的意义、服务内容,增强居民对健康管理的认知,培养其健康管理理念和意识,充分调动居民参与健康管理的积极性和主动性,主动接受家庭医生签约服务,接受家庭医生团队提供的健康管理服务。

（二）基础数据收集

基础数据调查和年度数据分析是做好健康管理的基础,也是社区卫生服务完成社区诊断的基本要求。

基础数据的调查包括三方面:①从统计公报或当地公安部门提供的数据,确定年度辖区范围内人口数、常住人口数、老年人数、0~6岁儿童数、孕产妇数,掌握辖区重点人群的人口数。②通过全面调查,帮助社区卫生服务管理者与健康管理服务提供者掌握辖区重点人群的居住分布、年龄、职业、收入、生活习惯等特征,老年人养老模式,重点疾病,社区居民的主要健康问题和主要健康影响因素,了解社区重点人群的卫生服务需求。③通过健康档案、健康体检、诊疗信息和主动询问等方式,采集服务对象的健康相关信息,依托健康管理服务信息平台,完成《健康管理信息登记表》,并定期更新。

一般每3~5年进行一次全面调查,并在每年进行年终数据分析,完成社区卫生诊断报告和年终数据分析报告。

（三）重点人群签约服务

重点人群签约服务通常是通过家庭医生（family physician/family doctor）的签约服务（contract for services）实施。65岁及以上老年人、0~6岁儿童、孕产妇是社区卫生服务的重点人群,是开展签约服务的重点对象。通过签约,基层医疗卫生机构为该人群提供全面、及时、连续、方便、可及的健康管理服务,是保障老年人、儿童、孕产妇健康管理服务质量的前提。重点人群签约率计算公式如下:

重点人群签约率 = 重点人群签约数 / 当地常住重点人群人口数 × 100%

第二节　老年人健康管理

视窗 6-2

人口老龄化

世界卫生组织定义65岁及以上人口为老年人口。老年人口数占总人口数的比例为老年人口系数。60岁及以上老年人口系数超过10%,或65岁及以上老年人口系数超过7%被称之为人口老龄化。

2017年年末中国人口（统计不包括中国香港、澳门特别行政区,中国台湾地区以及海外华侨）139 008万人。从年龄构成看,16~59周岁的劳动年龄人口为90 199万人,占总人口的比重为64.9%;60周岁及以上人口24 090万人,占总人口的17.3%,其中65周岁及以上人口 15 831 万人,占总人口的 11.4%。任何进入老龄化社会的国家都面临两大问题:一是经济问题,二是健康问题。秉承公共卫生"预防为主"的理念,通过积极的健康管理,对打造健康老龄化社会有重要意义。

随着科技进步与社会经济的发展,人类历史上出现人口寿命增加,人口结构呈现前所未有的老龄化趋势,老年人在人群中所占比例越来越高,人口老龄化带来最严重的挑战就是老年人健康服务需求越来越高、全社会医疗卫生负担越来越重。为解决上述问题,需要针对影响老年人健康的慢性非传染性疾病及其疾病风险因素进行防控,老年人健康管理有利于低成本实现老年人保健康的目标。

一、老年人特点

(一)老年人的生理与心理特点

老年人(elderly people)在身体、心理和功能上逐渐出现退行性改变,各种疾病的发生率增大。身体脏器老化、生理功能衰退、机体免疫功能下降,感知觉减弱、注意和记忆力减退、认知功能下降、反应迟钝、性格与情绪容易发生改变,出现行为异常、定向力障碍,甚至老年痴呆。

(二)老年人的主要健康问题

老年人疾病罹患率会增高,所患疾病多为慢性、退行性的非传染性疾病。老年人所患疾病常与机体老化有关,是身体发展变化的自然进程。老年慢性退行性疾病有时临床表现并不典型,对诊断和治疗带来一定的难度,且所患疾病常常不易恢复。老年人的主要健康问题如:跌倒、疼痛、尿失禁、便秘、营养缺乏、消瘦、噎呛、口腔干燥、视觉障碍与老年性耳聋等。老年人同时患有多种疾病的可能性加大,恶化倾向性较高。老年人所患疾病可能存在复杂的社会因素,受日常的生活环境和行为生活方式影响,不容易获得确切发病原因和完整病史,而且个体反应差异较大,这些问题可以通过完善老年人健康管理,通过系统、连续地监测、评估和开展健康指导,解决对老年人健康危险因素认知不足、干预不足的问题,从而有效保障老年人的健康。

二、老年人健康管理概念

(一)老年人健康管理

老年人健康管理指的是按照国家老年人健康管理服务规范要求,为辖区内常住 65 岁及以上居民,建立健康档案、进行健康体检,给予健康指导与管理,是预防和控制老年疾病,提高老年人生活质量,减轻社会与家庭经济与人力负担的主要措施。

(二)老年人健康管理的服务对象

老年人健康管理的服务对象辖区内常住的 65 岁及以上老年人。凡是在社区居住半年以上的老年人,无论户籍人口或非户籍人口,都能在居住地的社区卫生服务中心(站)、乡镇卫生院、村卫生室享受到老年人健康管理服务。

三、老年人健康管理服务内容

根据国家基本公共卫生服务规范,基层卫生机构对辖区内常住 65 岁及以上老年人每年提供 1 次健康管理服务,而完整的老年人健康管理服务内容包括:建立健康档案;开展健康体检和辅助检查,年度健康体检结果及时向居民本人反馈;对老年人的健康状况及其危险因素进行评估;提供健康指导,包括开展健康教育,对不良行为和生活方式进行干预等。

在老年人健康管理过程中,对明确诊断为高血压或糖尿病患者,纳入慢性病患者健康管理;对患有其他疾病的老年人,及时治疗或转诊,并随访转诊结果;对发现有异常检查结果的老年人建议定期复查或转诊。

(一)生活方式和健康状况评估

通过问诊及老年人健康状态自评,了解其基本健康状况、体育锻炼、饮食、吸烟、慢性疾病常见症状、既往所患疾病、治疗及目前用药和生活自理能力等情况,完整填写个人信息调查表。

老年人生活自理能力评估是老年人健康状况评估的主要内容之一。根据国家基本公共卫生服务规范,利用"老年人生活自理能力评估表",对老年人的生活自理能力进行评估。评估事项包括进餐、梳洗、穿衣、如厕和活动五个方面,进行程度等级的评估,每一项程度等级分为可自理、轻度依赖、中度依赖和不能自理。将各方面判断评分汇总后,0~3 分者为可自理;4~8 分者为轻度依赖;9~18 分者为中度依赖;≥ 19 分者为不能自理。

(二)体格检查

老年人健康体检是健康管理的前提和条件,通过体检可以对老年人的健康状况进行评估。体格检查包括体温、脉搏、呼吸、血压、身高、体重、腰围、皮肤、浅表淋巴结、肺部、心脏、腹部等常规体格检查,并对口腔、视力、听力和运动功能等进行粗测判断。

检查结果发现以下异常现象的需要急诊或转诊:①心率> 160 次 / 分或< 40 次 / 分。②收缩压≥ 180mmHg 和 / 或舒张压≥ 110mmHg。③空腹血糖≥ 16.7mmol/L 或< 2.8mmol/L。④症状及心电图怀疑急性冠脉综合征。⑤其他无法处理的急症。

每次健康检查后,及时将相关信息计入健康档案。

(三)辅助检查

辅助检查包括:血常规、尿常规、肝功能(血清谷草转氨酶、血清谷丙转氨酶和总胆红素)、肾功能(血清肌酐和血尿素)、空腹血糖、血脂(总胆固醇、甘油三酯、低密度脂蛋白、高密度脂蛋白)、心电图和腹部 B 超(肝、胆、胰、脾检查)。

(四)健康指导

告知评价结果并进行相应健康指导。

1. 对发现并确诊的高血压和 2 型糖尿病等患者,同时开展相应的慢性病患者健康管理。

2. 对患有其他疾病的(非高血压或糖尿病),应及时治疗或转诊。

3. 对发现有异常的老年人,建议定期复查或向上级医疗机构转诊。

4. 进行健康生活方式以及疫苗接种、骨质疏松预防、防跌倒措施、意外伤害预防和自救、认知和情感等健康指导。

(1)健康教育:健康指导可以通过群体或个体健康教育实施。群体健康教育形式包括:义诊、健康教育专栏、宣传册、彩页、健康讲座、健康沙龙、参与式活动、电视、广播、报纸、杂志、印象制品、手机短信和微信等。个体健康教育形式:生活方式督导、定期随访等。

(2)老年人健康生活方式指导:老年人生活方式管理可从合理膳食、适量运动、戒烟限酒、减轻压力四个方面展开。适当的体力活动可以增进心肺、肌肉、骨骼和功能性健康,减少非传染性疾病、抑郁症和认知功能下降等风险。世界卫生组织制定《关于身体活动有益健康的全球建议》中指出,建议65岁以上的健康人群和慢性非传染性疾病患者,每周完成至少150min中等强度的有氧身体活动,或每周至少75min高强度有氧身体活动,或中等和高强度两种活动相当量的组合。因健康原因不能完成建议活动量的老年人,应在能力和条件允许范围内尽量多活动。针对老年人的成瘾行为进行健康管理,如提供戒烟服务和限制饮酒。

（3）老年人预防接种:流感和肺炎是导致老年人相关疾病发生和死亡的重要原因,建议老年人尤其是患有慢性基础疾病者,接种流感疫苗和肺炎球菌疫苗。北京、上海、深圳等城市较早启动了为老年人免费接种流感疫苗和肺炎疫苗的政策。目前,我国批准用于老年人肺炎链球菌疫苗为23价肺炎球菌多糖疫苗,接种后抗体水平升高,健康成年人一般5年内维持较高水平,随着时间延长而逐渐降低。

（4）老年人骨质疏松预防:包括非药物干预和药物干预两种方式。①非药物干预方式:如戒烟、限酒、增加户外活动,平衡膳食、控制体重。每日饮奶,多食豆制品、芝麻酱、海带、虾米等高钙食物及禽蛋类,动物肝脏等富含维生素D的食物。多食蔬菜、水果等富含维生素C的食物。防摔自救指导、心理疏导、骨质疏松健康教育。②药物干预措施。如补充钙剂、维生素D、维生素C、雌激素等。

5. 告知或预约下一次健康管理服务的时间。

（五）老年人中医药健康管理服务

中医治未病理论与现代健康管理概念一致,具有预防保健的优势。2013年,国家开始每年为老年人提供1次中医药健康管理服务,内容包括中医体质辨识和中医药保健指导。中医体质辨识是按照老年人中医药健康管理服务记录表中33项问题采集信息,根据体质判定标准进行体质辨识,并将辨识结果告知服务对象。中医药保健指导是根据不同体质,从情志调理、饮食调养、起居调摄、运动保健、穴位保健等方面进行相应的中医药保健指导。

> **案例 6-2**

体检发现的问题

某地实施基本公共卫生服务项目,基层医疗卫生机构从2012年以来就开始为老年人开展免费健康体检活动。

李大爷有一段时期经常出现手部肌肉痉挛、腰部和大腿发生剧烈疼痛,随后又自行缓解,自己从网上购买口服补钙保健品,肌肉痉挛问题依然未得到彻底治愈。当村卫生室通知老年人可以参加免费体检时,因李大爷过去从未参加过体检,有点儿不好意思,但最终还是在老伴儿王大娘的鼓励下,两位老人一起到村卫生室参加了一年一次的老年人免费体检。一周后体检结果反馈:王大娘血压控制理想,但空腹血糖首次达到了8.5mmol/L,李大爷尿蛋白化验(+++)。检查结果引起了健康管理人员的高度重视,建议李大爷马上转诊到县医院进一步检查治疗,同时为王大娘进行糖尿病健康管理,对合理用药、饮食和运动提供健康指导。

李大爷转诊到县医院确诊为肾病综合征,血浆蛋白流失严重。随后又转诊到某肾病专科医院进行中西医结合治疗。40d后病情好转,尿蛋白逐渐转阴,血浆蛋白回升到最低正常值范围时,大夫建议带上治疗处方回当地康复治疗,经过一段时间的治疗,最终得以痊愈,手部肌肉痉挛问题再未发生。住院治疗花费约2万元,由新农合和大病医疗保险合计报销约1万元。另外,王大娘经过4个月的药物、饮食和运动干预,血糖得到有效控制,空腹血糖降到了6.1mmol/L。

两位老人了解了基本公共卫生服务和健康管理后,深深感到党和国家政策带来的好处,用较少的钱实现了保健康的目的。

问题:1. 老年人健康管理的主要内容有哪些?

2. 老年人健康管理的基本流程是什么?

四、老年人健康管理服务流程和基本要求

(一)一般流程

老年人健康管理服务一般流程通常包括预约辖区内65岁及以上常住居民、根据评估结果进行分类处理、健康指导三个步骤(图6-2)。

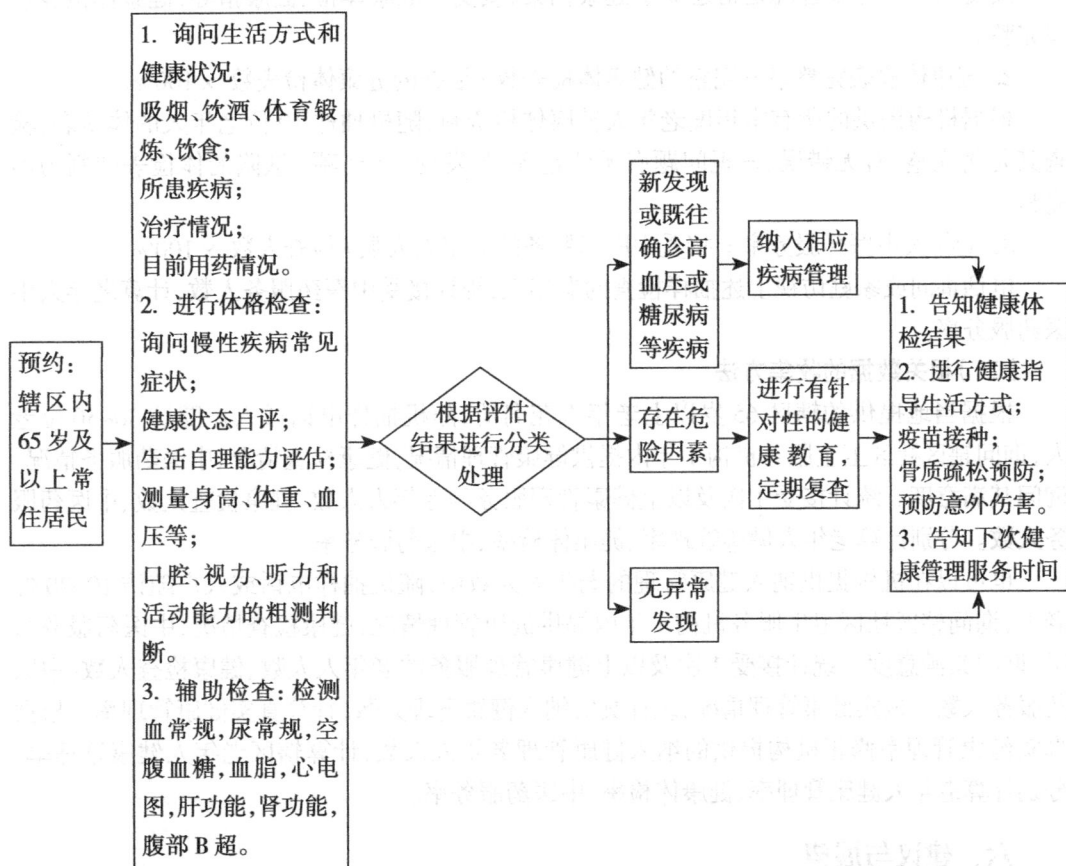

图 6-2 老年人健康管理服务流程图

资料来源:国家卫生健康委《国家基本公共卫生服务规范(第三版)》

111

（二）基本要求

1. 需要具备的条件 应当具备服务内容所需的基本设备和条件。①基本设施设备：包括血压计、听诊器、身高体重秤，电脑、网络设备运行正常。具备尿液分析仪、血液细胞分析仪、全自动（半自动）生化分析仪、心电图机、B超等辅助检查设施设备，设备完好，能正常使用。②人员条件：配备专（兼）职医务人员负责老年人健康管理工作，并接受过相关培训，具有掌握中医理论与实践技能的人才。

2. 需要加强沟通联系 加强与村（居）委会、派出所等相关部门的联系，掌握辖区内老年人人口信息变化。加强宣传，告知服务内容，使更多的老年人愿意接受服务。

3. 及时将相关信息记入健康档案 具体内容详见《居民健康档案管理服务规范》健康体检表。对于已纳入相应慢性病健康管理的老年人，本次健康管理服务可作为一次随访服务。

4. 健康指导 积极应用中医药方法为老年人提供养生保健、疾病防治等健康指导。

五、社区老年人健康管理考核评价

（一）老年人健康管理评价指标

1. 老年人健康管理率＝年内接受健康管理的老年人人数／调查人数×100%。

接受完整的健康管理是指建立了健康档案，接受了健康体检、健康指导，健康体检表填写完整。

2. 健康体检表完整率＝完整的健康体检表数／抽查的健康体检表数×100%。

根据机构提供的所有本年度老年人健康体检资料，随机抽样10位老年人的体检表，检查其是否完整、有无错误、发现问题有无处置等，凡发现2个（项）缺陷的体检表即判为不完整。

3. 老年人中医药服务率＝接受中医药服务的老年人人数／检查人数×100%

电话询问或家庭访视上述抽样检查的老年人，统计接受中医药服务人数，计算老年人中医药服务率。

（二）相关数据的收集方法

根据当地提供的辖区65岁以上老年人花名册，随机抽样电话或入户随访30~50位老人，询问辖区社区卫生服务机构1年内提供健康管理情况，健康检查情况、中医药服务情况，询问其满意度。统计接受1次及以上健康管理服务的老年人人数、健康检查人数、中医药服务人数。分别计算老年人健康管理率、健康体检率、中医药服务率。

也可以在机构提供纳入健康管理的老年人人数中，随机抽样电话或入户随访10~20位老人，询问辖区社区卫生服务机构1年内提供健康管理情况，健康检查情况、中医药服务情况，询问其满意度。统计接受1次及以上健康管理服务的老年人人数、健康检查人数、中医药服务人数。核实健康管理情况，统计真实纳入健康管理人数，计算真实健康管理率。根据真实健康管理率修正机构提供的纳入健康管理老年人人数，计算辖区老年人健康管理率。分别计算老年人健康管理率、健康体检率、中医药服务率。

六、建议与展望

随着人口老龄化程度的加剧，养老已经演变为一个严峻的社会问题，老年人健康管理与养老服务之间有着一定的相同点，也有不同之处。

相同之处：养老服务和健康服务提供者，均需要为老年人提供健康生活的照顾和护理服务，提供疾病预防和治疗服务，进行健康知识传播和健康生活方式的指导等。

不同之处：①二者的购买方不同。养老服务的购买方是居民个人和政府民政部门主导的管理机构，健康管理服务的购买方可能是居民个人、政府卫生行政部门和/或医疗保险管理机构。②服务内容上有差别。健康管理提供的服务是建立健康档案、健康体检、生活方式和健康评估以及健康指导等，主要目的是预防重大疾病，促进健康。而养老服务可能需要在提供健康管理服务的基础上，增加老年人生活照料服务、家政服务、紧急求助服务，文体娱乐活动服务以及法律咨询服务等。

常见的养老服务模式有居家养老、社区养老和机构养老。随着全球老龄化的发展，"社区养老"逐渐获得社会的认同，较之居家养老和机构养老的服务效率高、成本低，还可以满足老年人在熟悉社区养老的愿望。如果将健康管理服务有机融入养老服务，可以促进"社区养老"模式的发展。通过老年人健康管理，在社区层面将养老和健康服务合二为一，实现健康老龄化的目标，改善老年人健康状态的同时，可以降低养老的社会成本。

第三节　0~6岁儿童健康管理

我国基本公共卫生服务项目中，针对0~6岁儿童（children aged 0-6 years）的健康管理就是根据儿童生长发育特点，提供医疗、预防和保健服务，以降低疾病和残疾的发生率、死亡率，保障和促进儿童身心健康与全面发展的卫生措施。

一、0~6岁儿童健康管理概述

（一）0~6岁儿童基本情况

0~6岁儿童的发病率高、住院率高，是典型的医学敏感人群。对0~6岁儿童实施健康管理，指的是对辖区内常住的0~6岁儿童，由社区卫生服务中心（站）或乡镇卫生院、村卫生室的医生，根据儿童不同时期的生长发育特点，开展儿童系列保健服务，以保障和促进儿童身心健康发育，减少疾病的发生。同时，通过对儿童健康监测和重点疾病筛查，还可以对儿童出生缺陷，做到早发现、早诊断、早治疗，以预防和控制儿童残疾的发生和发展，从而提高儿童健康水平。

（二）0~6岁儿童的主要健康问题

2017年，我国导致5岁以下儿童死亡的前5位死因是早产或低出生体重、肺炎、出生窒息、先天性心脏病和意外窒息，占全部死因的55.7%，与2000年相比下降了79.1%。

1. 出生缺陷　又称先天畸形，是婴儿出生前发生的身体结构、功能或代谢异常。世界卫生组织估计，全球低收入国家的出生缺陷发生率为6.42%，中等收入国家为5.57%，高收入国家为4.72%。根据2012年9月原卫生部发布的《中国出生缺陷防治报告（2012）》统计，我国出生缺陷发生率在5.6%左右。常见的出生缺陷有先心病、血友病、唇腭裂、尿道下裂、苯丙酮尿症等。

2. 非传染性疾病　主要有营养不良、肥胖、龋齿和视力异常等。儿童营养不良多见于婴幼儿期，主要原因是非母乳喂养和喂养不当，随后出现贫血、消瘦、腹泻和免疫力下降等问题。预防小儿营养不良，需要加强儿童保健和生长发育监测，进行合理喂养，如鼓励母乳喂养,4~6个月逐渐按需添加辅食,或采取合理的混合喂养或人工喂养。儿童龋齿发病率一般在30%左右,发生龋齿的主要原因是家长不注意孩子的口腔保健。学龄前儿童的视力异常主要是散光、远视眼、先天性斜视和先天性白内障等。儿童视力异常,需要及时发现、及时诊断和及时接受正规专科医院的治疗。注意勿让儿童过早、过多使用电子产品,要经常到户外、视野宽广的地方活动,多接受阳光照射,有利于视力正常发育。

3. 感染性疾病 如麻疹、脊髓灰质炎、白喉、破伤风、百日咳、肺炎链球菌和B型流感嗜血杆菌引起的肺炎以及轮状病毒引起的腹泻等,现已具备疫苗,可以防止儿童染病和死亡。呼吸道感染是婴幼儿和学龄前儿童常见的病种,主要原因是儿童免疫力差。在日常生活中,通过增加营养,多吃新鲜水果和蔬菜、养成良好的卫生习惯,如勤洗手、不乱摸鼻子和眼睛等可以都到有效预防。

4. 意外伤害 包括压迫窒息、烫伤、跌落、食物窒息、新生儿衣被过厚导致的脱水甚至死亡、家畜伤害等,都应积极防控。

(三)0~6岁儿童健康管理计划

0~6岁儿童健康管理计划,就是对儿童生长发育进行检测的基础上,针对影响儿童生长发育、导致疾病和死亡的重要危险因素进行干预。

1. 儿童生长发育监测 是对儿童的身高体重、智能发展水平、行为等进行评测,反映儿童身体与智力的发育程度。在《国家基本公共卫生服务规范(第三版)》中,分别提供了男童和女童生长发育监测图,对个体儿童的身长、体重进行定期连续的测量,并将测量结果记录在生长发育图中,观察分析其体重曲线在生长发育图中的走向,以便早期发现生长迟滞现象,及时分析原因,采取相应干预措施,促进儿童生长。

2. 提供生长发育健康指导 据WHO报道,营养相关因素对5岁以下儿童死亡的贡献率达到约45%。2016年,全球范围内估计有1.55亿名5岁以下儿童发育迟缓(身高相对年龄偏低),5 200万名儿童体重身高比例偏低,4 100万名儿童过重或肥胖。全球新生儿后期死亡的主要原因是肺炎和其他呼吸道感染。0~6岁儿童健康管理应对儿童营养和生长发育进行健康指导,主要措施包括纯母乳喂养、营养均衡等。

视窗 6-3

母 乳 喂 养

母乳是WHO推荐的新生儿完美的食物,微黄而黏稠的乳汁在孕期结束时就已经产生,应该在婴儿出生的第一个小时里就开始母乳喂养。母乳喂养是为婴儿提供健康成长和发育所需营养的理想方式。为了纪念1990年8月世界卫生组织和联合国儿童基金会决策者保护、促进和支持母乳喂养的伊诺森蒂宣言,每年在8月1~7日为庆祝世界母乳喂养周,以便在世界各地鼓励母乳喂养并改善婴儿健康。如果获得正确的信息,有来自家庭、卫生保健系统以及整个社会的支持,所有的母亲都可以哺乳。

3. 提供疾病预防健康指导 除营养不良外,个人不良卫生习惯、不安全的饮用水和食品、过分拥挤的环境也是儿童重要的可预防的致病因素,防控疾病的健康指导还包括疫苗接种、适当的卫生设施和个人卫生,以及减少室内空气污染等。

（1）加强预防接种指导：接种疫苗可以有效预防传染病对人体的危害,安全风险极低,不良反应极少,是最经济、安全、有效的预防传染病的措施,是政府着力保障的基本公共卫生服务。社区卫生服务机构应该加强指导,提高社会对预防接种的正确认识,促进主动参与预防接种。

（2）利用互联网＋疾病预防知识宝库进行健康指导：2018年4月,国务院办公厅印发了《关于促进"互联网＋医疗健康"发展的意见》,国家卫生健康委官方客户端健康中国App、支付宝App和阿里健康疫苗服务三大平台上线的"疾病预防知识宝库",增加了婴幼儿常见病防治、营养健康、儿童近视、超重肥胖等方面的科普知识,社区卫生机构可以利用互联网健康平台,进行全面科学的儿童健康科普传播和疾病预防指导。

二、0~6岁儿童健康管理服务内容

（一）新生儿家庭访视

1. 新生儿家庭访视时间 新生儿出院后1周内。

2. 新生儿家庭访视地点 医务人员到新生儿家中进行,同时进行产后访视,填写新生儿家庭访视记录表。

3. 新生儿家庭访视内容

（1）了解：了解出生时情况、预防接种情况,在开展新生儿疾病筛查的地区应了解新生儿疾病筛查情况等。

（2）观察和询问：观察家居环境,重点询问和观察喂养、睡眠、大小便、黄疸、脐部情况、口腔发育等情况。

（3）体检：为新生儿测量体温、记录出生时体重、身长,进行体格检查。

（4）记录：建立《母子健康手册》。

（5）指导：根据新生儿的具体情况,对家长进行喂养、发育、防病、预防伤害和口腔保健指导。

（6）告知：如果发现新生儿未接种卡介苗和第1剂乙肝疫苗,提醒家长尽快补种。如果发现新生儿未接受新生儿疾病筛查,告知家长到具备筛查条件的医疗保健机构进行补筛。

（7）加访：对于低出生体重、早产、双多胎或有出生缺陷等具有高危因素的新生儿根据实际情况增加家庭访视次数。

（二）新生儿满月健康管理

1. 满月健康管理时间 新生儿出生后28~30d。

2. 满月健康管理地点 在社区卫生服务中心、乡镇卫生院进行随访。

3. 满月健康管理内容

（1）接种：接种乙肝疫苗第二针。

（2）体检：进行全面的体格检查,了解生长发育指标,测量体重、身长、头围、胸围。

（3）询问和观察：重点包括询问和观察新生儿的喂养、睡眠、大小便、黄疸等情况。

（4）指导：对家长进行喂养、发育、防病指导。

（三）婴幼儿健康管理

1. 婴幼儿健康管理时间 对1~3岁婴幼儿的健康管理,时间分别在3、6、8、12、18、24、30、36月龄时进行,共8次。有条件的地区,建议结合儿童预防接种时间增加随访次数。

2. 婴幼儿健康管理地点 满月后的随访服务均应在社区卫生服务中心、乡镇卫生院进行,偏远地区可在村卫生室、社区卫生服务站进行。

3. 婴幼儿健康管理服务内容

(1)询问:询问上次随访到本次随访之间的婴幼儿喂养、患病等情况。

(2)体检:进行体格检查,在婴幼儿6~8、18、30月龄时分别进行1次血常规(或血红蛋白)检测。在6、12、24、36月龄时,使用行为测听法分别进行1次听力筛查。

(3)指导:做生长发育和心理行为发育评估,进行科学喂养(合理膳食)、生长发育、疾病预防、预防伤害、口腔保健等健康指导。

(4)预防接种:在每次进行预防接种前均要检查有无禁忌证,若无,体检结束后接受预防接种。

(四)学龄前儿童健康管理

1. 学龄前儿童健康管理时间 对4~6岁儿童每年提供一次健康管理服务。

2. 学龄前儿童健康管理地点 散居儿童的健康管理服务应在社区卫生服务中心、乡镇卫生院进行,集居儿童可在托幼机构进行。

3. 学龄前儿童健康管理内容

(1)询问:询问上次随访到本次随访之间的膳食、患病等情况。

(2)体检:每年开展1~2次体检,注意视力、口腔牙齿卫生。进行血常规(或血红蛋白)检测和视力筛查。进行生长发育和心理行为发育评估

(3)指导:进行合理膳食、生长发育、疾病预防、预防伤害、口腔保健、中医保健和常见疾病防治等健康指导。

(4)预防接种:在每次进行预防接种前均要检查有无禁忌证,若无,体检结束后接受疫苗接种。

(五)健康问题处理

对健康管理中发现的营养不良、贫血、单纯性肥胖等情况的儿童,分析问题产生的原因,给出指导或转诊建议。

对心理行为发育偏异、口腔发育异常(唇腭裂、诞生牙)、龋齿、视力低常或听力异常儿童等情况应及时转诊并追踪随访转诊后的结果。

三、0~6岁儿童健康管理服务流程

0~6岁儿童健康管理服务流程强调在相应时间节点做好对应的健康管理服务(图6-3)。

(一)新生儿健康管理

在新生儿出院1周内,进行家庭访视,询问新生儿一般情况,预防接种和先天性疾病筛查,观察家居环境,进行体格检查,指导新生儿护理和母乳喂养。

(二)满月至6岁儿童的健康管理

满月至6岁,一共进行12次健康管理服务,每次的主要内容包括三部分:

1. 询问发育和患病情况。

2. 进行体格检查和生长发育评估。

3. 进行健康指导,包括科学喂养、合理膳食、生长发育、疾病预防、预防伤害和口腔保健等。

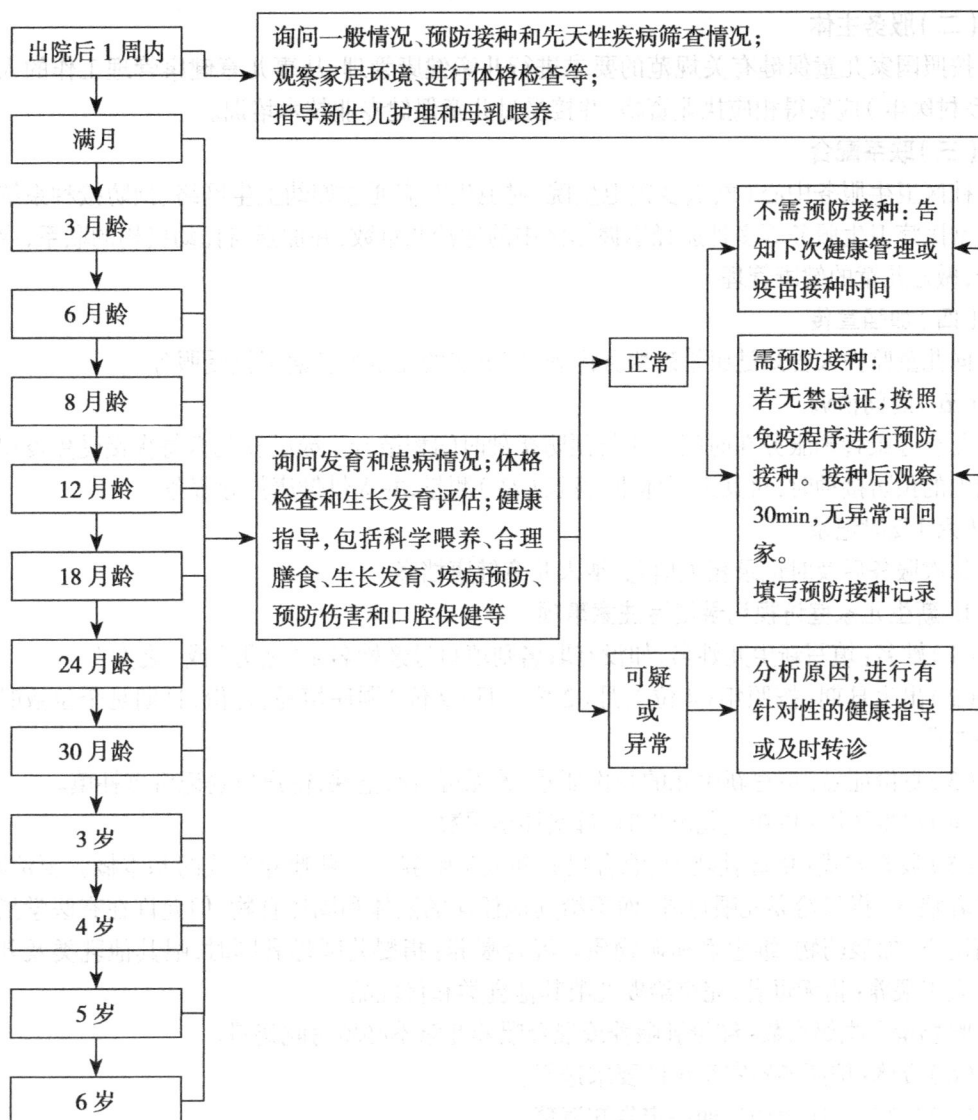

图 6-3 0~6 岁儿童健康管理服务流程
资料来源:国家卫生健康委《国家基本公共卫生服务规范(第三版)》

每次访视有两种结果:正常或异常(可疑)。

访视结果正常,有两种情况需要处理,一是不需要预防接种的,告知下次健康管理或疫苗接种时间。二是需要预防接种的,若无禁忌证,按照免疫程序进行预防接种。接种后需观察 30min,无异常可回家,填写预防接种记录。

访视发现可疑或异常时,分析原因,进行有针对性的健康指导或转诊。

四、0~6 岁儿童健康管理服务要求

(一)基本条件

应当具备所需的基本设备和条件。具有掌握儿童保健适宜技术的基层医疗卫生人员。

（二）服务主体

按照国家儿童保健有关规范的要求进行儿童健康管理，从事儿童健康管理工作的人员（含乡村医生）应取得相应执业资格，并接受过儿童保健专业技术培训。

（三）联系配合

社区卫生服务中心（站）、乡镇卫生院、村卫生室应通过妇幼卫生网络、预防接种系统以及日常医疗卫生服务等多种途径掌握辖区中的适龄儿童数，并加强与托幼机构的联系，取得配合，做好儿童的健康管理。

（四）加强宣传

向儿童监护人告知健康管理服务内容，使更多的儿童家长愿意接受服务。

（五）时间协调

儿童健康管理服务在时间上应与预防接种时间相结合。鼓励在儿童每次接受免疫规划范围内的预防接种时，对其进行体重、身长（高）测量，并提供健康指导服务。

（六）及时记录

每次服务后及时记录相关信息，纳入儿童健康档案。

1. 新生儿家庭访视记录填写注意事项

（1）姓名：填写新生儿姓名，如没有取名则填写母亲姓名＋"之男"或"之女"。

（2）出生日期：按照年（4位）、月（2位）、日（2位）顺序填写，月份、日期是个位数时前面加"0"。

（3）身份证号：填写新生儿的身份证号，若无可暂时空缺，待户口登记后再补填。

（4）出生孕周：指新生儿出生时，母亲怀孕周数。

（5）喂养方式：指母乳喂养、混合喂养和人工喂养。三种喂养方式的基本概念要清晰。纯母乳喂养：指只给婴儿喂母乳，而不给其他任何的液体和固体食物，但允许在有医学指征的情况下，加喂药物、维生素和矿物质。混合喂养：指婴儿喂母乳同时，喂其他乳类及乳制品。人工喂养：指无母乳，完全给婴儿喂其他乳类和代乳品。

吃奶量和吃奶次数：纯母乳喂养或混合喂养儿童不必填写吃奶量。

（6）查体：按照各器官系统的要求进行。

（7）告知：下次随访日期一定告知清楚。

2. 1~8月龄儿童健康检查记录表填写注意事项

（1）填表时，"——"表示本次随访时该项目不用检查。若失访，在随访日期处写明失访原因；若死亡，写明死亡日期和死亡原因。

（2）体重、身长：指检查时实测的具体数值。并根据国家卫生健康委选用的儿童生长发育评价标准，判断儿童体格发育情况，在相应的"上""中""下"上划"√"。

（3）体格检查：6月龄时使用行为测听的方法进行听力筛查。6月龄和8月龄时按实际出牙数填写。6月龄或者8月龄可免费测一次血常规（血红蛋白）。

（4）户外活动：询问家长儿童在户外活动的平均时间后填写。

（5）服用维生素 D：填写具体的维生素 D 名称、每日剂量，按实际补充量填写，未补充，填写"0"。

（6）发育评估：按照"儿童生长发育监测图"的运动发育指标进行评估，发现发育问题在相应序号上打"√"。该年龄段任何一条预警征象阳性提示有发育偏异的可能。

（7）下次随访日期：根据儿童情况确定下次随访日期，并告知家长。

（8）满月：出生后 28~30d；3 月龄（满 3 个月至 3 个月 29d）；6 月龄（满 6 个月至 6 个月 29d）；8 月龄（满 8 个月至 8 个月 29d），其他月龄段的健康检查内容可以增加健康检查记录表，标注随访月龄和随访时间。

3. 12~30 月龄儿童健康检查记录表填写注意事项

（1）出牙数和龋齿数：填入出牙数和龋齿数。出现褐色或黑褐色斑点或斑块，表面粗糙，甚至出现明显的牙体结构破坏为龋齿。

（2）步态：无跛行，判断为未见异常，否则为异常。

（3）18 月龄和 30 月龄可分别免费测一次血常规（或血红蛋白）。

（4）下次随访日期：根据儿童情况确定下次随访的日期，并告知家长。

（5）12 月龄（满 12 个月至 12 个月 29d）；18 月龄（满 18 个月至 18 个月 29d）；24 月龄（满 24 个月至 24 个月 29d）；30 月龄（满 30 个月至 30 个月 29d），其他月龄段的健康检查内容可以增加健康相关事项。

4. 3~6 岁儿童健康检查记录表填写注意事项

（1）体格检查：视力检查填写具体数据，使用国际视力表或对数视力表均可。听力：使用行为测听方法进行听力筛查。血红蛋白质：填写实际测查数据。4 岁、5 岁和 6 岁可分别免费测一次血常规（或血红蛋白）。

（2）下次随访日期：根据儿童情况确定下次随访日期，并告知家长。

（七）儿童中医药健康管理

积极应用中医药方法，为儿童提供生长发育与疾病预防等健康指导。

儿童中医药健康管理服务包括如下内容：

（1）服务时间：在儿童 6、12、18、24、30、36 月龄时，对儿童家长进行儿童中医药健康指导。

（2）服务内容：向家长提供儿童中医饮食调养、起居活动指导。如婴幼儿从 4 个月开始添加辅食，在儿童 6、12 月龄时，给家长传授摩腹和捏脊方法；在 18、24 月龄时，传授按揉迎香穴、足三里穴的方法；在 30、36 月龄时，传授按揉四神聪穴的方法。

五、0~6 岁儿童健康管理考核评价

（一）0~6 岁儿童健康管理评价指标

1. 新生儿家庭访视率 = 调查对象中按照规范要求接受 1 次及以上访视的新生儿人数 / 调查新生儿数 ×100%

2. 儿童健康管理率 = 调查对象中接受 1 次及以上健康管理服务儿童数 / 调查儿童数 ×100%

3. 0~6 岁儿童系统管理率 = 年度辖区内，按相应频次要求接受系统健康管理的 0~6 岁儿童数 / 调查儿童数 ×100%

4. 儿童中医药健康管理率 = 接受中医药服务儿童人数 / 调查儿童人数 ×100%

（二）0~6 岁儿童健康管理评价资料收集方法

随机抽样新生儿、0~6 岁儿童各 10 名，电话询问或家庭访视监护人，调查辖区社区卫生服务机构对其健康管理情况，根据调查结果计算新生儿访视率、儿童健康管理率、0~6 岁儿童系统管理率和儿童中医药健康管理率。

六、建议与展望

先天性异常、伤害和非传染性疾病（慢性呼吸道疾病、后天心脏病、儿童癌症、糖尿病和肥胖）是全球儿童健康议程中的新重点。每33名婴儿中就有1名先天性异常，每年导致320万名儿童罹患与出生缺陷有关的残疾。影响儿童及其以后生活的非传染性疾病全球负担在迅速上升，而许多风险因素是可以预防的。同样，全球超重儿童的人数从2000年约3 100万人增加到了2015年的4 200万人，包括在儿童营养不良比率高的国家。

鼓励母乳喂养。世界卫生组织致力于支持各国落实并监测2012年5月由会员国批准的《孕产妇、婴儿和幼儿营养全面实施计划》。该计划包括六项目标，其中一项就是到2025年将生命最初6个月的纯母乳喂养率提高到至少50%。

关注幼儿心理健康。幼儿时期是儿童智能发展和人格培养的关键期，青少年时期乃至成年后出现的许多心理及行为偏差，其原因可追溯至幼儿时期。关注幼儿心理健康，充分发展潜能，培养良好的人格品质具有十分重要而迫切的现实意义。

第四节　孕产妇健康管理

孕产妇（maternity）健康管理是对生命孕育阶段的早期健康干预，也是我国实现基本公共卫生服务均等化的主要措施，对降低孕产妇死亡、保障母婴健康具有非常重要的意义。

一、孕产妇健康管理概述

明确孕产妇健康管理的服务对象、孕产期的主要健康问题和健康危险因素，可以有效提高孕产妇健康管理效果，提高健康管理服务的规范性。

（一）孕产妇健康管理对象

孕产妇健康管理的服务对象为辖区内常住孕产妇，即指从怀孕开始至产后42d内的辖区常住孕产妇。开展孕产妇健康管理的目的是消除影响胎儿正常发育的各种有害因素，提高孕产妇健康素质，保证母婴安全。

（二）孕产妇主要健康问题

孕产妇死于妊娠和分娩期间及分娩后的并发症。这些并发症大多是在妊娠期间获得的，且大多可预防或治愈。其他并发症可能在妊娠之前就有，但在妊娠期间恶化。占孕产妇死亡原因75%的主要并发症有：大出血（大都是产后出血）、感染（通常是在分娩后）、妊娠高血压（子痫前兆和子痫）、分娩并发症和不安全的人工流产。其余并发症由妊娠期间的疟疾和艾滋病等疾病引发或与之相关。

同时，孕产期妇女不仅面临很多健康危险因素，孕期身体和心理上会发生较大变化，了解这些身心变化和健康危险因素有利于针对性提供健康管理服务。

1. 孕早期常见的健康问题

（1）孕前准备：孕前需要健康的身体素质与充足孕育心理准备，开展孕前保健咨询，保证营养均衡、生活规律、养成良好的生活习惯，放松心情。做好孕产期卫生保健服务的衔接工作。孕前3个月就开始补充叶酸和多种维生素。

（2）妊娠反应：在妊娠早期（停经6周左右），孕妇体内绒毛膜促性腺激素（HCG）分泌增多,胃酸分泌减少和胃排空时间延长,会导致出现头晕、乏力、食欲缺乏、恶心、呕吐,乳房刺痛、膨胀,尿频等早孕反应现象。妊娠12周后,随着体内HCG水平的下降,症状多自然消失。

（3）适度营养:孕早期适度补充营养,主要是叶酸、维生素C、维生素B_6、镁和维生素A。保证母体摄入一定优质的蛋白质、维生素和矿物质就可以了。

（4）出血腹痛:孕早期出血有多种原因,包括母体孕激素缺乏引起的出血、胚胎本身原因引起的出血,以及受到外力刺激引起的出血。在怀孕的任何阶段无论任何出血症状都需要告诉医生。剧烈的腹痛,有可能是流产或异位妊娠的征兆。

（5）辐射和不合理用药:孕早期应该避免X摄线、CT等放射性辐射。受精卵着床后至12周左右胚胎、胎儿各器官处于高度分化、迅速发育阶段,药物毒性极容易干扰胚胎、胎儿组织细胞的正常分化,可能造成组织、器官的畸形。因此,妊娠12周内是药物致畸最敏感的时期。

2. 孕中期常见的健康问题　孕中期是指怀孕13周到27^{+6}周,早孕反应逐渐减轻并消失,孕妇食欲增加,胎儿进入快速生长发育期。胎儿营养在这个时期得到最好的吸收,胎儿是否健康也从这个时期可以检查。这段时间应该为孕中期服务提供2次保健,分别应在怀孕16~20周和怀孕21~24周各检查一次。

（1）孕期检查:怀孕16~20周,开始第二次孕期检查,在主要项目检查的基础上,可自愿进行唐氏筛查;21~24周进行第三次产检,主要项目是B超筛查胎儿畸形。检查胎儿头围、腹围、大腿骨长度以及脊柱,从胎儿外形发育上看是否有先天性异常。了解胎儿宫内发育情况。在24~28周之间,为了解胎盘发育和羊水情况,进行超声检查,筛查是否有重大畸形,如无脑儿、脊柱裂、脑积水等。绘制妊娠图,监测胎儿宫内发育情况。

（2）健康问题:妊娠糖尿病、妊娠高血压、下肢水肿、贫血,胎位不正,羊水异常,体重增长过快,肠道蠕动减慢引发的便秘等是孕中期常见的健康问题。妊娠糖尿病比一般糖尿病的危害大很多。孕妇容易发生贫血,而且会引起胎儿贫血,出现早产、死胎,所以需要及早检查发现、及早预防和治疗。

妊娠高血压疾病的高危人群特点:年龄在40岁及以上、工作紧张、初产妇或妊娠间隔时间10年以上的经产妇、合并慢性高血压、慢性肾炎、糖尿病以及营养不良或肥胖者。

孕中晚期经常出现下肢水肿问题,通过调节,以多休息等方式可以减轻水肿。

体重增长过快会引发高血压等妊娠相关疾病,也会使胎儿营养过剩导致巨大儿。体重增长过慢导致胎儿营养不良、畸形、早产和缺氧等问题。

另外注意孕妇心理指导,注意产检的筛查结果对孕妇造成了焦虑、抑郁等,要通过沟通加强心理疏导,减轻焦虑、抑郁等不良情绪对孕妇的影响。

（3）营养补充:孕中期母体需要为胎儿生长和产后泌乳储备物质和能量,孕妇对食物摄入量和营养的需求增加。胎儿骨骼快速发育,需要大量的钙,孕中期容易因钙补充不足引发腿抽筋。预防贫血,需要补充铁剂,口服维生素C增加铁剂的吸收,同时适当补充叶酸和维生素B_{12}。孕中期每日总能量的摄入要增加到2 100~2 300kcal以上。孕中期的营养供应和营养指导非常重要,要适当增加鱼、禽、蛋、瘦肉和奶类摄入,为孕妇和胎儿发育提供优质蛋白。

3. 孕晚期常见的健康问题　孕晚期是指从孕妇28周开始,到分娩结束（40周）。随着

胎儿发育成熟,腹部越来越大,持久负重压力,可导致不同程度的腰痛。这一时期的主要健康问题表现如下:

(1)子痫:在妊娠晚期,孕妇突然出现头痛,往往是子痫的先兆。尤其是患有妊娠高血压的孕妇,或有严重浮肿症状的孕妇更需引起关注。如不及时诊断治疗,还会诱发抽搐、昏迷,甚至危及母子生命。

(2)胎盘早剥:在妊娠终末期,由于外伤、负重或同房后,突然出现剧烈腹痛,多为胎盘早剥,需要及时到医院检查。

(3)宫内感染:胎膜早破,羊水流出,被误认为是阴道分泌物或尿失禁,从而引起继发性宫内感染,容易导致胎儿败血症,甚至脑膜炎等非常严重的后果。所以孕晚期的孕妇,一旦发现阴道流水,哪怕少量水样液体也一定要警惕并就医检查。

(4)急性妊娠期脂肪肝:怀孕 7 个月以后,也会发生非常罕见的急性妊娠期脂肪肝。这种病在产科的发病率极低,但是一旦发生后,孕妇的死亡率高达 80%。这种病在双胞胎、妊娠期高血压孕妇中多见。早期症状会出现全身乏力、恶心呕吐或者上腹部不适等不典型症状。一旦出现皮肤黄染,进入黄疸阶段,母婴健康都会受到威胁,随时可能出现胎儿死亡。早诊断、早治疗、早期中断妊娠的预后较好。

(5)胎膜早破:一些孕妇在怀孕 30 周以上,会出现羊水提早破裂现象,医学上叫胎膜早破。羊水破裂很容易导致脐带脱出,引发胎儿缺血、缺氧,很快出现宫内窒息甚至死亡,这种情况非常多见。

(6)胎动监测:进入孕晚期,胎动强度会逐渐减弱,这是正常现象。孕晚期应该重点监测胎动次数。正常情况下,早、午、晚胎动的三次平均数为 5~10 次,不应该少于 5 次。

4. 产后常见的健康问题　剖宫产手术增加了并发症的风险,如:子宫裂伤、膀胱和输尿管损伤、大血管破裂、术后肠道黏连等。顺产对孕妇身体的影响最小。此外,产妇在生产完毕后,常常会因为身体过于虚弱而需要一定的恢复和保养,称之为产后康复。无论顺产、剖宫产,都需要进行产后康复,从饮食调理、洗浴、运动等日常生活方式指导,到身心调节和护理都对产妇身心健康有重要意义。

二、社区孕产妇健康管理服务内容

(一)孕早期健康管理

1. 建立保健手册　孕 13 周前,由孕妇居住地的社区卫生服务中心、乡镇卫生院为孕妇建立孕产妇管理保健手册——《母子健康手册》,并进行第 1 次产前检查。

2. 健康教育　进行孕早期健康教育和指导,如孕产妇患有乙肝及艾滋病等相关教育。

3. 孕妇健康状况评估　询问既往史、家族史、个人史等,观察体态、精神,并进行一般体检、妇科检查和血常规、尿常规、血型、肝功能、肾功能、乙型肝炎病毒检测,有条件的地区建议进行血糖、阴道分泌物、梅毒血清学试验、HIV 抗体检测等实验室检查。

4. 孕早期保健指导　开展孕早期生活方式、心理和营养保健指导,特别要强调避免致畸因素和疾病对胚胎的不良影响,同时告知和督促孕妇进行产前筛查和产前诊断。

5. 记录服务内容　根据检查结果填写第 1 次产前检查服务记录表,对具有妊娠危险因素和可能有妊娠禁忌证或严重并发症的孕妇,及时转诊到上级医疗卫生机构,并在 2 周内随访转诊结果。

（二）孕中期健康管理

开展第 2~5 次产前随访服务,并进行相应记录。

1. 健康教育 进行孕中期（孕 16~20 周、21~24 周各一次）健康教育和指导。

2. 孕妇健康状况评估 通过询问、观察、一般体格检查、产科检查、实验室检查对孕妇健康和胎儿的生长发育状况进行评估,识别需要做产前诊断和需要转诊的高危重点孕妇。

3. 健康干预 对未发现异常的孕妇,除了进行孕期的生活方式、心理、运动和营养指导外,还应告知和督促孕妇进行预防出生缺陷的产前筛查和产前诊断;对发现有异常的孕妇,要及时转至上级医疗卫生机构。出现危急征象的孕妇,要立即转上级医疗卫生机构,并在 2 周内随访转诊结果。

（三）孕晚期健康管理

1. 健康教育 进行孕晚期（孕 28~36 周、37~40 周各一次）健康教育和指导。

2. 自我监护指导 开展孕产妇自我监护方法、促进自然分娩、母乳喂养以及孕期并发症、合并症防治指导。

3. 健康干预 对随访中发现的高危孕妇应根据就诊医疗卫生机构的建议,督促其酌情增加随访次数。随访中若发现有高危情况,建议其及时转诊。

（四）高危孕妇专案管理

凡妊娠时具有各种危险因素,可能危害孕妇、胎儿、新生儿健康或导致难产者称为高危妊娠。高危妊娠分一般高危妊娠和重度高危妊娠。很多地区针对高危孕产妇制订了特殊的管理方案,进行高危妊娠筛查和健康管理。

1. 高危妊娠筛查与复评 在孕妇建卡时,通过详细询问病史、体格检查和 B 超、化验等辅助检查进行高危初筛评定。每次产前检查均应进行高危复评,及时掌握高危因素变化和发现新的高危因素,并详细填写"异常情况处理",记录高危因素发生、治疗、转归的全过程。高危妊娠必须在《母子健康手册》封面上打印"高危妊娠"字样,并最好上墙标示。

2. 高危妊娠的监护、转诊与处理 对有高危因素变化及其对孕妇和胎儿健康的影响进行监护,并采取干预措施。发现高危妊娠及时治疗和转诊。对于重度高危妊娠实行"专册、专任、专案"管理。需要转诊时,由妇幼医生填写转诊单并护送到区以上医疗保健机构进行诊治,并做好追踪随访工作。

3. 高危妊娠健康教育 做好妊娠高危因素的健康危害宣传教育,提高孕妇和家属的卫生保健与安全防范意识,使他们主动接受保健管理,配合做好健康干预措施。

高危妊娠管理于产后 42d 结束,结案前按规定做好高危报告工作。

（五）产后访视

社区卫生服务中心（站）、乡镇卫生院、村卫生室在收到分娩医院转来的产妇分娩信息后应于产妇出院后 1 周内到产妇家中进行产后访视,进行产褥期健康管理,加强母乳喂养和新生儿护理指导,同时进行新生儿访视,填写产后访视记录表。

1. 了解一般情况 通过观察、询问和检查,了解产妇一般情况:乳房、子宫、恶露、会阴或腹部伤口恢复等。

2. 产褥期健康指导 对产妇进行产褥期保健指导,对母乳喂养困难、产后便秘、痔疮、会阴或腹部伤口等问题进行处理。

3. 及时转诊治疗 发现有产褥感染、产后出血、子宫复旧不佳、妊娠合并症未恢复者以及产后抑郁等问题,应及时转至上级医疗卫生机构进一步检查、诊断和治疗。

4. **了解新生儿情况** 通过观察、询问和检查了解新生儿的基本情况。

(六)产后 42d 健康检查

1. 为正常产妇做产后健康检查,异常产妇应到原分娩医疗卫生机构检查。

2. 进行询问、观察、一般体检和妇科检查,必要时进行辅助检查,对产妇恢复情况进行评估。

3. 对产妇应进行心理保健、性保健与避孕、预防生殖道感染、纯母乳喂养(至少 6 个月)等宣教,对产妇和婴幼儿营养进行指导。

三、孕产妇健康管理服务流程

孕产妇健康管理分三个阶段:孕期健康管理、产后 1 周访视和产后 42d 健康检查。每一阶段的主要任务有三个:①收集信息:通过询问、观察和体检(检查)以收集孕产妇是否健康、是否存在健康危险因素等信息。②进行健康状态和健康危险因素的评估。③开展健康与保健指导,针对异常情况及时转诊治疗(图 6-4)。

四、孕产妇健康管理的基本要求

1. 开展孕产妇健康管理的社区卫生服务中心和乡镇卫生院,应当具备服务所需的基本设备和条件。

2. 按照国家孕产妇保健有关规范要求,进行孕产妇全程追踪与管理工作,从事孕产妇健康管理服务工作的人员应取得相应的执业资格,并接受过孕产妇保健专业技术培训。

3. 加强与村(居)委会、妇联相关部门的联系,掌握辖区内孕产妇人口信息。

4. 加强宣传,在基层医疗卫生机构公示免费服务内容,使更多的育龄妇女愿意接受服务,提高早孕建册率。梅毒血清学试验、HIV 抗体检测检查为重大公共卫生服务免费测查项目。

5. 每次服务后及时记录相关信息,纳入孕产妇健康档案。

6. 积极运用中医药方法(如饮食起居、情志调摄、食疗药膳、产后康复等),开展孕期、产褥期、哺乳期保健服务。

7. 有助产技术服务资质的基层医疗卫生机构,在孕中期和孕晚期对孕产妇各进行 2 次随访。没有助产技术服务资质的基层医疗卫生机构,督促孕产妇前往有资质的机构进行相关随访。

五、孕产妇健康管理评价指标

(一)孕产妇健康管理考核评价指标

1. **早孕建册率** 早孕建册指的是为孕 13 周之前为孕妇建立《孕产妇保健手册》,并进行第一次产前检查。早孕建册率指的是为辖区内孕 13 周之前建册并进行第一次产前检查的产妇人数占该地该时间段内活产数比例。评估标准应不低于国家对孕产妇系统管理率的要求。

2. **产后访视率** 社区卫生服务中心在收到分娩医院转来的产妇分娩信息后,应于 3~7d 内到产妇家中进行产后访视,进行产褥期健康管理,加强母乳喂养和新生儿护理指导,同时进行新生儿访视。应保证访视记录的完整性和真实性,并及时更新随访记录。

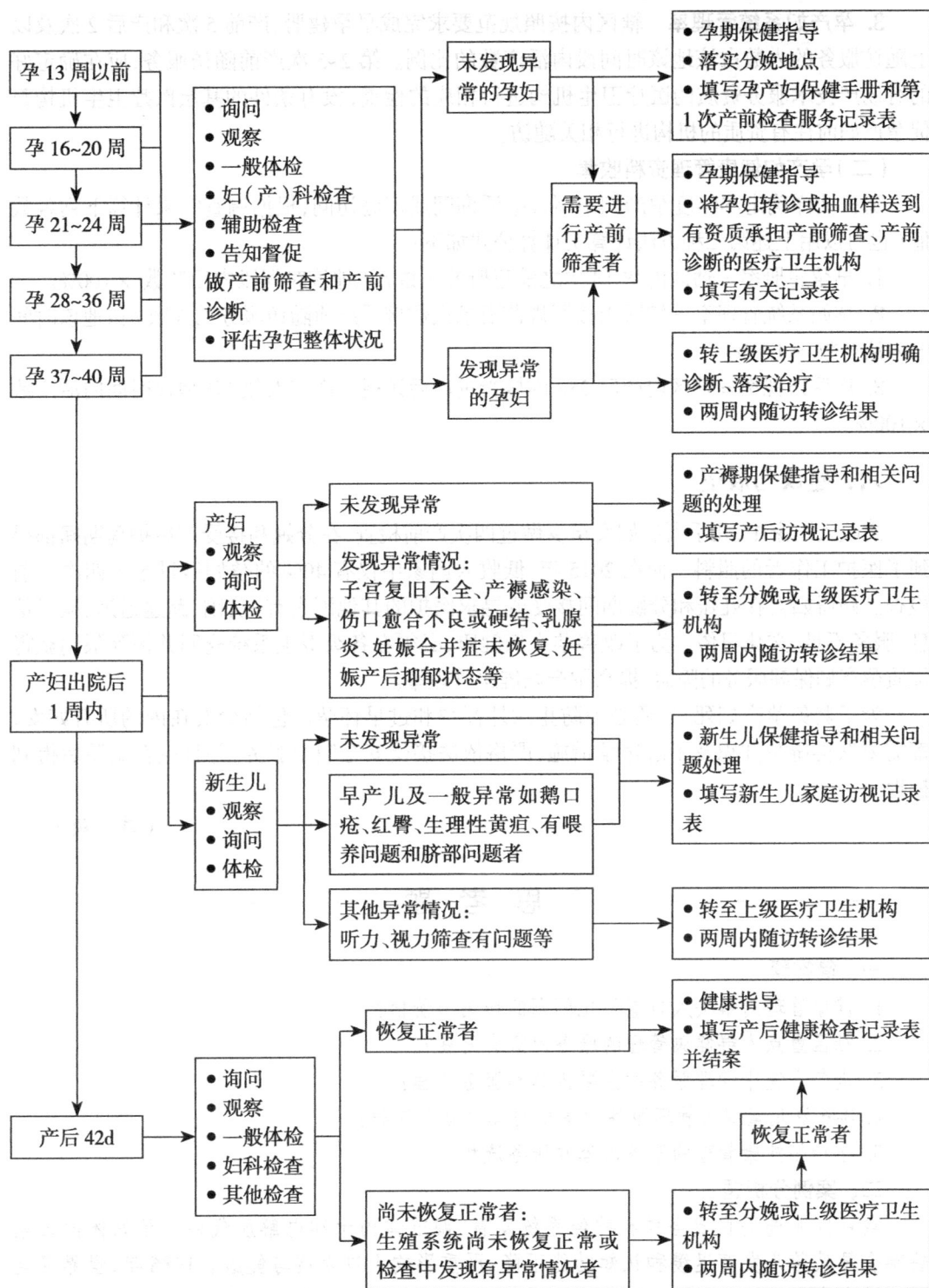

图 6-4　孕产妇健康管理服务流程图
资料来源：国家卫生健康委《国家基本公共卫生服务规范（第三版）》

3. 孕产妇系统管理率　辖区内按照规范要求完成早孕建册、产前 5 次和产后 2 次及以上随访服务的人数占该地该时间段内活产数的比例。第 2~5 次产前随访服务,应在确定好的有助产技术服务资质的医疗卫生机构进行相应的检查;没有条件的基层医疗卫生机构督促孕产妇前往有资质的机构进行相关随访。

(二)孕产妇健康管理资料收集

随机抽样确定本年度孕产妇 10 名,电话询问或家庭访问,根据调查结果计算下列各数值(也可以用上述第二种方法计算),计算公式如下:

1. 早孕建册率 = 辖区内孕 13 周之前建册的人数 / 该地该时间段内活产数 ×100%。

2. 孕妇系统管理率 = 辖区内按照规范要求次数接受产前随访服务的人数 / 该地该时间段内活产数 ×100%。

3. 产后访视率 = 辖区内产后 28d 内接受过产后访视的产妇人数 / 该地该时间内活产数 ×100%。

六、建议与展望

高收入国家中,几乎所有妇女至少做过四次产前检查,在分娩和接受产后护理期间都得到了医护工作者的照料。而在 2015 年,低收入国家中仅有 40% 的孕妇做过至少四次产前检查。妨碍妇女在妊娠和分娩期间接受或寻求医护的其他因素有:贫困、路途遥远、缺乏信息、服务不足、文化习俗。为了改善孕产妇健康,必须在各级卫生系统查明并消除限制获得优质孕产妇保健服务的障碍,提高孕产妇健康管理率。

为了避免孕产妇死亡,还必须防止意外怀孕和过早怀孕。包括少女在内的所有妇女,都需要获得避孕知识及了解避孕措施,严格依法接受安全堕胎服务,并且应在堕胎后得到护理。

(韩　颖)

▌思　考　题▐

一、简答题

1. 健康管理对解决人口老龄化问题的作用与价值?

2. 社区重点人群健康管理的服务对象有哪些?

3. 老年人健康管理服务的主要内容和服务流程?

4. 0~6 岁儿童健康管理服务的主要内容和服务流程?

5. 孕产妇健康管理的服务内容和服务流程?

二、案例分析题

碘可以促进蛋白质合成和神经系统发育,调节体内水和电解质代谢。孕妇体内长期缺碘会导致胎儿发育迟缓和认知功能下降,严重影响人口素质与健康。1986 年,世界卫生组织提出在全世界范围内消除碘缺乏病的号召,推荐成人每人每日碘摄入量 80~150μg,提出将尿碘中位数(MUI)作为碘营养状况评价标准,普通人群碘营养水平"适宜"标准是为 100~200μg/L(微克 / 每升);"超过适宜量"标准为 200~300μg/L;"过量"标准为 ≥ 300μg/L;而孕妇人群的碘营养不足标准为 MUI < 100μg/L。我国大部分地区自推行食盐加碘预防碘

缺乏病措施以来,人群碘营养状况总体处于"适宜"水平,甚至一些地区人群 MUI 超出适宜水平。

然而,有报道指出,某地市自然环境中,水碘含量(0.1~2.8μg/L)远低于碘缺乏病地区划定的水碘含量的标准(<10μg/L),是典型的碘缺乏病地区,该地市在加强了碘缺乏病防治以后,取得了明显成效,但是,在 2017 年抽检的 700 名孕妇尿碘检测结果显示,MUI 为 97.79μg/L,整体水平偏低。同时,近年来该市新生儿疾病筛查结果显示,每年都有新生儿甲状腺功能减低的检出。而各大医院和妇幼保健机构开展尿碘监测能力不足。针对该市特殊的自然环境和碘缺乏病的防治工作现状,受"二孩政策"的影响,专家建议将孕妇尿碘检测纳入孕产妇健康管理,作为基本公共卫生服务项目予以实施。

问题: 1. 试述孕产妇健康管理目的和意义有哪些?

2. 你认为孕妇尿碘检测是否应纳入基本公共卫生服务项目?优化孕产妇健康管理服务需要考虑哪些因素?

宜相对稳定。人群覆盖范围及方法为："适宜"：每一街镇区人群 MJU 均由出站宜

第七章 社区慢性病管理

案例 7-1

"脑卒中医联体"让突发脑卒中患者从基层转入医院

2018 年 7 月 10 日上午 11 点左右，住在重庆市九龙坡区白市驿的 70 岁杨大爷突然左脚瘫软，跌坐在地，嘴角歪斜，说话迟缓，家人迅速将其送往家门口的九龙坡区人民医院西城园区急诊救治。大约 12：00，医生在接诊杨大爷后初步判断为突发脑卒中，需马上转入上级医院行溶栓治疗。在与患者家属沟通病情后，急诊医生立即启动应急预案，快速将患者个人信息上传至"新桥医院急性卒中救治协作联盟信息平台"，并安排患者往新桥医院转院。

接收到患者初步病情的新桥医院神经内科介入急救团队专家，根据"信息平台"反馈的信息马上组织人员在急诊等候。大约 13：20，在杨大爷抵达新桥医院后，立即安排完成 CTA（脑血管断层扫描）检查，根据检查结果，医生为杨大爷安排了入院和急诊手术。大约 14：20，杨大爷在发病 3.5h 左右被送进了新桥医院神经内科介入手术室。7 月 11 日，手术第二天，医生在为其进行检查评估后，已脱离术后危险期的杨大爷转回到九龙坡区人民医院西城院区接受进一步康复治疗，新桥医院专家也能通过信息化平台对杨大爷后续治疗进行远程监控和指导。

由新桥医院神经内科牵头搭建的"脑卒中医联体"模式，不仅在联盟单位内建立顺畅的向上转诊的"绿色通道"，还加大对基层医院的技术帮扶，提升基层医院在脑卒中领域的救治水平，推动分级诊疗和双向转诊工作，切实让患者和家属"向上转院时安心，向下转院时放心"，使分级诊疗和双向转诊具体落到实处，造福更多患者。

问题：分析案例中脑卒中突发患者成功救治的原因，思考社区慢性病分级诊疗和双向转诊的必要性和重要意义。

第一节 概 述

随着我国社会经济的发展、预期寿命的延长以及行为生活方式的变化，慢性病的发病和死亡呈大幅上升趋势，由此造成的卫生服务需求的增加和昂贵的医疗费用，构成沉重的家庭和社会负担，慢性病已经成为严重威胁人民健康的重要公共卫生问题。

一、慢性病的概念

慢性病（chronic disease）是指长期的、不能自愈和几乎不能完全治愈的疾病。1987年，美国慢性病委员会首先提出，具有以下一种或一种以上的特征的疾病可视为慢性病：①患病时间是长期的。②疾病的原因常可引起不可逆的病理变化。③病后常留下功能障碍。④因病情不同，需要不同的医疗处置。⑤因病情差异需要不同的康复训练。通常所指的慢性病主要是指具有高发病率、高死亡率和高致残率的慢性非传染性流行病，故又称为慢性非传染性疾病（chronic non-communicable diseases）。

当前，备受关注的慢性病主要包括：①恶性肿瘤，如肺癌。②心脑血管疾病，如高血压、冠心病。③代谢性疾病，如糖尿病。④慢性呼吸系统疾病，如慢性支气管炎。⑤心理异常和精神病，如抑郁症。⑥其他各种器官的慢性、不可逆性损害。

二、慢性病自然史

慢性病的病程进展缓慢、逐渐加重，其病理变化常具有退行性、不可逆性，严重者可引起功能障碍而需长期的治疗、保健和康复，甚至可能导致死亡。随着医学科学技术的发展，人们对慢性病的病程演变过程有了一些规律性的认识。依据L.Robbins和J.H.Hall的《怎样开展医学前瞻》一书中的系统论述，将慢性病自然史分为六个阶段：

1. 无危险阶段 即人们的行为生活方式和周围环境中没有危险因素，此阶段的预防措施是保持健康的生活方式和良好的生产、生活环境。健康教育可以帮助人们认识和防止可能出现的危险因素。

2. 出现危险因素 随着环境的改变和年龄的增长，人们的生产、生活环境出现了危险因素，但由于程度轻微或作用时间短暂，危险因素并没有对人体产生明显的危害或对人体的危害作用还不易检出。进行行为生活方式调查或环境监测，有助于发现危险因素的存在。

3. 致病因素存在 随着危险因素作用时间的延长和数量的增加，危险因素转变为致病因素，疾病虽尚不足以形成，但对人体的危害作用已逐渐显现。在此时期如果及时采取干预措施，停止危险因素的作用，可以阻止慢性病的发生。

4. 症状出现 此阶段慢性病已经形成，症状开始出现，组织器官发生可逆的形态功能损害，用各种检查手段能够发现人体异常变化。有效的预防策略是在正常或高危人群中采用筛检手段发现患者，通过早期发现，进行早期诊断和治疗，阻止疾病的继续发展，使病程逆转，恢复健康。

5. 体征出现 症状和体征可能同时出现或程度不一地先后出现。此阶段患者能够明显感觉机体出现形态及功能障碍而主动就医。但此时即使停止危险因素的继续作用，病程也不可能逆转，采取治疗措施可以改善症状和体征，推迟伤残和减少劳动力的丧失。

6. 劳动力丧失 这是疾病自然发展进程的最后阶段，此阶段的主要措施是进行康复治疗。

从慢性病发生的自然病程来看，在慢性病发生的早期，积极发现危险因素，并开展对危险因素的干预，提倡健康的生活方式对预防慢性病的发生和发展具有重要意义。

三、慢性病的危险因素

引起慢性病的危险因素很多,概括起来有以下四类:

1. 环境危险因素 人类环境包括自然环境和社会环境。在自然环境中,影响人类健康的因素主要有生物因素、物理因素和化学因素。目前,人口的过度增长,人类对有限的自然资源的过度开发,以及空气、水、土壤的污染,都构成了健康的主要威胁。在社会环境中,有诸多的因素与人类健康有关,如社会制度、经济状况、人口状况、文化教育水平等,都会对人体健康产生影响。

2. 行为生活方式危险因素 人的行为既是健康状态的反映,同时又对人的健康产生重要的影响。不良的行为方式不仅与慢性病有关,也是传染病和伤害的重要危险因素。国内外的研究均显示,行为与生活方式因素在慢性病的发生和发展中占据了突出地位。世界卫生组织 2002 年估计,全球 1/3 以上的死亡可归因于吸烟、酗酒、不健康饮食等十种行为危险因素。

3. 生物遗传危险因素 随着医学科学的发展以及对疾病的认识不断深入,人们发现生物遗传因素直接影响人类健康,它对人类诸多疾病的发生、发展及分布具有决定性影响。如:糖尿病、某些肿瘤、心血管疾病(如高血压)等都有生物遗传倾向。

4. 医疗卫生服务中的危险因素 医疗保健机构布局是否合理,人群就医、预防保健的需求能否得到满足,是否能承担医疗服务费用,医疗保健技术是否足以保障人群的健康,医疗服务的质量是否达到要求,服务是否规范等,对人群的健康和疾病的转归都有直接的影响。

在上述四类危险因素中,不良的行为生活方式是导致慢性病高发的最主要原因。目前,膳食结构不合理、身体活动不足和吸烟被普遍认为是造成多种慢性病的三大危险因素,而这些因素是可以采取措施干预的。发达国家的经验表明,对危险因素(吸烟、酗酒、膳食结构不合理、体力活动过少、体重超重或肥胖、高血压、血糖异常、高血脂)采取有效的干预措施,可以使健康期望寿命延长 5~10 年。

四、慢性病的社会危害

在我国,慢性病发病率上升,患病人数增加,是导致我国卫生费用过快增长的重要原因。慢性病的防控管理工作面临越来越大的挑战。

1. 慢性病成为主要死亡原因 慢性病已成为我国城乡居民死亡的主要原因,1991 年中国慢性病死亡占总死亡的比例为 73.8%,2000 年上升到 80.9%,2012 年全国居民慢性病死亡率已占总死亡人数的 86.6%。心脑血管病、癌症和慢性呼吸系统疾病为主要死因,占总死亡的 79.4%,其中心脑血管病死亡率为 271.8/100 000,癌症死亡率为 144.3/100 000(前五位分别是肺癌、肝癌、胃癌、食道癌、结直肠癌),慢性呼吸系统疾病死亡率为 68/100 000。

2. 慢性病严重影响我国劳动力人口的健康 我国劳动力人口中广泛存在着慢性病多种高危行为,如吸烟、超重和肥胖、高血压、血脂异常等人数均以亿计数。2012 年,全国 18~44 岁人群肥胖率为 11.0%,较 2002 年上升了 4.6%,;45~59 岁人群肥胖率为 13.9%,较 2002 年上升了 3.7%。全国 18~44 岁人群高血压的患病率达到 10.6%,血压控制率仅为 6.3%;45~59 岁人群高血压患病率达到 35.7%,血压控制率仅为 13.1%。

3. 慢性病造成沉重的经济负担 据《中国心血管病报告 2018》报道,据推算,我国心血管病现患人数为 2.9 亿,死亡率居首位,占居民疾病死亡构成的 40% 以上;农村心血管病死亡率持续高于城市。因此,慢性病防控的形势很严峻。

五、慢性病的防控策略

慢性病的控制与管理需要国家或地区通过制定法律和相关政策,组织卫生资源,采取有效措施,消除或减少慢性病对居民健康的影响。

(一)慢性病防控的战略目标

WHO 确定的慢性病防控的战略目标:建立全球性的预防和控制慢性病的公共卫生体系及方法,发展多种国际的预防活动,促进多数成员国家采取行动,将慢性病的预防和控制作为卫生工作的重点领域,发展综合防治措施和多部门参与的活动与计划,共同进行慢性病的预防与控制,改变全人口的健康状况。

(二)慢性病防控的行动原则

1. 以公共卫生系统为主导 实施多部门合作,广泛开展以人群为基础的健康促进与慢性病预防;卫生系统进行重组,临床医学与预防医学弥合裂痕,使之适应医学模式及疾病谱的改变。

2. 建立支持环境,强调个人责任 健康是每个公民的一项基本人权,而维护健康不仅仅是国家和社会的责任,也是个人的责任。个人应主动参与健康教育与健康促进。与此同时,国家应建立支持性环境,以利于健康维护。

3. 立足社区 社区卫生服务是临床医学和预防医学的结合点,是开展慢性病社区综合防治重要的工作平台。将慢性病的防治融入社区卫生服务,在社区开展以健康教育与健康促进为主的行为危险因素的干预,是预防和控制慢性病的有效措施。

4. 建立广泛的伙伴关系 慢性病预防与控制不单是卫生部门的事,而是涉及多个部门,涉及每个人。在慢性病防治上,应加强多部门、多学科的协作,在有机协调机制的基础上,形成广泛的健康伙伴关系。

5. 依据科学行动 慢性病病种繁多,病情复杂,预防与控制是一个涉及面很广的社会问题,防控的长远规划和方向,应依据科学行动。因此,应进行慢性病的基线调查,根据对人群健康影响的程度和重要性选择主要的健康问题,确定最有效的预防控制方法。

6. 利用现有资源,在现有卫生体制中加强慢性病的防治工作 以社区卫生服务机构为运转平台开展慢性病综合干预,全面降低慢性病的主要危险因素;调整现有卫生服务机构的服务模式,实现单纯疾病治疗模式向疾病管理模式的转变。

(三)慢性病防控的策略与措施

1. 健康促进 通过健康促进,可以使人群认识到慢性病是个人与环境相互作用的结果,提高大众对慢性病的认知水平,促使大众相信通过自身的努力与参与,通过采取有效的预防措施,改变不良的生活习惯与行为,就可以避免或延迟慢性病的发生,最终为自己的健康付诸行动,达到"知 - 信 - 行"的统一。

2. 以人群为基础的一、二、三级预防相结合 2006 年,WHO 发布的《预防慢性病:一项至关重要的投资》中指出,各国政府和民众应当走出慢性病不可预防的误区,积极地投资和致力于预防慢性病。三级预防原则是预防医学的核心,它体现在个体或群体慢性病发生的各个阶段。

一级预防,即病因预防,主要手段是健康促进和健康保护。世界卫生组织在总结各国防治慢性病方面的经验和教训时指出,专科医疗服务控制慢性病的效果有限,对改善人群健康状况没有多大贡献,且费用昂贵,即使是经济发达的国家,也不堪重负。而以公共卫生系统为主导,倡导建立积极的行为和生活方式,创造良好的生活、工作、学习环境,实施以全人群为基础的健康促进和一级预防方法,成为慢性病预防和控制的有效措施。

二级预防亦称发病前期的预防,主要措施是早期发现、早期诊断和早期治疗。二级预防对于可能逆转、停止或延迟慢性病的发展具有重要意义。

三级预防是疾病期为降低疾病的危害而采取的措施,其目的是防止伤残和促进功能恢复,提高生命质量,延长寿命,降低病死率。

3. 社区综合防治 慢性病防治是一项综合系统工程,不仅需要政府、社会及医疗机构的通力合作,而且需要临床医学与预防医学的有机整合。社区卫生服务是以社区为范围的基层预防保健组织形式,可为居民提供健康教育、社区预防、社区保健、社区康复、计划生育技术服务、常见病和慢性病治疗的"六位一体"的连续、优质、综合而又经济、可及的服务,是慢性病防治的最佳途径。通过社区卫生服务及时发现患者,做到早诊断、早治疗,预防和控制并发症的发生,改善生存质量,使三级预防有机地结合起来,才能有效地预防和控制慢性病。

4. 发展国家政策和规划 政府和卫生行政部门重视慢性病防控工作,增加社区卫生服务与公共卫生服务的投入;负责慢性病的防治机构和各部门协调配合,利用社会各方面的力量,建立社会医疗保险、法律、法规、政策的保证和支持。

5. 开展慢性病监测 了解慢性病行为危险因素,人文环境与死亡变化的趋势,为制订慢性病控制方案和服务计划以及评价,为政府和卫生行政提供信息支持(图 7-1)。

视窗 7-1

慢性病防控策略的核心内容

慢性病防控策略的核心内容

"123"目标——

- 1升——提升居民健康行为
- 2早——早发现、早治疗
- 3降——降发病、降病残、降死亡

"444"重点——

4种主要 慢性病	4种生物 危险因素	4种行为 危险因素
·心脑血管疾病 ·癌症 ·糖尿病 ·慢性呼吸系统疾病	·血压 ·血糖 ·血脂 ·肥胖	·烟 ·膳食 ·运动 ·酒

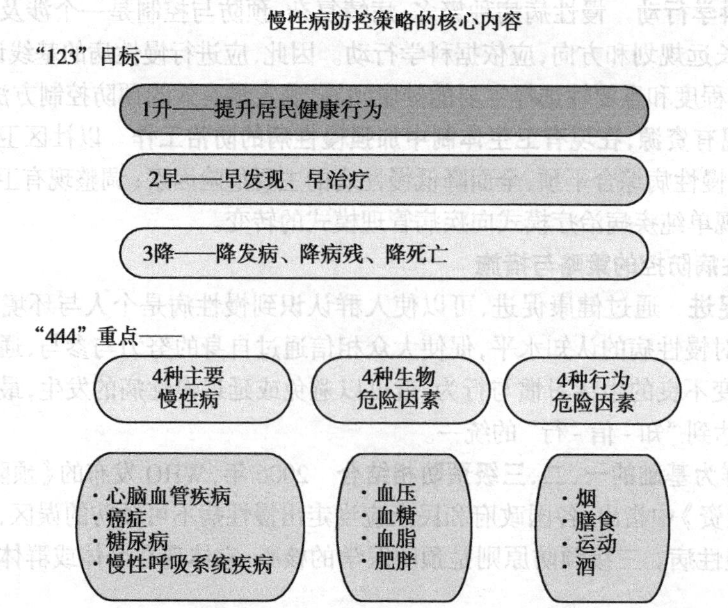

图 7-1 慢性病防控策略的核心内容

▌▌▌ 第二节 社区慢性病管理 ▌▌▌

面对慢性病的严峻挑战,我国政府和相关部门更新观念,调整策略,积极推进社区慢性病综合防控工作,以社区慢性病防治为突破口,探索不同管理模式。对常见慢性病的防治、规范化管理已经成为社区慢性病工作的核心内容。

一、社区慢性病管理的目标

社区慢性病控制与管理的目标是通过实施以健康促进为主要策略的干预活动,降低人群中慢性病的危险因素,控制慢性病发病率和死亡率的上升趋势。通过高危人群和患者的早期发现、随访管理与规范化治疗与干预,控制病情稳定,预防和延缓并发症的发生,提高生命质量。

二、社区慢性病管理的内容

社区慢性病管理以社区卫生服务机构为平台,利用健康管理和疾病管理等技术手段,以控制危险因素和慢性病管理为目标,由社区卫生服务机构和辖区居民签订慢性病相关服务合约,为居民提供连续的、相互衔接的公共卫生服务、基本医疗服务及其他医疗服务。

社区慢性病防治主要是针对慢性病的不同人群(一般人群、高危人群、疾患人群),分别采取不同的干预手段(健康促进、健康管理、疾病管理),重点关注三个控制环节:对于一般人群应控制危险因素,养成健康行为,从而有效预防和控制慢性病;对于高危人群应早诊早治,调整生活方式,开展预防筛查;对于患病人群要进行规范化管理,进行伤残预防(图 7-2)。

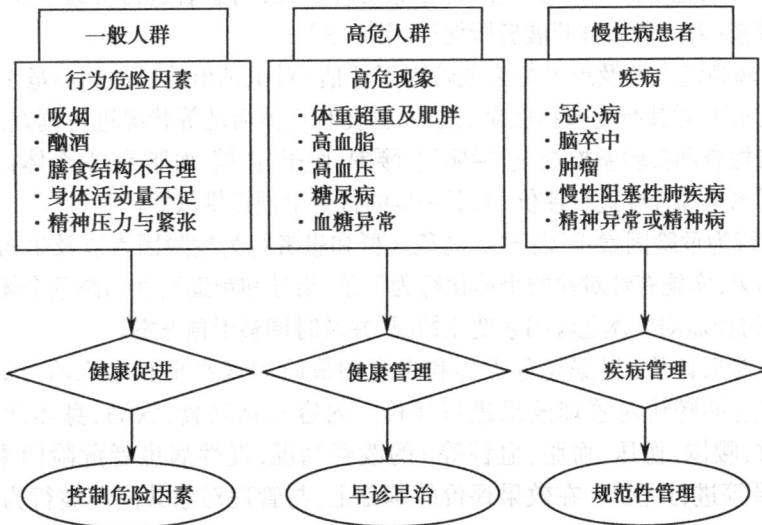

图 7-2 社区慢性病管理内容

健康管理和疾病管理是目前广为认同的预防和控制慢性病的手段之一。通过对慢性病相关高危人群和慢性病患者提供个体化的健康改善措施,可有效地控制慢性病的发生、减缓慢性病的并发症的发生、促进生命质量的提高。

（一）健康管理

1. 健康管理的概念 健康管理（health management）是一种对个人和人群的健康危险因素进行监测、分析、评估以及干预的一个全面管理的过程,其目的是调动个人及集体的积极性,有效地利用有限的资源来达到最大的健康效果;控制危险因素,防止亚健康状态演变成疾病;促进慢性病的早预防、早发现、早诊断和早治疗。

2. 健康管理的特点

（1）以个体和群体的健康需要为导向,以控制危险因素为核心:健康管理通过控制个人的健康危险因素,帮助个体和群体建立健康的生活方式,从而减少疾病发生的可能性。

（2）体现一、二、三级预防相结合:健康管理对高危人群的危险因素进行评价、干预和管理,对临床患者的高危因素和疾病进行管理,整合了一级预防、二级预防、三级预防的内容。

（3）是周而复始的动态循环过程:健康管理通过有计划、有组织的系统活动对个体和群体中的健康问题和健康危险因素进行检测、评估、干预、再评估,这些环节要素不断循环进行,只有长期坚持才能收到预期效果。

3. 健康管理的实施步骤

（1）收集慢性病相关信息:收集人群慢性病分类管理的个人健康信息,包括一般信息、目前健康状况、疾病家族史、生活方式、体格测量和实验室检查等内容,尤其是对 35 岁以上的社区居民为重点人群建立健康档案。

（2）人群健康分级与分类:根据收集到的慢性病相关信息,将服务人群分为一般人群、慢性病高危人群和慢性病患者三类。人群分类的目的是针对不同人群采取不同的管理,原则是对高危人群实施个体化行为干预,即健康管理手段;对患者进行行为干预和临床治疗,即疾病管理措施;对一般人群开展健康促进（图 7-3）。

（3）慢性病高危人群及患者行为危险因素评估:对识别出的慢性病高危个体和慢性病患者,应通过询问,对其行为包括吸烟、饮酒、膳食和身体活动等状况进行调查,同时还应进行必要的体格检查和实验室检查,包括体重、腰围、血压、血糖、血脂等,对个体行为和生物危险因素的暴露水平和程度进行评价,为下一步的行为干预提供依据。

（4）个体行为危险因素干预:根据高危人群和患者行为危险因素以及生物危险因素暴露水平评估结果,实施有针对性的个体化行为干预,指导和帮助慢性病高危个体和患者改善行为;定期随访和监测个体危险因素变化情况,并及时调整干预方案。

（5）管理效果评价:根据高危人群和患者的危险因素水平和临床治疗原则,确定随访时间,通过定期随访对管理效果进行评价。内容包括膳食、饮酒、身体活动、吸烟、生物指标（体重、腰围、血压、血脂、血糖等）的改善情况,慢性病患者危险因素控制、依从性和治疗效果等进行评价。在效果评价的基础上,与管理对象共同调整行为干预和治疗方案。

（6）人群慢性病信息汇总分析:应定期或不定期对服务人群的慢性病相关信息进行统计分析,包括人口学特征,慢性病的患病情况,人群分类情况,人群高血压、糖尿病、血脂异常等慢性病的知晓和治疗情况,人群各种危险因素的流行情况,慢性病患者的治疗情况等。重点掌握高危人群及慢性病患者危险因素及疾病现状和动态变化趋势,评估干预效果,并将结果反馈给卫生行政部门,为决策提供依据。

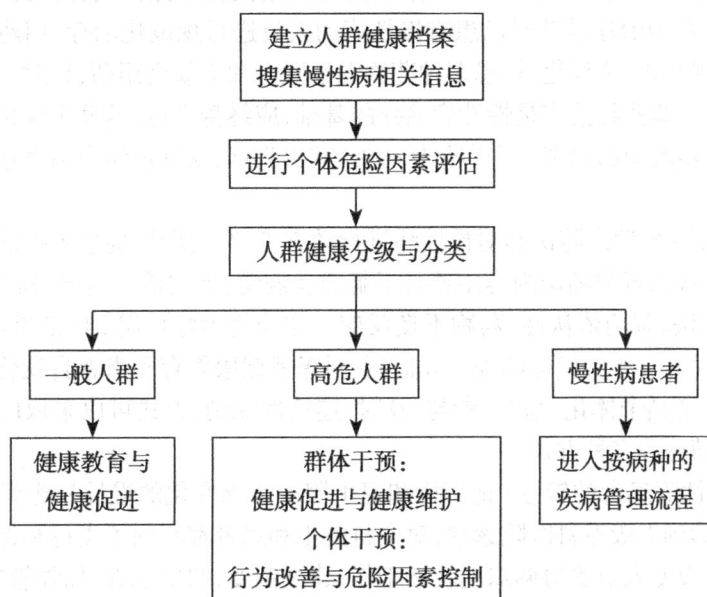

图 7-3　社区慢性病管理人群分类流程图

（二）疾病管理

1. 疾病管理的概念　疾病管理是有组织、主动的、通过多种途径和方法为人群中特定疾病的患者提供卫生保健服务,以整个疾病及并发症发生发展的自然过程,包括并发症的预防和卫生服务提供的相关方面为重点的一体化的保健服务。

2. 疾病管理的特点　疾病管理与传统的医疗保健模式不同:①传统医疗保健模式的医疗实践是以应对患者的急性问题来组织,不能为慢性病患者提供满意的服务。②卫生服务提供模式是坐等患者前来就诊。③各医疗机构间缺乏协作,无法提供连续性的服务。④治疗目标通常是短期的,如急性症状的控制。⑤医生占主导地位,患者只能被动接受治疗。⑥医生更注重药物和技术应用,很少关注患者行为改变和自我管理的能力。⑦相当比例的慢性病患者没有得到有效治疗,控制效果差,生活质量低。现代疾病管理强调患者自我保健的重要性,强调运用循证医学和增强个人能力的策略来预防疾病的恶化,不仅为特定时期寻求治疗的个体服务,而且根据疾病严重程度和危险程度,对患不同疾病的患者给予不同的干预措施。每个患者都由一名基层医生管理,以患者教育、医生教育及对保健计划的依从为重点。

3. 疾病管理的实施步骤

（1）发现患者并对患者进行疾病及危险因素评估:慢性病的发生、发展和致残是疾病危险因素长期作用机体的结果,早期发现慢性病患者是减少慢性病发生、发展的根本性措施。发现慢性病患者的渠道很多,包括健康档案的建立、健康体检、高危人群筛查等方式。其中高危人群的筛查方法是早期发现和早期诊断慢性病患者,主动在人群中发现无症状患者的有效措施,如空腹血糖检查、OGTT(口服葡萄糖耐量试验)等。

(2)确定患者管理级别并制订个体干预指导计划。

(3)对患者实施治疗和生活方式强化干预:慢性病患者的治疗包括药物治疗与非药物治疗两种方法。药物治疗是针对已患有慢性病的人员进行规范化治疗,用药要区别个体情况坚持个体化、规范化、全程化,切忌多种药物混乱联合和不规则用药,针对不同的患者要用不同的治疗方法。非药物治疗是慢性病治疗的基础,应终身进行,遵循个体化、具体化、多方面、循序渐进,逐步改善的原则。内容包括戒烟、减少吸烟、饮食及体力活动指导、体重控制、减轻精神压力等。

(4)定期随访:慢性病随访是对慢性病进行动态管理,为慢性病患者提供连续性服务的一种方式。慢性病患者的随访内容主要是了解患者病情,评估治疗情况,药物治疗情况(用药种类、剂量、方法、服药依从性、药物不良反应),非药物治疗情况(热量摄入、体重、烟酒、糖控制,体力活动等),相关指标的检查和监测,对患者健康教育和患者自我管理指导。慢性病患者的随访应遵循个体化、综合、参与、及时、连续性原则,方式可以采取门诊、家庭访视、电话随访、集体随访等多种方式。

(5)社区慢性病患者的转诊:把病情和卫生服务需求变化的慢性病患者从社区卫生服务中心(站)转诊到上级专科医院诊治,对全科医生和患者都起到了支持和保护作用。社区卫生服务机构应设专人负责协调双向转诊工作,建立制度,明确职责,加强管理和监督检查。社区卫生服务机构对向上级医院转诊的患者要做好跟踪服务工作,及时了解和掌握转诊患者的诊断治疗情况。对转回的患者应按照上级医院的意见进行管理,保持医疗服务的连续性。

(6)进行周期性管理效果评估:通过随访评估慢性病患者的治疗效果,行为等危险因素的改善程度;通过自查、抽查等多种形式,对社区慢性病控制与管理的工作落实和目标完成情况进行考核评估。

第三节　社区几种常见慢性病健康管理

高血压、糖尿病、脑卒中、慢性阻塞性肺疾病是严重危害人群健康的慢性病,也是社区重点防治病种。在社区范围内,利用现有资源,发挥全科医疗服务功能,有计划、有组织、有系统地针对不同人群实施管理,对于遏制慢性病发病率和死亡率上升的趋势具有至关重要的意义。

一、社区高血压患者的健康管理

高血压是一种常见病、多发病,也是心脑血管病最重要的危险因素。治疗高血压的目的不仅在于降低血压本身,还在于全面降低心血管病的发病率和死亡率。

(一)管理内容

1. 高血压患者的筛查

(1)对辖区内 35 岁及以上常住居民,每年为其测量一次血压。

(2)对第一次发现收缩压 ≥ 140mmHg 和 / 或舒张压 ≥ 90mmHg 的居民在去除可能引

起血压升高的因素后预约其复查,非同日 3 次测量血压均高于正常,可初步诊断为高血压。建议转诊到上级医院确诊并取得治疗方案,2 周内随访转诊结果,对已确诊的原发性高血压患者纳入高血压患者健康管理。对可疑继发性高血压患者,及时转诊。

(3)如有以下六项指标中的任一项高危因素,建议每半年至少测量 1 次血压,并接受医务人员的生活方式指导:①血压高值(收缩压 130~139mmHg 和 / 或舒张压 85~89mmHg)。②超重或肥胖,和 / 或腹型肥胖:超重是指 $28kg/m^2 >$ BMI $\geq 24kg/m^2$;肥胖是指 BMI $\geq 28kg/m^2$;腹型肥胖是指腰围:男 $\geq 90cm$(2.7 尺),女 $\geq 85cm$(2.6 尺)。③高血压家族史(一、二级亲属患有高血压)。④长期膳食高盐。⑤长期过量饮酒(每日饮白酒 $\geq$ 100ml)。⑥年龄 ≥ 55 岁。

(4)对已确诊的原发性高血压患者纳入高血压患者管理。

2. 高血压患者的随访 对确诊的原发性高血压患者,基层医疗卫生机构每年要提供至少四次随访。随访内容包括:

(1)测量血压并评估是否存在危急症状,如出现收缩压 $\geq 180mmHg$ 和 / 或舒张压 $\geq 110mmHg$,或意识改变、剧烈头痛或头晕、恶心呕吐、视力模糊、眼痛、心悸胸闷、喘憋不能平卧及处于妊娠期或哺乳期并血压高于正常等危险情况之一,或存在不能处理的其他疾病时,须在处理后紧急转诊。对于紧急转诊者,基层医疗卫生机构应在两周内主动随访其转诊情况。

(2)若不需紧急转诊,要询问上次随访到此次随访期间的症状。

(3)测量体重、心率,计算体质指数(BMI)。

(4)询问患者疾病情况和生活方式,包括心脑血管疾病、糖尿病、吸烟、饮酒、体育锻炼、摄盐情况等。

(5)了解患者服药情况。

3. 分类干预 根据患者血压控制情况和症状体征,对患者进行评估和分类干预。

(1)对血压控制满意(一般高血压患者血压降至 140/90mmHg 以下;≥ 65 岁老年高血压患者的血压降至 150/90mmHg 以下,如果能耐受,可进一步降至 140/90mmHg 以下;一般糖尿病或慢性肾脏病患者的血压目标可以在 140/90mmHg 基础上再适当降低),无药物不良反应、无新发并发症或原有并发症无加重的患者,预约下一次随访时间。

(2)对第一次出现血压控制不满意,或药物不良反应的患者,结合其药物依从性,必要时增加现有药物剂量、更换或增加不同类的降压药物,两周时随访。

(3)对连续两次出现血压控制不满意或药物不良反应难以控制以及出现新的并发症或原有并发症加重的,建议患者转诊到上级医院,两周内主动随访其转诊情况。

(4)对所有的患者进行有针对性的健康教育,与患者一起制订生活方式改进目标并在下一次随访时评估进展,告诉患者出现哪些异常时应立即就诊。

4. 高血压患者的健康体检 高血压患者每年应至少进行 1 次较全面的健康检查,可与随访相结合。内容包括体温、脉搏、呼吸、血压、身高、体重、腰围、皮肤、浅表淋巴结、心脏、肺部、腹部等常规体格检查,并对口腔、视力、听力和运动功能进行判断。

(二)管理流程

1. 社区高血压患者筛查流程如图 7-4 所示:

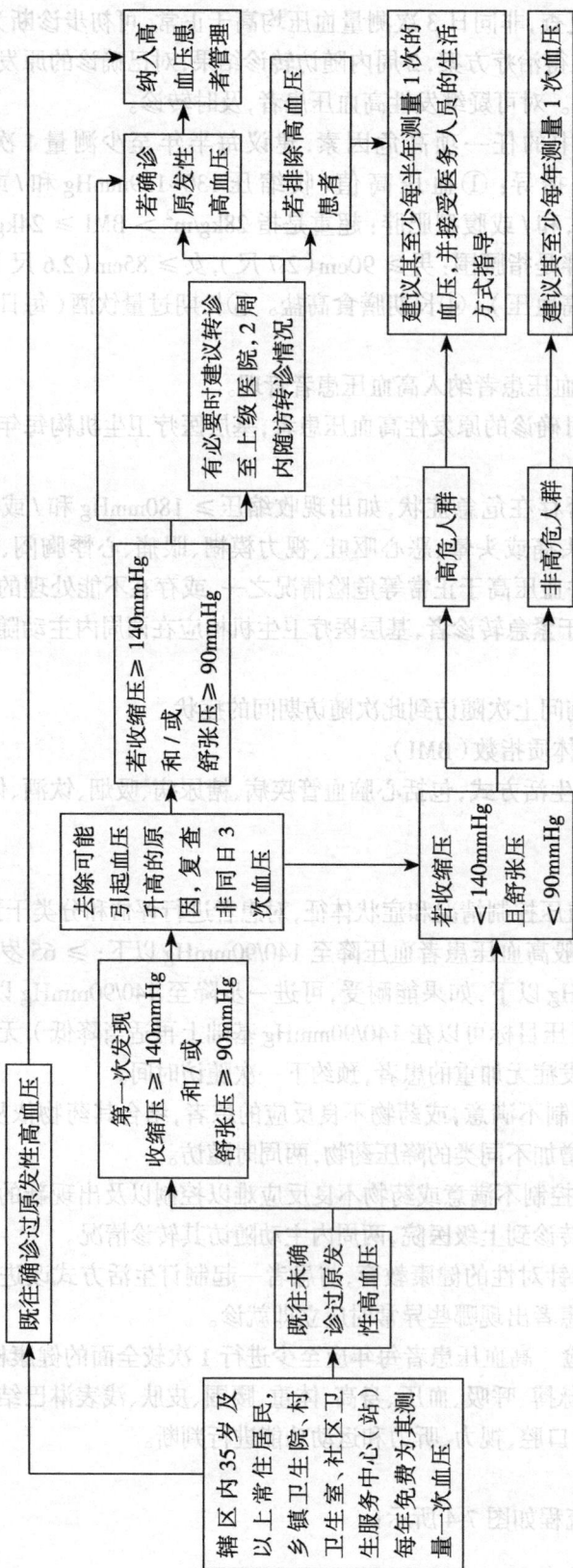

图 7-4 高血压患者筛查流程图

资料来源：国家卫生健康委《国家基本公共卫生服务规范（第三版）》

2. 社区高血压患者随访流程如图 7-5 所示:

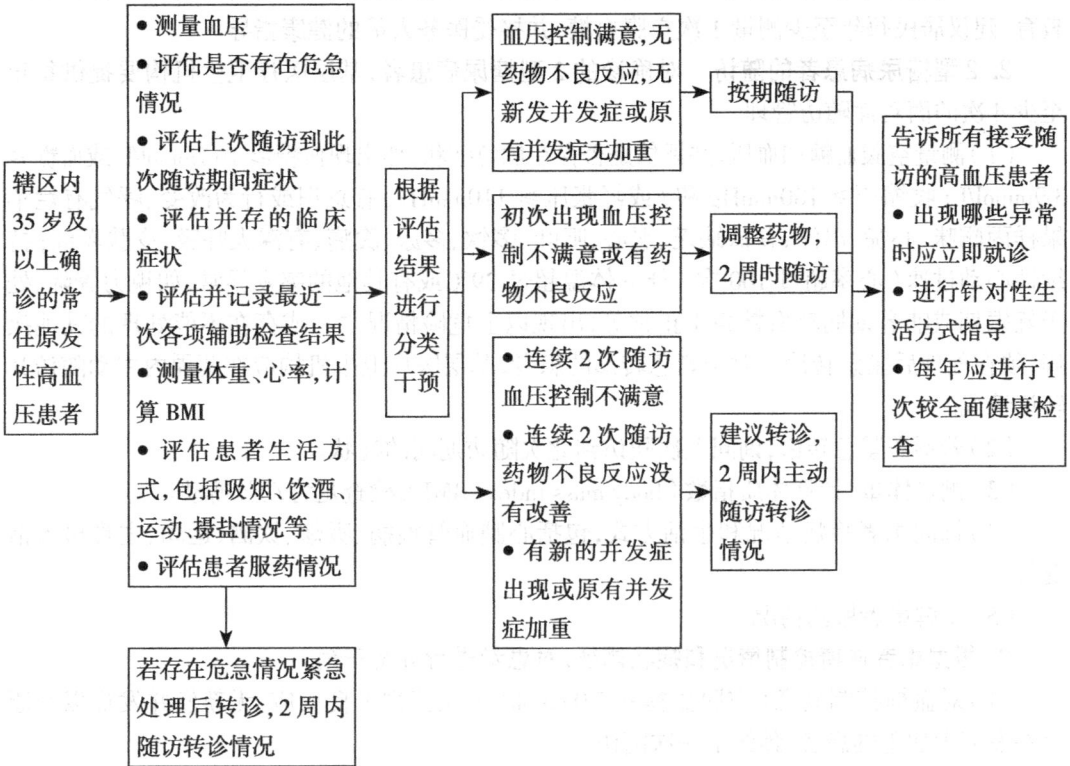

图 7-5 高血压患者随访流程图
资料来源:国家卫生健康委《国家基本公共卫生服务规范(第三版)》

(三)评价指标

1. 高血压患者规范管理率 = 按照规范要求进行高血压患者健康管理的人数 / 年内已管理的高血压患者人数 ×100%。

2. 管理人群血压控制率 = 年内最近一次随访血压达标人数 / 年内已管理的高血压患者人数 ×100%。

"最近一次随访血压"指的是按照规范要求最近一次随访的血压,若失访则判断为未达标。"血压控制"是指收缩压＜ 140mmHg 和舒张压＜ 90mmHg(65 岁及以上患者收缩压＜ 150mmHg 和舒张压＜ 90mmHg),即收缩压和舒张压同时达标。

二、社区 2 型糖尿病患者的健康管理

糖尿病是一种常见的内分泌代谢疾病,是由于胰岛素分泌及(或)作用缺陷引起的以血糖升高为特征的代谢病。糖尿病可分为 1 型、2 型、其他特殊类型及妊娠糖尿病 4 种。其中 2 型糖尿病起病时症状比较隐蔽,很难在初发时即获确诊,但其患病率较高。目前在社区主要是针对 2 型糖尿病患者进行管理。

（一）管理内容

1. 2 型糖尿病患者的筛查 对工作中发现的 2 型糖尿病高危人群进行有针对性的健康教育，建议居民每年至少测量 1 次空腹血糖，并接受医务人员的健康指导。

2. 2 型糖尿病患者的随访 对确诊的 2 型糖尿病患者，基层医疗卫生机构要提供每年至少 4 次的面对面随访管理。

（1）测量空腹血糖和血压，并评估是否存在危急症状，如出现血糖 ≥ 16.7mmol/L 或血糖 ≤ 3.9mmol/L；收缩压 ≥ 180mmHg 和 / 或舒张压 ≥ 110mmHg；有意识或行为改变、呼气有烂苹果样丙酮味、心慌、出汗、食欲缺乏、恶心、呕吐、多饮、多尿、腹痛、有深大呼吸、皮肤潮红；持续性心动过速（心率超过 100 次 / 分）；体温超过 39℃ 或有其他的突发异常，如视力骤降、处于妊娠期或哺乳期同时血糖高于正常等，出现以上危险情况之一或存在不能处理的其他疾病，须在处理后紧急转诊。对于紧急转诊的患者，基层医疗卫生机构应在两周内主动随访其转诊情况。

（2）若不需紧急转诊，询问上次随访到此次随访期间的症状。

（3）测量体重，计算体质指数（body mass index，BMI），检查足背动脉搏动。

（4）询问患者疾病情况和生活方式，包括心脑血管疾病、吸烟、饮酒、运动、主食摄入情况等。

（5）了解患者服药情况。

3. 根据患者血糖控制情况和症状体征，对患者进行分类干预

（1）对血糖控制满意（空腹血糖 < 7.0mmol/L），无药物不良反应、无新发并发症以及原有并发症无加重的患者，预约下一次随访。

（2）对第一次出现空腹血糖控制不满意（空腹血糖 ≥ 7.0mmol/L）或药物不良反应的患者，结合其药物依从情况进行指导，必要时增加现有药物剂量、更换或增加不同类的降糖药物，两周时随访。

（3）对连续两次出现空腹血糖控制不满意或药物不良反应难以控制以及出现新的并发症或原有并发症加重的患者，建议其转诊到上级医院，两周内主动随访其转诊情况。

（4）对所有的患者进行有针对性健康教育，与患者一起制订生活方式改进目标并在下一次随访时评估进展。告诉患者出现哪些异常时应立即就诊。

4. 2 型糖尿病患者的健康体检 每年进行 1 次较全面健康检查，可与随访相结合。内容包括体温、脉搏、呼吸、血压、空腹血糖、身高、体重、腰围、皮肤、浅表淋巴结、心脏、肺部、腹部等常规体格检查，并对口腔、视力、听力和运动功能等进行判断。

（二）管理流程

管理流程如图 7-6 所示：

（三）评价指标

1. 2 型糖尿病患者规范管理率 = 按照规范要求进行 2 型糖尿病患者健康管理的人数 / 年内已管理的 2 型糖尿病患者人数 ×100%。

2. 管理人群血糖控制率 = 年内最近一次随访血糖达标人数 / 年内已管理的 2 型糖尿病患者人数 ×100%。

"最近一次随访血糖"指的是按照规范要求最近一次随访的血糖，若失访则判断为未达标，血糖达标是指空腹血糖 < 7mmol/L。

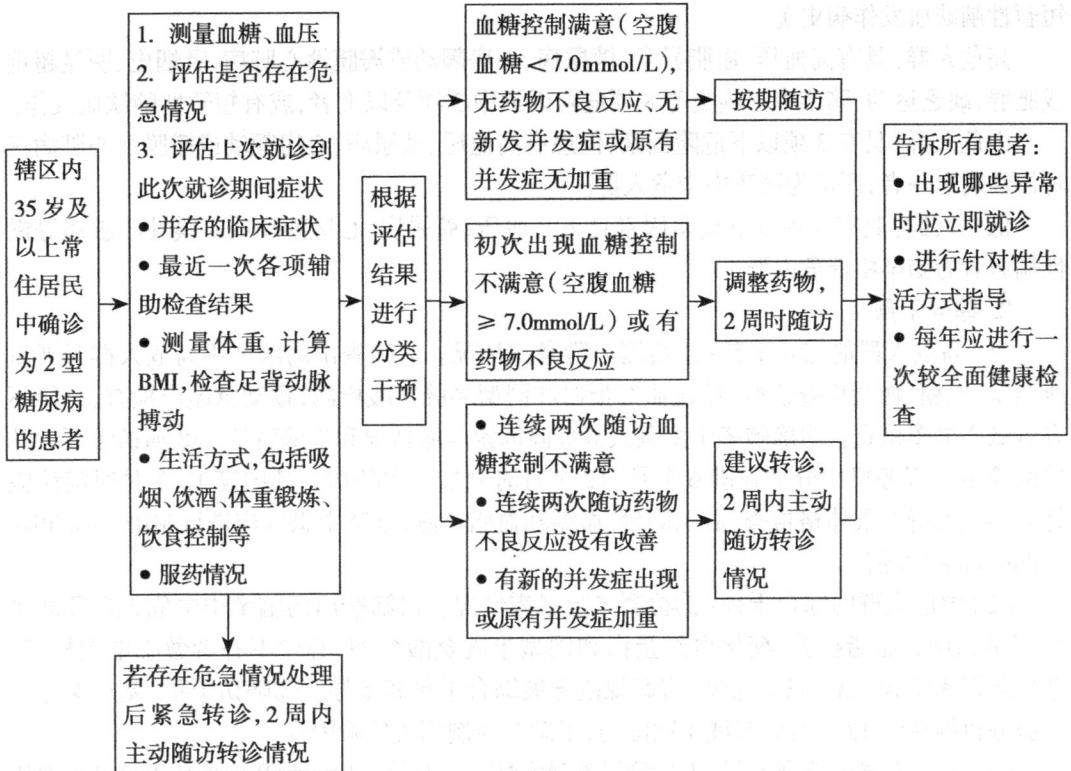

图 7-6　社区糖尿病管理流程

资料来源：国家卫生健康委《国家基本公共卫生服务规范（第三版）》

三、社区脑卒中患者的健康管理

脑卒中 - 俗称"中风"，包括脑梗死和脑出血，是我国人群的主要死亡原因，且发病率高、致残率高、治疗费用高，不仅严重危害患者的健康和生活质量，也给家庭和社会带来沉重经济负担。在社区范围内，及早发现、治疗高血压、糖尿病、血脂异常、心律不齐等脑卒中危险因素，同时控制肥胖、体力活动不足、吸烟、嗜酒、高盐饮食等危险因素，可以有效预防和控制脑卒中疾病的发生和发展。

（一）管理内容

1. 脑卒中高危人群的筛查对辖区内 40 岁及以上居民，在知情同意原则下，依据以下 8 项危险因素进行脑卒中高危人群风险评估，填写初筛信息表，对初筛结果进行风险分级：①高血压病史（收缩压 ≥ 140mmHg 和 / 或舒张压 ≥ 90mmHg），或正在服用降压药。②心房颤动或瓣膜性心脏病（二级以上医院诊断，或本次心电图显示心房颤动）。③吸烟。④血脂异常 [甘油三脂 ≥ 2.26mmol/L，或总胆固醇 ≥ 6.22mmol/L，或低密度脂蛋白（LDL）≥ 4.14mmol/L，或高密度脂蛋白（HDL）< 1.04mmol/L]。⑤糖尿病（二级以上医院诊断，或空腹血糖 ≥ 7.0mmol/L）。⑥很少进行体育活动（体育锻炼的标准是每周锻炼 ≥ 3 次，每次 ≥ 30min，持续时间超过 1 年。从事农业体力劳动可视为有体育活动）。⑦肥胖（BMI ≥ 28kg/m²）。⑧有卒中家族史（有二级以上医院明确诊断，既往是否有脑卒中病史、

短暂性脑缺血发作病史）。

高危人群：具有高血压、血脂异常、糖尿病、心房颤动或瓣膜性心脏病、吸烟史、明显超重或肥胖、缺乏运动、脑卒中家族史等 8 项危险因素中 3 项及以上者，或有短暂性脑缺血发作。

中危人群：具有 3 项以下危险因素，但患有高血压、糖尿病、心房颤动或瓣膜性心脏病三种慢性病之一者，评定为脑卒中中危人群。

低危人群：具有 3 项以下危险因素且无高血压、糖尿病、心房颤动或瓣膜性心脏病等慢性病患者为脑卒中低危人群。

2. 综合干预

（1）高危人群的综合干预：①检测风险暴露情况。对筛查出的脑卒中高危人群开展血压测量、血糖、血脂检查检验，糖化血红蛋白和同型半胱氨酸检测，颈动脉超声检查，心律不齐者做心电图检查。明确脑卒中高危人群危险因素暴露情况和疾病特征。②随访干预。基层医疗卫生服务机构分别在满 6 个月、12 个月时开展 1 次随访。其中满 12 个月时随访应针对高危人群开展体格检查、血压测量、血糖和血脂检测，脑卒中患者应进行 MRS（modified rankin scale）评估。

（2）中危人群的综合干预：①检测风险暴露情况。对筛查出的脑卒中中危人群开展血压测量、血糖、血脂检验，糖化血红蛋白和同型半胱氨酸检测，心律不齐者做心电图检查。②危险因素干预。对血压、血糖、房颤规范开展综合干预和指导。③随访干预：基层医疗卫生服务机构在满 12 个月时开展 1 次随访，了解并控制相关危险因素。

（3）低危人群的综合干预：①检测风险暴露情况。对筛查出的脑卒中低危人群开展血压测量、血糖、血脂检验，糖化血红蛋白和同型半胱氨酸检测，心律不齐者做心电图检查。②予以合理膳食、戒烟限酒、规律运动、心理平衡指导等健康生活方式指导，持续开展科普宣教活动。

3. 脑卒中疑似患者的转诊 对筛查出的疑似脑卒中、短暂性脑缺血发作患者或颈动脉狭窄 ≥ 50% 的患者，转诊到医院进行规范化诊治。

脑卒中的表现多种多样，最常见的有：①突然出现的面部、上肢、下肢麻木或无力，特别是位于肢体一侧。可以是整个身体一侧，或单个上肢或下肢。②突然出现的说话或理解困难，如表达理解困难或言语含糊不清。③突然出现的单眼或双眼视觉障碍。④突然或持续存在的眩晕。⑤突然行走困难、步态笨拙、平衡或协调困难。如站立或行走时不稳，上肢或下肢不协调。⑥突然严重的不明原因的头疼，突然意识水平的下降。

（二）管理流程

脑卒中管理流程如图 7-7 所示：

（三）评价指标

1. 随访干预覆盖率 = 目标随访干预人群 /40 岁以上常住人口数 ×100%

2. 随访失访率 = 失访人数 / 应随访人群总数量 ×100%

3. 随访干预完成率 = 实际随访直报人数 / 应随访人群总数量 ×100%

4. 高（中、低）危人群干预率 = 高（中、低）危人群完成干预人数 / 高（中、低）危人群总数量 ×100%

四、社区慢性阻塞性肺疾病患者的健康管理

慢性阻塞性肺疾病（chronic obstructive pulmonary diseases，COPD）是一种可以预防和治

疗、具有气流受限特征的疾病。气流受限不完全可逆,常呈进行性加重,并且多与肺部对有害颗粒或气体,主要是吸烟的异常炎症反应有关。临床多表现为慢性咳嗽、咳痰和呼吸困难,是老年人呼吸系统疾病中的常见慢性病,患病率和病死率均高。慢性阻塞性肺疾病是社区重要的医疗卫生问题。

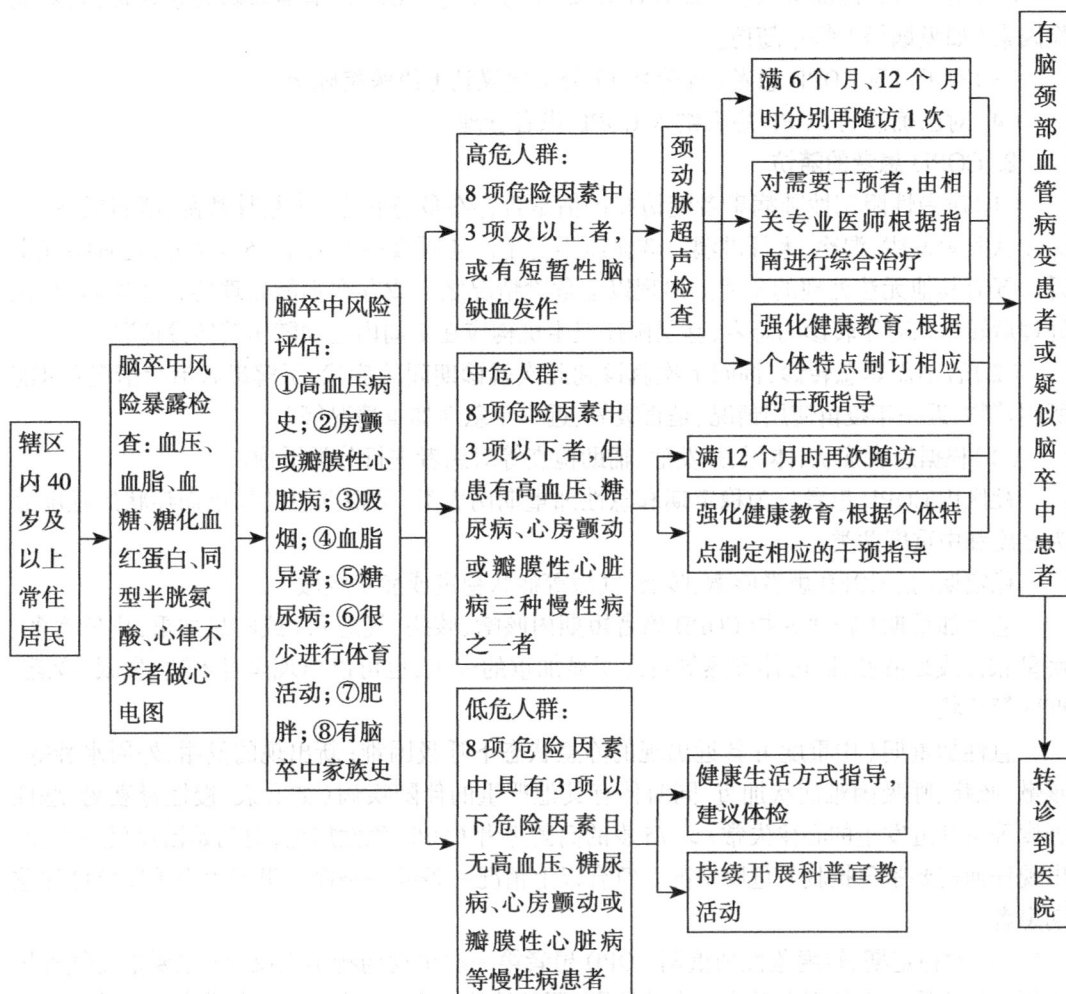

图 7-7　社区脑卒中管理流程

资料来源:国家卫生健康委脑卒中防治工作委员会. 2018 年度脑卒中高危人群筛查和干预项目

(一)管理内容

1. COPD 患者的筛查

(1)对于辖区内 40 岁以上居民首次到基层卫生机构就诊时询问是否曾被诊断为COPD,询问 COPD 的危险因素以及是否有呼吸道症状,对有危险因素和 / 或呼吸道症状的居民填写 COPD 筛查表。

COPD 的危险因素:①既往吸烟已戒烟者或目前仍在吸烟者。②有长期(超过 1 年)接触粉尘或化学毒物的工作史。③有长期(超过 1 年)室内空气污染问题(煤火取暖、被动吸烟、接触油烟等）。凡是具备以上任意一条者即评价为具有危险因素者。

呼吸道症状：①经常咳嗽（每年咳嗽的天数超过 3 个月）。②经常咳痰（每年咳痰的天数超过 3 个月）。③活动后比同龄人更容易感到气短。凡是具备以上任意一条者即评价为具有呼吸道症状者。

（2）对 COPD 的高危人群（筛查评分＜ 17 分），进行 COPD 基本知识健康教育，去除危险因素（如吸烟等），每年随访。

（3）对于可疑 COPD 患者（评分≥ 17 分），建议到上级医院确诊。

（4）对已确诊的 COPD 患者纳入 COPD 患者管理。

2. COPD 患者的随访

（1）对慢性阻塞性肺病患者随访并评估是否存在危急状态：①精神紊乱，嗜睡或昏迷。②皮肤黏膜发绀，湿冷，大汗淋漓。③血压不稳定。④呼吸频率大于 25 次 / 分，且有憋气主诉。⑤有其他无法处理的急症。出现以上危险情况之一或存在不能处理的其他疾病，须在处理后转诊。对于转诊的患者，基层医疗卫生机构应在 2 周内主动随访其转诊情况。

（2）若不需紧急转诊，询问上次就诊到此次就诊期间的症状，了解患者治疗情况（目前所用药物、近一年疫苗使用情况、是否吸氧、近一年急性加重情况等）。

（3）根据患者症状、体征、并发症、辅助检查等对患者进行分类干预。

社区内 COPD 患者分为稳定期和急性加重期两大类，又根据急性加重期症状的程度分为轻度和中重度两类。

稳定期：指 COPD 患者咳嗽、咳痰、气短等症状稳定或症状轻微。

急性加重期（轻度）：指 COPD 患者短期内咳嗽、咳痰、气短和 / 或喘息加重，痰量增多、痰呈脓性或黏液脓性，可伴发热等炎症明显加重的表现，也可以出现全身不适、失眠、疲乏、抑郁等症状。

急性加重期（中重度）：新近出现的静息状态下呼吸困难；新出现的发绀、外周水肿等；咳嗽、咳痰、呼吸困难症状加重，同时伴有其他严重的伴随疾病（如心衰、慢性肾衰竭、恶性肿瘤等）；新近发生的心律失常；＞ 75 岁的高龄患者 COPD 急性加重；对初始治疗反应不佳；出现任何需要紧急抢救的危险情况。符合以上情况一条或一条以上患者为中重度急性加重期患者。

（4）对稳定期、轻度急性加重期 COPD 患者第一次出现药物不良反应（主要指支气管扩张剂或糖皮质激素的不良反应），查找原因，调整治疗方案（加大支气管扩张剂剂量和 / 或加用口服抗生素），2 周后随访。

（5）对连续两次出现药物不良反应患者、中重度急性加重期社区紧急处理后患者建议转诊到上级医院，两周内主动随访其转诊情况。

（6）对所有的患者进行健康教育（包括基本知识、家庭保健、药物使用方法等）并督促患者戒烟，指导患者了解赴医院就诊的时机，进行康复治疗和指导（包括功能锻炼、营养支持、心理支持等）。

3. COPD 患者的健康体检 稳定期的慢性阻塞性肺病患者每年应转至三级医院做一次全面检查，了解病情进展和变化，调整治疗方案。

（二）管理流程

1. 社区慢性阻塞性肺疾病筛查流程如图 7-8 所示：

```
┌──────────┐   ┌──────────────┐   ┌────────┐   ┌──────────┐   ┌──────────┐
│ 筛查:    │   │ 既往无 COPD  │   │ 无危险  │   │ COPD 低危 │   │ 建议每年  │
│ 辖区中   │   │ 病史         │   │ 因素和慢│   │ 人群      │→→ │ 健康体检  │
│ 40 岁以  │   └──────────────┘   │ 性呼吸道│→→ └──────────┘   └──────────┘
│ 上的居   │   ┌──────────────┐   │ 状       │
│ 民在每   │   │ 询问 COPD 危险│   └────────┘
│ 年第一   │   │ 因素          │
│ 次到基   │   │ • 吸烟        │                    ┌──────────────┐
│ 层卫生   │   │ • 职业性粉尘和 │    ┌────────────┐  │ COPD 基本健康 │
│ 机构就   │   │   化学物质     │    │ COPD 高危人群│→ │ 知识教育,危险 │
│ 诊时询   │   │ • 室内空气污染 │  ┌─┤(筛查评分<17分)│  │ 因素去除,每年 │
│ 问是否   │   │   询问呼吸道   │  │ └────────────┘  │ 随访         │
│ 曾被诊   │   │   症状         │  │                 └──────────────┘
│ 断 COPD  │   │ • 咳嗽        │  │ ┌──────────┐ ┌────────┐ ┌────────┐
└──────────┘   │ • 咳痰        │  │ │ 可疑 COPD │ │转诊上级 │ │未被诊断 │
               │ • 气短        │  │ │ 患者(筛查 │→│医院明确 │→│ COPD    │
               └──────────────┘  │ │ 评分≥17分)│ │诊断,2周 │ └────────┘
                ┌────────┐       │ └──────────┘ │随访     │ ┌────────┐
                │有危险因 │       │              └────────┘ │明确诊断 │
                │素和/或慢│───────┘                         │ COPD    │
                │性呼吸道 │                                  └────────┘
                │症状:填写│
                │社区 COPD│
                │筛查表   │
                └────────┘
   ┌──────────────┐   ┌──────────┐   ┌──────────────────┐
   │ 既往有 COPD  │→  │ COPD 患者 │→  │ 纳入 COPD 疾病管理 │
   │ 病史         │   └──────────┘   └──────────────────┘
   └──────────────┘
```

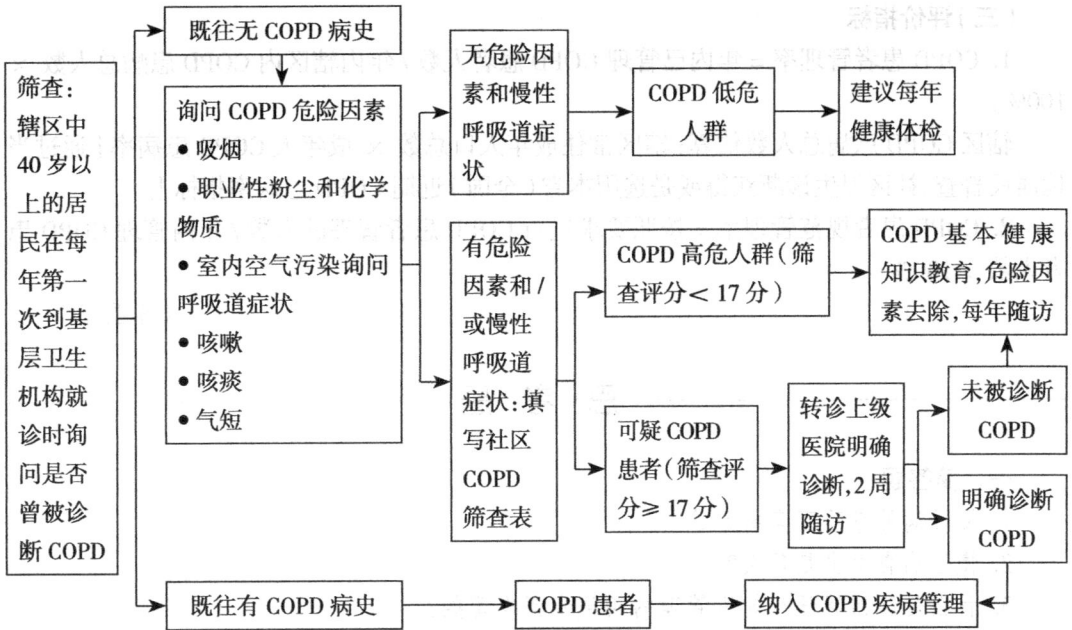

图 7-8　社区慢性阻塞性肺病筛查流程图

资料来源:曾学军,许文兵. 社区慢性阻塞性肺疾病病例管理(M). 北京:北京大学医学出版社,2008 年

2. 社区慢性阻塞性肺疾病随访流程如图 7-9 所示:

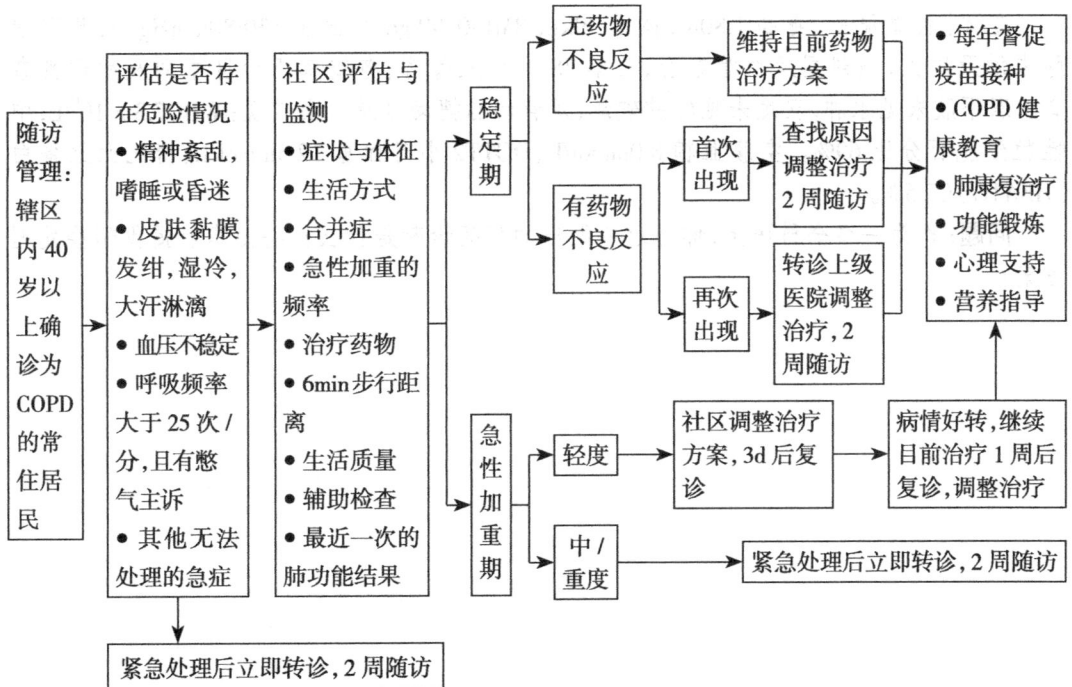

图 7-9　社区慢性阻塞性肺疾病随访流程图

资料来源:曾学军,许文兵. 社区慢性阻塞性肺疾病病例管理(M). 北京:北京大学医学出版社,2008 年

（三）评价指标

1. COPD 患者管理率 = 年内已管理 COPD 患者人数 / 年内辖区内 COPD 患病总人数 × 100%。

辖区 COPD 患病总人数估算：辖区常住成年人口总数 × 成年人 COPD 患病率 [通过当地居民普查、社区卫生诊断获得或是选用本省（全国）近期 COPD 患病率指标]。

2. COPD 患者规范管理率 = 按照要求进行 COPD 患者管理的人数 / 年内管理 COPD 患者人数 × 100%。

（李晶华）

▌思　考　题▐

一、简答题

1. 慢性病的危险因素有哪些？
2. 慢性病自然史是什么？
3. 什么是健康管理？健康管理的实施步骤有哪些？
4. 现代慢性病疾病管理与传统疾病治疗模式有什么不同？

二、案例分析题

李先生，62 岁，因脘腹胀闷，心烦、乏力，口中黏腻，便溏来社区卫生服务中心就诊。否认高血压、糖尿病、冠心病史；否认手术、外伤史；否认药敏史。每日吸烟 20 支，少量饮酒。喜食肉食，活动少。退休后未体检。

查体：腹型肥胖，身高 1.80m，体重 99kg，BMI30.24kg/m^2，血压 130/80mmHg，双侧甲状腺未触及肿大，颈部闻及血管杂音，心率 78 次 / 分，律齐，各瓣膜听诊区未闻及病理性杂音。双下肢未见水肿，双足未见红肿破溃，足背动脉搏动可及。血常规：WBC7.3 × 10^9/L，中性粒细胞百分比 69%。空腹血糖 8.0mmol/L、OGTT2 小时血糖 12.5mmol/L、糖化血红蛋白（HbA1C）C7.5%。

问题：作为一名全科医生，你为患者做出的疾病诊断是什么？将为患者提供哪些处理方案？

第八章 社区精神障碍患者管理

> **案例 8-1**
>
> ### 某市精神卫生中心患者的康复历程
>
> 社区居民金某,过去是一位司机。一次车祸他大脑受到严重损伤,和母亲相依为命生活在一起,他经常摔东西、骂人,甚至在楼道里放鞭炮,使邻里关系僵化。后来居委会主任请金某参加社区卫生服务中心的精神康复活动。起初,金某对康复站持有抵触情绪,通过居委会主任和社区工作人员的耐心讲解,金某逐渐喜欢上康复站。每天一大早,他第一个到康复站找人下棋。后来,金某主动要求帮助社区做点力所能及的事情。考虑到他的实际情况,社区通过与环卫所协调为他安排了打扫马路的任务,既能参与社会劳动,又获得了部分生活收入,金某的社会功能得到明显改善。
>
> **问题**:对于精神障碍患者,最重要和有效的康复措施是什么?

第一节 概　述

社区精神卫生是广大社区卫生工作者和精神卫生工作者对精神疾病的预防、诊断、治疗、康复和研究,是在社区服务的长期实践中逐渐发展和建立起来的学科,是近代精神卫生发展的重要标志。

一、社区精神卫生

精神卫生(mental health)又称心理卫生、心理健康或精神健康。精神卫生的定义和内容有广义和狭义之分。广义的精神卫生,作为一门学科,即精神医学或精神卫生学,不仅研究各种精神疾病的预防控制,而且研究如何保障和促进人们的心理健康,以防止各种心理行为问题和心身疾病的发生。狭义的精神卫生,是指研究精神疾病的预防、诊治和康复的理论与实践的一门学科,即精神病学(psychiatry)。20 世纪 60 年代,英、美两国开始发展以社区为基础的精神卫生服务,得到世界卫生组织的认可和推广。

社区精神卫生指综合地应用社会精神病学、精神卫生学和预防医学等学科的理论和方法,探讨如何保障和促进社区人群的心身健康,提高其承受力、应激力和适应社会等能力,以预防和控制各种心理障碍、行为问题和心身疾病的发生。

二、社区精神卫生服务管理

社区精神卫生服务（community mental health service）是社区精神医学和心理学理论在社区的实践应用，是在政府领导和上级卫生机构指导下，把社区作为基本单元，以基层精神卫生服务机构为主体，以社区精神卫生工作者和全科医师为骨干，合理利用社区资源，采纳融预防、医疗、康复、保健、健康促进和健康教育等为一体的适宜精神卫生干预的策略及技术，以解决社区人群的精神卫生问题，满足其基本精神卫生需求的一种综合性和连续性的基层医疗卫生服务。

在服务对象上有广义和狭义之分，广义以社区中全体居民为对象，即包括目前心理状态正常者，开展全方位式的服务，需要政府及其各部门与全社会的共同参与；狭义主要服务对象为社区中的精神疾病现患患者，由卫生部门承担主要任务，同时也需要其他部门的协调与配合。

三、社区精神卫生服务的指导原则

社区精神卫生服务的指导原则是"预防为主、防治结合、重点干预、广泛覆盖、依法管理"，建立与"政府领导、部门合作、社会参与"工作机制相适应的社区精神卫生服务体系；建立健全医院——社区一体化的精神卫生服务网络，把防治工作重点逐步转移到社区；向社区居民提供以心理健康指导和精神疾病社区管理服务为核心内容的公共精神卫生服务。社区精神卫生服务将把精神疾病的防治和人群心理健康的促进作为工作主线。

四、社区精神卫生服务的对象及内容

（一）社区精神卫生服务的对象

1. 正常人 对正常人主要提供以心理健康教育和心理咨询服务或辅导为主的预防性服务。社区卫生服务中心、乡镇卫生院、妇幼保健院等基层卫生服务机构，以及不同年龄组人群学习、工作的机构或场所是提供正常人预防性服务的主要场所。

2. 有心理行为问题者 对有心理行为问题者除了心理健康教育和心理咨询或辅导的预防性服务以外，还提供心理危机干预和精神疾病的早期识别服务。

社区卫生服务中心、乡镇卫生院、妇幼保健院等基层卫生服务机构、综合性医院（精神科及其他相关科）、精神专科医院、具有心理治疗人员的其他医疗机构是为心理行为问题者提供精神卫生服务的主要机构，而具有专业的心理咨询人员和/或职业指导人员的机构提供非医疗性服务。

3. 常见精神疾病患者 常见精神疾病是相对于严重精神障碍疾病而言，如抑郁症、焦虑症、应激相关障碍等，占精神疾病患者总数的90%以上。其中，部分病情严重的患者需要门诊和住院治疗。

精神专科医院、综合性医院（精神科及其他相关科）、社区卫生服务中心、乡镇卫生院、妇幼保健院等基层卫生服务机构对常见精神疾病患者提供医疗服务，对于病情严重者需要从综合性医院等非精神卫生专业机构转诊到精神卫生专业机构医治，同时需要患者家庭和所在单位、学校和社区对其提供适当的支持，帮助其尽快恢复，重返社会生活。

4. 严重精神障碍患者 严重精神障碍患者主要包括精神分裂症、分裂情感性障碍、偏执性精神病、双相情感障碍、癫痫所致精神障碍、精神发育迟滞伴发精神障碍等。严重精神障碍患者在人群中所占比例为1%左右，发病时可以出现具有严重危害社会安全和自身安全的伤人或自伤等暴力行为。

严重精神障碍患者在急性期需要得到门诊或住院治疗，并且为了后期的社区管理，需要详细登记患者的姓名、住址、疾病诊断等个人信息，并录入严重精神障碍患者管理治疗信息网络系统。精神专科医院、综合性医院精神科提供严重精神障碍患者急性期的门诊、住院治疗服务，负责登记和报告患者的相关信息。患者经过急性期治疗后，进入恢复期治疗阶段。恢复期患者需要继续观察病情变化，可以继续在精神专科医院或综合性医院精神科接受医院内巩固治疗和功能恢复训练，或者回到社区在社区卫生服务中心或乡镇卫生院接受治疗随访和管理。患者所在单位、学校、社区对其提供适当的支持，有助于患者及早恢复生活能力和社会功能，减少精神残疾而重新回到社会。

5. 慢性精神疾病患者　慢性精神疾病患者是指遗留有部分功能残疾的常见或严重精神障碍患者。轻度的或短期的残疾一般可以通过康复训练得到大部分或部分恢复。慢性精神疾病患者在康复训练期需要继续监测病情变化、接受随访治疗，获得生活、职业功能训练及康复指导，这些服务主要由社区卫生服务中心、乡镇卫生院等基层卫生机构提供，或由承担慢性精神疾病患者康复功能的精神专科医院提供。残疾程度较重或发病时间较长的、有康复困难的患者主要由承担慢性精神疾病患者康复功能的精神专科医院、社区卫生服务中心和乡镇卫生院等基层卫生机构提供照料服务，同时监测病情、提供治疗和简单的功能训练及康复指导。

（二）社区精神卫生服务的内容

1. 为社区普通人群提供心理咨询，普及精神卫生知识　《2005—2015年我国城镇居民精神卫生知识知晓率的Meta分析》显示：近10年我国城镇居民精神卫生知识的基本知晓率为28.12%，部分知晓率为47.82%，较少知晓率为15.97%，且知晓程度与性别、年龄、文化程度有关。目前我国城镇居民对精神卫生知识的实际掌握情况还不是十分理想，处理该类型的问题的能力十分有限。

随着社会竞争的加剧，轻度精神疾病如抑郁症、孤独症、焦虑症等心理障碍像感冒一样普遍。实施精神健康促进、开展心理咨询、普及精神卫生知识是社区卫生服务的重要内容。

2. 开展精神疾患监测，为重症患者建立疾病档案　在社区范围内进行摸底调查，为精神疾病患者建立疾病档案。精神疾病患者的建档立卡率（建议不低于社区覆盖人群的0.6%）是社区精神疾患管理的重要考核指标。

3. 定期随访，对重症精神病患者提供安全用药和家庭护理的指导　社区卫生服务机构设立个案管理员（case manager），对建档立卡的严重精神障碍患者每月至少进行一次主动家庭随访，与患者及其家属保持密切联系，取得患者的信任，提高其对治疗和康复的配合程度。

4. 开展社区康复治疗，促进精神疾病患者的社会康复　个案管理员还要对精神疾病患者进行社区康复治疗。社区康复内容包括：患者和家属的心理康复指导、家庭护理指导、劳动技能训练、工娱治疗和职业康复等。目的是减轻精神残疾，促使患者早日回归社会。

5. 建立应急处置机制，避免不良事件发生　对于重性精神分裂症等精神病患者，要注意避免不良事件的发生，如急性药物不良反应、自伤自杀行为和肇事肇祸行为。社区卫生服务机构与精神卫生医疗机构相联系，建立应急处置机制，制订应急处置预案，避免不良事件发生。

6. 建立双向转诊制度,提供连续性服务　精神卫生医疗机构负责社区精神疾病患者诊断和治疗,社区卫生服务机构则负责精神疾病患者的社区管理和康复指导,二者之间应该建立双向转诊制度(dual referral system),为社区精神疾病患者提供连续性服务。

7. 维护患者合法权益,争取社会支持　许多严重精神障碍患者往往病程迁延,甚至发展为慢性精神残疾,严重影响个人和家庭的劳动力收入,造成家庭生活经济困难。作为社区精神卫生服务的内容之一,还要争取民政、残联、劳动等部门的积极配合,获得有效的社会救助和对疾病康复的社会支持,保证患者的合法权益得到有效保护。

五、社区精神卫生服务机构的职责

(一)社区卫生服务中心和乡镇卫生院

社区卫生服务中心和乡镇卫生院是社区精神卫生服务的执行机构。社区卫生服务中心和乡镇卫生院将指定专职或兼职的全科医生定期接受社区精神卫生服务技能培训,为区域内居民建立心理健康档案和精神疾病档案,早期识别和检出心理行为问题者和常见精神疾病患者,提供相关的门诊治疗和心理咨询、心理辅导。对严重精神障碍患者提供社区治疗、康复和管理服务,参与心理危机干预,开展心理健康教育和精神疾病防治知识的宣传普及。

(二)综合性医院精神科和精神专科医院

综合性医院的精神科和精神专科医院是社区精神卫生服务的技术指导责任机构。综合性医院的精神科和精神专科医院对社区卫生服务中心和乡镇卫生院提供精神卫生专业技术指导,培训全科医生开展社区精神卫生服务,对心理行为问题者提供进一步的心理治疗和心理咨询服务,接受转诊,对常见精神疾病患者提供门诊或住院治疗,对严重精神障碍患者进行诊断和急性期治疗,组织并提供心理危机干预。

第二节　社区常见精神疾病及其分类

精神疾病是在各种生物、心理和社会因素影响下,大脑功能失调,导致认知、情感、意志和行为等精神活动出现不同程度障碍的疾病。这些精神疾病是造成患者家庭经济困难、家庭关系紧张、诱发社会不安宁的重要因素。

一、器质性精神障碍

器质性精神障碍(organic disorders)是一组由脑部疾病或躯体疾病导致的精神障碍。由脑部疾病导致的精神障碍,常称为脑器质性精神障碍,包括脑变性疾病、脑血管病、颅内感染、脑外伤、脑肿瘤、癫痫等所致精神障碍。躯体疾病所致精神障碍是由脑以外的躯体疾病引起的,如躯体感染、内脏器官疾病等。但是,脑器质性精神障碍与躯体疾病所致精神障碍不能截然分开。"器质性"精神障碍和"功能性"精神障碍的区分也只是相对的、有条件的。阿尔茨海默病、脑血管病所致精神障碍是典型的器质性精神障碍。

(一)临床常见器质性综合征

器质性精神障碍患者根据不同病程特点,突出表现为谵妄、痴呆和遗忘三大综合征,以及其他精神病性或类神经症性症状。

谵妄（delirium）是一组表现为急性、一过性、广泛性的认知障碍，尤以意识障碍为主要特征。因急性起病、病程短暂、病变发展迅速，故又称为急性脑综合征。感染、代谢及内分泌紊乱、电解质紊乱、颅内损伤、手术后状态、药物等均可导致谵妄，心理社会应激如亲人丧亡或迁移到陌生的环境等对谵妄发生具有诱发作用。典型谵妄表现为意识障碍、感知觉异常、行为紊乱等。

痴呆（dementia）是指较严重的、持续的认知障碍。临床上以缓慢出现的智能减退为主要特征，伴有不同程度的人格改变，患者社会功能受损，对自己熟悉的工作不能完成，晚期生活不能自理，运动功能逐渐丧失，甚至穿衣、洗澡、进食以及大小便均需他人协助，但没有意识障碍。因起病缓慢，病程较长，故又称为慢性脑综合征。

遗忘综合征（amnestic syndrome）又称柯萨可夫综合征（Korsakoff's syndrome），是由脑器质性病理改变导致的一种选择性或局灶性认知功能障碍，以近事记忆障碍为主要特征，无意识障碍，智能相对完好。在智能检查时，当要求患者立即回忆地址或三件物品时问题不大，但 10min 后却难以回忆。另外，常有虚构和错构。

（二）阿尔茨海默病

阿尔茨海默病（Alzheimer's disease, AD）是一组病因未明的原发性退行性脑变性疾病，多起病于老年期。患病率随年龄增加而增加，65 岁以上患病率约为 5%，80 岁以上患病率可达 20% 以上。AD 的临床症状分为两方面，即认知功能减退症状和非认知性精神症状。该病起病潜隐，病程缓慢呈进行性，一般经历 8~10 年左右，罕见自发缓解或自愈，常伴有高级皮层功能受损，如失语、失认或失用和非认知性精神症状，最后发展为严重痴呆，常因骨折、肺炎、褥疮、营养不良等继发躯体疾病或衰竭而死亡。

AD 发病危险因素包括：年老、女性多发、痴呆家族史、21- 三体综合征家族史、脑外伤史、抑郁障碍史、低教育水平等。根据疾病的发展和认知功能缺损的严重程度，可分为轻度、中度和重度。

（三）血管性痴呆

血管性痴呆（vascular dementia, VD）是指由于脑血管病变导致的痴呆，患病率仅次于AD，在 65 岁以上人群中发病率为 1.2%~4.2%。发病率与年龄有关，男性多于女性。与 AD 的缓慢进行性病程比较，VD 的起病相对较急，病程可呈阶梯式恶化且波动较大。VD 较多出现夜间精神紊乱，人格改变较少见，早期自知力存在，曾有"网眼样痴呆"之称。可伴发抑郁、情绪不稳和情感失控等症状。患者有卒中或短暂性脑缺血发作的病史或有脑血管障碍危险因素病史，体格检查可有局灶性神经系统症状和体征。VD 认知功能缺损通常较局限，记忆缺损可能不太严重，导致 VD 的危险因素尚不清楚，但通常认为与卒中危险因素类似，如高血压、冠状动脉疾病、心房颤动、糖尿病、高血脂、吸烟、高龄、既往卒中史等。

（四）其他

1. 颅脑外伤所致的精神障碍　是在颅脑遭受直接或间接外伤后造成的脑组织损伤所致。除器质性因素以外，患者的个性素质、外伤后的心理社会因素在疾病发生发展中均起到一定作用。现代社会颅脑外伤甚为常见，高发年龄为 15~25 岁，男性约为女性的 2~3 倍。虽然医疗服务的迅速发展已大大降低了颅脑外伤病死率，但外伤后精神障碍依然十分普遍。

2. 癫痫性精神障碍　是指与癫痫有着特殊精神病理学关系的精神障碍，由于累及的部位及病理生理改变的不同，癫痫性精神障碍的症状表现各异。

3. 躯体疾病所致精神障碍 是由于脑以外的躯体疾病,如躯体感染、内脏器官疾病、内分泌障碍、营养代谢疾病等,引起脑功能紊乱而产生的精神障碍。临床表现主要有意识障碍、认知障碍、人格改变、精神病性症状、情感症状、神经症样症状或以上症状的混合状态。患者常有日常生活能力或社会功能的受损。

二、精神活性物质所致精神障碍

精神活性物质是来自体外、影响精神活动并可导致成瘾的物质。常见有酒类、阿片类、大麻、催眠药、抗焦虑药、麻醉药、兴奋剂和烟草等。

(一)阿片类药物

阿片是从罂粟果中提取的粗制脂状渗出物,粗制的阿片含有包括吗啡和可待因在内等多种成分。吗啡是阿片中镇痛的主要成分,大约占粗制品的10%。阿片类药物(opiates)是指任何天然或合成的、对机体产生类似吗啡效应的一类药物,可通过不同途径给药,如口服、注射或吸入等吸收。

阿片类药物具有镇痛、镇静作用,能抑制呼吸、咳嗽中枢及胃肠蠕动,同时能兴奋呕吐中枢和缩瞳作用。阿片类药物能作用于中脑边缘系统,产生强烈的快感。戒断症状可分为两大类:①客观体征,如血压升高、脉搏增加、体温升高、鸡皮疙瘩、瞳孔扩大、流涕、震颤、腹泻、呕吐、失眠等。②主观症状,如恶心、肌肉疼痛、骨头疼痛、腹痛、不安、食欲差、无力、疲乏、喷嚏、发冷、发热、渴求药物等。

(二)酒精依赖

酒精依赖是一种带有强迫性的饮酒行为,个体对酒有强烈的渴求心理,对自己的饮酒行为失去控制,饮酒成为生活中优于其他事情的选择,甚至是出现违法行为,但是饮酒者依然不能控制自己的饮酒量以及饮酒时机。长期的酗酒可以引起各种躯体并发症,对全身各器官系统都有不同程度的损害,如酒精性肝病(肝炎、肝硬化、肝癌)、消化系统疾病、心血管并发症、神经系统损害、营养不良,孕妇酗酒还可导致胎儿出现先天畸形等。

(三)镇静、催眠、抗焦虑药

镇静、催眠、抗焦虑药包括化学结构不同的多种药物,但都能抑制中枢神经系统的活动,主要有巴比妥类和苯二氮䓬类。巴比妥类的戒断症状较严重,甚至有生命危险。症状的严重程度取决于滥用的剂量和用药时间的长短。用药剂量越大、时间越长,戒断症状越严重。苯二氮䓬类药物主要药理作用是抗焦虑、松弛肌肉、抗癫痫、催眠等,这类药物安全性好,即使过量,也不致有生命危险,目前应用范围已远远超过巴比妥类。苯二氮䓬类药物戒断症状虽不像巴比妥类那样严重,但敏感者(如既往依赖者或有家族史者)在服用治疗剂量的药物3个月以后,如果突然停药,可能出现严重的戒断反应,甚至抽搐。

(四)中枢神经兴奋剂

中枢神经兴奋剂,或称精神兴奋剂(psycho stimulants),包括咖啡或茶中所含的咖啡因,但引起关注的主要是可卡因及苯丙胺类药物。可卡因与苯丙胺类药物具有中枢神经兴奋、致幻、食欲抑制和拟交感能效应等药理、毒理学特征,药物依赖性明显。我国可卡因滥用的情况远远不如西方国家,但苯丙胺类兴奋剂(amphetamine-type stimulants, ATS)在我国的滥用有增加趋势。目前,ATS在医疗上主要用于减肥(如芬氟拉明)、儿童多动症(如利他灵、匹莫林、苯丙胺等)和发作性睡病(如苯丙胺),非法兴奋剂如甲基苯丙胺(冰毒)、3,4-亚甲二氧基甲基安非他明（摇头丸）、3,4- 亚甲二氧基乙基苯丙胺（也是摇头丸的主要成分）等则被滥用者用于各自不同目的,导致一系列不良的健康损害和社会后果。

（五）氯胺酮

氯胺酮（ketamine）是一种分离性麻醉药,其作用机理为抑制丘脑 - 新皮层系统,选择性地阻断痛觉,临床上用于手术麻醉剂或麻醉诱导剂。近年来娱乐场所开始流行用氯胺酮作为致幻剂（K 粉）所产的成瘾性问题,引发社会重视。

氯胺酮使用者可出现一种分离状态,表现为狂喜、偏执状态或厌烦等,伴有知觉损害,甚至昏迷。用氯胺酮后常会"去人格化、去真实感"、体象改变、梦境、幻觉及恶心、呕吐。梦境或幻觉可以是"愉悦性"的,也可以是痛苦的。

（六）烟草

根据 WHO 统计,烟草每年使世界上 400 万人丧生,其中 70% 来自发展中国家。我国是烟草（tobacco）大国,香烟产量是美国的三倍。据估计,目前全国有 3 亿多吸烟者,直接或间接受烟草危害者达 7 亿人。尼古丁（nicotine）是烟草中的依赖性成分。研究证明,尼古丁符合高依赖性物质的所有标准,依赖者通过改变吸烟量、频度、吸进呼吸道的深度等来维持体内尼古丁水平。当依赖形成后突然戒断时,会出现唾液分泌增加、头痛、失眠、易激惹等戒断症状,使吸烟者难以摆脱尼古丁的控制。

三、精神分裂症和其他精神疾病障碍

精神分裂症是一组病因不明的异源性疾病,具有感知、思维、情感、意志和行为等多方面的障碍,以精神活动的不协调或脱离现实为特征。通常意识清晰,智能多完好,可出现某些认知功能损害。自然病程多迁延,呈反复加重或恶化,但部分患者可保持痊愈或基本痊愈状态。

精神分裂症可见于各种社会文化和各个社会阶层中,患病率可因种族、国家、移民和移民后代的不同而不同,但大多数患者起病于 15~35 岁,约 50% 发病于 25 岁之前。男性发病较女性早,男性的起病高峰在 20 岁左右,女性的起病高峰在 20 岁末,但男性与女性精神分裂症的终身患病率大致相同。我国的资料表明,城市患病率高于农村;无论城乡,精神分裂症的患病率均与家庭经济水平呈负相关。另外,发达国家的资料显示,低社会阶层人群的患病率高,无职业人群的患病率高于有职业人群。

其他精神病性障碍包括分裂型（人格）障碍、妄想障碍、短暂精神病性障碍、精神分裂症样障碍、分裂情感性障碍及紧张症等。

四、心境障碍

心境障碍（mood disorder）又称情感性精神障碍,是一组病因未明的以显著而持久的情感或心境改变为主要特征的疾病。临床上主要表现为心境高涨或低落,伴有相应的认知和行为改变,可有幻觉、妄想等精神病性症状,大多数患者有反复发作倾向,每次发作多可缓解,部分可有残留症状或转为慢性。心境障碍可分为抑郁障碍和双相障碍两个主要疾病亚型。

（一）抑郁障碍

抑郁障碍是一种常见的心境障碍,可由多种原因引起,以显著而持久的心境低落为主要临床特征,心境低落与患者处境不相称,悲观绝望,可有自杀行为。患者可见木僵、焦虑激越、幻觉、妄想等精神病性症状。抑郁障碍每次发作持续至少2周以上,长者可达数年,多数病例有反复发作倾向,每次发作大多数可以缓解,部分可残留症状或转为慢性。抑郁障碍临床表现为单次或反复多次的抑郁发作,以心境低落、思维迟缓、意志行为减退等症状为主要特点,并常见躯体不适和其他症状。

(二)双相障碍

双相障碍也称双相情感障碍,是以显著而持久的情感或心境改变为主要特征的一组精神障碍。临床上主要表现为情感异常高涨或低落,伴有相应的认知和行为改变,严重者可伴有精神病性症状,如幻觉、妄想等。大多数患者有反复发作的倾向,经治疗缓解后或发作间期精神状态基本正常,但部分患者可有残留症状或转为慢性。

五、癔症、应激相关障碍、神经症

(一)癔症

癔症(hysteria)指一种以解离症状(部分或完全丧失对自我身份识别和对过去的记忆)和转换症状(在遭遇无法解决的问题和冲突时产生的不快心情,以转化成躯体症状的方式出现)为主的精神障碍。这些症状没有可证实的器质性病变基础。自知力基本完整,病程多反复迁延。常见于青春期和更年期,而且女性较多见。

(二)应激相关障碍

应激相关障碍指一组主要由心理、社会(环境)因素引起的异常心理反应所导致的精神障碍,也称反应性精神障碍。

(三)神经症

神经症(neurosis)是一组主要表现为焦虑、抑郁、恐惧、强迫、疑病症状或神经衰弱症状的精神障碍。神经症常常有一定的人格基础,起病受心理、社会(环境)因素影响。在没有可证实的器质性病变基础上,表现出与患者现实处境不相称,但患者对存在的症状感到痛苦和无能为力。

六、其他精神障碍

其他精神障碍包括:①心理因素相关生理障碍,是一组与心理社会因素有关的以进食、睡眠,及性行为异常为主的精神障碍)。②人格障碍:是人格特征明显偏离特定的文化背景和一般认知方式(尤其在待人接物方面),影响其社会与职业功能,造成对社会环境的适应不良。③儿童青少年的精神发育迟滞、多动障碍、品行障碍、情绪障碍、抽动障碍等其他待分类的精神障碍。

▊▊▊ 第三节　社区精神疾患管理 ▊▊▊

英国是社区精神疾患管理工作开展较早的国家,他们主张在社区中照料精神病患者,而不是把他们隔离起来。美国的社区精神卫生中心不仅为严重精神残疾的慢性患者提供大量生活、治疗、训练和管理服务,而且在社会心理康复、指导亲属亲友、调整人际关系和保护患者权益等方面也发挥了重要作用。

精神卫生疾病管理要贯彻预防、治疗与康复相结合的模式,把精神卫生工作纳入社区卫生和农村卫生管理政策文件中,实施精神卫生服务的规范化管理。社区精神疾患管理不仅是对医院精神卫生资源的补充,更是国际社会公认的精神病患者的有效康复途径。

一、社区精神疾患管理网络

社区精神疾患管理需要全社会共同参与,建立社区精神疾患管理的组织、领导和操作体系是开展这项工作的重要前提和基础(图 8-1)。

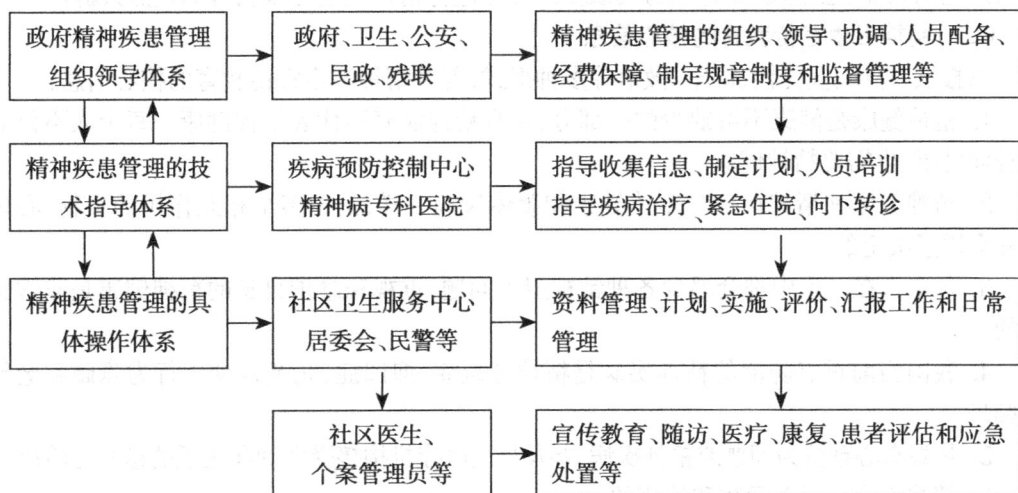

图 8-1 社区精神疾患管理的网络结构图

(一)组织领导体系

该体系是在政府领导下,由卫生、民政、公安、残联等多部门配合下,履行以下职能:政府负责统一协调,卫生部门在公安和残联等部门的配合下,进行精神疾患的预防、治疗、康复及其相应组织管理工作。民政部门配合做好精神疾病患者的医疗救助及贫困生活补助。

(二)技术指导体系

社区精神疾患管理必须接受专业精神卫生机构的技术指导,包括上级疾病预防控制中心和精神病专科医院。前者负责指导社区精神卫生信息的收集、分析和管理,帮助社区拟定短期和中长期工作计划。精神病专科医院负责加强社区全科医生的精神医学培训,接纳需要紧急住院的社区精神病患者,并将病情稳定后的患者转向社区接受康复治疗。

(三)精神疾患管理的具体操作体系

社区卫生服务机构和居委会、社区民警、工疗站、患者家属形成管理操作体系,负责以下工作:①所属区域内精神病患者的线索调查,为重性精神病患者建立健康档案。②为社区全人群提供精神卫生健康教育和咨询。③组建精神病患者的家庭随访小组,指导患者家属做好家庭护理,改善精神病患者的生活质量。④为精神病患者提供合适的社会康复场所——工疗站、娱疗站等,促进其社会功能的康复。

二、社区精神卫生宣传教育

2015年国家卫生计生委在《全国精神卫生工作规划（2015—2020年）》中提出精神卫生工作目标：城市、农村普通人群心理健康知识知晓率分别达到70%、50%，因此精神卫生宣传、咨询是社区精神卫生服务管理的重要内容之一。

（一）服务对象

精神卫生宣传教育的对象是辖区内所有的居民。其中，儿童、青少年（大学生、中学生）、围生期妇女、老年人、成瘾性物质依赖人群是进行精神卫生健康教育的重点人群。

（二）精神卫生宣传教育的核心信息

以报纸、媒体、宣传栏、讲座、微信等多种形式，普及精神卫生宣传教育的核心信息：

1. 精神健康是健康不可缺少的一部分，没有精神疾病不代表精神健康。每个人不仅需要身体健康，也需要精神健康。

2. 精神健康和精神疾病与躯体健康和躯体疾病一样，是由多个相互作用的生物、心理和社会因素决定的。

3. 每个人在一生中都会遇到各种精神卫生问题，重视和维护自身的精神健康是非常必要的。

4. 我国当前重点防治的精神疾病是精神分裂症、抑郁症、儿童青少年行为障碍和老年期痴呆。

5. 怀疑有心理行为问题或精神疾病，要及早去医疗机构接受咨询和正规的诊断与治疗。

6. 精神疾病是可以预防和治疗的。

7. 关心、不歧视精神疾病患者，帮助他们回归家庭、社区和社会。

8. 精神卫生工作关系到社会的和谐与发展，促进精神健康和防治精神疾病是全社会的责任。

（三）服务要求和考核指标

1. 要求 在精神卫生专业技术人员的指导下确定宣传教育的专业知识和核心信息。

2. 考核指标 除了健康教育考核的一般指标外，增加人群精神卫生知识知晓率指标。

3. 知晓率的计算方法

（1）先计算调查问卷中的可统计项目数。

（2）每份问卷的正确回答率：正确回答率 = 回答正确的项目 / 总统计项目 ×100%。

（3）计算知晓率：知晓率 = 知晓合格人数 / 调查总人数 ×100%。问卷回答正确率大于某一值，如60% 为知晓合格。

（四）普通人群精神卫生知晓率调查

由社区卫生服务中心在每年的世界精神卫生日（10月10日）前后组织对辖区内的各类人群精神卫生知晓情况进行抽样调查。先在辖区内抽取街道或居委会，每个街道或居委会调查100人左右。按统一的格式录入数据，进行统计分析、撰写研究报告。

三、社区严重精神障碍患者管理

我国目前严重精神障碍患者人数超过1 600万，患病率已达13.47‰，随着社会竞争和生活节奏的加快，精神疾病患者的数量还在继续增加。

（一）服务对象

社区中的精神病患者中以轻型精神障碍者多见,其次是慢性病患者,主要是精神和智力残疾者,其中以慢性精神分裂症患者居多。社区精神障碍管理的主要对象是辖区内常住居民中诊断明确、在家居住的严重精神障碍患者。主要包括精神分裂症、分裂情感性障碍、偏执性精神病、双相情感障碍、癫痫所致精神障碍、精神发育迟滞伴发精神障碍。

（二）服务内容

1. 患者信息管理　在将严重精神障碍患者纳入管理时,需由家属提供或直接转自原承担治疗任务的专业医疗卫生机构的疾病诊疗相关信息,同时为患者进行一次全面评估,为其建立居民健康档案,并按照要求填写严重精神障碍患者个人信息补充表。

─── 视窗 8-1 ───

患者的发现、诊断、登记和报告

居民自行到各级各类精神卫生医疗机构就诊或咨询时,对疑似严重精神障碍者,接诊医师应当尽可能明确诊断。非患者本人到医院咨询时,接诊医师应当建议患者本人来院进行精神检查与诊断。

基层医疗卫生机构人员配合政法、公安等部门,每季度与村(居)民委员会联系,了解辖区常住人口中重点人群的情况,参考精神行为异常识别清单,开展疑似严重精神障碍患者筛查。

精神行为异常识别清单包括:①曾在精神科住院治疗。②因精神异常而被家人关锁。③无故冲动,伤人、毁物,或无故离家出走。④行为举止古怪,在公共场合蓬头垢面或赤身露体。⑤经常无故自语、自笑,或说一些不合常理的话。⑥变得疑心大,认为周围人都针对他或者迫害他。⑦变得过分兴奋话多(说个不停)、活动多、爱惹事、到处乱跑等。⑧变得冷漠、孤僻、懒散,无法正常学习、工作和生活。⑨有过自杀行为或企图。

对于符合上述清单中一项或以上症状的,应当进一步了解该人的姓名、住址等信息,填写精神行为异常线索调查复核登记表,将发现的疑似患者报县级精防机构,并建议其至精神卫生医疗机构进行诊断。

2. 随访评估　对应管理的严重精神障碍患者每年至少随访4次,每次随访应对患者进行危险性评估;检查患者的精神状况,包括感觉、知觉、思维、情感和意志行为、自知力等;询问和评估患者的躯体疾病、社会功能情况、用药情况及各项实验室检查结果等。其中,危险性评估分为6级。

0级:无符合以下1~5级中的任何行为。

1级:口头威胁,喊叫,但没有打砸行为。

2级:有打砸行为,局限在家里,针对财物,能被劝说制止。

3级:有明显打砸行为,不分场合,针对财物,不能接受劝说而停止。

4级:持续的打砸行为,不分场合,针对财物或人,不能接受劝说而停止(包括自伤、自杀)。

5级:持械针对人的任何暴力行为,或者纵火、爆炸等行为,无论在家里还是公共场合。

3. 分类干预　根据患者的危险性评估分级、社会功能状况、精神症状评估、自知力判断,以及患者是否存在药物不良反应或躯体疾病情况对患者进行分类干预。

（1）病情不稳定患者：若危险性为3~5级或精神症状明显、自知力缺乏、有严重药物不良反应或严重躯体疾病，对症处理后立即转诊到上级医院。必要时报告当地公安部门，2周内了解其治疗情况。对于未能住院或转诊的患者，联系精神专科医师进行相应处置，并在居委会人员、民警的共同协助下，2周内随访。

（2）病情基本稳定患者：若危险性为1~2级，或精神症状、自知力、社会功能状况至少有一方面较差，首先应判断是病情波动或药物疗效不佳，还是伴有药物不良反应或躯体症状恶化，分别采取在规定剂量范围内调整现用药物剂量和查找原因对症治疗的措施，2周时随访，若处理后病情趋于稳定者，可维持目前治疗方案，3个月时随访；未达到稳定者，应请精神专科医师进行技术指导，1个月时随访。

（3）病情稳定患者：若危险性为0级，且精神症状基本消失，自知力基本恢复，社会功能处于一般或良好，无严重药物不良反应，躯体疾病稳定，无其他异常，继续执行上级医院制订的治疗方案，3个月时随访。

（4）每次随访根据患者病情的控制情况，对患者及其家属进行有针对性的健康教育和生活技能训练等方面的康复指导，对家属提供心理支持和帮助。

4. 健康体检 在患者病情许可的情况下，征得监护人与（或）患者本人同意后，每年进行1次健康检查，可与随访相结合。内容包括一般体格检查、血压、体重、血常规（含白细胞分类）、转氨酶、血糖、心电图。

（三）服务流程

社区严重精神障碍患者管理服务流程如图8-2所示。

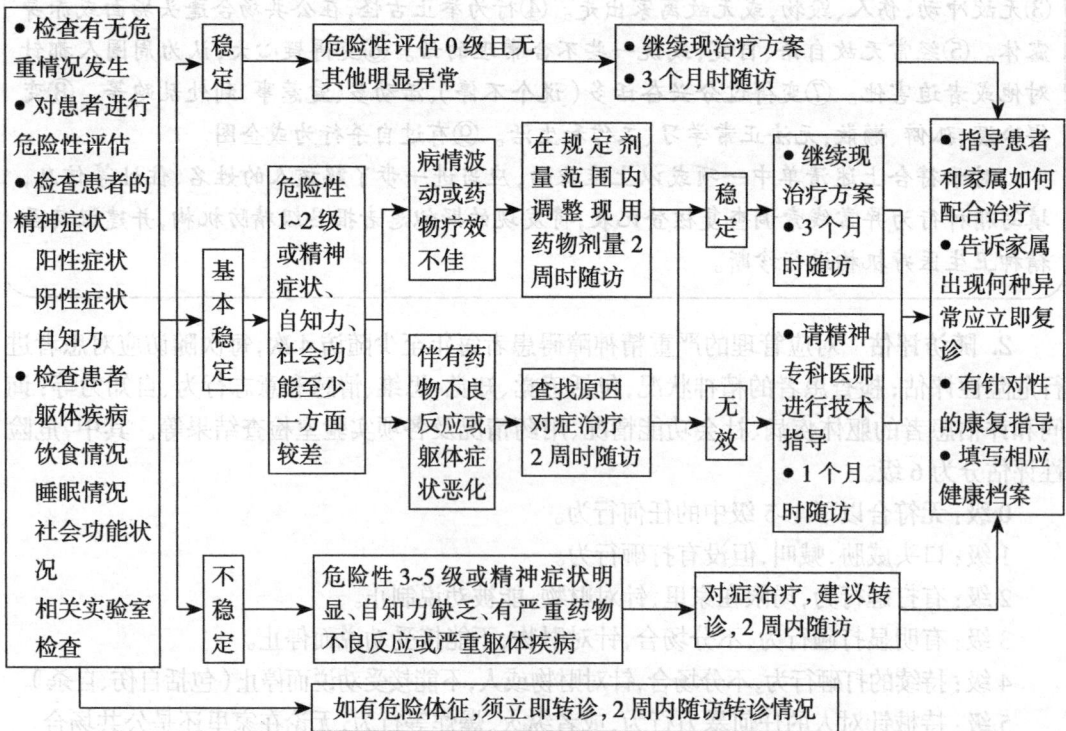

图 8-2 社区严重精神障碍患者管理服务流程图

资料来源：国家卫生健康委《国家基本公共卫生服务规范（第三版）》

（四）随访常见问题及处置

所有患者每半年至少面访一次。电话随访时，要按照随访服务记录表要求，向患者或家属详细了解患者精神症状、服药依从性、不良反应、躯体情况、危险行为、病情是否稳定等情况，如发现患者病情有波动时要尽早面访，并请精神科医师给予技术指导。

精防人员要定期与村（居）民委员会成员、网格员、派出所民警等关爱帮扶小组成员交换信息，做好工作记录，特殊情况时随时交换信息。对于有暴力风险、家庭监护能力弱或无监护、病情反复、不配合治疗等情况的患者，应当书面报告关爱帮扶小组。属于公安机关列管对象，或既往有严重伤害行为、自杀行为等情况的患者，精防人员需与民警共同随访。乡镇卫生院（社区卫生服务中心）精防人员要及时汇总辖区严重精神障碍患者管理信息，并填写乡镇（街道）患者管理信息交换表，在召开精神卫生综合管理小组例会时与相关部门人员交换信息，并共同签字盖章。

对于不同意接受社区管理或无正当理由半年以上未接受面访的患者，精防人员应当报告关爱帮扶小组，协同宣传有关政策和服务内容，并加强社区关注和监护。

对于精神病性症状持续存在或不服药、间断服药的患者，精防人员应当请精神科医师共同对患者进行当面随访，必要时调整治疗方案，开展相应的健康教育，宣传坚持服药对于患者病情稳定、恢复健康和社会功能的重要性。

对于家庭贫困、无监护或弱监护的患者，在常规随访的基础上，关爱帮扶小组应当每半年至少共同随访 1 次，了解患者在治疗、监护、生活等方面困难及需求，协调当地相关部门帮助患者及家属解决问题。对近期遭遇重大创伤事件的患者，关爱帮扶小组应当尽快共同随访。必要时可请精神科医师或心理健康服务人员提供帮助。

对于病情稳定、社会就业、家庭监护有力、自知力较好的患者，患者和家属不接受入户访问的，精防人员要以保护患者隐私、不干扰其正常工作和生活为原则，可预约患者到门诊随访或采用电话随访。

对于迁居他处、外出务工等不在辖区内生活且知晓去向的患者，精防人员应当通过信息系统将患者信息流转至患者现居住地基层医疗卫生机构。患者现居住地基层医疗卫生机构应当及时接受患者信息，按照有关规定对患者进行随访管理。在患者信息未被接收前，患者原居住地基层医疗卫生机构精防人员应当继续电话随访，与现居住地精防人员定期沟通。

（五）服务要求

1. 配备接受过严重精神障碍管理培训的专（兼）职人员，开展本规范规定的健康管理工作。

2. 与相关部门加强联系，及时为辖区内新发现的严重精神障碍患者建立健康档案并根据情况及时更新。

3. 随访包括预约患者到门诊就诊、电话追踪和家庭访视等方式。

4. 加强宣传，鼓励和帮助患者进行社会功能康复训练，指导患者参与社会活动，接受职业训练。

（六）评价指标

严重精神障碍患者规范管理率 = 年内辖区内按照规范要求进行管理的严重精神障碍患者人数 / 年内辖区内登记在册的确诊严重精神障碍患者人数 × 100%。

（刘茂玲）

思 考 题

一、简答题

1. 社区精神卫生服务的对象包括哪些人?
2. 社区精神卫生服务的内容有哪些?
3. 社区严重精神障碍患者管理服务的内容有哪些?

二、案例分析题

某中年男士,患有精神分裂症 14 年,诊疗后一直坚持服药,近 10 年病情很稳定。但是患者总认为自己的生活一点都不愉快,患病后周围的人都远离自己,没有一个朋友。患病后办了退职,在家里照顾孩子和老人,尽量减少妻子负担,曾有过轻生的念头。想要出门却害怕被他人说笑,害怕家人受到影响,心理负担很重。平时休闲的时间喜欢写字、画画,帮助自己集中注意力。作品曾在社区参加过展览。

问题: 面对这样的患者,如何制订个体康复计划?

第九章　社区传染病管理

全球多个国家与地区暴发麻疹疫情

世界卫生组织统计显示,截至 2019 年 4 月中旬,全球多个国家和地区暴发了大规模麻疹疫情,有 170 个国家向该组织报告了总计超过 11.2 万例麻疹病例,与去年同期相比激增 300%。

印度洋岛国马达加斯加卫生部数据显示,2018 年 9 月以来该国感染麻疹病例超过 11 万,超过 1 200 人死亡。据菲律宾当地媒体报道,截至 2019 年 3 月中旬,该国今年已有超过 300 人死于麻疹。美国疾病控制和预防中心报道,截至 2019 年 4 月 24 日,美国在 2019 年已有 22 个州确诊 695 例麻疹病例,创下自 2000 年该国宣布消灭麻疹以来最高纪录。此外,乌克兰、尼日利亚、新西兰、日本、中国香港等国家和地区 2018 年以来的病例数也明显增多。麻疹是一种具有高传染性的病毒性疾病,受影响的大部分是儿童,症状包括发热、上呼吸道炎症、咳嗽、结膜炎等,病情严重时可引发肺炎等并发症,甚至致人死亡。一些国家病例数甚至创下麻疹疫苗问世以来的最高纪录。世界卫生组织认为,上报病例可能还不足病例总数的十分之一,统计结果严重低估了实际疫情,麻疹疫情防控形势十分严峻。

问题:1. 造成麻疹疫情全球暴发的原因是什么?
　　　2. 如何预防与控制相关传染病的传播流行?

第一节　概　　述

自古以来,人类与传染病的斗争一直没有停息。随着人们生活水平的提高,医学科学技术的发展,传染病的发病率和死亡率在逐渐下降,尽管传染病已不再是引起死亡的首要疾病,但由于全球化进程、气候变暖、人类生态环境和行为方式的变化,各类新发、再发传染病不断出现,至今传染病仍是严重危害人类健康的疾病之一,也对全球公共卫生提出了新的挑战。

一、传染病概念及基本特征

(一)基本概念

1. 传染病(infectious diseases)　是由各种病原体引起的,能在人与人、动物与动物以及人与动物之间相互传播的一类疾病。

"传染病"的概念在扩大，过去对传染病的认识常局限于人与人之间的直接传播或虫媒、人畜共患等间接传染关系，更狭窄的认为法定传染病才带有传染性。而现今医务人员日益重视内源性感染、条件性感染、特殊人群中感染、免疫功能低下者感染的存在及其危害性。

2. 传染过程（infectious process）　传染又称感染，是病原体对人体的一种寄生现象。传染过程是指病原体进入机体后，与机体相互作用、相互斗争的过程。它是在个体中发生的现象，是一种纯生物学现象，也是传染病发生、发展、直到结束的整个过程。

3. 感染谱（spectrum of infection）　传染过程的结局可以通过感染谱反映。感染谱是指宿主对病原体传染过程反应的轻重程度，包括隐性感染、显性感染、严重临床症状或死亡。

4. 疫源地（epidemic focus）　传染源及其排出的病原体向周围播散所能波及的范围称为疫源地。一般将范围较小的或单个传染源所构成的疫源地称为疫点；较大范围的疫源地或若干疫点连接成片时称为疫区。

形成疫源地的条件有两个方面，即传染源和传播途径的存在。疫源地的大小取决于传染源的活动范围、传播途径的特点和周围人群的免疫状况。

疫源地传染病的消灭必须具备3个条件：①传染源被移走（住院、死亡）或不再排出病原体。②通过各种措施消灭了传染源排到外界环境中的病原体。③所有易感接触者经过了该病最长潜伏期后未出现新病例。

5. 流行过程（epidemic process）　是传染病在人群中不断发生、蔓延的过程，需要传染源、传播途径及易感人群三个环节相互作用、相互连接。流行过程是群体现象，也是疫源地连续不断发生的过程。一系列相互联系、相继发生的疫源地构成了传染病的流行过程，而且传染病流行强度还受自然因素和社会因素的制约。

（二）基本特征

传染病的特点是有病原体，有传染性和流行性，感染后常有免疫性。有些传染病还有季节性或地方性。

1. 有病原体　每种传染病都有其特异的病原体，是指能够引起宿主致病的各类生物，包括细菌、病毒、立克次体、真菌、螺旋体、支原体、衣原体、朊病毒等各种微生物以及原虫等。

2. 有传染性　病原体从宿主排出体外，通过一定方式，到达新的易感染者体内，呈现出一定传染性，其传染强度与病原体种类、数量、毒力、易感者的免疫状态等有关。

3. 流行病学特征

（1）流行性：按传染病流行病过程的强度和广泛程度分为：①散发：是指传染病在人群中散在发生，发病率呈历年的一般水平。②暴发：指某一局部地区或单位，在短期内突然出现众多的同一种疾病的患者。③流行：是指某一地区或某一单位，在某一时期内，某种传染病的发病率，显著超过了历年同期的发病水平。④大流行：指某种传染病在一个短时期内迅速传播、蔓延，超过了历年发病率水平，跨越省界、国界甚至洲界形成世界性流行。

（2）地方性：是指某些传染病或寄生虫病，其中间宿主，受地理条件，气温条件变化的影响，常局限于某些特定的地理范围内发生。如虫媒传染病，自然疫源性疾病。

（3）季节性：指传染病的发病率，在年度内有季节性升高的现象。这与自然环境温度、湿度的改变有关。

4. 有免疫性（immunogenicity）　是指传染病痊愈后或感染病原体后，病原体引起宿主产生特异性免疫的能力,称为免疫性。不同的传染病病后免疫状态有所不同,有的传染病患病一次后可终身免疫,有的还可再感染。

二、传染病发生与传播的基本要素

任何传染病都是由其特异性病原体引起的,如霍乱弧菌引起霍乱,疟原虫引起疟疾等。但传染病的发生、发展与传播则是病原体和宿主、病原体和外环境相互联系、相互作用和相互斗争的结果。了解病原体和宿主特点,对理解传染病的发生与传播是非常必要的。

(一)病原体

病原体(pathogen)是指能够引起宿主致病的各类生物。病原体是一种寄生物,必须从其他生物体内获得生存与繁殖条件。病原体侵入宿主机体后能否致病,取决于病原体的特性(传染力、致病力、毒力和抗原性)、病原体的变异(抗原性变异、毒力变异、耐药性变异)和病原体在宿主体外的生存力,其中病原体的特征对病原体的致病性及其表达方式具有重要意义。

(二)宿主

宿主(host)是指在自然条件下被传染性病原体寄生的人或其他动物。病原体入侵宿主时,若机体免疫力低下,可造成宿主的损害;若机体有充分的免疫力时,则能抵御、中和外来侵入,病原体难以入侵,或难以在宿主体内生存、繁殖,就不能引起感染和发病。

三、传染病的流行现状

20世纪以来,随着社会的进步、经济的发展、科学技术水平的提高,人类生活条件和卫生条件极大改善,人类已消灭了天花,正在向消灭脊髓灰质炎的目标努力。全球传染病死亡人数占总死亡人数的百分比至20世纪后期已降至10%以下。我国急性传染病死亡在20世纪50年代居主要死因第2位,而至20世纪70年代后已退出前十位死因,传染病的流行和控制取得了惊人的成绩。但近年来传染病再度肆虐人类,特别是2020年初发生在中国的新冠肺炎疫情,被世界卫生组织(WHO)列为国际关注的突发公共卫生事件,传染病对人类健康的威胁再次引起人们的关注。

现阶段全人类同传染病的斗争任重而道远,当前与传染病的斗争面临三方面的问题:①得到控制的一些传染病卷土重来,如结核病、登革热、霍乱、鼠疫、流行性脑脊髓膜炎、疟疾、性传播疾病、手足口病等,这些古老疾病的再度流行仍然严重地威胁人类的健康,因此对死灰复燃的传染病流行的控制已再次成为传染病防治所面临的一个严峻问题。②新传染病不断出现,自20世纪80年代以来,世界范围内发现和确认的新传染病已近40种,如军团病、艾滋病、疯牛病、埃博拉出血热、莱姆病、西尼罗热、O139型霍乱、大肠杆菌 O157 ： H7感染性腹泻、SARS、人禽流感、甲型 H1N1 流感等传染病的相继发生,且在世界各地不同程度的流行,对人类造成极大的伤害。③病原体对抗生素等药物的耐药性增加。

视窗 9-1

国际公共卫生紧急事件

国际公共卫生紧急事件(public health emergency of international concern,简称 PHEIC)

是指"通过疾病的国际传播构成对其他国家公共卫生风险,并有可能需要采取协调一致的国际应对措施的不同寻常的事件。"

世界卫生组织(WHO)提出PHEIC是为了面对公共卫生风险时,既能防止或减少疾病的跨国传播,又不对国际贸易和交通造成不必要的干扰,避免相关国家地区遭受经济损失。根据疫情的发展,世界卫生组织宣布PHEIC后随时可以撤销及修改。发布后有效期为3个月,之后自动失效。

自2005年通过《国际卫生条例》以来,WHO仅宣布了五次公共卫生紧急事件,分别为2009年的甲型H1N1流感、2014年的脊髓灰质炎疫情、2014年西非的埃博拉病毒疫情、2016年的寨卡病毒疫情、2018年的刚果(金)埃博拉疫情(于2019年7月宣布)。2020年1月30日,WHO宣布新冠肺炎疫情为国际关注的突发公共卫生事件,强调不建议实施旅行和贸易限制,并高度肯定了中国所采取的防控举措。

第二节 传染病的流行过程

传染病在人群中发生流行的过程,流行过程是在人群中发生的群体现象,即病原体从传染源排出,经过一定的传播途径,侵入易感者机体而形成新的感染,并不断发生、发展的过程。传染病在人群中发生流行的过程需要三个基本条件,也称三个基本环节,即传染源、传播途径和易感人群。这三个环节相互依赖、相互协同,缺少其中任何一个环节,传染病的流行就不会发生。除了三个基本环节外,自然因素和社会因素还制约着传染病的流行强度。

一、传染源

传染源(source of infection)是指体内有病原体生长、繁殖并能排出病原体的人或动物,包括传染病的患者、病原携带者和受感染的动物。

(一)受感染的人作为传染源

1. 患者 患者体内有大量病原体,有些临床症状如咳嗽、腹泻等又有助于病原体的排出,增加了易感者受感染的机会,所以传染病患者是重要的传染源。而对于某些传染病,如麻疹、水痘等无病原携带者,患者是唯一的传染源。患者在其病程的不同阶段,如潜伏期、临床症状期和恢复期,因是否排出病原体及排出病原体的数量和频率不同,作为传染源的意义也不同。

(1)潜伏期(incubation period):指病原体侵入机体至最早出现临床症状或体征的这段时间。不同的传染病其潜伏期时间不同,有的疾病短至数小时,如细菌性痢疾;有的长达数年,如AIDS,但同一种传染病有其固定的潜伏期。通常所说的潜伏期是指常见(或平均)潜伏期,如流行性脑炎的潜伏期最短为2天,最长为10天,常见潜伏期为7天。潜伏期的长短可能与进入机体的病原体的数量、毒力、繁殖能力以及机体的抵抗力等因素有关。

潜伏期的流行病学意义及用途为:①潜伏期的长短可判断患者受感染的时间,以进一步追查传染源,确定传播途径。②潜伏期的长短可确定接触者的留验、检疫或医学观察期限。一般以平均潜伏期加1~2天,危害严重的传染病可按最长潜伏期予以留验或检疫。③潜伏期的长短可确定免疫接种的时间。④根据潜伏期可评价预防措施的效果。一项预防措施实施后经过一个潜伏期,若发病数下降则认为该措施可能有效。⑤潜伏期的长短可影响疾病的流行特征。一般潜伏期短的传染病来势凶猛,病例成簇出现,并常形成暴发;潜伏期长的传染病流行持续时间较长。

（2）临床症状期:指传染病患者出现特异性临床症状和体征的时期。这一时期具有重要的流行病学意义,因为此期患者体内病原体数量多,同时又有诸多利于病原体排出的症状,因而这一时期的传染性最强,故此期患者作为传染源的意义也最大。

（3）恢复期:指患者的临床症状已消失,机体所遭受的损害处于逐渐恢复的时期。此期患者的免疫力开始出现,体内病原体被清除,一般不再具有传染性,如水痘、麻疹等。但有些传染病,如痢疾、伤寒、乙型肝炎等,在恢复期仍可排出病原体,某些传染病患者排出病原体的时间可能很长,甚至可成为终身传染源,如伤寒。

患者排出病原体的整个时期称为传染期,一般需依据病原学检查及流行病学调查加以确定。传染期是决定传染病患者隔离期限的重要依据,而且在一定程度上也影响疾病的流行特征。

2. 病原携带者（carrier） 是指没有任何临床症状但能排出病原体的人。带菌者、带毒者和带虫者统称为病原携带者。病原携带者按其携带状态和临床分期,一般分为3类:

（1）潜伏期病原携带者:是指潜伏期内携带病原体并可向体外排出病原体的人。只有少数传染病存在这种携带者,如麻疹、白喉、痢疾、霍乱等。这类携带者多在潜伏期末即可排出病原体。因此这类传染病如能及时发现并加以控制,对防止疫情的发展与蔓延具有重要意义。

（2）恢复期病原携带者:是指在临床症状消失后,仍能在一定时间内向外排出病原体的人,如伤寒、霍乱、白喉、乙型肝炎等传染病就存在这种携带状况。一般情况下,恢复期病原携带状态持续时间较短,但个别携带者可维持较长时间,甚至终身。通常将临床症状消失后3个月内仍可排出病原体的人称为暂时性病原携带者,超过3个月者称为慢性病原携带者。后者常有间隙性排出病原体的现象,因此一般连续3次检查阴性时,才能确定病原携带状态解除。

（3）健康病原携带者:指未曾患过传染病,但能排出病原体的人。这类携带者只有通过实验室检查方可证实。一般健康病原携带者排出病原体的数量较少,时间较短,故认为其作为传染源的流行病学意义不大。但对于某些传染病,如流行性乙型脑炎、流行性脑脊髓膜炎、乙型肝炎等,健康病原携带者为数较多,则是非常重要的传染源。病原携带者作为传染源的意义取决于其排出病原体的数量、持续时间以及携带者的职业、卫生习惯、生活环境、社会活动范围和防疫措施等。在饮食服务行业、供水企业、托幼机构等单位工作的病原携带者对人群的威胁非常严重。

（二）受感染的动物作为传染源

视窗 9-2

人兽共患病

能在人类与动物之间传染的疾病叫做"人兽共患病",这一提法从"人畜共患病"衍化而来。以前,人们将能够在人类与畜养动物（比如猪、牛、鸡、鸭）之间传染的疾病叫做"人畜共患病"。20世纪70年代以后,很多科学研究发现,全球范围内人类新发现的一些传染病不仅在人类与畜养的动物之间存在,而且在人与野生脊椎动物之间也广泛存在。于是,1979年,世界卫生组织和联合国粮农组织将"人畜共患病"这一概念扩大为"人兽共患病"。目前,"人兽共患病"包括:细菌性传染病、病毒性传染病和寄生虫病三大类。其中,为人们所熟知的人兽共患细菌性传染病主要有结核病、炭疽、鼠疫、链球菌病、大肠杆菌病、幽门螺杆菌病等;病毒性传染病主要有疯牛病、艾滋病、禽流感、狂犬病等,另外,还有新近出现的SARS、甲型H1N1流感等;寄生虫病主要有血吸虫病、旋毛虫病、隐孢子虫病等。

在这些"人兽共患病"中,结核病、鼠疫、大肠杆菌病、狂犬病、血吸虫病目前在我国分布广泛,严重威胁着很多人的健康。

人兽共患病(zoonosis)是指在脊椎动物与人类之间自然传播的、由共同的病原体引起的、流行病学上又有关联的一类疾病。可分为4类:

1. 以人为主的人兽共患病 此类疾病的病原体主要靠人延续,如人型结核、阿米巴病等。

2. 以动物为主的人兽共患病 此类疾病的病原体通常是在动物间传播并延续的,只有在特定的条件下才能传播给人,也称自然疫源性疾病。此类传染病一般不会引起人传人的现象,如狂犬病、森林脑炎、钩端螺旋体病等。

3. 人兽并重的人兽共患病 人与动物作为此类疾病的传染源的作用并重,并可互为传染源,如血吸虫和葡萄球菌等病。

4. 真性人兽共患病 这类病原体的生活史必须在人与动物体内协同完成,缺一不可。如牛绦虫病、猪绦虫病等。

动物作为传染源的流行病学意义,主要取决于人与受感染动物接触的机会和密切程度、受感染动物的种类和数量,以及环境中是否有适宜该疾病传播的条件等。此外,与人们的卫生知识水平和生活习惯等因素也有很大关系。

二、传播途径

传播途径(route of transmission)是指病原体从传染源排出后,侵入新的易感宿主前,在外界环境中所经历的全过程。传染病可通过一种或多种途径传播,在外界的病原体必须借助一定的媒介物,又叫传播因素(如水、空气、食物、土壤等无生命物质)或者传播媒介(如虫媒等活的生物)才能进入易感宿主体内。传染病传播的方式主要有水平传播和垂直传播两种方式。

(一)经空气传播

经空气传播是呼吸系统传染病的主要传播途径,包括飞沫、飞沫核与尘埃3种。

1. 经飞沫传播 患者在呼气、打喷嚏、咳嗽时,经口鼻将含有大量病原体的飞沫排入环境,大的飞沫迅速降落到地面,小的飞沫在空气中短暂停留,局限于传染源周围。此种传播在一些拥挤的公共场所如车站、学校、临时工棚、监狱等较易发生。对环境抵抗力较弱的流感病毒、脑膜炎双球菌、百日咳杆菌等常经此方式传播。

2. 经飞沫核传播 飞沫核是飞沫在空气中失去水分后由剩下的蛋白质和病原体所组成。飞沫核可以气溶胶的形式漂流到远处,在空气中存留的时间较长,一些耐干燥的病原体如白喉杆菌、结核杆菌等可以此方式传播。

3. 经尘埃传播　含有病原体的较大的飞沫或分泌物落在地面,干燥后形成尘埃,易感者吸入后即可感染。凡对外界抵抗力较强的病原体,如结核杆菌和炭疽杆菌芽孢,均可以此种方式传播。

经空气传播的传染病的流行特征为:①传播广泛,发病率高。②冬春季节高发。③少年儿童多见。④在未经免疫预防的人群中,发病呈现周期性。⑤居住拥挤和人口密度大的地区高发。

(二)经水传播

经水传播包括经饮用水传播和接触疫水传播两种方式,一般肠道传染病经此途径传播。水源被污染的情况可由自来水管网破损、污水渗入所致,也可因粪便、污物污染水源所致,而生物恐怖行为对饮用水源的故意污染同样值得警惕。

经饮用水传播的传染病的流行特征为:①病例分布与供水范围一致,有饮用同一水源史。②除哺乳婴儿外,无职业、年龄及性别的差异。③如水源经常受污染,则病例长期不断。④停用污染源或采取消毒、净化措施后,暴发或流行即可平息。

经疫水传播的传染病的流行特征为:①患者有接触疫水史。②发病有地区、季节、职业分布特点。③大量易感人群进入疫区,可引起暴发或流行。④加强个人防护、对疫水采取措施等可控制疾病的发生。

(三)经食物传播

经食物传播主要为肠道传染病、某些寄生虫病、少数呼吸系统疾病的传播方式。当食物本身含有病原体或受病原体污染时,可引起传染病的传播。受感染的动物食品,如果未经煮熟或消毒就食用便可引起感染。1988年1~3月,上海市发生甲肝流行,其原因就是人们生吃或半生吃受甲肝病毒污染的毛蚶。食物是病原微生物生存的良好环境,在其生产、加工、运输、储存及销售的各个环节均可被病原微生物污染,其中以鱼、肉类和乳制品污染最为重要。

经食物传播的传染病的流行特征有:①患者有食用相同食物的历史,不进食者不发病。②患者的潜伏期短,一次大量污染可致暴发流行。③停止供应污染食物,暴发或流行即可平息。

(四)经接触传播

经接触传播通常分为直接接触传播和间接接触传播两种。

1. 直接接触传播　是指没有外界因素参与,易感者与传染源直接接触而导致的传播,如性病、狂犬病等的传播。

2. 间接接触传播　是指易感者接触了被传染源的排泄物或分泌物污染的日常生活物品,如毛巾、餐具、门把手、电话柄等所造成的传播,故将此种传播方式又称为日常生活接触传播。许多肠道传染病、体表传染病及某些人兽共患病均可通过间接接触传播。

经间接接触传播的传染病的流行特征有:①一般很少造成流行,多以散发为主,但可形成家庭及同住者间的传播。②流行过程缓慢,无明显的季节性。③在卫生条件较差的地方及卫生习惯不良的人群中发病较多。④加强对传染源的管理及严格执行消毒制度后,可减少病例的发生。

(五)经节肢动物传播

经节肢动物传播又称虫媒传播,是以节肢动物作为传播媒介而造成的感染,包括机械携带和生物性(吸血)传播两种方式。

1. 机械携带　肠道传染病的病原体,如伤寒、痢疾等可以在苍蝇、蟑螂等体表和体内存活数天。节肢动物通过接触、反吐和粪便将病原体排出体外,污染食物或餐具,感染接触者。

2. 生物性传播　吸血节肢动物通过叮咬血液中带有病原体的感染者,将病原体吸入体内,然后再叮咬易感者,造成易感者感染。那些定位于血液、淋巴系统中的病原体,没有自然排出的途径,必须由吸血节肢动物将其吸出动物体内才能造成传播。病原体在节肢动物体内发育、繁殖,经过一段时间的增殖或完成其生活周期中的某阶段后,节肢动物才具有传染性,这段时间称为外潜伏期。此种传播方式具有生物学的特异性,其特点是一种病原体只能通过一定种属的节肢动物媒介进行传播,如按蚊传播疟疾。

经节肢动物传播的传染病的流行特征有:①地区性:病例的分布与传播该病的节肢动物的分布一致。②季节性:发病率升高与节肢动物的活动季节相一致。③职业及年龄分布特点:从事特殊职业的人群发病多,如森林脑炎多见于伐木工人;在老疫区发病多集中在儿童,在新疫区发病则无明显的年龄分布特征。④一般无人与人之间的相互传播。

(六)经土壤传播

经土壤传播是指易感人群通过各种方式接触了被病原体污染的土壤所致的传播。经土壤传播的疾病主要是一些肠道寄生虫(蛔虫、钩虫)及能形成芽孢的细菌(破伤风、炭疽)所致的感染。因为寄生虫卵从宿主排出后,需在土壤中发育一段时间才具有感染能力;细菌产生的芽孢在土壤中,其传染力可达数十年,若破损的皮肤与之接触即能造成感染。

经土壤传播传染病的意义主要取决于病原体在土壤中的存活时间、人与土壤的接触机会以及个人的卫生习惯和劳动条件等,如赤脚下地劳动易患钩虫病,有破损的皮肤接触土壤易患破伤风等。

(七)医源性传播

医源性传播是指在医疗、预防工作中,由于未能严格执行规章制度和操作规程,人为地造成某些传染病的传播称为医源性传播。医源性传播可分为两类:一是易感者在接受检查或治疗时由污染的器械导致的疾病的传播;二是由于输血或所使用的生物制品和药品遭受污染而造成的传播,如患者在输血时感染乙型肝炎、丙型肝炎或艾滋病等。

以上7种传播途径均是病原体在外环境中借助于传播因素而实现人与人之间的相互传播,故可将其统称为水平传播。

(八)垂直传播

垂直传播又称母婴传播,是指病原体通过母体传给子代的传播。一般包括经胎盘传播,上行性传播和分娩引起的传播3种方式。

1. 经胎盘传播　指受感染的孕妇通过胎盘血液将病原体传给胎儿而引起宫内感染,如风疹、乙型肝炎、艾滋病和梅毒等均可经胎盘传播引起先天性感染。

2. 上行性传播　指病原体从孕妇的阴道通过宫颈口抵达绒毛膜或胎盘引起宫内感染,如葡萄球菌、单纯疱疹病毒、白色念珠菌等均可通过此方式传播给胎儿。

3. 分娩时传播　指分娩过程中胎儿在通过严重感染的孕妇产道时所受到的感染,如淋球菌、疱疹病毒等均可通过这种方式传播。

许多传染病可通过一种以上途径传播,以哪种途径传播取决于病原体所处环境的流行病学特征和病原体自身的流行病学特征。例如,艾滋病既可通过性接触传播,还可通过注射污染的血液和血制品及母婴传播。

三、人群易感性

人群易感性(herd susceptibility)是指人群作为一个整体对传染病的易感程度。人群易感性高低取决于该人群中易感个体所占的比例。与之相对应的是群体免疫力,即人群对于传染病病原体的侵入和传播的抵抗力,可以用人群中有免疫力人口占全部人口的比例来反映。当人群中免疫人口比例增加时,可使传染病的发病率大大降低。因为具有免疫力的人除本身不发病外,还能对易感者起到屏障保护作用。当人群中的免疫个体足够多时,甚至可以中止传染病的流行。

(一)影响人群易感性升高的主要因素

1. 新生儿增加 生后6个月以上的婴儿,由于他们从母体获得的抗体逐渐消失,而自身的获得性免疫尚未形成,因而对许多传染病都是易感的。

2. 易感人口迁入 流行区的居民,因患病或隐性感染而获得了特异性免疫力,但一旦有大量非流行区居民迁入,因其缺乏相应免疫力,可使流行区人群的易感性升高。

3. 免疫人口免疫力的自然消退 当人群病后免疫(包括隐性感染)或人工免疫水平随着时间的推移逐渐消退时,人群易感性升高。

4. 免疫人口减少 人群免疫力自然消退和免疫人口的死亡可使人群易感性相对升高。

(二)影响人群易感性降低的主要因素

1. 预防接种 可提高人群对传染病的特异性免疫力,是降低人群易感性的最主要手段。按免疫程序有计划地对应免疫人群实施预防接种,可有效地提高人群特异性免疫力,降低人群易感性。

2. 传染病流行 一次传染病流行后,大多数易感者因发病或隐性感染而获得免疫力,使整个人群免疫力提高,易感性降低。

四、影响传染病流行过程的两个因素

传染病在人群中的流行过程依赖于传染源、传播途径及易感人群三个环节的连接和延续,当其中任何一个环节发生变化时,都可能影响传染病的流行和消长。这三个环节的连接往往受到自然因素和社会因素的影响和制约。两个因素通过作用于三个环节而发挥其促进或抑制传染病流行的双向作用,其中以社会因素更为重要。

(一)自然因素

自然因素包括地理、气候、土壤、动植物等,它们对传染病流行过程的影响作用较为复杂,其中以地理因素和气候因素的影响较显著。许多传染病,特别是自然疫源性疾病呈现的地区分布及时间分布特点,主要与气候、地理因素对动物传染源的影响有关。

地理、气候等自然因素对传播途径的影响作用更明显,特别是某些由媒介昆虫传播的传染病,由于气候、地理等因素对媒介昆虫的季节消长、活动能力以及病原体在媒介昆虫体内生长、发育、繁殖的影响较大,从而影响到传染病的流行特征。如流行性乙型脑炎明显的秋季高发与蚊虫在这个季节繁殖能力强、活动范围广等密切相关,森林脑炎发病的高峰与其传播媒介蜱的活动高峰季节性有关。

气候等自然因素还可通过影响人们的生活习性、机体抵抗力等而导致传染病呈现时间分布特点。如由于冬季气候寒冷,人们在室内活动的机会增多,使流行性感冒、流行性脑脊髓膜炎等呼吸系统传染病的发病率增高;夏季气候炎热,人们多食瓜果、蔬菜等生冷食品,易发生肠道传染病。

(二)社会因素

社会因素包括人类的一切活动,如人们的卫生习惯、防疫工作、医疗卫生条件、生活和营养条件、居住环境、社会制度、生产活动、职业、卫生文化水平、风俗习惯、宗教信仰、社会的安定或动荡等。近年来新发、再发传染病的流行,很大程度上受到了社会因素的影响。

社会因素对传染病的影响作用较大,它既可以扩大传染病的流行,也可以阻止传染病的发生、蔓延,甚至消灭传染病。如战争、自然灾害等可使人们的正常生活和卫生条件遭受严重的破坏,人口大量流动,防疫措施难以实施,极易引起传染病的发生与流行;有效而可行的防疫措施的实施,不仅可防止疾病的传播,还可消除其传染性。

第三节 传染病的社区管理

社区基层医疗机构对传染病的控制与管理,必须遵循"预防为主、防治结合、分类管理"的原则,针对传染病流行过程的三个基本环节,将经常性的预防措施和发病后的突击措施相结合,方可迅速有效地控制和消灭疾病。社区医师在搞好临床诊断与治疗工作的同时,必须努力从以下几个方面做好社区传染病的预防与控制工作。

一、经常性的预防措施

(一)改善环境卫生条件

传染病的预防,除了与防疫工作有关外,还涉及环境卫生、食品卫生等公共卫生事业。如肠道传染病大多通过水和粪便等途径传播,许多传染病的流行又与食品的污染有着直接的关系。因此必须改善环境卫生状况,消除外环境中可能存在的病原体,切断传播途径,才是最根本性的预防措施:

1. 全社区经常性地开展消毒、杀虫、灭鼠工作以及实施粪便、污物管理和无害化处理。

2. 实行饮水消毒,保证居民各种生活用水必须符合国家有关卫生标准。

3. 大力贯彻《中华人民共和国食品安全法》,加强社区食品卫生监督管理,防止有害食品进入社区。

4. 社区医疗机构必须建立健全严格的规章制度,杜绝传染病的医源性传播。

(二)加强卫生知识宣传

利用一切机会和媒体向全社区居民,特别是儿童和青少年,进行卫生知识的宣传教育,以提高人们的健康知识水平和自我保护意识,改变不良的卫生习惯和生活方式,培养有利于健康的、科学的行为、习惯和生活方式。这对传染病的预防和控制,以及促进居民健康具有非常重要的意义。

(三)开展预防接种

又称人工免疫,是将生物制品接种到人体内,以提高人群免疫水平,降低人群易感性的特异性预防措施。这是预防、控制甚至消灭传染病的重要措施。

各社区医疗机构均应建立计划免疫门诊，进行定点接种，按期完成儿童基础免疫。此外，还要组织进行强化免疫和应急接种。每次接种后将接种时间和内容准确记入接种卡或儿童预防接种证。受种者应在现场留观 15~20min，无异常反应方可离开。同时警惕疫苗犹豫现象出现，提高预防接种率及服务质量，促进疾病预防控制进一步加强。

二、疫情出现后的控制措施

(一)控制传染源

1. 患者 对患者要做到"五早"，即早发现、早诊断、早报告、早隔离、早治疗，及时控制传染源，防止传染病在社区的传播和蔓延。患者一经确定为传染病或可疑病例，就应立即按《中华人民共和国传染病防治法》的规定实行分级管理。

2. 病原携带者 对病原携带者应做好登记并进行管理，定期随访，经 2~3 次病原学检查为阴性时，方可解除管理。

3. 接触者 对传染病密切接触者，酌情采取相应措施，包括医学观察、隔离观察、应急接种或药物预防等。

4. 动物传染源 对人类有危害且无经济价值的动物传染源予以消灭；对具有一定经济价值且属非烈性传染病感染的家畜，应予以隔离治疗。家养宠物应按规定进行预防接种和检疫。

(二)切断传播途径

切断传播途径这是许多传染病防治的最主要的控制措施。针对不同的传播途径采取不同的措施：

1. 经食物或饮水传播 加强食品卫生监督管理，培养个人良好的卫生习惯；加强饮水消毒及垃圾、粪便、污水的卫生处理等。

2. 经空气传播 进行经常性的室内通风和空气消毒、戴口罩、减少公众性的活动等。

3. 经节肢动物媒介传播 采用杀虫和消毒等措施。

(三)保护易感者

1. 免疫预防 根据传染病疫情监测和人群免疫水平分析结果，按科学的免疫程序，有计划地利用疫苗进行预防接种，以提高人群免疫力，达到控制甚至最终消灭传染病的目的。而当传染病发生时，被动免疫是保护易感者的有效措施。

2. 药物预防 在某些传染病流行时，可以给予药物预防，但这仅仅是一种应急措施，有其一定的局限性，只适用于可能受到感染的密切接触者。

3. 个人防护 如戴口罩、手套、鞋套、腿套、穿隔离衣、使用蚊帐及安全套(避孕套)等都可起到一定的个人防护作用。

(四)暴发或流行时的紧急措施

传染病暴发、流行时，县级以上地方人民政府应当立即组织力量，按照预防、控制预案进行防治，切断传染病的传播途径，必要时，报经上一级人民政府决定，可以采取下列紧急措施并予以公告：

1. 限制或者停止集市、影剧院演出或者其他人群聚集的活动。

2. 停工、停业、停课。

3. 封闭或者封存被传染病病原体污染的公共饮用水源、食品以及相关物品。

4. 控制或者扑杀染疫野生动物、家畜家禽。

5. 封闭可能造成传染病扩散的场所。

各社区应按照当地政府的统一部署,采取与上述措施有关的相应措施。

视窗 9-3

一目标、三高度、十措施

　　为防范新冠肺炎出现在校园,广东药科大学出台了《关于坚决做到"十个必须",严格落实学校疫情防控工作的通知》。为此,学校成立了疫情防控督导组。邹宇华教授作为督导组专家成员,在相关会议和实地督导中,强调要落实疫情发生前的应对和发生后的应急工作;要把通知变成预案、预案变成流程、流程变成预演,从而可操作性地指导学生返校后的应对与应急;并将督查与指导相结合,提出了"一目标、三高度、十措施"。

　　确保一个目标:防范疫情在校园发生,坚决打赢疫情防控阻击战。

　　站在三个高度:①政治高度:疫情就是命令,防控就是责任。做好疫情防控工作,不仅关系到广大师生的生命安全和身体健康,也关系到国家的经济发展和社会稳定,关系到对外开放和交流。②"准军事化"高度:有令必行,有禁必止。应查必查,应检必检,应收必收,应治必治。让"准军事化"管理汇聚起疫情防控的强大力量。③科学高度:此次疫情为一级响应,要强化网格化管理、校区封闭管理、人盯人管理(特别要掌握学生返校前的居住地、健康状况、缺勤原因等)、重点人群管理(特别是安保、餐饮、商场、物业等人群)。

　　落实十项措施:①宅——无事少出门。但要增强卫生保健意识,适量运动、规律睡眠、戒烟限酒、积极心态,可提高自身免疫力。②戴——在公共场所、商场、课室等地戴口罩。③洗——勤洗手,双手接触呼吸道分泌物(如打喷嚏)后应立即洗手。④风——保持环境清洁和通风。⑤禁——禁止吃或接触野生动物。⑥躲——远离有呼吸道感染、咳嗽、流涕、发热的患者。⑦避——尽量避免聚餐、聚会、到人群密集场所活动。⑧早——对疑似患者,早发现、早报告、早隔离、早治疗。⑨宣——对师生大力开展健康教育宣传和技能普及。⑩消——做好环境(如门把手、饭堂、电梯等)和个人的消毒、清洗工作。

三、疫情报告

　　社区医生对社区内所发生的传染病或疑似传染病患者,都应按规定及时进行登记和报告,定期进行统计分析、预测预报和疫情交换。疫情报告是传染病管理的重要信息,也是实施传染病防治措施的依据。只有及时、完整、准确地掌握疫情资料,才能做出正确判断,制定适宜的防治策略与措施,有效控制和消除传染病的发生与流行。

(一)疫情报告人

　　传染病的预防与控制关系到全社会每一个人的健康,每个公民都有义务及时报告发现的疫情,因此,《中华人民共和国传染病防治法》规定:"任何单位和个人发现传染病病人或者疑似传染病病人时,应当及时向附近的疾病预防控制机构或者医疗机构报告"。原国家卫生部制定的《突发公共卫生事件与传染病疫情监测信息报告管理办法》中还对"责任疫情报告人"做出明确规定,即:执行职务的医务人员和检疫人员、疾病预防控制人员、乡村医生和个体开业医生。责任疫情报告人在执行职务的过程中发现有法定传染病病人、疑似病人或病原携带者,必须按传染病防治法的规定进行疫情报告,履行法律规定的义务。

（二）报告病种

各国的传染病监测和报告的病种不同,WHO将疟疾、流感、脊髓灰质炎、流行性斑疹伤寒和回归热列为国际监测和报告的传染病。《中华人民共和国传染病防治法》规定:国家对传染病防治实行预防为主的方针,防治结合、分类管理、依靠科学、依靠群众。

传染病分为甲、乙、丙三类,实行分类管理,甲类传染病实行强制性管理,乙类传染病实行严格管理,丙类传染病实行监测管理。

1. 甲类传染病（2种） 鼠疫、霍乱。

2. 乙类传染病（26种） 传染性非典型肺炎、艾滋病、病毒性肝炎、脊髓灰质炎、人感染高致病性禽流感、麻疹、流行性出血热、狂犬病、流行性乙型脑炎、登革热、炭疽、细菌性和阿米巴性痢疾、肺结核、伤寒和副伤寒、流行性脑脊髓膜炎、百日咳、白喉、新生儿破伤风、猩红热、布鲁氏菌病、淋病、梅毒、钩端螺旋体病、血吸虫病、疟疾、人感染H7N9禽流感。

3. 丙类传染病（11种） 流行性感冒、流行性腮腺炎、风疹、急性出血性结膜炎、麻风病、流行性和地方性斑疹伤寒、黑热病、棘球蚴病、丝虫病,除霍乱、细菌性和阿米巴性痢疾、伤寒和副伤寒以外的感染性腹泻病、手足口病。

四、处理

对传染病的处理主要有:①病例转诊:将患者及其病历记录复印件等资料及时转至具备相应救治能力的医疗机构。②消毒处理:依照法律、法规的规定,对本单位内被传染病病原体污染的场所、物品以及医疗废物,实施消毒和无害化处置。③病例随访:协助专业公共卫生机构做好重点管理传染病居家病例的随访工作。④密切接触者管理:协助专业公共卫生机构查找密切接触者,按照有关要求协助做好管理工作。⑤协助上级专业防治机构做好有关传染病如结核病、艾滋病患者等的治疗管理工作,相关技术要求参照有关规定。

五、社区传染病管理

社区传染病管理服务的对象为辖区内服务人口。

（一）服务内容

1. 传染病疫情风险管理 在疾病预防控制机构和其他专业机构指导下,协助开展传染病疫情风险排查、收集和提供风险信息,参与风险评估和应急预案制（修）订。

2. 传染病的发现及登记 应规范填写分诊记录、门诊日志、入（出）院登记本、X线检查和实验室检测结果登记本或由电子病历、电子健康档案自动生成规范的分诊记录、门诊日志、入（出）院登记、检测检验和放射登记。首诊医生在诊疗过程中发现传染病患者及疑似患者后,按要求填写《中华人民共和国传染病报告卡》或通过电子病历、电子健康档案自动抽取符合交换文档标准的电子传染病报告卡。

3. 传染病相关信息报告 包括:①报告程序与方式。具备网络直报条件的机构,在规定时间内进行传染病和/或突发公共卫生事件相关信息的网络直报;不具备网络直报条件的,按相关要求通过电话、传真等方式进行报告,同时向辖区县级疾病预防控制机构报送《传染病报告卡》。②报告时限。发现甲类传染病和乙类传染病中的肺炭疽、传染性非典型肺炎、埃博拉出血热、人感染禽流感、寨卡病毒病、黄热病、拉沙热、裂谷热、西尼罗病毒等新发输入传染病患者和疑似患者,或发现其他传染病、不明原因疾病暴发和突发公共卫生事件相关信息时,应按有关要求于2h内报告。发现其他乙、丙类传染病患者、疑似患者和规定报告的传染病病原携带者,应于24h内报告。③订正报告和补报。发现报告错误,或报告病例转归或诊断情况发生变化时,应及时对《传染病报告卡》等进行订正;对漏报的传染病病例,应及时进行补报。

4. 传染病的处理 主要包括:①患者医疗救治和管理。按照有关规范要求,对传染病患者、疑似患者采取隔离、医学观察等措施,对突发公共卫生事件伤者进行急救,及时转诊,书写医学记录及其他有关资料并妥善保管,尤其是要按规定做好个人防护和感染控制,严防疫情传播。②传染病密切接触者和健康危害暴露人员的管理。协助开展传染病接触者或其他健康危害暴露人员的追踪、查找,对集中或居家医学观察者提供必要的基本医疗和预防服务。③流行病学调查。协助对本辖区患者、疑似患者和突发公共卫生事件开展流行病学调查,收集和提供患者、密切接触者、其他健康危害暴露人员的相关信息。④疫点疫区处理。做好医疗机构内现场控制、消毒隔离、个人防护、医疗垃圾和污水的处理工作。协助对被污染的场所进行卫生处理,开展杀虫、灭鼠等工作。⑤应急接种和预防性服药。协助开展应急接种、预防性服药、应急药品和防护用品分发等工作,并提供指导。⑥宣传教育。根据辖区传染病和突发公共卫生事件的性质和特点,开展相关知识技能和法律法规的宣传教育。

5. 做好相关管理工作 协助上级专业防治机构做好结核病和艾滋病患者的宣传、指导服务以及非住院患者的治疗管理工作,相关技术要求参照有关规定。

(二)服务流程

社区传染病管理的服务流程如图9-1所示。

(三)服务要求

1. 按照《中华人民共和国传染病防治法》《突发公共卫生事件应急条例》《国家突发公共卫生事件应急预案》等法律法规要求,建立健全传染病和突发公共卫生事件报告管理制度,协助开展传染病和突发公共卫生事件的报告和处理。

2. 要配备专(兼)职人员,负责传染病疫情及突发公共卫生报告管理工作,定期对工作人员进行相关知识和技能的培训。

3. 要做好相关服务记录,《传染病报告卡》和《突发公共卫生事件相关信息报告卡》应至少保留3年。

(四)评价指标

1. 传染病疫情报告率 = 网络报告的传染病病例数/登记传染病病例数 ×100%。

2. 传染病疫情报告及时率 = 报告及时的病例数/报告传染病病例数 ×100%。

3. 突发公共卫生事件相关信息报告率 = 及时报告的突发公共卫生事件相关信息数/报告突发公共卫生事件相关信息数 ×100%。

风险管理	发现、登记	报告	处理
1. 协助进行风险排查。 2. 收集和提供风险信息。 3. 参与风险评估。 4. 参与应急预案制订。	1. 首诊医生在诊疗过程中发现传染病患者、疑似患者后，按要求填写《中华人民共和国传染病报告卡》。 2. 如发现或怀疑为突发公共卫生事件时，按要求填写《突发公共卫生事件相关信息报告卡》。	1. 报告程序和方式： 具备网络直报条件的责任报告单位，在规定时间内进行传染病和/或突发公共卫生事件相关信息的网络直报；不具备网络直报条件的责任报告单位，按相关要求通过电话、传真等方式进行传染病和/或突发公共卫生事件相关信息报告，同时向辖区县级疾病预防控制机构报送《传染病报告卡》和/或《突发公共卫生事件相关信息报告卡》。 2. 报告时限： 发现甲类传染病和乙类传染病中的肺炭疽、传染性非典型肺炎、埃博拉出血热、人感染禽流感、寨卡病毒病、黄热病、拉沙热、裂谷热、西尼罗病毒等新发输入传染病患者和疑似患者，或发现其他传染病、不明原因疾病暴发和突发公共卫生事件相关信息时，应按有关要求于 2h 内报告。发现其他乙、丙类传染病患者、疑似患者和规定报告的传染病病原携带者，应于 24h 内报告。 3. 订正报告和补报： 发现报告错误，或报告病例转归或诊断情况发生变化时，应及时对《传染病报告卡》和/或《突发公共卫生事件相关信息报告卡》等进行订正；对漏报的传染病病例和/或突发公共卫生事件，应及时进行补报。	1. 患者医疗救治和管理。 2. 传染病接触者和健康危害暴露人员的管理。 3. 流行病学调查。 4. 疫点疫区处理。 5. 应急接种和预防性服药。 6. 宣传教育。

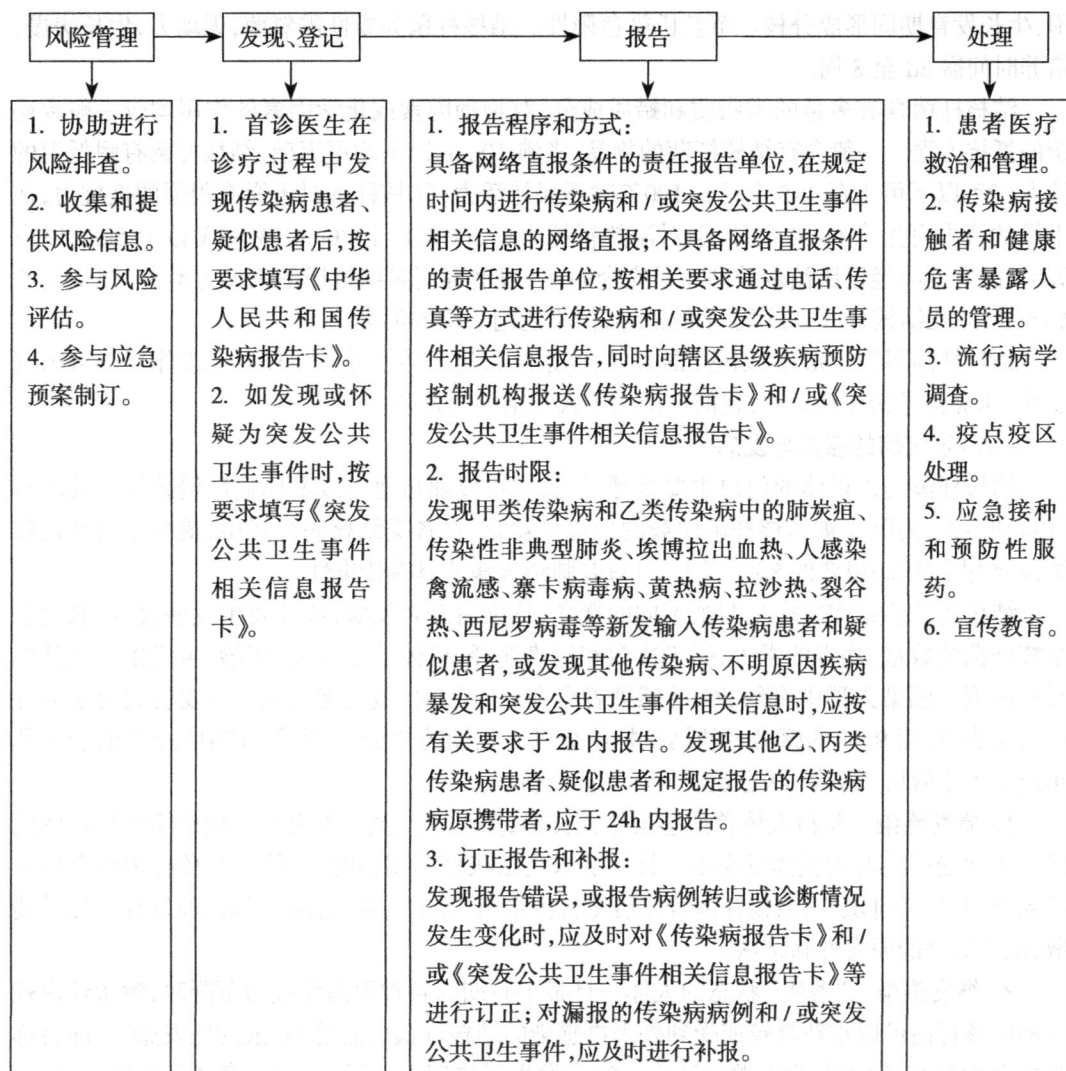

图 9-1　社区传染病管理服务流程图

资料来源：国家卫生健康委《国家基本公共卫生服务规范（第三版）》

第四节　社区常见传染病的预防与控制

一、结核病

结核病（tuberculosis）是由结核分枝杆菌感染引起、主要经呼吸道传播的一种慢性传染病。Hippocrates 在公元前 4 世纪首次描述了结核病，把结核病称为"消耗病"，该病数千年来严重危害着人类健康，迄今仍是全球前 10 位死因之一，仍是全球重要的公共卫生问题。

（一）病原体

结核病的病原体是结核分枝杆菌，典型的形态是细长、直或微弯曲的杆菌，无鞭毛、芽孢,生长发育期间形成分枝。革兰氏染色阳性。结核杆菌为专性需氧菌,无动力,生长缓慢,培养时间需 8d 至 8 周。

结核杆菌含有多量的类脂质和蜡质成分,对物理因素或化学因素的作用均较一般致病菌的抵抗力强。一般含有结核杆菌的物品,煮沸 10min 以上均可灭菌,结核杆菌有耐低温的特点,0℃以下可生存 4~5 个月,−190℃时还保持活力;结核杆菌对干燥有很强的抵抗力,在干燥的痰内可生存 6~10 个月,但对温热抵抗力弱,60℃以上 30min 或 85℃以上 5min 以内失活,故乳制品经巴氏消毒处理后是安全的;一般消毒剂对结核杆菌杀灭力不大,75% 的乙醇 5min 杀死结核杆菌,可用于手的消毒,但不能用于痰的消毒。

结核杆菌可发生形态、菌落、毒力、免疫原性和耐药性变异。在外界环境作用下可出现变种;卡介苗是减毒活菌株,目前广泛用于人类结核的预防。

(二)结核病的感染与发病

结核杆菌侵入机体的门户主要是呼吸道,它可以通过血行或淋巴播散侵袭机体的所有脏器和组织,而肺是被结核杆菌侵袭的最常见器官,在各类结核病患者中,最多见的就是肺结核,约占结核病患者的 80% 以上,且只有肺结核病才具有传染性。

结核病的感染和发病是两个不同的概念,感染后是否发病,或其发生发展过程,取决于结核杆菌的数量、病毒的毒力、感染次数和感染途径、机体的免疫力、年龄、生活条件及其他影响因素。感染人群中有约 5% 的感染者会在短时间内(通常是 1~2 年)发展成为活动性结核病患者,而 95% 的感染者的结核杆菌会进入长期的"潜伏"状态,其中约 5% 的会在几年或几十年后从"潜伏"状态发展为活动性结核病。

1. 原发感染 是指人体首次感染结核杆菌,多见于儿童。人类第一次感染结核杆菌同以后再次受传染时的机体反应不一样。从未受结核杆菌感染时,人体对结核杆菌没有特异性免疫力,也无过敏性,结核杆菌着床后便自由繁殖,称之为原发感染,形成原发综合征及播散,最常见是的原发性肺结核。

2. 继发感染 "潜伏"状态的人体一旦某个时期因各种原因免疫力下降时,潜伏灶内残存的结核杆菌可以重新繁殖或受到外来再感染的结核杆菌引起感染,成为继发感染,前者称为内源性复燃,后者称为外源再感染。它多发生于成年人,可发生于全身各组织器官,但以肺部最多见。

(三)流行病学

1. 传染源 痰涂片阳性的肺结核患者是主要的传染源,传染性大小主要取决于患者的排菌量,可通过痰涂片检查来定量判断。

2. 传播途径 经空气传播是结核病的主要传播途径。结核杆菌从结核病患者体内排出,可通过以下途径进入新的机体:①飞沫传播:肺结核患者在咳嗽、打喷嚏或谈话时向空气中排出大量飞沫,直径大于 100μm 的飞沫随即落地,大量较小的飞沫在空气中悬浮,水分急剧蒸发形成飞沫核(微滴核),小于 5μm 的含菌微滴核可进入易感者肺泡造成感染。微滴核弥散的距离远近与传染性有关,距离传染源越近,受感染的可能性越大。②再生气溶胶(尘埃)传播:肺结核患者的痰液中存在大量结核杆菌,痰液暴露于空气中逐渐干燥,形成再生气溶胶,随尘埃飞散传播。③消化道传播:结核杆菌随食物进入消化道,很容易被大量胃酸杀死,一般不会感染。大量结核杆菌或少量多次反复进入消化道时,可在肠壁淋巴结形成病灶造成感染。这种情况在我国较少见。

3. 易感人群 人群对结核杆菌普遍易感。接种卡介苗或受结核杆菌感染后所获得的免疫力则为特异性的。

4. 影响结核病传播的因素 ①生物学因素：结核杆菌的不同亚型具备不同的毒力、存活力、耐药性等影响其传播。②自然因素：季节影响不明显，但冬春季略多，潮湿环境容易感染，居室通风不良等有利于结核菌传播。③社会因素：生活水平、居住条件、人口流动和卫生服务等因素对结核的流行有着重要影响，贫困是结核病发生的一个重要危险因素。贫困往往会伴随着营养不良、居住条件差、劳动强度大，且医疗服务的可及性和公平性也处于较低水平，不能及时获得结核病诊断和治疗，故结核病在贫困人群中易发生流行。

（四）肺结核患者健康管理

1. 服务对象 辖区内确诊的常住肺结核患者。

2. 服务内容

（1）筛查及推介转诊：对辖区内前来就诊的居民或患者，如发现有慢性咳嗽、咳痰≥2周，咯血、血痰，或发热、盗汗、胸痛或不明原因消瘦等肺结核可疑症状者，在鉴别诊断的基础上，填写"双向转诊单"。推荐其到结核病定点医疗机构进行结核病检查。1周内进行电话随访，了解是否前去就诊，督促其及时就医。

（2）第一次入户随访：接到上级专业机构管理肺结核患者的通知单后，要在72h内访视患者，具体内容见服务流程。

（3）督导服药和随访管理：①督导服药。患者服药日，医务人员对患者进行直接面视下督导服药；或患者每次服药要在家属的面视下进行。②随访评估。对于由医务人员督导的患者，医务人员至少每月记录1次对患者的随访评估结果；对于由家庭成员督导的患者，基层医疗卫生机构要在患者的强化期或注射期内每10d随访1次，继续期或非注射期内每1个月随访1次。随访评估的内容为是否存在危急情况，如有则紧急转诊，两周内主动随访转诊情况；对无需紧急转诊的，则了解患者服药情况（包括服药是否规律，是否有不良反应），询问上次随访至此次随访期间的症状。询问其他疾病状况、用药史和生活方式。③分类干预。对于能够按时服药，无不良反应的患者，则继续督导服药，并预约下一次随访时间。而患者未按定点医疗机构的医嘱服药，要查明原因。若是不良反应引起的，则转诊；若其他原因，则要对患者强化健康教育。若患者漏服药次数超过1周及以上，要及时向上级专业机构进行报告。对出现药物不良反应、并发症或合并症的患者，要立即转诊，2周内随访。要提醒并督促患者按时到定点医疗机构进行复诊。④结案评估。当患者停止抗结核治疗后，要对其进行结案评估，包括记录患者停止治疗的时间及原因；对其全程服药管理情况进行评估；收集和上报患者的"肺结核患者治疗记录卡"或"耐多药肺结核患者服药卡"。同时将患者转诊至结核病定点医疗机构进行治疗转归评估，2周内进行电话随访，了解是否前去就诊及确诊结果。

3. 服务流程如图9-2~图9-4所示。

4. 服务要求

（1）在农村地区，主要由村医开展肺结核患者的健康管理服务。

（2）肺结核患者健康管理医务人员需接受上级专业机构的培训和技术指导。

（3）患者服药后，督导人员按上级专业机构的要求，在患者服完药后在"肺结核患者治疗记录卡""耐多药肺结核患者服药卡"中记录服药情况。患者完成疗程后，要将"肺结核患者治疗记录卡""耐多药肺结核患者服药卡"交上级专业机构留存。

辖区内前来就诊的居民或患者	如发现以下症状或体征： 1. 慢性咳嗽、咳痰≥2周 2. 咯血、血痰 3. 其他：发热、盗汗、胸痛或不明原因消瘦≥2周	• 推介转诊至结核病定点医疗机构进行结核病检查。 • 填写"双向转诊单"。 • 1周内进行电话随访，看是否前去就诊，督促其及时就医。

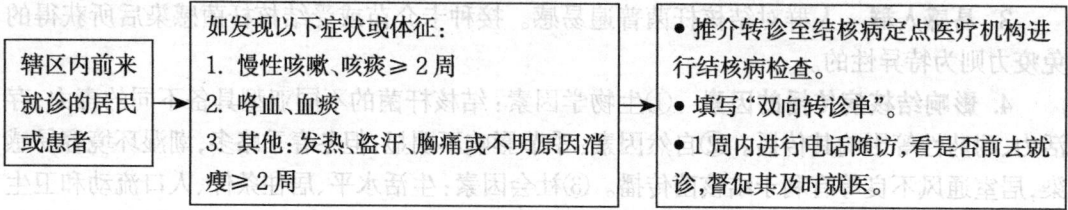

图9-2　肺结核患者筛查与推介转诊流程图

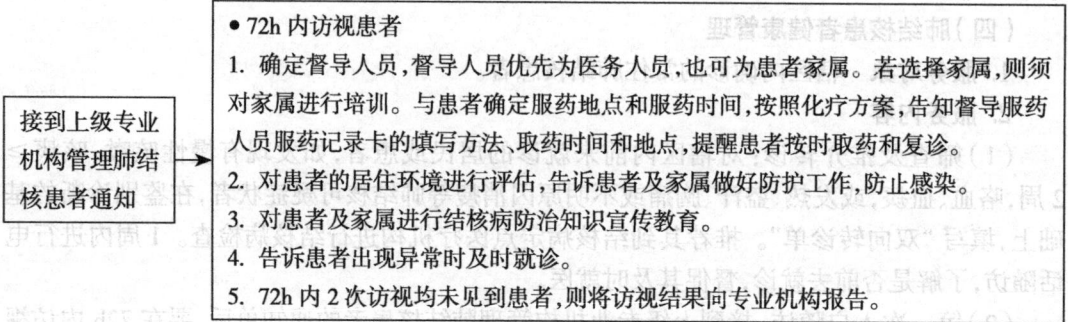

接到上级专业机构管理肺结核患者通知	• 72h内访视患者 1. 确定督导人员，督导人员优先为医务人员，也可为患者家属。若选择家属，则须对家属进行培训。与患者确定服药地点和服药时间，按照化疗方案，告知督导服药人员服药记录卡的填写方法、取药时间和地点，提醒患者按时取药和复诊。 2. 对患者的居住环境进行评估，告诉患者及家属做好防护工作，防止感染。 3. 对患者及家属进行结核病防治知识宣传教育。 4. 告诉患者出现异常时及时就诊。 5. 72h内2次访视均未见到患者，则将访视结果向专业机构报告。

图9-3　肺结核患者第一次入户随访流程图

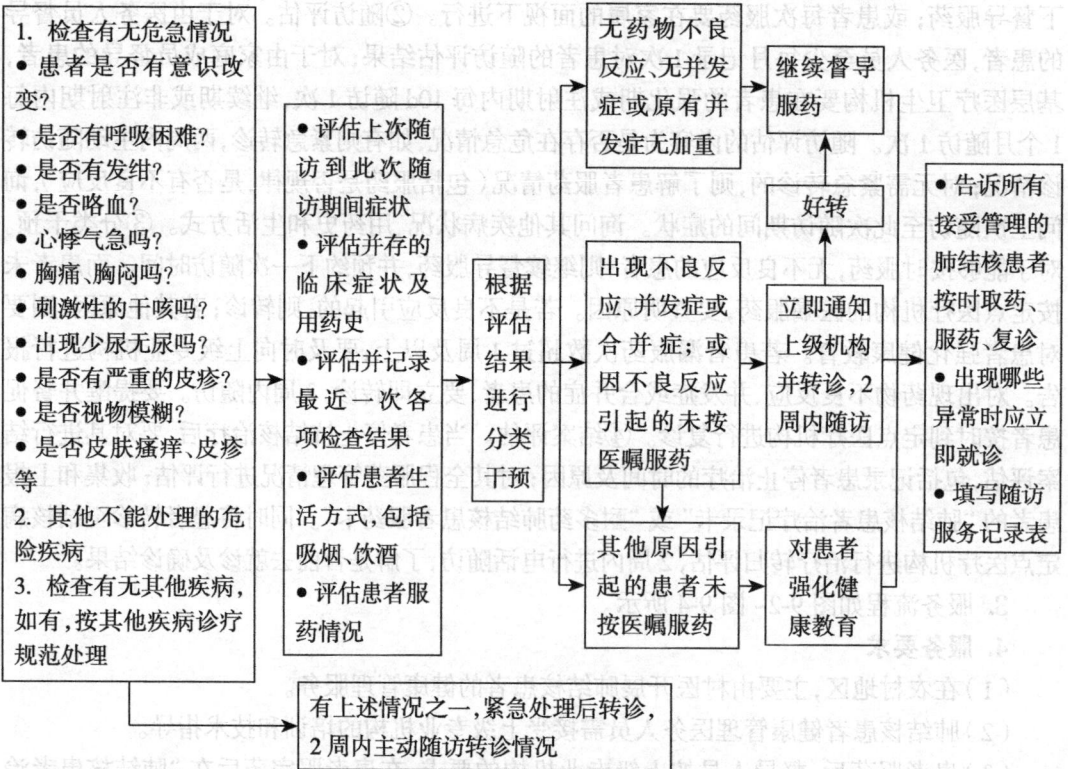

图9-4　肺结核患者督导服药与随访管理流程图
资料来源：国家卫生健康委《国家基本公共卫生服务规范（第三版）》

（4）提供服务后及时将相关信息记入"肺结核患者随访服务记录表"，每月记入1次，存入患者的健康档案，并将该信息与上级专业机构共享。

（5）管理期间如发现患者从本辖区居住地迁出，要及时向上级专业机构报告。

5. 评价指标

（1）肺结核患者管理率 = 已管理的肺结核患者人数 / 辖区同期内经上级定点医疗机构确诊并通知基层医疗卫生机构管理的肺结核患者人数 ×100%。

（2）肺结核患者规则服药率 = 按照要求规则服药的肺结核患者人数 / 同期辖区内已完成治疗的肺结核患者人数 ×100%。

规则服药：在整个疗程中，患者在规定的服药时间实际服药次数占应服药次数的90%以上。

（五）结核病的预防

结核病是一种可治愈、可控制的疾病，各方应当积极采取行动有效控制结核病。

1. 政府建立强有力的政策保障，如建立适行的法律，投入必要的资金，加强监测，配备相关人员等，建全结核病防治服务体系。

2. 开展健康教育，合理营养，普及结核病相关知识，提高群众结核病认知水平，促进患者早期就诊，加强可疑患者转诊和登记报告制度。

3. 预防接种卡介苗。

4. 积极发展经济，提升生活水平，改善居住环境，培养良好的生活方式，做好防护，降低感染危险性。

二、流行性感冒

流行性感冒（influenza）是一种由流感病毒引起的常见急性呼吸道传染病，临床起病急，表现为发热或寒战、咳嗽、咽痛、流涕或鼻塞、肌痛或全身痛、头痛、乏力等，部分儿童可出现呕吐和腹泻。主要通过飞沫传播，一般通过空气中的飞沫、人与人之间的接触传播或与被污染物品的接触传播。潜伏期较短，暴发或流行具有一定的季节性，冬春季节高发。其中甲型流感病毒经常发生变异，传染性大，传播迅速，极易发生大范围流行。20世纪发生过3次大流行，分别是1918年的"西班牙流感"，造成全球大约3 500~5 000万人死亡；1957年的"亚洲流感"，估计全球死亡人数为200万；1968年的"中国香港流感"，死亡估计数为100万。2009年"甲型H1N1流感"大流行，全球报告实验室确诊死亡病例超过1.8万人。

（一）病原体

流感病毒属于正黏病毒科，为多形性有包膜病毒，典型病毒颗粒呈球状，直径为80~120nm。根据流感病毒抗原特异性及其基因特性的不同，分为甲（A）、乙（B）、丙（C）三型。甲型流感抗原变异性最强，可引起季节性流行和世界性大流行；乙型流感变异性较弱，可引起中、小型流行或局部暴发；丙型流感抗原性比较稳定，多引起婴幼儿和成人的散发。根据甲型流感病毒血凝素（hem agglutinin, HA）、神经氨酸酶（neuraminidase, NA）抗原结构及基因特性不同可将其分为若干亚型，HA有16个亚型（H1~H16），NA有9个亚型（N1~N9）。流感病毒对乙醇、碘伏、碘酊、氯仿等均敏感；干燥、日光、紫外线及通风等都不利于它的存活，对热敏感，56℃条件下30min可灭活。不耐酸，抗生素对流感病毒无效。

（二）流行病学

1. 传染源　流感患者为主要传染源,无症状感染者也具有传染性。某些禽类流感病毒已跨越种性屏障引起人类感染,1997 年中国香港人禽流感 H5N1 疫情被证实与当地同期禽间高致病性禽流感 H5N1 疫情暴发有关,病死禽是多数人禽流感 H5N1 病例的传染源。

2. 传播途径　主要通过飞沫经呼吸道传播,也可通过口腔、鼻腔、眼睛等处黏膜直接或间接接触传播。接触患者的呼吸道分泌物、体液和被病毒污染的物品亦可能引起感染。

3. 易感人群　人群对流感病毒普遍易感。各型流感病毒之间无交叉免疫,不同亚型间仅有部分交叉免疫。男女性别间易感性没有差别。新生儿的易感性相对较高,感染后症状重,病死率高。

（三）预防与控制

1. 经常性预防措施

（1）开展疫情监测:开展以医院为基础的门、急诊流感样病例监测及病原学监测。

（2）免疫预防:疫苗接种的重点人群包括老年人、慢性病患者、医务人员、儿童等。

（3）开展健康教育:使广大居民养成良好的卫生习惯和自我防护意识,倡导公众保持健康行为,如秋冬季注意锻炼身体、合理营养、充足睡眠、开窗通风、勤洗手,去医院时戴口罩等。

（4）注意公共场所环境卫生,勤打扫、勤消毒,并适当开窗通风。

2. 疫情控制措施

（1）分类就诊:流感样病例可根据病情轻重程度,分类就诊。轻症病例应减少不必要的就诊,可居家休息和隔离治疗。重症病例和易引起严重并发症的高危人群应及时就诊。疑似或确诊流感病例应到当地指定医院隔离治疗。

（2）密切接触者管理:对密切接触者医学观察 7d,其间可以工作或学习。家中有流感患者时注意防护,减少感染机会。

（3）消毒:医院、火车站、电影院等公共场所注意消毒。

（4）减少人群接触机会:减少人群接触机会的措施包括该病暴发时学校停课、托幼机构停托、错时上下班、取消或推迟大型集会等。流感样病例和高危人群应尽量避免参加大型公众集会。

3. 药物干预　流感流行期间疫苗不能及时获得,仍需使用特异性抗流感病毒药物进行预防或治疗。抗病毒药物有神经氨酸酶抑制剂和 M2 离子通道抑制剂两大类,神经氨酸酶抑制剂以奥司他韦和扎那米韦为代表。流感的预防药物仍有待研究,目前条件下,不宜滥用。

4. 流感疫苗　能有效保护与疫苗株抗原相似毒株引起的感染、发病,是流感在大流行期间减少病患和死亡的最重要措施之一。由于每年流行的毒株都有变异,所以疫苗的成分也要随之改变从而与流行株匹配,才能有效地预防流感。

三、艾滋病

艾滋病（acquired immune deficiency syndrome, AIDS）的医学全名为"获得性免疫缺陷综合征",由人类免疫缺陷病毒（human immunodeficiency virus, HIV）引起的一种严重传染病。1981 年美国研究人员发现世界首例艾滋病病例后,艾滋病在全球范围内迅速蔓延,逐渐成为全球关注的重要公共卫生事件和社会热点问题。我国于 1985 年发现首例艾滋病感染病例,截至 2018 年 9 月底,全国报告存活感染者 85.0 万例,死亡 26.2 万例。估计新发感染者每年 8 万例左右。

(一)病原体

HIV 是单链 RNA 病毒,属反转录病毒科,分两个型,HIV-1 型和 HIV-2 型,世界上绝大部分艾滋病是由 HIV-1 型所致。

人类免疫缺陷病毒直径约 120nm,呈球形。病毒外膜是磷脂双分子层,来自宿主细胞,并嵌有病毒的蛋白,向内是球形基质及半锥形衣壳。衣壳内含有病毒的 RNA 基因组、酶(反转录酶、整合酶、蛋白酶)以及其他来自宿主细胞的成分。

HIV 对热敏感,在 56℃下经 30min 可灭活,50% 乙醇或乙醚、0.2% 次氯酸钠、0.1% 家用漂白粉、0.3% 过氧化氢溶液(双氧水)、0.5% 甲酚皂溶液(来苏儿)处理 5min 即可灭活,但对紫外线不敏感。在室温合适的液体环境中可存活 15d 以上。

(二)流行病学

1. 传染源 艾滋病患者和病毒携带者是本病的传染源,特别是没有症状的病毒携带者是主要的传染源。

2. 传播途径

(1)性传播:艾滋病病毒感染者的精液或阴道分泌物中有大量的病毒,通过肛交、阴道性交,可传播病毒。

(2)血液传播:通过输血、血液制品或被污染的针具器械传播,静脉嗜毒者共用不经消毒的注射器和针头造成严重感染,据我国云南边境静脉嗜毒者感染率达 60%。

(3)母婴传播:包括经胎盘、产道和哺乳方式传播。

3. 易感人群所有人群对 HIV 病毒都易感,感染后不能建立有效的保护性免疫能力。

(三)预防与控制

1. 经常性预防措施

(1)开展 HIV/AIDS 监测。对自愿咨询检测(VCT)门诊,医院住院病例、手术病例及就诊病例的 HIV 初筛,以及各种高危险性行为人群监测哨点的监测,更多地发现艾滋病病例及 HIV 阳性感染者,并通过监测了解不同人群的感染状况,为艾滋病的预防控制提供科学依据。

(2)广泛开展宣传教育,提高全社会人群对艾滋病预防的意识。

(3)各级血液中心及血库要依法认真、一丝不苟地对所有的献血员按照要求进行严格的筛检,以保证医疗血液供应的安全。进一步管理采供血市场,严厉打击非法采供血场所,保证血制剂的安全。

(4)对于具有高危险性行为人群,要通过宣传教育提高他们自身防护意识,大力推广安全套实际使用,以减少性病、艾滋病的传播危险;对于吸毒人群通过采取美沙酮替代海洛因维持治疗和针具交换的办法以达到降低由于共用静脉注射针具而导致的艾滋病传播危险的目的。

2. 疫情控制措施

(1)感染者和患者管理:在艾滋病初筛实验室、采供血机构、开展艾滋病病毒抗体检测的医院、监测哨点当初筛发现抗 -HIV 抗体阳性结果的标本时,应尽快将阳性标本送当地艾滋病确认实验室进行确认,并做好病例姓名、性别、年龄、家庭住址、身份证号码及联系电话等内容的登记工作。在确认结果出来之前,不得将结果通知受检者。感染者和患者一般不需要特殊隔离,只要对患者及感染者进行正确的技术指导和相关知识传播,让患者及感染者熟知如何能防止将疾病传播给他人即可。

（2）密切接触者管理:日常生活不会传播 HIV,因而同事或同学无需作特殊预防措施,但配偶等应避免性接触传播。

（3）随时消毒:对艾滋病患者及 HIV 阳性感染者的血液、体液要进行严格的消毒。

四、手足口病

手足口病（hand-foot-mouth disease, HFMD）是由肠道病毒引起的,是一种多年存在的传染病,为全球性传染病,世界大部分地区均有此病流行的报道。1957 年新西兰首次报道该病。1958 年分离出柯萨奇病毒,1959 年提出手足口病命名。早期发现的手足口病的病原体主要为 Cox A16 型,1969 年 EV71 在美国被首次确认。此后 EV71 感染与 Cox A16 感染交替出现,成为手足口病的主要病原体。患者以婴幼儿为主,大多数病例症状轻微,主要表现为发热和手、足、口腔等部位的皮疹或疱疹等特征,多数患者可以自愈。少数病例可发生脑膜炎、脑炎、心肌炎和肺炎等重症,个别重症患儿病情进展快,易发生死亡。少年儿童和成人感染后大多不发病,但能够传播病毒。国内外资料显示,6~7 月份是手足口病的发病高峰期。2008 年 5 月 2 日起手足口病纳入丙类传染病管理,但由于其发病率高,可能出现严重并发症,是需要关注的重点疾病之一。

（一）病原体

引起手足口病的病原体主要为小 RNA 病毒科、肠道病毒属的柯萨奇病毒 A 组 16、4、5、7、9、10 型,B 组 2、5、13 型;埃可病毒和肠道病毒 71 型（EV71）,其中以 EV71 及 Cox Al6 型最为常见。手足口病的病原体对药物具有抗性,75% 酒精,5% 甲酚皂溶液（来苏儿）对肠道病毒没有作用,对乙醚、去氯胆酸盐等不敏感。紫外线及干燥敏感,各种氧化剂（高锰酸钾、漂白粉等）、甲醛、碘酒都能灭活。病毒在 50℃ 被迅速灭活,在 4℃ 条件下可存活 1 年,在 -20℃ 可长期保存,在外环境中病毒可长期存活。

（二）流行病学

1. 传染源　手足口病的传染源是患者、隐性感染者和带毒者。流行期间,患者是主要传染源。带毒者和轻型病例是流行间歇和流行期的主要传染源。

2. 传播途径　主要通过人群间的密切接触传播,唾液、疱疹液、粪便污染的手、毛巾、手绢、牙杯、玩具、食具、奶具以及床上用品、内衣等通过日常接触传播,包括与患者直接接触传播,患者咽喉分泌物及唾液中的病毒可通过空气飞沫传播,接触被病毒污染的水源,也可经口感染,并常造成流行;门诊交叉感染和口腔器械消毒不严也可造成传播。

3. 易感人群　人对引起手足口病的肠道病毒普遍易感,受感后可获得免疫力,各年龄组均可感染发病,但病毒隐性感染与显性感染之比为 100∶1,成人大多已通过隐性感染获得相应的抗体,因此,手足口病的患者主要为学龄前儿童,尤以 ≤ 3 岁年龄组发病率最高,4 岁以内占发病数 85%~95%。

（三）预防与控制

1. 经常性预防措施

（1）开展监测:手足口病纳入法定报告的传染病管理,发现手足口病例后应该按照法定报告传染病的要求进行网络直报。

（2）托幼机构、学校做好晨间体检，发现疑似患者，及时隔离治疗。

（3）开展宣传教育和培训，使医务人员掌握手足口病的正确诊断方法。

（4）家长尽量少让孩子到拥挤公共场所，减少被感染机会；注意婴幼儿的营养、休息，避免日光暴晒，防止过度疲劳，增强机体抵抗力；饭前便后要洗手，预防病从口入。

2. 疫情控制措施

（1）患者管理：患者隔离治疗，患病儿童在家休息、治疗，避免带病入托、上学。

（2）密切接触者管理：对密切接触者进行医学观察，如果出现不适应尽快就医，并停止上课。托幼园所、学校同一班级短时间内出现大量病例时，应加强学生的筛查，必要时可考虑该班级暂时停课。

（3）消毒：被污染的日用品及食具等应消毒，患儿粪便及排泄物用 3% 漂白粉澄清液浸泡，衣物置阳光下曝晒，室内保持通风换气。

（刘　兰）

思 考 题

一、简答题

1. 传染病具有哪些基本特征？

2. 疫源地消灭的条件是什么？

3. 传染病流行的三环节及影响因素是什么？

4. 社区针对传染病的控制与管理原则是什么？预防措施有哪些？

5. 社区医疗卫生机构针对结核病患者如何进行管理？

二、案例分析题

2019 年 12 月，中国武汉华南水果海鲜市场确诊了数例"不明原因病毒性肺炎"患者。2020 年 1 月 7 日初步判定为新冠肺炎，从 1 月 10 日武汉正式将此前"不明病毒性肺炎患者"确诊为"新型冠状病毒病例"。到 1 月 30 日西藏确诊首例新冠肺炎患者，该病毒花了 20d 的时间扩散到了全中国。针对疫情发展严峻形势，各省、自治区、直辖市政府于春节前夕及时启动了一级响应，组织协调全社会各方力量，统一部署防控工作，旨在打赢新冠疫情防控阻击战。

问题：作为基层社区卫生服务机构医务工作者，结合所辖社区疫情，如何进行新型冠状病毒疫情预防与控制？

第十章 社区中医药健康管理

> **案例 10-1**

社区 2 型糖尿病患者中医体质辨识及中医药健康管理

广东省清远市清新区人民医院 2017 年 10 月—2018 年 9 月将所在社区的 60 例 2 型糖尿病患者按照随机数字法分为研究组与对照组各 30 例,研究组采取中医体质辨识与中医药健康管理,对照组采取常规社区健康管理,然后对比两组临床治疗效果。研究组依据患者的 9 种不同体质,制定了不同的健康管理策略,如阴虚体质:以手足心热、口燥咽干、大便干结、舌红少津、脉细数为主要表现。治疗方式以滋阴润燥为主,嘱咐患者多食用百合、枸杞、银耳以及玉米须等,必要时可采用六味地黄丸,告知患者忌辛辣刺激,不可熬夜,适当进行太极拳等锻炼,另外鼓励患者多饮水,控制情绪。

结果显示,管理前两组空腹血糖、餐后 2h 血糖水平无明显差别($P > 0.05$);管理后研究组空腹血糖及餐后 2h 血糖水平低于对照组($P < 0.05$);管理前两组生理领域、环境领域、心理领域以及社会领域评分无明显差别($P > 0.05$),管理后研究组各生存质量评分均高于对照组($P < 0.05$);研究组住院率、并发症发生率均低于对照组($P < 0.05$)。
结论:2 型糖尿病患者采取中医体质辨识以及中医药健康管理效果显著,稳定改善血糖水平,提高生活质量,减少住院次数和延误并发症发生,保障患者身心健康。

问题: 1. 中医体质辨识及中医药健康管理在 2 型糖尿病患者管理中有怎样的优势?

2. 依据本研究结果,提出社区 2 型糖尿病患者中医药管理建议。

第一节 概 述

我国两千多年前的《黄帝内经》就有"圣人不治已病治未病""上医治未病,中医治欲病,下医治已病"。《难经》拓展了治未病的概念:"治未病者见肝之病,则知肝当传之于脾,故先实其脾气,无令其受肝之邪,故曰治未病。"治未病包括未病先防、既病防变和愈后防复三方面的积极措施,与现代健康管理不谋而合。健康管理是指对个体或群体的健康危险因素进行全面的监测、分析、评估、预测,并通过提供咨询和指导对疾病进行预防和维护的全过程。其宗旨是更好地调动和整合个人、集体和社会的健康管理资源和行动,通过有效管理活动来获得最大的健康效果。

一、社区中医药健康管理的概念

社区中医药健康管理（health management of traditional Chinese medicine）就是在社区范围内，运用中医学"治未病、整体观念、辨证论治"的核心思想，结合现代健康管理学的理论方法，通过对健康人群、亚健康人群及患病人群进行中医的全面信息采集、监测、分析、评估，以维护个体和群体健康为目的，提供中医方面的诊疗服务、健康咨询指导、中医健康教育以及对健康危险因素进行中医相关的各种干预，是治已病—治欲病—治未病的完整过程。

二、社区中医药健康管理的意义

社区中医药健康管理通过中医诊疗服务和中医治未病服务，调动一切积极因素，促进人体健康，减少疾病发生，提高生活质量，同时减少医疗费用支出，促进社会发展。

（一）践行我国卫生工作方针

我国卫生工作一直将中医放在和西医同等重要的位置（表10-1），社区中医药健康管理实现了"以基层为重点、预防为主"和"中西医并重"。

表 10-1 不同时期卫生工作方针

提出年代	主要内容
1952 年	面向工农兵，预防为主，团结中西医，卫生工作与群众运动相结合
1991 年	预防为主，依靠科技进步，动员全社会参与，中西医并重，为人民健康服务
1997 年	以农村为重点，预防为主，中西医并重，依靠科技和教育，动员全社会参与，为人民健康服务，为社会主义现代化建设服务
2016 年	以基层为重点，以改革创新为动力，预防为主，中西医并重，将健康融入所有政策，人民共建共享

（二）满足居民多元化健康服务需求

2013 年国家第五次卫生服务调查显示：15 岁及以上人口的慢性病患病率为 245.2‰，城市和农村地区分别为：263.2‰、227.2‰。与 2008 年比较，15 岁及以上人口慢性病患病率上升了近 9 个百分点（表10-2）。

表 10-2 2003—2013 年慢性病患病情况

患病率 / ‰	合计			城市			农村		
	2003 年	2008 年	2013 年	2003 年	2008 年	2013 年	2003 年	2008 年	2013 年
按人数计算	123.3	157.4	245.2	177.3	205.3	263.2	104.7	140.4	227.2
按例数计算	151.1	199.9	330.7	239.6	282.8	366.7	120.5	170.5	294.7

数据来源：《中国卫生健康统计年鉴 2018》

　　慢性病的自然史分为 6 个阶段：处于低危险状态，进入疾病危险状态，发生早期改变，出现临床症状、疾病和不同预后状态，在不同的时期干预策略有所不同，需要开展针对性的治未病 - 治欲病 - 治已病服务连续服务。不同阶段居民的健康需要不同，社区居民的健康服务需求也不同。总体而言，居民健康服务需求从治疗服务扩大到预防保健服务，生理服务扩大到心理服务，院内服务扩大到院外服务，技术服务扩大到社会服务，社区中医药健康管理能够满足居民多元化健康服务需求（图 10-1）。

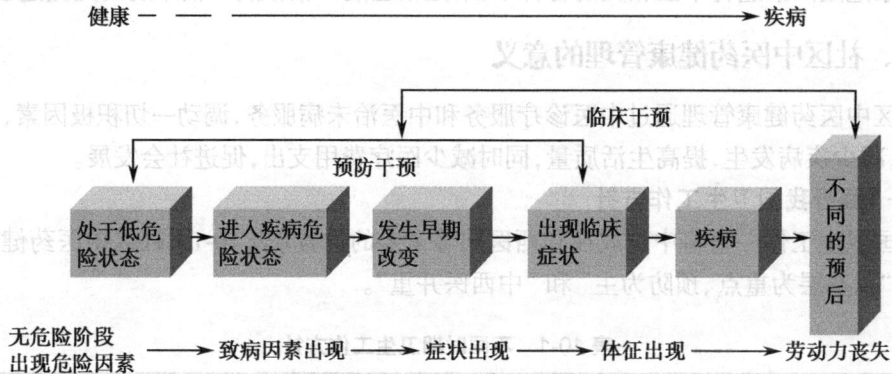

图 10-1　慢性病自然史

来源：王素珍. 社会医学. 中国中医药出版社. 2017

（三）减少医疗费用支出

　　世界卫生组织数据显示，2016 年慢性非传染性疾病（以下简称慢性病）贡献了我国83.4% 伤残调整生命年。2011—2015 年中老年慢性病患者自我医疗、门诊、住院在医保补偿前年平均增长分别为 12.62%、10.67%、9.16%，补偿后年平均增长分别为 12.47%、11.88%、5.74%。慢性病患者个人支出占比远高于同期卫生总费用中个人筹资比例，我国医疗保障主要补偿住院患者，慢性病门诊则被迫采用以限定病种、限额支付为主的补偿方式，这使得慢性病门诊保障不足，导致患者门诊负担沉重，同时诱发门诊转住院"挂空床"，增加慢性病社会整体经济负担。

　　通过长期、连续的社区中医药健康管理治未病 - 治欲病 - 治已病服务，可以实现减缓慢性病发病率增长速度，避免不良预后的产生，从而减少医疗费用支出，切实减轻国家、社会和个人的负担。

三、社区中医药健康管理的内容

　　社区中医药健康管理主要包括中医诊疗服务和中医治未病服务。具体而言，包括未病先防：是在疾病未发生之前，采取各种措施，以防止疾病的发生。中医学强调"调摄情志，适度劳逸，合理膳食，谨慎起居"，并倡导各种有益身心健康的健身方法，以达到保健养生和预防疾病的作用。已病防变：指疾病的早期诊治，根据动态变化，把握疾病发生、发展与转变的规律，以防止疾病向深层次的发展。在疑难性疾病及慢性病治疗中，采取积极的干预措施，达到阻止疾病进展的目的。愈后防复：指疾病初愈时，采取适当的调养调理方法，及善后治疗，防止疾病的复发。

围绕中医药健康管理还需要建立中医特色健康保障,积极开展健康教育,提供中医特色健康管理。

（一）中医健康保障

开展中医特色健康管理。将中医药优势与健康管理结合,以慢性病管理为重点,以治未病理念为核心,探索融健康文化、健康管理、健康保险为一体的中医健康保障模式。保险公司开发中医药养生保健、治未病保险以及各类医疗保险、疾病保险、护理保险和失能收入损失保险等商业健康保险产品。

（二）中医药健康教育

健康教育是通过有计划、有组织、有系统的社会教育活动,使人们自觉地采纳有益于健康的行为和生活方式,消除或减轻影响健康的危险因素,预防疾病,促进健康,提高生活质量,并对教育效果作出评价。健康教育的核心是教育人们树立健康意识,促使人们改变不健康的行为生活方式,养成良好的行为生活方式,以减少或消除影响健康的危险因素。通过健康教育,能帮助人们了解哪些行为是影响健康的,并能自觉地选择有益于健康的行为生活方式。

中医药健康教育是指运用健康教育的方法,传播中医药养生保健知识,引导人民群众更全面地认识健康,自觉培养健康生活习惯和精神追求。

（三）中医特色健康管理

通过中医健康风险评估、风险干预等方式,提供疾病预防、健康维护、慢性病管理等中医特色健康管理服务。

第二节 中医药诊疗服务

中医药诊疗服务方法简便,服务价格低廉,临床疗效确切,群众接受度高,在社区卫生服务中心具有广泛的群众基础。《社区卫生服务中心服务能力评价指南》（2019年版）要求社区卫生服务中心能够提供常见病、多发病的规范诊疗,能规范提供中药饮片、针刺、艾灸、刮痧、拔罐、中医微创、推拿、敷熨熏浴、骨伤、肛肠、其他类等项目中的6类中医药技术方法。而《国家卫生健康委办公厅关于开展社区医院建设试点工作的通知》（国卫办基层函〔2019〕210号）主要建设任务提升医疗服务能力中提到:提高中医药服务和医疗康复能力,推广中医药综合服务模式,广泛推广和运用中医药适宜技术,为群众提供中医特色服务。《"健康中国2030"规划纲要》指出:在乡镇卫生院和社区卫生服务中心建立中医馆、国医堂等中医综合服务区,推广适宜技术,所有基层医疗卫生机构都能够提供中医药服务。

2010—2017年,社区卫生服务机构中医药诊疗服务人次逐年增长,2017年中医药诊疗占同类机构的8.6%,同期出院人数也逐年增长,2017年出院人数占同类机构4.5%（表10-3）。

表 10-3　2010—2017 年社区卫生服务中心（站）中医服务情况

中医服务	2010 年	2013 年	2014 年	2015 年	2016 年	2017 年
诊疗人次 / 万人次	2 512.9	4 503.5	5 094.5	5 571.7	6 178.5	6 611.4
占同类机构诊疗量的百分比 /%	5.2	6.9	7.4	7.9	8.6	8.6
出院人数 / 人	43 173	79 483	106 272	120 778	125 619	163 791
占同类机构出院人数的百分比 /%	1.6	2.5	3.3	3.8	3.9	4.5

数据来源：《中国卫生健康统计年鉴 2018》

一、中医诊疗区域设置

（一）科室设置

社区卫生服务中心应设置 1 个以上（含 1 个）中医诊室及 2 个以上（含 2 个）的其他中医临床诊室（包括针灸、推拿、康复、治未病室等），面积 ≥ 150m²，形成相对独立的中医诊疗区域。

中医科（室）布局合理，每间诊室面积 ≥ 8m²；诊室布置整洁，标识和标牌规范、清楚、醒目；保护患者隐私，一人一诊室，有床位诊室应有遮隔帘；有设置无障碍设施；诊室和治疗室分开。

在装修装饰上体现中医药文化特色，环境温馨。

2010—2017 年设立中医类临床科室的社区卫生服务中心数量逐年增长，2015 年设立中医类临床科室的社区卫生服务中心占同类机构总数的比例超过 50%，2017 年为 53.1%（表 10-4）。

表 10-4　2010—2017 年社区卫生服务中心中医类临床科室情况

机构	2010 年	2013 年	2014 年	2015 年	2016 年	2017 年
设立中医类临床科室的服务中心数量 / 个	1 834	2 615	2 790	3 013	3 154	3 391
设立中医类临床科室占同类机构总数的比例 /%	45.0	48.1	49.3	51.1	51.9	53.1

数据来源：《中国卫生健康统计年鉴 2018》

（二）设备配置

根据中医诊室设置情况应配备针灸、火罐、刮痧板等基本器具及不少于 4 类的其他中医诊疗设备（如，诊断类、针疗类、灸疗类中医熏洗类、牵引类、光疗类、电疗类、磁疗类和康复类等），设备功能完好、适用。

二、中药房设置

中药房应配备中药饮片柜（药斗）、药架（药品柜）、调剂台、药戥、电子秤等，并配备不少于 300 种的中药饮片；配置并运用煎药机，提供煎药服务（或由有经营配送资质的企业统一配送中药饮片和提供中药代煎服务）。

三、人员配置

早在 2006 年，《城市社区卫生服务中心基本标准》（卫医发〔2006〕240 号）就要求：社区卫生服务中心要设置中医诊室，同时至少有 1 名能够提供中医药服务的执业医师。而《社区卫生服务质量评价指南（2016 年版）》则要求：社区卫生服务中心至少有 1 名中级以上任职资格的中医类别执业医师。

2016 年社区卫生服务中心 18.9% 的执业（助理）医师为中医类别，2017 年为 19.3%。2016 年社区卫生服务站 25.7% 的执业（助理）医师为中医类别，2017 年为 26.5%。2016 年和 2017 年社区卫生服务中心 26.5% 的药师（士）均为中药师（士）。2016 年社区卫生服务站 28.1% 的药师（士）为中药师（士），2017 年为 29.1%（表 10-5）。

表 10-5　2016—2017 年社区卫生服务机构中医药类人员情况

机构	中医类别执业（助理）医师 / 人		中药师（士）/ 人		中医类别占同类机构执业（助理）医师百分比 /%		中药师（士）占同类机构中药师（士）百分比 /%	
	2016 年	2017 年	2016 年	2017 年	2016 年	2017 年	2016 年	2017 年
服务中心	27 082	29 128	7 649	7 928	18.9	19.3	26.5	26.5
服务站	11 414	12 435	1 623	1 689	25.7	26.5	28.1	29.1

数据来源：《中国卫生健康统计年鉴 2018》

四、社区中医药适宜技术

2010 年，80.6% 的社区卫生服务中心能够提供中医服务，随后这一数量逐年增长，所占比重也随之增长，2017 年达到 98.2%，不能提供中医服务的仅有 1.8%（表 10-6）。

表 10-6　2010—2017 年社区卫生服务中心提供中医服务的情况

提供服务	2010 年	2013 年	2014 年	2015 年	2016 年	2017 年
社区卫生服务中心 / 个	4 075	5 436	5 659	5 899	6 082	6 387
其中提供中医服务的中心 / 个	3 283	4 483	4 709	5 718	5 930	6 274
所在比重 /%	80.6	82.5	83.2	96.9	97.5	98.2

数据来源：《中国卫生健康统计年鉴 2018》

（一）中医药适宜技术服务

社区卫生服务中心应开展 10 种以上中医药适宜技术服务，如中药饮片、针刺、艾灸、推拿、火罐、刮痧、熏洗、穴位贴敷、头皮针、放血疗法、穴位注射、耳压等中医药适宜技术服务。

（二）中医药康复服务

社区卫生服务中心应开展 2 种以上病症的中医康复治疗，例如应用中医药康复手段，结合现代理疗方法开展中风后遗症、伤残、腰腿痛等。

▓▓▓ 第三节 社区中医治未病服务 ▓▓▓

自2007年中医"治未病"工程提出以来,经过10多年的发展,"治未病"理念不断普及,技术和产品日益丰富,中医健康管理涉及慢性病防控和基本公共卫生服务。《中医药发展战略规划纲要(2016—2030年)》明确提出:实施中医治未病健康工程,加强中医医院治未病科室建设,为群众提供中医健康咨询评估、干预调理、随访管理等治未病服务,探索融健康文化、健康管理、健康保险于一体的中医健康保障模式。《"健康中国2030"规划纲要》也明确指出:实施中医治未病健康工程,将中医药优势与健康管理结合,探索融健康文化、健康管理、健康保险为一体的中医健康保障模式,促进民族医药发展。到2030年,中医药在治未病中的主导作用、在重大疾病治疗中的协同作用、在疾病康复中的核心作用得到充分发挥。

《中医医院"治未病"科建设与管理指南(修订版)》提出,通过为基层医疗机构培养"治未病"人才、支持开展"治未病"相关业务,延伸拓展中医"治未病"服务,提高基层"治未病"的服务水平。基层社区卫生服务机构要坚持公共卫生和基本医疗并重,中西医并重,防治结合。合理配备中医"治未病"专(兼)职项目负责人,并熟练掌握中医治未病,特别是65岁以上老年人、0~3岁儿童中医"治未病"知识及技能,为重点人群提供中医药健康管理。

一、社区中医治未病服务的人员配置

根据中医药"治未病"服务需要,设有专(兼)职中医治未病各项目负责人,项目负责人应熟练掌握中医"治未病",特别是65岁以上老年人、0~3岁儿童中医治未病知识及技能,指导开展具有中医药特色的个体化的食疗药膳、情志调摄、运动功法、体质调养等养生保健活动方案,开展治未病服务。

二、重点人群中医药健康管理服务

(一)65岁以上老年人中医药健康管理服务

1. 服务对象 辖区内65岁及以上常住居民。

2. 服务内容 每年为65岁及以上老年人提供1次中医药健康管理服务,内容包括中医体质辨识和中医药保健指导。

(1)中医体质辨识:按照老年人中医药健康管理服务记录表前33项问题采集信息,根据体质判定标准进行体质辨识,并将辨识结果告知服务对象。

(2)中医药保健指导:根据不同体质从情志调摄、饮食调养、起居调摄、运动保健、穴位保健等方面进行相应的中医药保健指导。

┌─ 视窗10-1

国医大师王琦与九体辨识中医药健康管理

中国工程院院士、国医大师王琦,是国家级重点学科中医基础理论学科带头人、享受

国务院特殊津贴的有突出贡献专家,也是国家原人事部、原卫生部、中医药管理局遴选的全国第二、第三批五百名著名老中医之一。

王琦提出了"中医治未病健康工程升级"六大抓手:①通过干预疾病的土壤"体质"实现慢性病"早筛查、早预警、早干预"。②针对不同年龄层人群的体质状态进行有差别养生保健,实现全生命周期健康维护。③通过对老年人群体质特点和慢性病特点进行系统分析,提出精准健康管理服务。④通过自主自助式体质健康管理,深入基层公共卫生服务。⑤通过贫困县区示范区建设,降低国家医疗经济负担、帮贫扶贫。⑥通过"一带一路"健康服务建设,推进国际化进程。

2010 年,中华中医药学会第八届中医体质研讨会暨中医健康状态认知与体质辨识研究论坛上,王琦发表了《关于中国人九种体质的发现》。王琦运用多学科交叉方法进行体质分类研究,发现了平和质、气虚质、阳虚质、阴虚质、痰湿质、湿热质、血瘀质、气郁质、特禀质中医 9 种基本体质类型,编制《中医 9 种基本体质分类量表》《中医体质分类与判定》标准,用于筛查人群中医体质类型的分布状态。

2011 年卫生部、国家中医药管理局发布了《关于开展基本公共卫生服务中医药服务项目试点工作的通知》(国中医药办医政发〔2011〕40 号),在全国 74 个区、县应用体质辨识技术开展中医药公共卫生服务试点。目前,国家中医药管理局已遴选确定了 235 家"治未病"单位并建立体质辨识中心。中医 9 种体质分类理论为指导的体质辨识技术已作为 65 岁以上老年人中医药健康管理服务规范工具,成为基层防治管理慢性病的重要手段,对提升居民健康水平、节约医疗费用等发挥了积极作用(附表 1、附表 2)。未来可采用大数据技术,建立 9 体辨识数据中心,对全国的体质辨识数据进行汇集、存储、提取、分析,实现远程健康管理,实现人工健康服务转向大数据智能服务,形成"家庭自我健康监测和管理 - 社区健康风险评估和干预 - 医院疾病风险监督和指导"的全方位自主自助服务体系。

3. 服务流程

65 岁以上老年人中医药健康管理服务流程如图 10-2 所示。

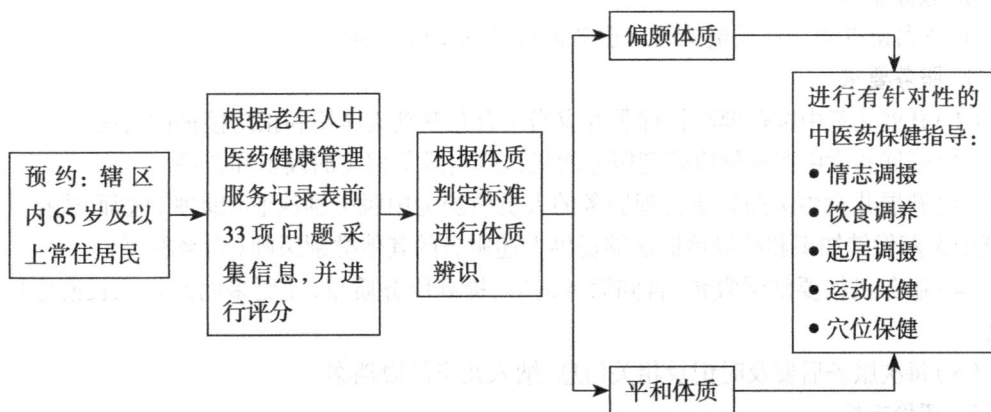

图 10-2　65 岁以上老年人中医药健康管理服务流程

资料来源:国家卫生健康委《国家基本公共卫生服务规范(第三版)》

4. 服务要求

（1）开展老年人中医药健康管理服务可结合老年人健康体检和慢性病患者管理及日常诊疗时间。

（2）开展老年人中医药健康管理服务的社区卫生服务中心（站）、乡镇卫生院、村卫生室应当具备相应的设备和条件。有条件的地区应利用信息化手段开展老年人中医药健康管理服务。

（3）开展老年人中医体质辨识工作的人员应当为接受过老年人中医药知识和技能培训的卫生技术人员。开展老年人中医药保健指导工作的人员应当为中医类别执业（助理）医师或接受过中医药知识和技能专门培训能够提供上述服务的其他类别医师（含乡村医生）。

（4）服务机构要加强与村（居）委会、派出所等相关部门的联系，掌握辖区内老年人口信息变化。

（5）服务机构要加强宣传，告知服务内容，使更多的老年人愿意接受服务。

（6）每次服务后要及时、完整记录相关信息，纳入老年人健康档案。

5. 评价指标

（1）老年人中医药健康管理率 = 接受中医药健康管理服务 65 岁及以上居民数 / 年内辖区内 65 岁及以上常住居民数 ×100%。

（2）老年人中医药健康管理记录表完整率 = 抽查填写完整的中医药健康管理服务记录表的数量 / 抽查的中医药健康管理服务记录表的数量 ×100%。

（二）0~36 月龄儿童中医药健康管理服务

1. 服务对象 辖区内常住的 0~36 月龄儿童。

2. 服务内容 在儿童 6、12、18、24、30、36 月龄时，对儿童家长进行儿童中医药健康指导，具体内容包括：

（1）向家长提供儿童中医饮食调养、起居活动指导。

（2）在儿童第 6、第 12 月龄给家长传授摩腹和捏脊方法；在第 18、第 24 月龄传授按揉迎香穴、足三里穴的方法；在第 30、第 36 月龄传授按揉四神聪穴的方法。

3. 服务流程

0~36 月龄儿童中医药健康管理服务流程如图 10-3 所示。

4. 服务要求

（1）开展儿童中医药健康管理服务应当结合儿童健康体检和预防接种的时间。

（2）开展儿童中医药健康管理服务的机构应当具备相应的设备和条件。

（3）开展儿童中医药健康管理服务的人员应当为中医类别执业（助理）医师，或接受过儿童中医药保健知识和技能培训能够提供上述服务的其他类别医师（含乡村医生）。

（4）服务机构要加强宣传，告知服务内容，提高服务质量，使更多的儿童家长愿意接受服务。

（5）每次服务后要及时记录相关信息，纳入儿童健康档案。

5. 评价指标

0~36 月龄儿童中医药健康管理服务率 = 年度辖区内按照月龄接受中医药健康管理服务的 0~36 月龄儿童数 / 年度辖区内应管理的 0~36 月龄儿童数 ×100%。

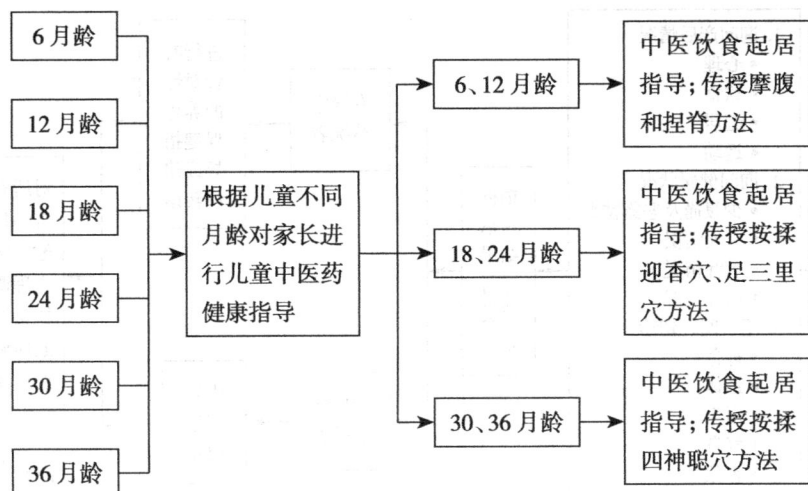

图 10-3　0~36 个月儿童中医药健康管理服务流程图

资料来源：国家卫生健康委《国家基本公共卫生服务规范（第三版）》

（三）其他人群中医药健康管理

1. 服务对象　孕产妇、高血压、糖尿病患者等重点人群。

2. 服务内容　运用中医"治未病"理论和方法，制订中医药养生保健方案，指导开展具有中医药特色的个体化的食疗药膳、情志调摄、运动功法、体质调养等养生保健活动方案，开展治未病服务。

3. 服务流程

其他人群中医药健康管理如图 10-4~ 图 10-7 所示。

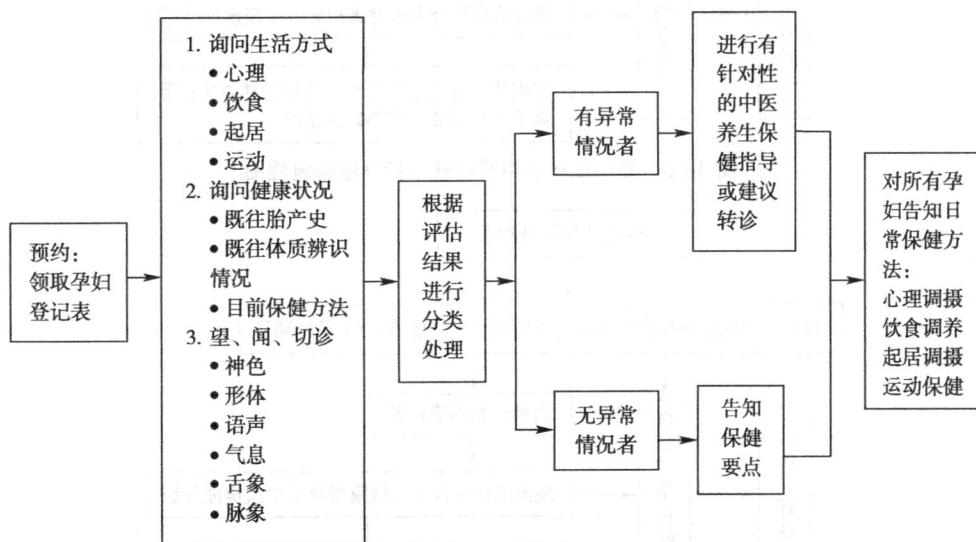

图 10-4　孕妇中医药健康管理服务流程图

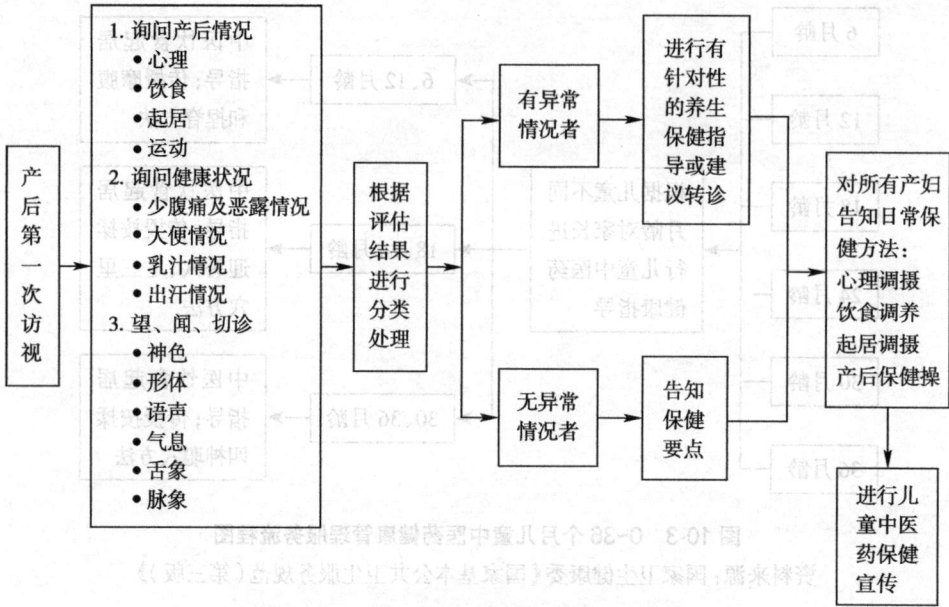

图 10-5　产妇中医药健康管理服务流程图

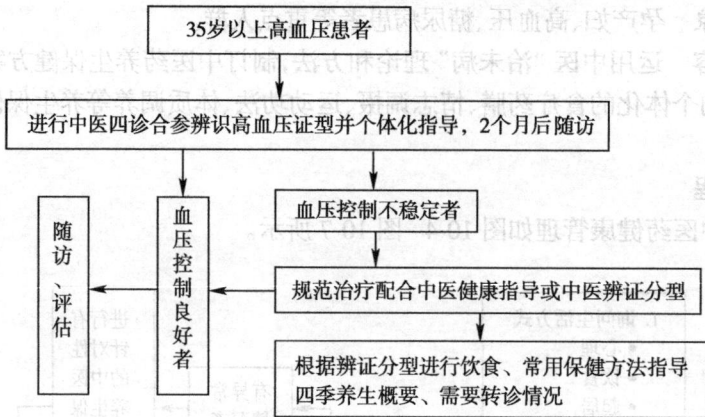

图 10-6　高血压患者中医药健康管理服务流程图

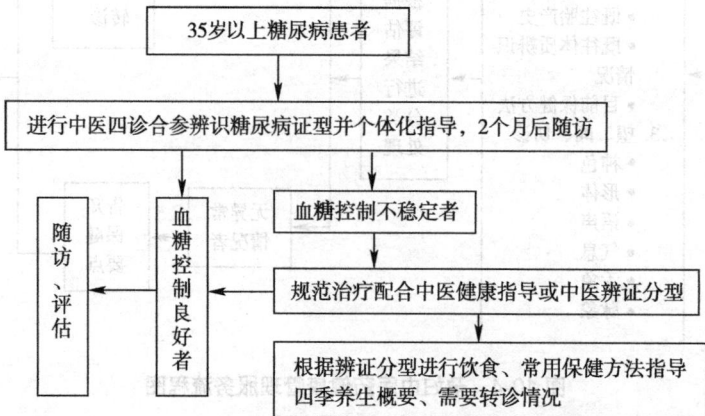

图 10-7　糖尿病患者中医药健康管理服务流程图

资料来源：秦怀金，陈博文．国家基本公共卫生服务技术规范．北京：人民卫生出版社，2012

附表 1

老年人中医药健康管理服务记录表

姓名：　　　　　　　　　　　　　　　　　　　　　　　　　编号 □□□-□□□□□

请根据近一年的体验和感觉，回答以下问题	没有（根本不或从来没有）	很少（有一点或偶尔）	有时（有些或少数时间）	经常（相当或多数时间）	总是（非常或每天）
（1）您精力充沛吗？（指精神头足，乐于做事）	1	2	3	4	5
（2）您容易疲乏吗？（指体力如何，是否稍微活动一下或做一点家务劳动就感到累）	1	2	3	4	5
（3）您容易气短，呼吸短促，接不上气吗？	1	2	3	4	5
（4）您说话声音低弱无力吗？（指说话没有力气）	1	2	3	4	5
（5）您感到闷闷不乐、情绪低沉吗？（指心情不愉快，情绪低落）	1	2	3	4	5
（6）您容易精神紧张、焦虑不安吗？（指遇事是否心情紧张）	1	2	3	4	5
（7）您因为生活状态改变而感到孤独、失落吗？	1	2	3	4	5
（8）您容易感到害怕或受到惊吓吗？	1	2	3	4	5
（9）您感到身体超重不轻松吗？（感觉身体沉重）	1	2	3	4	5
[BMI指数＝体重（kg）/身高²（m）]	（BMI＜24）	（24≤BMI＜25）	（25≤BMI＜26）	（26≤BMI＜28）	（BMI≥28）
（10）您眼睛干涩吗？	1	2	3	4	5
（11）您手脚发凉吗？（不包含因周围温度低或穿得少导致的手脚发冷）	1	2	3	4	5
（12）您胃脘部、背部或腰膝部怕冷吗？（指上腹部、背部、腰部或膝关节等，有一处或多处怕冷）	1	2	3	4	5

续表

请根据近一年的体验和感觉，回答以下问题	没有（根本不或从来没有）	很少（有一点或偶尔）	有时（有些或少数时间）	经常（相当多数时间）	总是（非常或每天）
（13）您比一般人耐受不了寒冷吗？（指比别人容易害怕冬天或夏天的冷空调、电扇等）	1	2	3	4	5
（14）您容易患感冒吗？（指每年感冒的次数）	1（一年<2次）	2（一年感冒2~4次）	3（一年感冒5~6次）	4（一年8次以上）	5（几乎每个月都感冒）
（15）您没有感冒时也会鼻塞，流鼻涕吗？	1	2	3	4	5
（16）您有口黏，口腻或睡眠打鼾吗？	1	2	3	4	5
（17）您容易过敏（对药物、食物、气味、花粉或在季节交替、气候变化时）吗？	1（从来没有）	2（一年1,2次）	3（一年3,4次）	4（一年5,6次）	5（每次遇到上述原因都过敏）
（18）您的皮肤容易起荨麻疹吗？（包括风团，风疹块，风疙瘩）	1	2	3	4	5
（19）您的皮肤在不知不觉中会出现青紫瘀斑，皮下出血吗？（指皮肤在没有外伤的情况下出现青一块，紫一块的情况）	1	2	3	4	5
（20）您的皮肤一抓就红，并出现抓痕吗？（指被指甲或钝物划过皮肤的反应）	1	2	3	4	5
（21）您的皮肤或口唇干吗？	1	2	3	4	5
（22）您有肢体有麻木或者固定部位疼痛的感觉吗？	1	2	3	4	5
（23）您面部或鼻部有油腻感或者油光发亮吗？（指脸上或鼻子）	1	2	3	4	5
（24）您面色或目眶晦暗或出现褐色斑块（斑点）吗？	1	2	3	4	5

续表

请根据近一年的体验和感觉，回答以下问题	没有（根本不或从来没有）	很少（有一点或偶尔）	有时（有些或少数时间）	经常（相当或多数时间）	总是（非常或每天）
（25）您有皮肤湿疹、疮疖吗？	1	2	3	4	5
（26）您感到口干咽燥、总想喝水吗？	1	2	3	4	5
（27）您感到口苦或嘴里有异味吗？（指口苦或口臭）	1	2	3	4	5
（28）您腹部肥大吗？（指腹部脂肪肥厚）	1（腹围＜80cm，相当于小于2.4尺）	2（腹围80~85cm，相当于2.4~2.55尺）	3（腹围86~90cm相当于2.56~.7尺）	4（腹围91~105cm，相当于2.71~3.15尺）	5（腹围＞105cm，相当于大于3.15尺）
（29）您吃（喝）凉的东西会感到不舒服或者怕吃（喝）凉的东西吗？（指不喜欢吃凉的食物，或吃了凉的食物后会不舒服）	1	2	3	4	5
（30）您有大便黏滞不爽、解不尽的感觉吗？（大便容易粘在马桶或便坑壁上）	1	2	3	4	5
（31）您容易大便干燥吗？	1	2	3	4	5
（32）您舌苔厚腻或有舌苔厚的感觉吗？（如果自我感觉不清楚可由调查员观察后填写）	1	2	3	4	5
（33）您舌下静脉瘀紫或增粗吗？（可由调查员辅助观察后填写）	1	2	3	4	5

体质类型	气虚质	阳虚质	阴虚质	痰湿质	湿热质	血瘀质	气郁质	特禀质	平和质
体质辨识	1.得分	1.得分	1.得分	1.得分	1.得分	1.得分	1.得分	1.得分	1.得分
	2.是	2.是	2.是	2.是	2.是	2.是	2.是	2.是	2.是
	3.倾向是	3.倾向是	3.倾向是	3.倾向是	3.倾向是	3.倾向是	3.倾向是	3.倾向是	3.基本是

续表

体质类型	气虚质	阳虚质	阴虚质	痰湿质	湿热质	血瘀质	气郁质	特禀质	平和质
中医药保健指导	1. 情志调摄 2. 饮食调养 3. 起居调摄 4. 运动保健 5. 穴位保健 6. 其他：	1. 情志调摄 2. 饮食调养 3. 起居调摄 4. 运动保健 5. 穴位保健 6. 其他：	1. 情志调摄 2. 饮食调养 3. 起居调摄 4. 运动保健 5. 穴位保健 6. 其他：	1. 情志调摄 2. 饮食调养 3. 起居调摄 4. 运动保健 5. 穴位保健 6. 其他：	1. 情志调摄 2. 饮食调养 3. 起居调摄 4. 运动保健 5. 穴位保健 6. 其他：	1. 情志调摄 2. 饮食调养 3. 起居调摄 4. 运动保健 5. 穴位保健 6. 其他：	1. 情志调摄 2. 饮食调养 3. 起居调摄 4. 运动保健 5. 穴位保健 6. 其他：	1. 情志调摄 2. 饮食调养 3. 起居调摄 4. 运动保健 5. 穴位保健 6. 其他：	1. 情志调摄 2. 饮食调养 3. 起居调摄 4. 运动保健 5. 穴位保健 6. 其他：

填表日期： 年 月 日 医生签名

填表说明：

1. 该表采集信息时要能够反映老年人近一年来平时的感受，避免采集老年人的即时感受。
2. 采集信息时要主观引导老年人的选择。
3. 记录表所列问题不能空项，须全部询问填写。
4. 询问结果应在相应分值内划"√"，并将计算得分填写在相应空格内。
5. 体质辨识：医务人员应根据体质判定标准表（附表2）进行辨识结果判定，偏颇体质为"是、倾向是"，平和体质为"是、基本是"，并在相应选项上划"√"。
6. 中医药保健指导：请在所提供指导对应的选项上划"√"，可多选。其他指导请注明。

附表2

体质判定标准表

姓名：　　　　　　　　　　　　　　　编号□□□-□□□□□

体质类型及对应条目	条件	判定结果
气虚质（2）（3）（4）（14） 阳虚质（11）（12）（13）（29） 阴虚质（10）（21）（26）（31）	各条目得分相加≥11分	是
痰湿质（9）（16）（28）（32） 湿热质（23）（25）（27）（30） 血瘀质（19）（22）（24）（33）	各条目得分相加9~10分	倾向是
气郁质（5）（6）（7）（8） 特禀质（15）（17）（18）（20）	各条目得分相加≤8分	否
平和质（1）（2）（4）（5）（13） [其中，（2）（4）（5）（13）反向计分，即 1→5,2→4,3→3,4→2,5→1)]	各条目得分相加≥17分,同时其他8种体质得分都≤8分	是
	各条目得分相加≥17分,同时其他8种体质得分都≤10分	基本是
	不满足上述条件者	否

填表说明：

1. 该表不用纳入居民的健康档案。

2. 体质辨识结果的准确性取决于接受服务者回答问题准确程度,如果出现自相矛盾的问题回答,则会出现自相矛盾的辨识结果,需要提供服务者核对其问题回答的准确性。处理方案有以下几种：

（1）在回答问题过程中及时提醒接受服务者理解所提问题。

（2）出现两种及以上判定结果即兼夹体质是正常的,比如气阴两虚,则两个体质都如实记录,以分数高的为主要体质进行指导。

（3）如果出现判定结果分数一致,则由中医医师依据专业知识判定,然后进行指导。

（4）如果出现既是阴虚又是阳虚这样的矛盾判定结果,要返回查找原因,帮助老年人准确采集信息,必要时由中医医师进行辅助判定。

（5）如果出现每种体质都不是或者无法判断体质类型等情况,则返回查找原因,或需2周后重新采集填写。

（杨 义）

思 考 题

一、简答题

1. 社区中医药健康管理的内容包括哪些？

2. 社区中医药健康管理的意义是什么？

3. 应如何设置中医诊疗区域？

4. 社区中医药适宜技术包括哪些？

二、案例分析题

上海城区某社区卫生服务中心，将 2013 年 10 月至 2014 年 9 月在儿童保健门诊进行健康体检的 598 名婴幼儿（0~36 月龄）随机分成 2 组（对照组 298 名、研究组 300 名）。对照组给予儿童常规健康体检，研究组在对照组的基础上增加中医药健康管理服务，给予指导服务后随访 1 年。结果发现，研究组与对照组相比，体弱儿人数有所降低，儿童常见疾病发病率有所下降，组间比较差异有统计学意义（$P < 0.05$）。91.67% 的研究组家长"很满意"，远远高于对照组家长（65.77%），差异有统计学意义（$P < 0.05$）。

问题： 1. 运用中医药健康管理服务在该社区卫生服务中心的效果如何？

2. 对社区中医药健康管理服务的启示是什么？

第十一章 社区突发公共卫生事件应急管理

案例 11-1

卫生应急体系在应对新冠肺炎疫情工作中发挥的作用

2020年初,武汉市暴发新冠肺炎疫情,随后感染者数量不断增加,短短1个月,中国全境所有省、自治区、直辖市均有确诊病例,同时多个国家也出现疫情。为遏制疫情蔓延,在中央统一领导下,举国上下组织开展了历史上动员范围最广、投入力量最大的卫生应急救援和疫情防控工作。基本做法如下:

1. 最高层高度重视,防控工作迅速展开 1月27日习近平总书记发出了坚决打赢疫情防控阻击战的总号令。在党中央集中统一领导下,中央成立了应对新冠肺炎疫情工作领导小组,在中央政治局常委会领导下开展工作,加强对全国疫情防控的统一领导,统一指挥。各地迅速响应,全面部署防控工作,启动疫情通报机制和发热门诊专属通道。形成了全面动员、全面部署、全面加强疫情防控工作的局面,打响了疫情防控的人民战争,打响了疫情防控的总体战,全国上下疫情救援防控阻击战有力有序开展。

2. 集中力量防控疫情,动员体制起作用 所谓"动员体制",是指国家能够设定社会发展的中心议程,并且大规模地调动社会资源以实施这个议程。在这里,国家的动员能力同时表现在两个方面:一是议程设置能力,即整合和定向社会注意力的能力;二是资源调配能力,即调动和配置人力、物力和财力的能力。疫情暴发后,党中央一声令下,短短数日,全国各条战线、各个领域,都紧急动员起来,在全国范围内选调医务人员和应急物资支援湖北等疫情严重地区,全面加强防控一线工作。这样的组织动员能力、动员规模、动员效率世所罕见、史所罕见。本次疫情救援、防控工作充分体现了社会主义动员体制在公共危机管理中的重大优越性——强力、高效的权力配置和资源整合,集中力量办大事、救大灾的体制化先进性。

3. 协同应对 不仅包括国内不同层级和不同部门的政府机构之间相互协同,而且涉及政府与社会各类企事业单位和民间组织等之间的通力配合,还包括真诚接受各种国际人道主义援助。在党中央的统一部署下,医疗卫生、交通运输、公安民警、市场监管、宣传舆论、教育科研、物资生产和供应等部门,以及基层社区和企事业单位,都有力有效地开展工作。31个省区市根据各自实际情况,依法启动重大突发公共卫生事件一级响应,各项防控措施在法治的保障下迅速有力地得到贯彻落实。

4. 坚持以人为本 本次疫情救治防控响应最核心的目标就是拯救生命,最大限度降低病死率,坚决遏制疫情蔓延势头。为救治新冠肺炎患者,各省市纷纷建立专门针对新冠肺炎发热门诊和定点医疗救治医院。武汉市更是在短短 10d 内,建成火神山和雷神山 2 所专门的医院,并于 2 月 2 日和 2 月 8 日分别正式投入使用。此外政府和各级部门采取各项有力措施加强医护人员轮换和防护。

对于本次新冠肺炎,国家实施并落实"乙类传染病,采取甲类管理"的措施。针对患者的医疗费用,国家出台提供强有力的财税支持政策。截至 2 月 6 日,财政部会同有关部门已经出台十余条财税支持措施。明确患者治疗费用,对确诊患者个人负担费用实行财政兜底,中央财政补助 60%;对疑似患者,由就医地制定财政补助政策,中央财政视情给予适当补助。医保局决定对确诊为"新冠肺炎"等患者采取特殊报销政策。以上这些措施都充分体现出我国政府执政为民,一切行动都以人为本,生命高于一切的理念。

5. 信息透明　中央及地方的广播电台和电视台、网络媒体等全天候报道疫情防控的最新进展,如"截至 2 月 24 日,全国 31 省份报告累计确诊病例 77 150 例,其中医务人员感染 3 387 例;累计死亡 2 592 例"。信息的充分透明共享,既把灾后的各种谣言传播限制在最小的范围内,也起到在全社会和全世界范围内自发的信息动员作用,调动各方共同参与疫情防控行动。

自 2003 年 SARS 危机之后,我国的应急预案体系已经初具规模。而 2020 年初的这场疫情救治防控工作在更大程度上加强了我国公共应急管理体系规范化、制度化建设。

问题:1. 我国卫生应急体系的基本架构及主要内容?
　　　　2. 面对类似突发卫生事件,各级卫生部门及机构应如何开展应急响应与处置工作?

社区卫生服务中心是向居民提供预防、医疗、康复和健康促进为内容的卫生保障机构,是整个卫生系统中最先与人群接触的部门。同时社区也是应急事件的首发地,作为应急管理最基础的单元,其承担着应急管理工作的关键任务。

第一节　概　述

加强应急管理,建立健全社会预警机制、突发公共事件应急机制和社会动员机制,提高预防和处置突发公共卫生事件的能力,是关系国家经济社会发展全局和人民群众生命财产安全的大事,是构建社会主义和谐社会的重要内容。

一、突发公共卫生事件

突发公共事件是指突然发生,造成或者可能造成重大人员伤亡、财产损失、生态环境破坏和严重社会危害,危及公共安全的紧急事件。突发公共事件往往包含两层含义:第一是事件发生、发展的速度很快,具有突然性,出乎意料;第二是事件应对的艰难性和时间紧迫性,常常难以应对,需采取非常规方法来处理,并在有限的时间内做出决策并采取行动。

而突发公共卫生事件是指突然发生,造成或者可能造成社会公众健康严重损害的重大传染病疫情、群体性不明原因疾病、重大食物和职业中毒以及其他严重影响公众健康的事件。

二、突发公共卫生事件应急管理

1. 卫生应急　卫生应急是为预防、消减和控制突发公共卫生事件造成的和可能造成的公众健康和社会危害所采取的一系列防范和应对措施和行动。其中包括监测预警、风险评估、现场调查与处置、紧急医疗救援、危机沟通、心理援助、恢复和重建等活动。

2. 突发公共卫生事件应急管理 突发公共卫生事件应急管理（emergent management for public health event）是指在突发公共卫生事件发生前或发生后，采取相应的监测、预警、物资储备等应急准备，以及现场处置等措施，及时预防引起突发公共卫生事件的潜在因素、控制已经发生的突发公共卫生事件，以减轻其对社会、政治、经济、人民群众健康和生命安全危害的各项活动。

从宏观上看，卫生应急管理涉及法制建设、体制建设、应急机制建设和预案体系建设；从具体环节看，卫生应急管理包括事前的监测、预警、物资储备和各种能力准备行动，以及事中的流行病调查、现场紧急抢救与处置等行动，以及事后的各种恢复行动。

3. 社区卫生应急管理 社区卫生应急管理是指社区卫生服务中心在突发公共卫生事件的事前预防、事发应对、事中处置和善后管理过程中，通过建立必要的应对机制，采取一系列必要措施，保障公众生命安全，促进社会和谐健康发展的有关活动。

社区卫生应急管理是一个动态管理，包括预防、预警、响应和恢复四个阶段，体现在突发卫生事件管理的各个阶段。社区卫生应急管理还是个完整的系统工程，可以概括为"一案三制"，即突发事件应急预案，应急机制、体制和法制。

三、突发公共卫生事件的特征、分类分级和报告时限

（一）特征

1. 突发性 突发公共卫生事件的发生比较突然，没有特别的发生方式，突如其来，带有很大的偶然性，不易预测，使人们难以及时预防。突发事件是完全在人们的意料之外发生的，人们对事件发生的具体时间和地点、发生的规模和事态的发展，以及事件产生的影响都是无法预料的。例如2020年初的新冠肺炎疫情的流行，自2019年底武汉市华南海鲜城发现27例不明原因肺炎并很快传播蔓延，到2020年初湖北省集中暴发新冠肺炎疫情，短短1个月，中国各省（自治区、直辖市）和新疆生产建设兵团均有确诊病例，同时多个国家也出现疫情。

2. 特定性 突发公共卫生事件发生在特定的公共卫生领域，是区别于自然灾害、事故灾难和社会安全事件的属性特征。但需要指出的是，突发公共事件中的自然灾害、事故灾难和社会安全事件，起初并不是发生在公共卫生领域，但是，随着事件的演化、发展，往往会在公共卫生领域对公众健康产生严重影响。人类历史上发生的特大地震、特大山林火灾、特大水灾等都会使灾区的日常饮用水与生活用水卫生、食品卫生、环境卫生、基本医疗卫生服务以及传染病疫情防控都受到前所未有的严峻挑战。

3. 复杂性

（1）成因复杂：各类自然灾害如水灾、旱灾、火灾、地震，事故灾难如核泄漏、环境污染、生态环境破坏、交通事故，社会安全事件如战争、生物恐怖，还有致病微生物、食品药品安全、职业危害、动物疫情等，由于都可能危害到一定区域的人们的健康，因此都可以是突发公共卫生事件的成因。上述成因中既有自然因素，也有人为因素。

（2）种类复杂：如引起传染病暴发的微生物就有细菌、病毒等8大类，引起中毒事件的物质有理化类，其中，全球已登记的化学物种类就超过4 000万种，对其毒性认识较

深刻的仅数千种,同样的毒物不同接触途径、剂量和个体差异,都会带来表现形式的差异。而且有的事件直接造成人体或财产损害,有的则是潜在的威胁但可能持续较长的时间。

（3）影响复杂:随着科学、文化的飞速发展与全球经济一体化进程的加快,任何一起突发公共卫生事件都有可能在极短时间内从地方性的事件演变为区域性事件,甚至演变为国际性的公共卫生事件。如 SARS、甲型 H1N1 流感和新冠肺炎等传染病在世界范围内的流行,需要全球携手共同应对。

4. 危害性　突发公共卫生事件一方面使公共卫生和医疗体系面临巨大的压力,致使医疗力量相对短缺、抢救物资相对不足等,甚至冲击医疗卫生体系本身、威胁医务人员自身健康、破坏医疗基础设施;另一方面可对经济、贸易、金融等产生严重影响,甚至引起一定程度的经济衰退以及对社会稳定和国家安全造成威胁,对人民群众的生产工作和生活造成重大影响。突发公共卫生事件处理不当会造成众多社会公众的健康、生命财产的损害,导致社会恐慌的传播。控制不当导致社会正常的生活和工作秩序的破坏,影响社会稳定、破坏经济建设,并诱发一系列继发危机事件的和多重社会组织危害的产生。

5. 应急处理的综合性　突发公共卫生事件的发生和应急不仅仅是一个公共卫生问题,它是一个社会问题,常常涉及社会诸多方面,因此突发公共卫生事件的应急处理必须由政府统一指挥,综合协调,需要社会各有关方面及全社会成员的共同参与和努力,方可妥善处理,将危害降到最低程度。

（二）分类与分级

1. 分类

（1）重大传染病疫情:是指某种传染病在短时间内发生、波及范围广泛,出现大量的患者或死亡病例,其发病率远远超过常年的发病率水平的情况。

（2）群体性不明原因疾病:是指在短时间内,某个相对集中的区域内同时或者相继出现具有共同临床表现的患者,且病例不断增加,范围不断扩大,又暂时不能明确诊断的疾病。

（3）重大食物和职业中毒:是指由于食品污染和职业危害的原因而造成的人数众多或者伤亡较重的中毒事件。

（4）其他严重影响公众健康事件:是指针对不特定的社会群体,造成或可能造成社会公众健康严重损害,影响正常社会秩序的重大事件。

2. 分级　根据突发公共卫生事件性质、危害程度、涉及范围,《国家突发公共卫生事件应急预案》将突发公共卫生事件划分为特别重大（Ⅰ级）、重大（Ⅱ级）、较大（Ⅲ级）和一般（Ⅳ级）4 级（图 11-1）。

（1）特别重大（Ⅰ级）突发公共卫生事件:包括,①肺鼠疫、肺炭疽在大、中城市发生并有扩散趋势,或肺鼠疫、肺炭疽疫情波及两个以上的省份,并有进一步扩散趋势。②发生传染性非典型肺炎、人感染高致病性禽流感病例,并有扩散趋势。③涉及多个省份的群体性不明原因疾病,并有扩散趋势。④发生新传染病或我国尚未发现的传染病发生或传入,并有扩散趋势,或发现我国已消灭的传染病重新流行。⑤发生烈性病菌株、毒株、致病因子等丢失事件。⑥周边以及与我国通航的国家和地区发生特大传染病疫情,并出现输入性病例,严重危及我国公共卫生安全的事件。⑦国务院卫生行政部门认定的其他特别重大突发公共卫生事件。

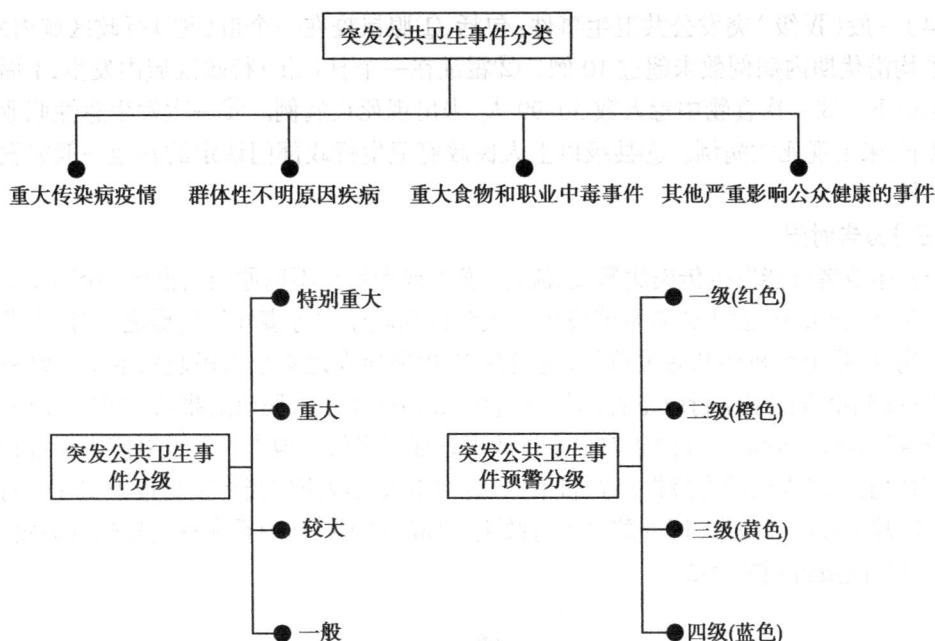

图 11-1 突发公共卫生事件分类与分级

（2）重大（Ⅱ级）突发公共卫生事件：包括，①在一个县（市）行政区域内，一个平均潜伏期内（6d）发生 5 例以上肺鼠疫、肺炭疽病例，或者相关联的疫情波及两个以上的县（市）。②发生传染性非典型肺炎、人感染高致病性禽流感疑似病例。③腺鼠疫发生流行，在一个市（地）行政区域内，一个平均潜伏期内多点连续发病 20 例以上，或流行范围波及两个以上市（地）。④霍乱在一个市（地）行政区域内流行，1 周内发病 30 例以上，或波及两个以上市（地），有扩散趋势。⑤乙类、丙类传染病波及两个以上县（市），1 周内发病水平超过前 5 年同期平均发病水平 2 倍以上。⑥我国尚未发现的传染病发生或传入，尚未造成扩散。⑦发生群体性不明原因疾病，扩散到县（市）以外的地区。⑧发生重大医源性感染事件。⑨预防接种或群体预防性服药出现人员死亡。⑩一次食物中毒人数超过 100 人并出现死亡病例，或出现 10 例以上死亡病例。⑪一次发生急性职业中毒 50 人以上，或死亡 5 例以上。⑫境内外隐匿运输、邮寄烈性生物病原体、生物毒素造成我境内人员感染或死亡的。⑬省级以上人民政府卫生行政部门认定的其他重大突发公共卫生事件。

（3）较大（Ⅲ级）突发公共卫生事件：包括，①发生肺鼠疫、肺炭疽病例，一个平均潜伏期内病例数未超过 5 例，流行范围在一个市（地）行政区域以内。②腺鼠疫发生流行，在一个市（地）行政区域内，一个平均潜伏期内连续发病 10 例以上，或波及两个以上县（市）。③霍乱在一个县（市）行政区域内发生，1 周内发病 10~29 例，或波及两个以上县（市），或市（地）级以上城市的市区首次发生。④1 周内在一个县（市）行政区域内，乙类、丙类传染病发病水平超过前 5 年同期平均发病水平 1 倍以上。⑤在一个县（市）行政区域内发现群体性不明原因疾病。⑥一次食物中毒人数超过 100 人，或出现死亡病例。⑦预防接种或群体预防性服药出现群体心因性反应或不良反应。⑧一次发生急性职业中毒 10~49 人，或死亡 4 例以下。⑨市（地）级以上人民政府卫生行政部门认定的其他较大突发公共卫生事件。

（4）一般（Ⅳ级）突发公共卫生事件：包括，①腺鼠疫在一个市（地）行政区域内发生，一个平均潜伏期内病例数未超过 10 例。②霍乱在一个县（市）行政区域内发生，1 周内发病 9 例以下。③一次食物中毒人数 30~99 人，未出现死亡病例。④一次发生急性职业中毒9 人以下，未出现死亡病例。⑤县级以上人民政府卫生行政部门认定的其他一般突发公共卫生事件。

（三）报告时限

当发生或者可能发生传染病暴发、流行；发生或者发现不明原因的群体性疾病；发生传染病菌种、毒种丢失；发生或者可能发生重大食物和职业中毒事件等情形之一时，突发事件监测机构、医疗卫生机构和有关单位，应当在 2h 内向所在地县级人民政府卫生行政主管部门报告；接到报告的卫生行政主管部门应当在 2h 内向本级人民政府报告，并同时向上级人民政府卫生行政主管部门和国务院卫生行政主管部门报告。地方人民政府应当在接到报告后 2h 内向上一级人民政府报告；省、自治区、直辖市人民政府应当在接到报告 1h 内，向国务院卫生行政主管部门报告；国务院卫生行政主管部门对可能造成重大社会影响的突发事件，立即向国务院报告（图 11-2）。

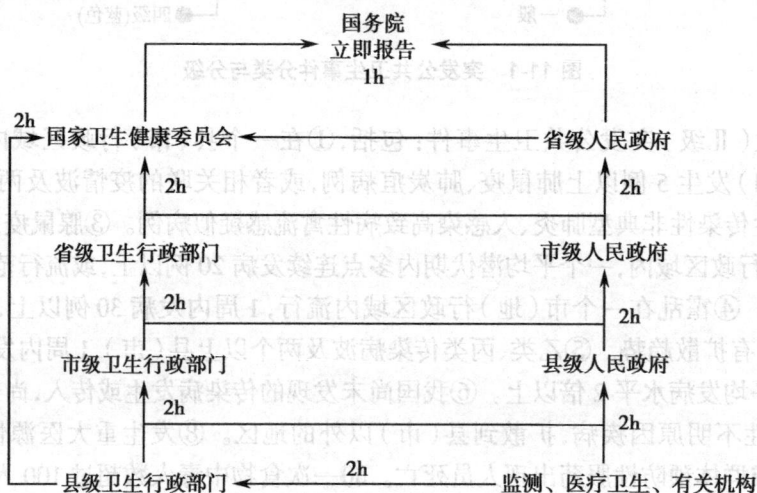

图 11-2　突发公共卫生事件报告时限

对于社区卫生服务中心报告时限，《国家基本公共卫生服务规范（第三版）》规定在社区发现甲类传染病和乙类传染病中的肺炭疽、传染性非典型肺炎、埃博拉出血热、人感染禽流感、寨卡病毒病、黄热病、拉沙热、裂谷热、西尼罗病毒等新发输入传染病患者和疑似患者，或发现其他传染病、不明原因疾病暴发和突发公共卫生事件相关信息时，应按有关要求于 2h 内报告。发现其他乙类、丙类传染病患者、疑似患者和规定报告的传染病病原携带者，应于24h 内报告。

第二节 社区卫生服务中心应急管理制度与职责

一、卫生应急管理体系

(一)基本架构

我国的卫生应急体系是由应急指挥管理组织系统、疾病预防控制系统、卫生监督机构系统、卫生应急医学救援组织系统、非政府组织、社区组织等众多部门和组织机构参与和形成的多主体、多部门、多角色参与的复杂应对系统。不同的组织和机构在卫生应急的管理实践活动中拥有不同的角色、任务和职责。它们之间通过构建一系列制度、规则、规范系统来明确不同组织的责任和分工,确保众多的参与者各司其职、有机合作、密切配合,以实现突发公共卫生事件的有效应对。为了适应所有类型的事件、所有行政级别,卫生应急的基本组织架构包括:应急指挥部门、应急处理部门、形势分析部门、计划评估部门和后勤财务部门(图 11-3)。

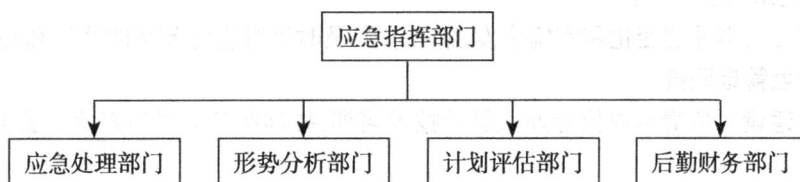

图 11-3 卫生应急基本组织架构图

应对复杂突发公共卫生事件时,卫生应急机构可以根据需要抽调事先准备的卫生应急专业队伍参与响应;卫生应急组织架构可以根据需要进行调整,增加一些部门或层级。

(二)主要内容

中国的应急管理体系是由一系列相互关联的要素系统组成的、具有特定结构和功能的系统。系统通过一定的结构与功能模块设计来保障系统多种功能目标的实现。其中"一案三制"为我国应急反应体系的核心内容,它是由应急预案、应急体制、应急机制与应急法治体系等构成。体制解决的是主体的问题,机制解决的是反应具体程序的问题,法制解决的是规则问题,预案则是行动计划,对应急反应主体、反应程序和反应规则在突发公共卫生事件发生之前做出明确安排。在现代法治国家,公共卫生事件应急法制,是调整公共卫生紧急状态下各种社会关系的基础,是依靠相关法律制度,防止国家生活和社会秩序的失控。没有完善的公共卫生事件应急法制,就无法建立起高效的公共卫生事件应急管理,它是有效地化解公共卫生危机的重要保障。

"一案三制"主要实现突发公共卫生事件的防范预警功能、指挥协调功能、联动处置功能、资源支持与技术保障功能、社会协同与公众动员功能等。中国的突发公共卫生事件应对体系是围绕"一案三制"为核心框架而不断推进和展开的卫生应急管理体系设计不断完善和改进的过程。

二、应急管理制度与职责

"一案三制"为我国应急反应体系的核心内容,其中体制、制度、机制主要解决系统各组织之间的隶属关系、职责权限和运行规制的问题。社区卫生服务中心作为突发公共卫生事件应急管理的最基层组织,遵守以下应急管理制度和应急管理职责。

（一）应急管理制度

1. 遵循"预防为主,常备不懈"的方针,建立健全各类突发公共事件应急处理预案,明确组织机构、部门职责、工作流程、应急措施。

2. 定期对全体人员进行突发公共事件的应急管理教育、技能培训,并组织应急预案模拟演练。

3. 做好相关物资储备,进行动态管理。

4. 按规定及时向相关主管部门上报突发公共事件。

5. 发生突发公共卫生事件时,应配合相关部门开展调查、控制、监测和医疗救治工作。

6. 发生火灾、地震等其他各类突发公共事件时,应统一领导、听从指挥,做好报警、人员疏散及现场抢险等各项工作。

7. 根据突发事件的变化和实施中发现的问题,及时进行应急预案的修订和补充。

（二）应急管理职责

1. **能力建设**　负责本单位专业人员的技术培训,提高医务人员应对突发公共卫生事件的能力。

2. **技术支撑**　主要包括:①参与制订《社区应急预案》,承担技术方案的编制工作,技术方案应与现有的技术规范、方案保持一致。②指导、协助驻社区各单位、居委会制订突发公共卫生事件应急预案。③开展"社区卫生诊断",分析社区内各类公共卫生安全隐患,提出改进意见。这里的社区卫生诊断,是指运用社会学、人类学和流行病学的研究方法,对一定时期内社区的主要健康问题及其影响因素、社区卫生服务的供给与利用以及社区综合资源环境进行客观、科学地确定和评价;发现和分析问题,提出优先干预项目,并针对性地制订社区健康促进计划;从而充分利用现有卫生资源,动员社区参与,实施社区干预,逐步解决社区主要卫生问题。④开展社区居民的健康教育工作,普及突发公共卫生事件应急知识和技能。

3. **信息收集**　建立突发公共卫生事件相关信息管理组织,指定专人负责突发公共卫生事件相关信息管理,按照相关法律、法规规定的报告程序,及时报告社区内突发公共卫生事件相关信息。

4. **措施落实**　主要有:①配合卫生行政部门和专业防控机构,落实社区突发公共卫生事件的应急处置措施。②协助社区突发公共卫生事件应急领导小组,监督、检查各项防控措施的落实情况。③协助上级医疗卫生机构,开展患者的初诊、转诊和应急医疗救治工作。④配合相关部门,做好社区突发公共卫生事件应急培训和演练。

三、应急处理制度

根据《国家突发公共卫生事件应急预案》《社区卫生工作管理制度》规定,基层医疗机构突发公共卫生事件应急反应措施和制度如下。

（一）医疗机构应急反应措施

1. 开展患者接诊、收治和转运工作，实行重症和普通患者分开管理，对疑似患者及时排除或确诊。

2. 协助疾控机构人员开展标本的采集、流行病学调查工作。

3. 做好医院内现场控制、消毒隔离、个人防护、医疗垃圾和污水处理工作，防止院内交叉感染和污染。

4. 做好传染病和中毒患者的报告。对因突发公共卫生事件而引起身体伤害的患者，任何医疗机构不得拒绝接诊。

5. 对群体性不明原因疾病和新发传染病做好病例分析与总结，积累诊断治疗的经验。重大中毒事件，按照现场救援、患者转运、后续治疗相结合的原则进行处置。

6. 开展科研与国际交流：开展与突发事件相关的诊断试剂、药品、防护用品等方面的研究。开展国际合作，加快病源查寻和病因诊断。

（二）社区卫生服务中心应急处理制度

1. 制订突发公共卫生事件应急预案，包括部门职责、监测、预警、报告、程序、应急处理等。

2. 定期对全员开展突发公共卫生事件应急处理相关知识与技能培训并组织演练。

3. 做好突发公共卫生事件物资储备，并进行动态管理。

4. 疫情报告：发生或可能发生传染病暴发、流行的重大食物和职业中毒事件；发生不明原因的群体性疾病；发生传染病菌种、毒种丢失的应在 2h 内向所在区县卫生行政部门报告。

5. 突发公共卫生事件应急预案的启动应听从政府统一指令，服从统一指挥。

6. 提供医疗救护和现场救援，书写完整病历记录，协助转送患者。

7. 采取卫生防护措施，防止交叉感染和污染。

第三节　社区突发公共卫生事件应急预案

突发事件应急预案，是指经一定程序制订的处置突发事件的事先方案。社区卫生服务中心是社区突发公共卫生事件应急处理的技术机构。制订突发公共卫生事件应急预案是社区卫生服务中心在社区突发公共卫生事件应急处理中的一项重要任务，包括部门职责、监测、预警、报告、程序、应急处理等。

一、应急预案体系构成

2003 年"非典"后，我国卫生应急预案体系建设按照国务院预案编制指南的要求全面展开，形成了专项预案、部门预案、单项预案、《突发公共卫生事件社区（乡镇）应急预案编制指南（试行）》及若干地方预案组成的卫生应急预案体系。

近年来，我国卫生健康部门还紧紧围绕突发公共卫生事件的监测预警、信息报告、指挥平台、培训演练、应急处置、应急保障、能力评估等卫生应急工作内容，制定《中华人民共和国突发事件应对法》《突发公共卫生事件应急条例》和《"健康中国 2030"规划纲要》等法律法规及文件。2016 年 12 月制定了《关于加强卫生应急工作规范化建设的指导意见》，对于"十三五"期间加强卫生应急工作规范化建设提出指导意见。通过努力，我国卫生应急体制机制、能力建设、应急处置、运行保障等相关制度更加完备，基本实现卫生应急平时准备和突发事件应急处置的制度化、程序化、标准化、信息化,逐步形成科学规范、运转高效、保障有力的卫生应急体系,有效地满足国内突发事件卫生应急工作需要,不断提升在全球公共卫生安全领域的影响力(图11-4)。

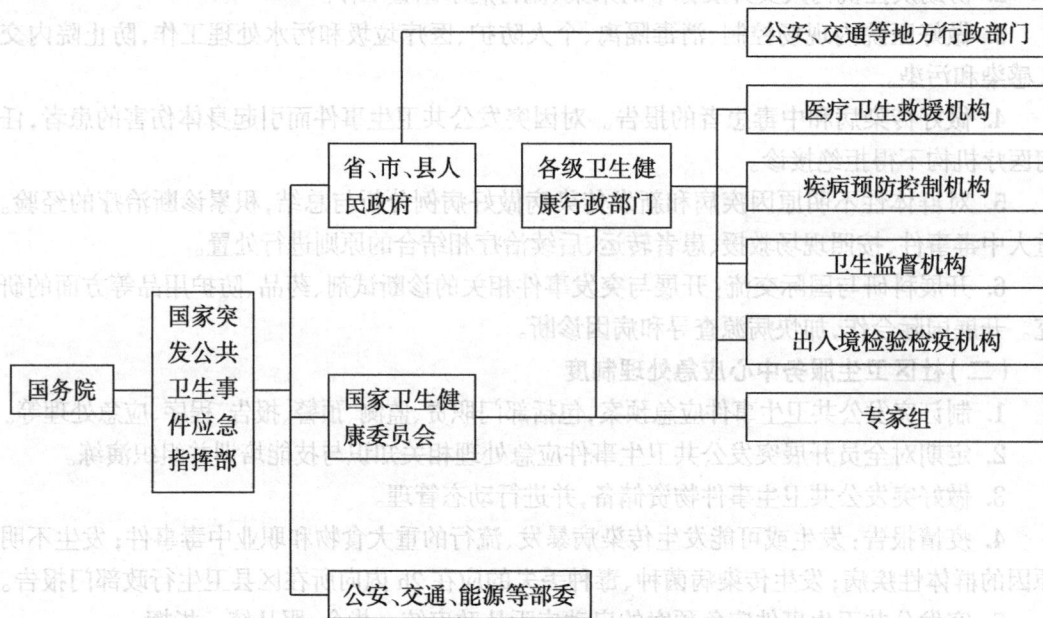

图11-4　中国突发公共卫生事件应急响应组织体系

二、应急预案的内容

(一)目的

编制应急预案的目的是提高社区卫生服务机构应急能力,依法规范、科学有序、及时有效地做好辖区内突发公共卫生事件预防控制与医疗救治工作,最大限度地减少突发公共卫生事件造成的危害,保障人民群众的身心健康与生命安全。

(二)编制依据和要求

以《中华人民共和国传染病防治法》《突发公共卫生事件应急条例》《国家突发公共事件总体应急预案》《国家突发公共卫生事件应急预案》《国家突发公共事件医疗卫生救援应急预案》《国务院关于加强和改进社区服务工作的意见》《国务院关于发展城市社区卫生服务的指导意见》《国务院关于全面加强应急管理工作的意见》《卫生部突发公共卫生事件社区(乡镇)应急预案编制指南(试行)》等法律法规、政策和预案为依据,在分析掌握各类危险因素分布情况的基础上,结合社区自身实际情况,编制本社区卫生服务中心突发公共卫生事件应急预案。

(三)适用范围

应急预案应适用于社区内突然发生,造成或者可能造成本社区居民身心健康严重损害的传染病、群体性不明原因疾病、食物中毒和职业中毒以及因自然灾害、事故灾难或突发社区安全事件等引起的严重影响公众身心健康的公共卫生事件的应急处理工作。

（四）工作原则

1. 统一领导，健全组织　社区卫生服务中心在街道办事处和上级人民政府的统一领导和指挥下，建立健全应急组织机构，协调各职能部门共同参与突发公共卫生事件应急处理工作。

2. 预防为主，常备不懈　社区卫生服务中心定期开展突发公共卫生事件危险因素的调查，及时发现各类危险因素，制定并落实相应的监测预警和预防措施；普及卫生知识，提高居民自救、互救、避险、逃生技能，开展演练，提高各类组织和居民对突发公共卫生事件的防范意识和应对能力。

3. 快速反应，依法处置　社区卫生服务中心加强突发公共卫生事件信息系统建设；提高卫生专业人员对各类突发公共卫生事件的识别和应急处理能力，做到早发现、早报告、及时正确处理，保证各类突发公共卫生事件应急处理措施依法得到严格执行。

4. 群专结合，科学防控　明确社区卫生服务中心与社区各类组织的职责分工，动员社区各种力量，依法、科学、规范、有序地开展突发公共卫生事件的应急处理工作。

（五）组织机构及职责

社区卫生服务中心可根据实际情况设置应急组织机构，包括应急领导小组、应急小组、技术小组和后勤保障小组等，并明确相应职责。

（六）监测、报告与通报

1. 监测　社区卫生服务中心应做好和协助上级部门做好以下工作：按照《突发公共卫生事件与传染病疫情监测信息报告管理办法》和《国家突发公共卫生事件相关信息报告管理工作规范（试行）》及有关法律、法规的规定，建立、运行、维护好法定传染病和突发公共卫生事件相关信息监测报告网络；开展突发公共卫生事件相关信息的日常监测；接受上级卫生行政部门的监督管理和专业防治机构的业务指导，保证监测质量。

2. 报告　社区卫生服务中心内执行职务的医疗卫生人员为社区突发公共卫生事件的责任报告人。具体报告内容、程序、方式及时限，按照《中华人民共和国传染病防治法》《突发公共卫生事件应急条例》《突发公共卫生事件与传染病疫情监测信息报告管理办法》《国家救灾防病与公共卫生事件信息报告管理规范》《国家突发公共卫生事件相关信息报告管理工作规范（试行）》等相关法律法规的规定执行。

3. 通报　由社区突发公共卫生事件应急领导小组按照上级突发公共卫生事件指挥机构的授权，及时、准确、客观、全面地向社区组织和居民通报突发公共卫生事件的预警信息和应对措施，保障各项应急工作顺利开展。

（七）应急反应措施

社区卫生服务中心应急反应措施主要包括以下内容：

1. 开展患者初诊、救治和转诊工作。

2. 指定专人负责突发公共卫生事件相关信息的报告与管理工作，按照相关法律法规规定的报告程序，对各类突发公共卫生事件及时报告。

3. 配合专业防治机构开展现场流行病学调查；设立传染病隔离留观室，对传染病患者、疑似患者采取隔离、医学观察等措施，对密切接触者根据情况采取集中或居家医学观察，对隔离者进行定期随访；协助相关部门做好辖区内疫点、疫区的封锁管理；指导患者家庭消毒。

4. 按专业机构要求，对本社区患者、疑似患者、密切接触者及其家庭成员进行造册登记,为专业防控机构提供基本信息。

5. 做好医疗机构内现场控制、消毒隔离、个人防护、医疗垃圾和污水的处理工作。

6. 开设咨询热线,解答相关问题;为集中避难的群众提供基本医疗服务。

7. 在专业防治机构的指导下,具体实施应急接种、预防性服药、现场消毒、杀虫、灭鼠等工作;分配发放应急药品和防护用品,并指导社区居民正确使用。

8. 做好出院患者的随访与医疗服务工作,落实康复期患者的各项防控措施。

9. 根据本社区突发公共卫生事件的性质和特点,对居民进行《突发公共卫生事件应急条例》等相关法律法规知识的宣传;开展针对性的健康教育和自救、互救、避险、逃生等个人防护技能的培训。

10. 指导驻社区各单位突发公共卫生事件防控措施的制订与落实,协助做好对社区各单位突发公共卫生事件防控工作的监督、检查。

视窗 11-1

一级响应后,我们该怎么做

2020 年初,武汉市暴发新冠肺炎,中国 31 个省、自治区及直辖市(未含港澳台地区)全部启动突发公共卫生事件一级响应。启动一级响应后,各部门应该怎么做?

各级人民政府:组织协调有关部门参与突发公共卫生事件的处理;调集本行政区域内各类人员、物资、交通工具和相关设施、设备参加应急处理工作;划定控制区域;采取疫情控制措施,如限制集市、集会、影剧院演出等人群聚集活动;强化流动人口管理;实施交通卫生检疫;做好信息发布工作;维护社会稳定等。

卫生行政部门:组织医疗机构、疾病预防控制机构和卫生监督机构开展突发公共卫生事件的调查与处理;采取应急控制措施及督导检查;发布信息与通报;普及卫生知识;进行事件评估等。

医疗机构:开展患者接诊、收治和转运工作,实行重症和轻症患者分开管理,对疑似患者及时排除或确诊;做好医院内现场控制、消毒隔离、个人防护、医疗垃圾和污水处理工作,防止院内交叉感染和污染;做好传染病和中毒患者的报告等。

其他机构:除上述机构外,疾病预防控制、卫生监督、市场监督管理、公安、出入境检验检疫、交通、财政、民政、教育等相关部门也要根据职责分工开展相应的应急处理工作。

市民:①请近期从武汉返乡或探亲访友人员主动到当地医疗机构或卫生防疫部门进行登记,密切关注自身健康状况,并做好体温监测(早晚各测一次体温),居家观察 14d,观察期内不要外出,尽量减少与他人接触。②若在 14d 居家观察期间,出现发热、干咳、乏力、呼吸急促等症状,请在佩戴口罩、做好个人保护的前提下,第一时间赴当地指定医院发热门诊就诊,并主动告知医生有无去武汉或其他疫区旅居史及曾接触人群相关信息,不要去非正规医疗机构进行自行处置。③保持室内环境卫生和空气流通,咳嗽和打喷嚏时使用纸巾或屈肘遮掩口鼻,不要随地吐痰,饭前便后用肥皂和流动自来水清洗双手。④合理饮食,养成良好安全的饮食习惯,处理生食和熟食的切菜板、刀具要分开,避免食用或饮用生的或未熟透的动物产品,避免接触野生或养殖动物。⑤春节期间要减少外出聚会,尽量避免去人员密集场所,外出请佩戴口罩。不到疫情发生地旅行,不与外地特别是武汉返乡人员过密接触,与人交往不握手、不拥抱,面对面交谈保持一定距离。⑥不随意传播非官方发布的与疫情有关的信息,不信谣、不传谣、不造谣。通过关注官方网站和权威部门发布信息获得疫情防控情况。

(八)保障措施

保障措施包括:①加强技术培训,提高应对能力。②完善检测网络,提高检测能力。③加强监督检查,确保措施落实。④做好物质储备,保障经费支持等。

(九)应急处理评估

突发公共卫生事件结束后,社区卫生服务中心突发公共卫生事件应急领导小组应配合上级部门,对突发公共卫生事件的处理情况进行评估,同时对社区突发公共卫生事件进行自我评估。

三、医疗卫生救援应急预案

国家突发公共事件医疗卫生救援应急预案是国家公共卫生类专项预案之一。应急内容主要包括:总则(编制目的、依据、适用范围和工作原则)、医疗卫生救援事件的分级、医疗卫生救援组织体系、医疗卫生救援应急响应和终止、医疗卫生救援的保障、医疗卫生救援的公众参与和附则。

国家突发公共事件医疗卫生救援应急预案的目的是保障自然灾害、事故灾难、公共卫生、社会安全事件等突发公共事件发生后,各项医疗卫生救援工作迅速、高效、有序地进行,提高卫生部门应对各类突发公共事件的应急反应能力和医疗卫生救援水平,最大限度地减少人员伤亡和健康危害,保障人民群众身体健康和生命安全,维护社会稳定。

国家突发公共事件医疗卫生救援应急预案根据突发公共事件导致人员伤亡和健康危害情况将医疗卫生救援事件分为特别重大(Ⅰ级)、重大(Ⅱ级)、较大(Ⅲ级)和一般(Ⅳ级)四级。医疗卫生救援应急分为Ⅰ级、Ⅱ级、Ⅲ级、Ⅳ级响应。

国家突发公共事件医疗卫生救援应急预案规定,各级各类医疗机构承担突发公共事件的医疗卫生救援任务。其中,各级医疗急救中心(站)、化学中毒和核辐射事故应急医疗救治专业机构承担突发公共事件现场医疗卫生救援和伤员转送;各级疾病预防控制机构和卫生监督机构根据各自职能做好突发公共事件中的疾病预防控制和卫生监督工作。

医疗卫生救援应急队伍在接到救援指令后要及时赶赴现场,并根据现场情况全力开展医疗卫生救援工作。在实施医疗卫生救援的过程中,既要积极开展救治,又要注重自我防护,确保安全。

1. 现场抢救 到达现场的医疗卫生救援应急队伍,要迅速将伤员转送出危险区,本着"先救命后治伤、先救重后救轻"的原则开展工作,按照国际统一的标准对伤病员进行检伤分类,分别用蓝、黄、红、黑四种颜色,对轻、重、危重伤病员和死亡人员作出标志(分类标记用塑料材料制成腕带),扣系在伤病员或死亡人员的手腕或脚踝部位,以便后续救治辨认或采取相应的措施。

2. 转送伤病员 当现场环境处于危险或在伤病员情况允许时,要尽快将伤病员转送并做好以下工作:①对已经检伤分类待送的伤病员进行复检。对有活动性大出血或转运途中有生命危险的急危重症者,应就地先予抢救、治疗,做必要的处理后再进行监护下转运。

②认真填写转运卡提交接纳的医疗机构,并报现场医疗卫生救援指挥部汇总。③在转运中,医护人员必须在医疗仓内密切观察伤病员病情变化,并确保治疗持续进行。④在转运过程中要科学搬运,避免造成二次损伤。⑤合理分流伤病员或按现场医疗卫生救援指挥部指定的地点转送,任何医疗机构不得以任何理由拒诊、拒收伤病员。

突发公共事件现场医疗卫生救援工作完成,伤病员在医疗机构得到救治,经本级人民政府或同级突发公共事件应急指挥机构批准,或经同级卫生行政部门批准,医疗卫生救援领导小组可宣布医疗卫生救援应急响应终止,并将医疗卫生救援应急响应终止的信息报告上级卫生行政部门。

第四节　社区常见突发公共卫生事件应急响应与处置

应急响应是指在突发事件发生发展过程中所进行的挽救生命、保护财产和环境、满足人的基本需要的各种紧急处置和救援工作,是应急管理的重要环节。

一、突发公共卫生事件应急响应

(一)突发公共卫生事件应急响应概念

突发公共卫生事件应急响应(emergency response for public health event)是卫生部门及机构获知发生或可能发生传染病疫情、群体性不明原因疾病、食品安全和职业危害、动物疫情等严重影响公共健康和生命安全事件所采取的紧急筹划和应对行动。主要工作包括:成立相应应急组织,组织专家分析判断,综合评估;启动应急预案;紧急筹划,部署下达任务;做好响应准备,尽快核查排险;适时组织机动,开展现场调查等。

(二)应急响应程序

1. 卫生机关(应急办公室的)应急响应

(1)受领任务,启动预案:卫生行政部门领导参加同级政府或突发事件应急处置领导小组会议,或者直接接到相关指令后,建立应急组织,召集应急办公室和专家组成员,召开紧急会议,传达上级指示,启动本级突发公共卫生事件应急预案,随时掌握卫生应急动态。

(2)分析形势,明确任务:及时收集和研判有关信息,派出专业人员核实现场情况,听取专家组关于突发公共卫生事件造成的人员健康危害、伤亡评估及发展趋势的意见和建议,确定卫生应急处置任务和目标,修订卫生应急处置方案,并将有关情况向同级政府和有关部门报告和通报。

卫生行政部门通过直接广泛收集、现场调查等手段,了解事件信息、环境信息和相关部门信息,评估突发事件对公共卫生和医疗基础设施的影响,做出有效和充分的应急响应,即快速需求评估。快速需求评估是应急响应和处置的关键一步,其作用是获取救援需求和救援环境的准确数据,有助于确定最适当的反应以及需要的额外帮助。

(3)筹措力量,协调支援:根据应急救援方案,筹措一定数量的各种应急力量,迅速下达任务指示,明确救援时限。紧急筹措、调配药品器材和物资,协调解决应急机构的生活保障、通信联络、运输工具等物资。派专家组或观察员,在现场指导、参与工作。

(4)上情下达,及时报告:分析事件发展趋势,提出应急处置建议,并将有关情况向同级政府或应急救援指挥组、上级卫生行政部门及相关部门报告。必要时主要或分管领导要亲临现场,靠前指挥,减少中间环节,及时发现和解决实际中出现的问题。

2. 疾病预防控制机构的应急响应

(1)分析判断,报告情况:疾病预防控制机构在公共卫生事件监测与发现可疑迹象等信息的基础上,组织专家进行初步分析判断,存在传染病流行、不明原因疾病流行、群体食物中毒、职业中毒、生物突发事件、突发核辐射和化学事故的可能时,立即报告上级卫生行政部门,并要求有关单位采取必要的现场保护、人员保护措施。

(2)紧急机动,现场核查:成立紧急核查小组,配备必要的检测试剂、药品器材、防护装备,迅速前往事件现场,开展流行病学调查、移动实验室检验和临床检查,尽快核实情况,针对已发生的现场和伤病员情况,提出应急处置意见。必要时,采集样品送回中心实验室检验,或请上级疾病预防控制中心支援。

(3)综合判断,提出预警:根据现场流行病学调查、实验室检验和临床检查结果,与流行病学调查人员、临床医生共同分析,综合判断事件性质、原因、发展趋势,评估先期处置,向上级卫生行政部门提出核查报告。确认发生公共卫生事件、生物突发事件征兆或事件处于萌芽状态时,向上级卫生行政部门提出处置建议。

(4)全面部署,转入处置:卫生行政部门接到疾病预防控制机构的预警建议后,确认可能发生突发公共卫生事件、核辐射或化学事故灾难,立即向同级政府和处置突发事件领导小组报告,提出预警依据和级别、范围及应急措施建议,由有关单位和部门发出预警通报,进行全面部署和应急处置。

3. 社区卫生服务中心应急响应 在突发公共卫生事件的应急响应程序中,各级卫生机关(应急办公室的)为统一指挥的部门,各级疾病预防控制中心承担具体的核实、调查和处置,事件所在的社区卫生服务中心是具体实施处置的机构。按照预案的流程,社区卫生服务中心在卫生机关(应急办公室的)统一指挥、各级疾病预防控制中心指导下,承担现场处置工作,如传染病患者的居家隔离、医学观察、疫点消毒、社区健康宣教等。

二、社区常见突发公共卫生事件应急处置

社区常见突发性公共卫生事件是突然发生,造成或者可能造成社会公众健康严重损害的重大传染病疫情、群体性不明原因疾病、重大食物和职业中毒以及其他严重影响公众健康的事件。本章节主要针对群体性不明原因疾病应急处置进行介绍。

(一)应急处置工作原则

1. 统一领导、分级响应原则 突发公共卫生事件发生时,在政府的统一领导和指挥下,各级卫生机关(应急办公室的)、各级疾病预防控制中心、事件所在的社区卫生服务中心按照各自职责进行分级响应。

2. 及时报告原则 当发生突发公共卫生事件时,突发事件监测机构、医疗卫生机构和有关单位,应当规定报告时限内向上级人民政府卫生行政主管部门报告。社区卫生服务中心在突发公共卫生事件发生时指定专人负责突发公共卫生事件相关信息的报告与管理工作,按照相关法律法规规定的报告程序,对各类突发公共卫生事件及时报告。

3. 调查与控制并举原则 当发生突发公共卫生事件时,各级疾病预防控制中心承担具体的核实、调查和处置工作。疾病预防控制机构在公共卫生事件监测与发现可疑迹象等信息的基础上,组织专家进行流行病学调查工作,社区卫生服务中心则配合疾病预防控制中心

做好辖区内的调查工作,包括提供本社区患者、疑似患者、密切接触者及其家庭成员的基本信息等。

4. 分工合作、联防联控原则　突发公共卫生事件是一个社会问题,常常涉及社会诸多方面,因此突发公共卫生事件的应急处理在政府统一指挥需要社会各有关方面及全社会成员的共同参与和努力。医疗卫生机构需要与发改委、公安、农业、工商等有关部门紧密配合,协同行动,在各自的职责范围内做好应急处理的有关工作,方可妥善处理,将危害降到最低程度。

5. 信息互通、及时发布原则　突发公共卫生事件具有突发性、复杂性、危害性等特征,会严重影响人民的身心健康和财产安全,进而影响整个社会的和谐。在突发公共卫生事件发生时,突发事件监测机构、医疗卫生机构和有关单位要做到信息互通、及时发布。

（二）应急处置措施

医疗机构主要负责病例(疫情)的诊断和报告,并开展临床救治。具体如下:

1. 监测　社区卫生服务中心是群体性不明原因疾病监测网络的重要组成部分,应积极开展不明原因疾病的监测,及时对群体性不明原因疾病的资料进行收集汇总、科学分析、综合评估,早期发现不明原因疾病的苗头。

2. 报告　医务人员接诊不明原因疾病患者,具有相似临床症状,并在发病时间、地点、人群上有关联性的要及时报告。有条件的医疗机构应及时进行网络直报,并上报所在辖区内的疾病预防控制机构。

3. 防控措施　社区卫生服务中心应主动配合疾病预防控制机构开展事件的流行病学和卫生学调查、实验室检测样本的采集等工作,落实医院内的各项疾病预防控制措施。

4. 临床救治　按照可能的病因假设采取针对性的治疗措施,积极抢救危重病例,尽可能减少并发症,降低病死率;一旦有明确的实验室检测结果,医疗机构应及时调整治疗方案,做好病例尤其是危重病例的救治工作。

（三）临床救治内容

1. 疑似传染病的救治　在群体性不明原因疾病处置中,鉴于传染病对人群和社会危害较大,因此,在感染性疾病尚未明确是否具有传染性之前,应按传染病进行救治。

2. 疑似中毒事件应急处置　主要有疑似食物中毒和疑似职业中毒等。

（1）疑似食物中毒的救治:①停止可疑中毒食品的销售与食用。②在用药前采集患者的血液、尿液、吐泻物标本,以备送检。③积极救治患者。

（2）主要有以下措施:①加速体内毒物清除,可采取催吐、洗胃、导泻、灌肠、利尿、服药用炭等方法加速肠道内毒物的排除。在医院外,可用手指或汤匙刺激咽后壁诱发呕吐,但对昏迷、抽搐未控制、强烈呕吐、腹泻、消化道损伤的患者要注意清除毒物的适应证。②对症治疗,包括控制惊厥、抢救呼吸衰竭、抗休克、纠正水与电解质紊乱及保护重要器官功能、预防和治疗继发感染等。③特殊治疗,包括血液净化疗法等。

3. 疑似职业中毒的救治

（1）迅速脱离现场:迅速将患者移离中毒现场至上风向的空气新鲜场所安静休息,避免活动,注意保暖,必要时给予吸氧。密切观察24~72h。医护人员根据患者病情迅速将病员分类,做出相应的标志,以保证医务人员抢救。

（2）防止毒物继续吸收:脱去被毒物污染的衣物,用流动的清水及时反复清洗皮肤毛发

15min 以上,对于可能经皮肤吸收中毒或引起化学性烧伤的毒物更要充分冲洗,并可考虑选择适当中和剂中和处理,眼睛溅入毒物要优先彻底冲洗。

（3）对症支持治疗:保持呼吸道通畅,密切观察患者意识状态、生命体征变化,发现异常立即处理。保护各脏器功能,维持电解质、酸碱平衡等对症支持治疗。

对于疑似中毒事件应急处置技术流程与上述群体性不明原因疾病应急处置技术流程相同。

三、社区卫生应急响应处置运作实例

社区是疫情联防联控的第一线,也是外防输入、内防扩散最有效的防线。把社区这道防线守住,就能有效切断疫情扩散蔓延的渠道。

─视窗11-2─

抗击疫情,钟村街社区卫生服务中心在奋战

2020 年初,武汉发生新冠肺炎疫情,随后蔓延至全国。号称"中国第一邨"的广州市番禺区钟村街祈福新邨社区防控形势也很严峻。祈福新邨社区是一个拥有 27 个小区的大型社区,住户数超过 45 000 多户,居住人口约 15 万人。截止到 2020 年 2 月 8 日,祈福新邨其中的 3 个小区出现了确诊病例 9 例,均为输入性病例,是近期从湖北返回或来探亲的。病例随之被安置在广州定点医院隔离治疗,其密切接触者也被送到指定场所医学观察,居家隔离者由政府部门指导安置并由物业提供帮助。

面对社区的突发疫情,钟村街社区卫生服务中心成立了以中心党支部书记、主任郭奕斌为组长的防控工作领导小组,制订了防控工作方案、疑似患者接诊流程,完善了预检分诊的设置,启动了院感管理、物资统筹等。同时,采取了如下应急响应:

一是开展相关知识培训。除了中心内开展防控方案培训、诊疗流程培训、穿脱防护衣培训外,除夕当天召集 2 家春节开诊的民营医疗机构开展疫情防控培训,节后对钟村街 4 家大型酒店、14 个村居开展防护、消毒指导培训。

二是升级预检分诊及就诊指导。所有到中心预防接种者、就诊者、陪同者必须戴口罩,测体温,遇到疑似排查对象时,联系中心医院接走。

三是上门排查。社区中心每天派出约 50 人次,与派出所、村居组成三人工作小组,对钟村辖区内 1 月 10 号后曾到过湖北(武汉)或者从湖北(武汉)来穗的人员进行覆盖式走访,对 1 月 23 日后曾到过湖北(武汉)或者从湖北(武汉)来穗的人员立即强制居家隔离两周,并派发医学观察告知书、健康防护指引,登记《相关人员健康服务登记表》,对隔离对象每天登记两次体温。

四是对密切接触者和疑似病例进行转运。中心配合番禺区卫生健康局共运转密切接触者 96 人。在排查和日常健康监测中,共发现有发热或呼吸道症状患者 5 例,全部通过番禺区中心医院专用车转运至定点医院就诊排查。

五是加强定点隔离点监测。钟村 ×× 酒店为湖北旅客的定点隔离点,从 1 月 30 日起,中心对酒店施行 24h 专人值班制,截至 2 月 10 日,该酒店共接收并管理强制隔离湖北返穗人员 111 人次,其中在管人数 17 人,解除观察 94 人,为慢性病患者送药 5 人次。

六是完成车站、公共场所的监测、转运工作。自1月23日起,中心与番禺区其他医疗机构轮流值守广州南站、广州南站汽车站、市桥汽车站等车站,负责出入车站旅客的体温监测工作;并对钟村辖区所有公交车站发热乘客进行排查、监测和联系转诊。

七是确保终末消毒。核酸检测阳性患者、确诊患者入院后,及时、规范地对其家庭、居住酒店进行终末消毒工作。

八是强化宣传教育。在社区采用张贴公告、印发宣传单、小喇叭巡回播放、电子屏滚动播放等,告知群众做好个人防护,确保疫情防控知识家喻户晓。

九是做好后勤保障。严格执行消毒隔离、医院感染控制等各项制度和措施的落实,为外勤防控人员提供充足的防护用品,指导员工做好个人防护,防止交叉感染和院内感染的发生;保障外勤人员的交通、饮食。

十是发挥党员的先锋带头作用。在疫情防控关键时刻,中心党支部书记、主任郭奕斌从年前开始,取消一切休假,废寝忘食,以身作则坚守在严防严控的第一线,誓言"病毒一天不击败,我们一天不松懈"。中心的党员们主动担当、不惧艰险、尽忠职守、风雨不改,为牢牢守住疫情蔓延发挥了中坚作用。

上述实例中,充分发挥了社区在疫情防控中的阻击作用,使社区成为疫情防控的坚强堡垒。

(一)监测与预警

"非典"后我国建立起覆盖全国的传染病和突发公共卫生事件监测系统。除了这两大法定的疾病和事件监测系统以外,中国疾病预防控制中心在2008年起开展基于互联网信息的突发公共卫生事件相关信息监测;2008年底,卫生部推行的疾病预防控制机构绩效考核也要求省、市、县区各级疾病预防控制开展媒体监测。

卫生行政部门要求各区进行突发公共卫生事件的监测与预警。各区疾病预防控制中心要求在区域范围内根据不同的疾病、不同级别的医疗机构设置各类监测点,各医疗卫生机构随即组织开展监测与预警。

(二)事件报告与应急响应

对于此次新冠肺炎疫情,在国家宏观层面上,疫情发生后中央高度重视,于2019年底派出国家工作组和专家组赶赴武汉,与湖北省、武汉市共同研究落实疫情防控措施。2020年初成立了应对新冠肺炎疫情工作领导小组,在中央政治局常委会领导下开展工作。为遏制疫情蔓延,中央政治局常委会多次召开会议进行专题研究,习近平总书记发出了坚决打赢疫情防控阻击战的总号令,把此次疫情救援防控工作作为当前最重要的工作来部署。

在市级层面上,对此次新冠肺炎疫情,广东省广州市是最早依法启动重大突发公共卫生事件一级响应的省市之一。广州市各辖区分别开设公共卫生热线电话并由区公共卫生应急指挥中心同时接报。卫生健康部门加强预检分诊、发热门诊等相关工作和公共场所防控措施,发现疑似病例后,全力开展病例诊治、密切接触者调查和医学观察。按预案流程通知卫生行政管理部门、专业机构分管领导、防病专业人员及事件所在社区卫生服务中心,在区卫生行政管理部门统一指挥下开展事件处置。其中区疾病预防控制中心承担具体核实、调查、处置。

(三)事件核实与现场调查

对于可能发生或已发生突发公共卫生事件时,辖区疾病预防控制中心专业人员致电报告人,对事件的有关要素进行了解,通过报告人的叙述,简单了解该事件的发生经过、大致涉及的专业、严重程度的初步判断,只要有突发公共卫生事件的可能,即刻在区卫生局的指挥下赶赴现场开展调查。

到达事件现场后,与社区卫生服务中心的人员一起,对发生现场进行调查,具体了解事件的发生、经过、影响范围、涉及领域等,以及从专业技术的角度采样、检验,进行必要的分析,对相关人员进行流行病学调查等。在这过程中,以区疾病控制中心为主体,承担了调查采样任务,社区卫生服务中心负责配合实施。

(四)事件分级与应急处置

在完成基本的现场调查之后,结合事件的特点,区疾病预防控制中心对事件进行初步的分级,确定其严重程度,区卫健委根据专业分析结果,决定下一步的措施,以及是否向市卫健委报告,同时按照规定进行网络直报。社区卫生服务中心在处置过程中配合相关部门,做好密切接触中的居家医学观察等工作。

(五)事件发生后的善后处置

突发公共卫生事件结束后,需进行善后处置以妥善处理突发事件发生后的遗留问题。应急工作结束后,各级人民政府应组织有关部门处理后续问题,包括:

1. 对突发公共卫生事件调查与评估　调查评估的内容应当包括事件概况、现场调查处理概况、患者救治情况、所采取措施的效果评价、应急处理过程中存在的问题和取得的经验及改进建议。

2. 奖惩　对参加突发公共卫生事件应急处理做出贡献的先进集体和个人进行表彰,表彰和奖励经费由同级财政解决,以及对在突发公共卫生事件的预警、报告、调查、控制和处理过程中,有玩忽职守、失职、渎职等行为的,依法追究有关人员的责任。

3. 补偿　对突发公共卫生事件应急处理期间紧急调集、征用有关单位、企业、个人的物资和劳务进行合理评估,给予补偿。

对于社区卫生服务中心而言,善后处置主要做好以下工作:对于突发公共卫生事件中的非传染病事件一般做好结案后,此次突发公共卫生事件就宣告结束;对于突发公共卫生事件中传染病事件做好结案后,还需要对患者、密切接触者继续进行居家医学观察、定期随访,进行辖区内疫点、疫区的消毒;对于出现心理创伤的患者、密切接触者进行心理疏导,使之尽快得到精神恢复等。

(吴美珍)

━━━━━━━━━━━━▌ 思 考 题 ▐━━━━━━━━━━━━

一、简答题

1. 社区突发公共卫生事件的特征、分类与分级?

2. 社区卫生服务中心在突发公共卫生事件应急处理中如何履行其职责?

3. 社区突发公共卫生事件应急预案主要包括的内容有哪些?

4. 社区在常见突发公共卫生事件中如何进行应急响应与处置?

二、案例分析题

2009 年 3~4 月墨西哥暴发甲型 H1N1 流感,之后造成全球大流行,最终于 2010 年 8 月

10 日,世界卫生组织总干事在日内瓦宣布全球进入"甲型 H1N1 流感大流行后期"。自 2009 年 5 月 11 日我国报告首例输入性病例,截至 2010 年 8 月 10 日 24 时,我国内地累计报告甲型流感确诊病例 128 033 例,死亡病例 805 人。

　　在甲型 H1N1 流感疫情的防控工作中,上海市长宁区中心医院的发热门诊接诊一名患者,其采样结果甲型 RIN 流感病毒核酸检测阳性。经区专家组的会诊,判断为甲型 H1N1 流感患者。区疾病预防控制中心随即开展流行学调查,发现者居住在本区的北新经街道,家庭成员有其妻子、儿子和父母,共 4 名密切接触者。由北新经社区卫生服务中心开展居家医学观察,北新经社区卫生服务中心根据患者家庭的所在地,由对应的全科服务团队予以落实。在进行医学观察前,向密切接触者说明医学观察的依据、期限及有关注意事项,告知负责医学观察的医疗卫生机构及相关人员的联系方式,做好甲型 H1N1 流感的临床特点、传播途径、预防方法等信息的宣传。在医学观察期间,每日对密切接触者的健康状况进行访视(早晚次测试体温),详细记录密切接触者的健康状况,对年老体弱及婴幼儿注意了解有无其他病症,如出现发热或呼吸道症状,应立即送定点医疗机构进行隔离治疗、采样和检测,并对与其有密切接触的全部人员进行医学观察。医学观察期满,如密切接触者无异常情况,及时解除医学观察,并由该社区卫生服务中心出具书面健康证明。

　　问题: 何为突发公共卫生事件,面对类似突发卫生事件,事件所在社区卫生服务中心如何进行社区卫生应急响应处置?

第十二章　社区卫生计生监督协管服务管理

> ## 案例 12-1
>
> ### 抢险救灾中"卫生监督协管"彰显力量
>
> 　　受超强台风"莫兰蒂"影响,2018 年 9 月 15~16 日,××县洪水肆虐,大部分乡镇交通中断,损失惨重。在繁重的灾后恢复生产工作中,一支特殊的公共卫生服务队伍冲锋在前,他们就是该县各卫生监督协管站的卫生监督协管员。这支队伍发扬不怕疲劳、连续作战的作风,利用当地优势,第一时间掌握灾情并报告当地卫生监督部门,这为灾后卫生监督工作的开展打下了良好的基础。
>
> 　　在交通恢复后,卫生监督协管员们无暇顾及自家受灾,积极协助开展灾后卫生监督工作,在饮用水采样、环境消杀、传染病防控宣教现场,处处都有他们忙碌的身影,有力地弥补了卫生监督队伍人员严重不足、监督地域广、监督力量分散等问题。
>
> 　　**问题:** 卫生计生监督协管服务的作用是什么?

第一节　概　述

　　卫生计生监督协管服务的功能主要是协助基层卫生计生监督执法机构对被监督单位开展监督巡查、报告等工作,及时发现公共卫生安全隐患和问题,做到"早发现、早报告、早消除",以便有效保障辖区居民的健康权益。

　　卫生计生监督协管服务是卫生计生监督网络体系建设的重要补充,其作为国家基本公共卫生服务项目中的一项内容,直接关系到人民群众食品安全、医疗安全、职业卫生与饮用水卫生安全等方面,是一项惠及全体居民的基本公共卫生服务政策。

　　卫生计生监督协管服务是卫生计生监督在基层重要的网底,依托于基本公共卫生服务体系。在各乡镇、社区建立卫生计生监督协管服务,是建立健全基层卫生计生监督网络,解决基层,特别是农村卫生计生监督相对薄弱问题的重要措施。

一、卫生计生监督协管服务的概念

　　卫生计生监督协管服务(health and family planning supervision association)是指通过日常巡查(访)、信息收集报告、卫生知识宣传教育、接受群众举报等服务内容,及时发现违法违规行为,不断提升卫生计生监督覆盖率。它是国家基本公共卫生服务项目之一,主要采取多种方式将卫生计生监督末梢延伸到乡镇（社区）和广大农村地区,建立县（区）- 乡镇（社区）- 村（街道）卫生计生监督协管服务联动工作机制,从而有效发挥基层医疗卫生计生机构的卫生计生监督网络前哨作用,促进监督执法工作重心下移,使卫生计生监督服务更加贴近百姓,贴近广大农民和流动人口,真正做到惠及全体居民,实现人人享有卫生计生监督服务。

二、卫生计生监督协管服务的服务对象、工作任务和范围

卫生计生监督协管服务对象为辖区内居民,工作任务和范围主要有:

1. 食源性疾病及相关信息报告　发现或怀疑有食源性疾病、食品污染等对人体健康造成危害或可能造成危害的线索和事件,及时报告。

2. 饮用水卫生安全巡查协助　卫生计生监督执法机构对农村集中式供水、城市二次供水和学校供水进行巡查,协助开展饮用水水质抽检服务,发现异常情况及时报告;协助有关专业机构对供水单位从业人员开展业务培训。

3. 学校卫生服务协助　卫生计生监督执法机构定期对学校传染病防控开展巡访,发现问题隐患及时报告;指导学校设立卫生宣传栏,协助开展学生健康教育。协助有关专业机构对校医（保健教师）开展业务培训。

4. 非法行医和非法采供血信息报告协助　定期对辖区内非法行医、非法采供血开展巡访,发现相关信息及时向卫生计生监督执法机构报告。

5. 计划生育相关信息报告协助　卫生计生监督执法机构定期对辖区内计划生育机构计划生育工作进行巡查,协助对辖区内与计划生育相关的活动开展巡访,发现相关信息及时报告。

三、卫生计生监督协管服务的相关法律法规

做好卫生计生监督协管服务,需要学习和掌握相关法律法规。

1. 食品安全　《中华人民共和国食品安全法》《中华人民共和国食品安全法实施条例》《餐饮服务食品安全监督管理办法》等。

2. 职业卫生　《中华人民共和国职业病防治法》《使用有毒物品作业场所劳动保护条例》等。

3. 饮用水卫生　《中华人民共和国传染病防治法》《生活饮用水卫生监督管理办法》《生活饮用水卫生标准（GB 5749—2006）》《二次供水设施卫生规范》《公共场所卫生管理条例》等。

4. 学校卫生　《中共中央、国务院关于加强青少年体育增强青少年体质的意见》《学校卫生工作条例》等。

5. 非法行医和非法采供血　《中华人民共和国执业医师法》《中华人民共和国献血法》《医疗机构管理条例》《乡村医生从业管理条例》《血站管理办法》等。

6. 计划生育监督　《中华人民共和国人口与计划生育法》《中华人民共和国母婴保健法》《计划生育技术服务管理条例》《社会抚养费征收管理办法》《流动人口计划生育工作条例》《中华人民共和国母婴保健法实施办法》等。

四、卫生计生监督协管队伍管理

（一）机构设置

为了有利于卫生计生监督网络延伸到城市社区、农村乡镇基层，采取在社区卫生服务中心和乡镇卫生院设置卫生计生监督协管室（办）等形式，开展辖区卫生计生监督协管工作。

（二）人员配备

社区卫生服务中心和乡镇卫生院应设置卫生计生监督协管人员岗位。有条件的地区可以建立专职的卫生计生监督协管员制度，设立专职卫生计生监督协管员岗位，并纳入编制规划。鼓励基层医疗卫生计生机构医务人员广泛参与卫生计生监管服务工作。

（三）卫生计生监督协管人员任职要求

1. 热爱祖国，热爱人民，热爱卫生计生监督事业，遵纪守法、诚实守信。

2. 具有医疗、卫生专业中专及以上学历或已取得医（技）士以上专业技术任职资格（乡村医生应取得乡村医生执业证书）。

3. 身体健康，具备较好的沟通能力和文字能力。

（四）卫生计生监督协管人员工作职责

1. 宣传卫生法律、法规、规章和卫生常识。

2. 开展食源性疾病及相关信息报告、职业卫生咨询指导、饮用水卫生安全巡查、学校卫生服务、非法行医和非法采供血信息报告等工作。

3. 督促卫生管理相对人贯彻执行卫生法律、法规和规章。

4. 协助卫生计生监督员开展卫生计生监督工作。

5. 按时参加卫生计生监督及相关公共卫生机构召开的会议和举办的培训班。

6. 按时完成上级有关部门交办的其他卫生计生工作任务。

五、卫生计生监督协管管理制度

（一）卫生计生监督协管投诉接待制度

1. 认真做好人民群众投诉接待工作，详细记录所反映的问题。

2. 及时将相关的投诉信息报告当地卫生健康行政部门及卫生计生监督机构。

（二）卫生计生监督协管案件交接制度

所属辖区内一旦发生卫生计生违法案件，应尽可能将与案件有关的信息及时报告卫生监督机构或当地卫生健康行政部门。

（三）卫生计生监督协管档案管理制度

下列文件应作为卫生计生监督协管工作档案管理：

1. 上级卫生健康行政部门和卫生计生监督机构等下发的文件。

2. 卫生计生监督协管年度工作计划、总结、情况汇报、检查安排、其他专项工作小结及图片资料等。

3. 召开或参加各类工作会议的记录。

4. 每年报送的卫生计生监督协管工作信息汇总表。

5. 开展卫生计生法律法规宣传活动的计划、总结、宣传资料、工作记录及图片影像资料;参加培训活动课件、学习笔记。

（四）计生监督协管检查考核及奖惩制度

1. 卫生计生监督协管工作实行业务考核,考核结果作为核拨经费补助的重要依据。

2. 对考核优秀的卫生计生监督协管员予以奖励。

（五）考核指标

1. 卫生计生监督协管信息报告率 = 报告的事件或线索次数 / 发现的事件或线索次数 ×100%。

注:报告事件或线索包括食品安全、职业卫生、饮用水卫生安全、学校卫生、非法行医和非法采供血。

2. 协助开展的饮用水卫生、学校卫生、非法行医和非法采供血实地巡查（访）次数。某社区卫生服务中心卫生计生监督协管巡查登记表（见附表1）。

六、卫生计生监督协管工作流程图

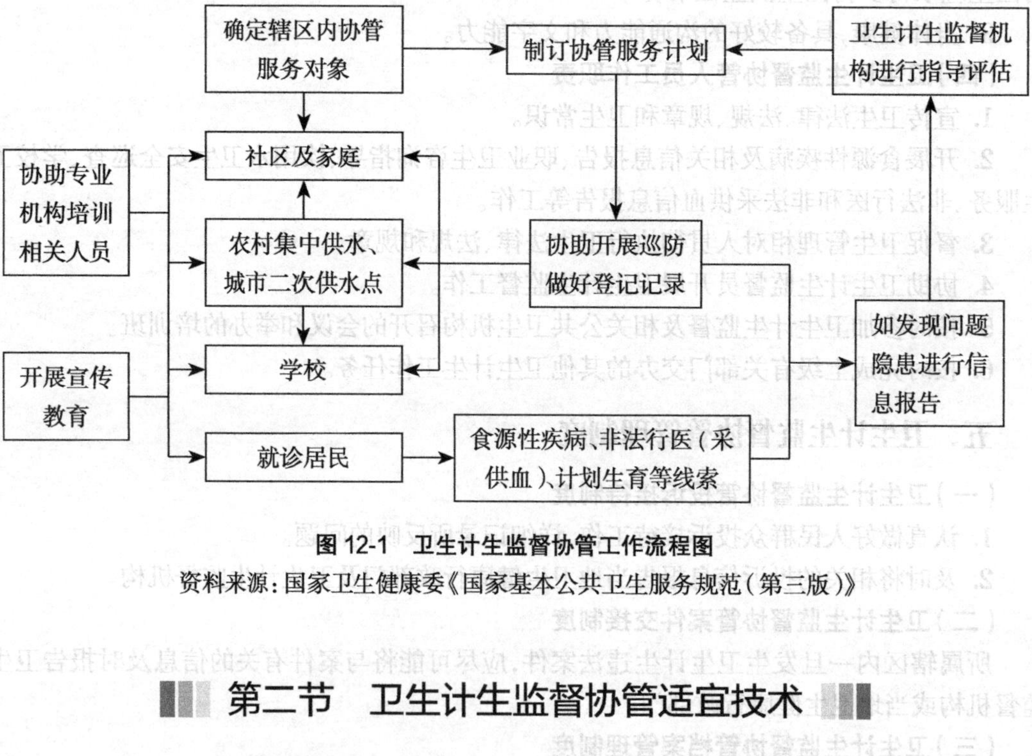

图 12-1　卫生计生监督协管工作流程图
资料来源:国家卫生健康委《国家基本公共卫生服务规范（第三版）》

第二节　卫生计生监督协管适宜技术

规范卫生计生监督协管服务工作,有助于提高卫生计生监督协管员的工作能力和服务水平。

一、食源性疾病及相关信息报告

卫生计生监督协管作为卫生监督工作的有力补充,在食品安全领域负责发现或怀疑有食源性疾病、食品污染等对人体健康造成危害或可能造成危害的线索和事件报告及调查处置等职能,有必要对食品安全进行了解,并掌握食品安全相关信息上报及处置要点。

（一）相关概念

1. 食品污染　指食品在生产、运输、包装、贮存、销售、烹调过程中受到有害物质的侵袭，致使食品的质量安全性、营养性或感官性状发生改变的过程。食品污染可分为生物性污染、化学性污染和物理性污染三大类。

2. 食源性疾病　指由于摄入有毒有害物质（包括生物性病原体）等致病因子所造成的疾病。其一般可分为感染性和中毒性，包括食物中毒、肠道传染病、人畜共患传染病、寄生虫病及化学性有毒有害物质所引起的疾病。

3. 食物中毒　属于食源性疾病的范畴，是指人摄入了含有生物性、化学性有毒有害物质或把有毒有害物质当作食物摄入后所出现的非传染性的急性或亚急性疾病。食物中毒既不包括因暴饮暴食而引起的急性胃肠炎、食源性肠道传染病（如伤寒）和寄生虫病（如囊虫病），也不包括因一次大量或者长期少量摄入某些有毒有害物质而引起的以慢性毒性为主要特征（如致畸、致癌、致突变）的疾病。食物中毒主要分为细菌性食物中毒、真菌及其毒素食物中毒、动物性食物中毒、有毒植物中毒和化学性食物中毒5种。其中细菌性食物中毒发病率较高，且发病具有明显的季节性，以5~10月最多。

（二）食源性疾病及相关信息收集、核实、报告

加强基层食源性疾病及相关信息收集、核实、报告工作，是关系经济社会发展和人民群众饮食安全的大事。

1. 信息来源　通过卫生计生监督协管巡查发现；初诊医生要在诊疗过程中询问进食情况，发现食源性或疑似食源性疾病患者后，通报卫生计生监督协管人员；发生单位与食品生产经营单位报告的信息；公众投诉、举报信息；媒体报道信息。

2. 信息收集内容　发生食品安全事故的单位、地址、电话；事故发生或食品安全事故患者发病的时间、发病人数、死亡人数；可疑引发事故的食物品种及进食时间、进食人数；患者主要症状表现、就诊或所处地点、救治措施及患者的情况；信息报告人员和卫生计生监督协管员的通讯联系方式。

3. 信息核实　通知事发相关单位和医疗服务机构保护事故现场、留存患者粪便和呕吐物及刻意引发事故的食物以备取样送检；对公众举报信息和媒体报道信息进行现场核实。

4. 信息报告　对事故进行初步核实后，应在2h内将事故相关信息通过电话等方式报告给辖区监管部门，同时填写《卫生计生监督协管信息报告登记表》。

（三）协助调查

帮助食品安全事故调查处理部门查找涉及食品安全事故的相关人员及可疑肇事单位的地理位置，并做好下列工作：协助开展事故现场流行病学调查；协助对可疑食品生产经营情况开展现场卫生学调查；协助监控食品控制措施的执行情况，发现异常及时报告。

（四）食源性疾病相关信息报告流程

食源性疾病相关信息报告流程如图12-2所示。

```
┌──────┐
│ 食物 │
│ 中毒 │───────┐
└──────┘       │
               ▼
┌──────┐   ┌─────────┐   ┌─────────┐   ┌─────────┐   ┌─────────┐
│ 食源性 │──▶│ 记录信息并 │──▶│ 收集信息 │──▶│ 报告信息 │──▶│ 协助调查 │
│ 疾病 │   │ 初步核实 │   └─────────┘   └────┬────┘   └────┬────┘
└──────┘   └─────────┘                  │             │
               ▲                        ▼             ▼
┌──────┐       │             ┌──────────┐  ┌──────────┐
│ 食品 │───────┘             │ 及时将接收到 │  │ 协助相关部门 │
│ 污染 │                    │ 的信息报告给 │  │ 开展流行病学 │
└──────┘                    │ 辖区监管部门 │  │ 调查     │
                            └──────────┘  └──────────┘
```

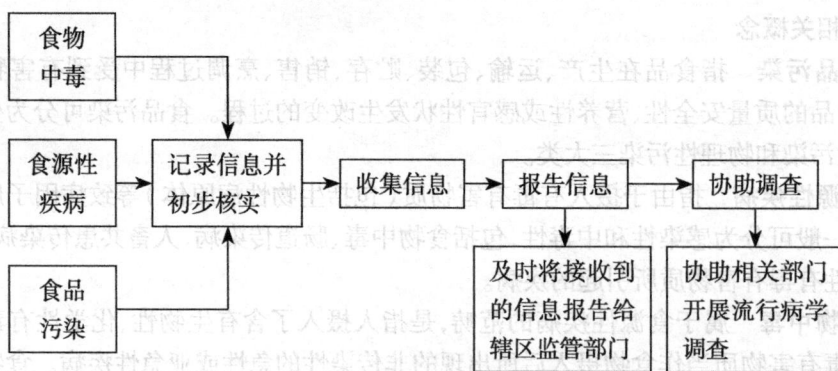

图 12-2　食源性疾病相关信息报告流程图

二、饮用水卫生安全巡查

视窗 12-1

加强饮用水卫生安全巡查，从源头减少饮水中毒事件发生

　　某公司工地近期未开工，工地上仅有2人留守看管。某年12月4日17时，2人吃饭后出现恶心、呕吐，口唇指尖青紫等症状，由120急救车送往医院诊治，经医院用亚甲蓝等特效药抢救，患者脱离生命危险。当晚，当地疾控机构会同卫生计生监督机构、公安部门人员在现场采集了剩下的食物样品，又根据当事人的描述，对他们饮用的公厕水龙头处采集自来水样品。经检测，食物样品亚硝酸盐结果无异常，水样亚硝酸盐含量58.2mg/L，结果明显超过标准限值（1mg/L）；现场对公厕附近冷媒罐内冷却液、离冷媒罐最近的出水口末梢水、公厕水龙头自来水等3份样品进行快速检测，亚硝酸盐均为阳性。经查，附近公司对冷媒系统清洗使用的缓蚀阻垢剂含有亚硝酸盐成分，由于自来水管内水压低，被亚硝酸盐污染的冷媒系统罐内水除大部分进入冷媒系统外，一部分进入自来水管，导致水管内自来水被污染。

　　饮用水污染需从源头抓起，通过卫生计生监督协管员加强饮用水卫生安全巡查刻不容缓。

　　饮用水供水涉及取水、制水、输配水多个环节，与之相应饮用水水质与水源水质、水厂处理工艺、输配水管道、二次供水设施等多方面情况密切相关。卫生健康部门主要依据《传染病防治法》和《生活饮用水卫生监督管理办法》，负责对饮用水供水单位、涉及饮用水卫生安全产品实行卫生许可管理和日常监督、监测，开展饮用水污染事故对人体健康影响的调查，做好饮用水卫生防病工作。

　　卫生健康部门饮用水卫生监督管理体系由卫生健康行政部门、卫生计生监督机构、疾病预防控制机构及乡镇（社区）医疗卫生机构的卫生监督协管员等力量构成，已建立起从中央到省、市、县四级，并逐步延伸到乡镇、社区的卫生专业队伍，并履行饮用水卫生监督、监测职责。近年来，卫生健康部门主要在完善和实施饮用水卫生标准、加大卫生监督力度、推进国家饮用水卫生监测网络建设、做好饮用水卫生防病等方面开展工作,制定和印发了一系列工作规范和指导性文件,不断提高卫生部门饮用水卫生监督管理工作能力和水平,保障饮用水卫生安全。

通过卫生计生监督协管员开展饮用水卫生安全巡查服务,对于解决基层尤其是农村地区饮用水卫生监管力量不足的问题将发挥重要作用。卫生计生监督协管员能够协助卫生监督机构进一步摸清供水单位(设施)本底情况并及时掌握动态变化情况,通过对农村集中式供水、城市二次供水和学校供水卫生安全巡查,能够及时发现问题并报告卫生计生监督机构,促进问题解决;同时,通过卫生计生监督协管员在巡查过程中开展饮用水卫生知识宣传及协助开展培训,提高供管水人员和人民群众饮用水卫生安全意识。

(一)饮用水卫生安全巡查要求

1. 收集掌握辖区基本情况　收集掌握辖区内集中式供水单位、城市二次供水单位和城乡学校供水单位等的基本情况,按照地方要求登记基本情况,建立基础档案资料(见附表2)。在需要时可协助卫生计生监督员迅速到达现场、联系各单位负责人或管理人员。

2. 对各类饮用水供水单位的巡查要求　将巡查结果填写在《卫生计生监督协管巡查记录表》,定期上报辖区卫生计生监督机构。

(1)农村集中式供水单位:农村集中式供水是指农村地区从水源集中取水,经统一净化处理和消毒后,通过输配水管网送到用户或公共取水点的供水方式。为用户提供日常饮用水的供水站和为公共场所、居民社区提供分质供水也属于集中式供水。农村集中式供水单位主要有乡镇水厂、村供水设施、企事业单位建设的公共供水设施。

主要监督巡查内容有以下内容:①水源卫生检查:查看水源(自备井井口,河流、湖泊的取水口)周围1m内、水泵房、蓄水池、沉淀池周围30m是否有旱厕、渗水坑和畜禽养殖场、垃圾堆、化粪池、废渣和污水渠道。②按照地方要求可协助巡查水处理工艺和卫生设施与申报卫生许可时是否一致,是否已更改,有无供水设施未经卫生许可。检查水厂饮用水卫生管理规章制度和质量保证体系情况。③协助巡查水处理及卫生设施运转情况。检查水处理及卫生设施是否完善、运转情况是否正常,混凝是否达到效果,滤后水质情况,加氯消毒情况,查看水厂记录与实际检查内容是否一致。④协助检查供方的资料:检查水厂所用与饮用水接触材料合格供方资料(卫生许可批件、厂方生产条件、质量保证体系等)是否齐全;现场抽查涉及饮用水卫生安全产品包括是否从合格供应商进货,进货后是否进行验收,有无验收记录。⑤协助检查从业人员。供、管水人员是否经过卫生知识培训和健康体检,体检不合格人员是否及时调离。检查不同工作岗位的从业人员持有效专业资格证书和卫生知识培训的情况。⑥协助巡查水质和检验室。检查检验室水质检验是否进行全过程质量控制,采样点与检验频率是否符合要求,水质检验记录是否完整清晰,档案资料是否保存完好,有无按要求上报水质资料。⑦协助检查水厂的防污染事故和应急措施。是否有防止污染措施和应急事故处理方案,污染事件报告制度是否健全。

(2)城市二次供水单位:二次供水是指集中式供水在入户前经再度存储、加压和消毒或深度处理,通过管道或容器输送给用户的供水方式。

主要监督巡查的内容有:①检查供水设施卫生情况是否良好。水箱周围10m内是否有深水坑、化粪池、垃圾堆等污染源。水箱是否加盖上锁,溢流管是否有防蚊措施,是否与下水道相连。水箱内部是否清洁卫生。②查看是否有水箱定期清洗消毒记录。③监督检查供水设施所使用的供水设备和有关产品是否具有省级以上卫生行政部门颁发的卫生许可批准文号。④供水设施产权单位是否取得卫生行政部门颁发的卫生许可证,是否按要求复核、换证。⑤供水、管水人员是否经过卫生知识培训和健康体检,体检不合格人员是否及时调离。

（3）城乡学校供水:城乡学校供水方式有集中式供水（包括市政供水、乡镇水厂供水、村级水站供水及自建设施供水）、二次供水、分散式供水等。

（二）水质异常情况的报告

1. 对水质异常情况的报告 发现现场水质检测不合格、接到水质异常反映、24h 内出现3 例以上可能与共同饮水史有关的疑似病例以及辖区内发生饮用水污染事件,应填写《卫生计生监督协管信息报告登记表》,立即报告辖区卫生计生监督机构。

（1）现场水质检测过程中,发现任意 1 件水样的任何指标出现不合格,及时报告卫生计生监督机构。报告内容包括被检测单位名称、地点、检测水样种类、检测不合格项目。

（2）日常巡查中发现或接到群众反映,水质感官出现异常（异色、异味、异物、温度异常）的报告时,应立即报告卫生计生监督机构。对群众反映的水质异常,应在报告后前往现场进行核实。报告内容包括出现水质异常的单位名称、地址、水质异常的表现、影响范围、有无人员发病等。

（3）基层医疗卫生机构接诊在 24h 内发现有 3 例以上可能与共同饮水史有关的集中病例时,立即报告卫生计生监督机构。

（4）如果辖区内发生饮用水污染事件,应以最快的方式报告当地卫生健康行政部门,并及时进行核实。报告内容包括事件发生的时间,发生的详细地址,事件详细情况（用户和饮用者的反映、饮用水水质情况、饮用者健康状况）,罹患者的主要症状和表现,发病人数和死亡人数,患者救治情况,报告者姓名、住址、单位和联系方式等。

2. 协助处置水介质性疾病

（1）劝阻可疑污染的供水区域内的居民不饮、不用可疑污染水。

（2）协助救治患者,对可疑供水污染区域内的易感者进行预防性用药,必要时进行医学观察。

（3）协助开展病因调查,对罹患者进行流行病学调查,包括个案调查、采集水样、采集生物样品进行必要的检验。

（4）协助开展水质污染调查,对可疑污染的饮用水水源水、出厂水、管网水和二次供水进行水质检测。

（5）协助调查首发病例、续发病例、罹患者等的发病情况、主要症状、饮水习惯、饮水量等有关信息。

（三）饮用水卫生计生监督协管服务流程

饮用水卫生计生监督协管服务流程如图 12-3 所示。

三、学校卫生服务

学校是一个特殊的社会环境,易感人群高度集中又相对稳定,一旦发生传染病,极易引起暴发和流行,并且在学校就读的学生是一个正在成长发育的特殊人群,学校的全部教育过程、建筑设备条件、生活学习环境、膳食营养、体育与劳动锻炼、心理卫生、健康教育和卫生保健措施等均与学生健康密切相关。因此,做好学校卫生工作对提高学生健康水平具有重要意义。

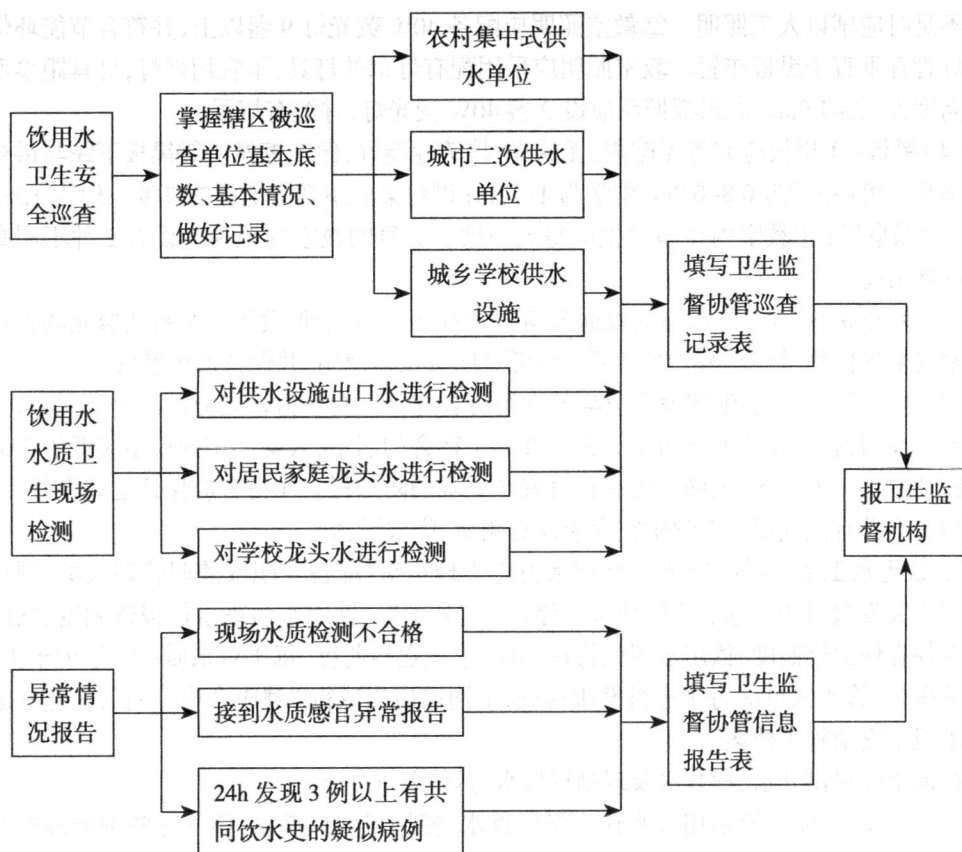

图 12-3　饮用水卫生监督协管服务流程图

（一）学校卫生工作监督协管基本内容

1. 掌握辖区内中小学校基本情况，收集信息。

2. 协助卫生计生监督执法机构定期对辖区内普通中小学校饮用水卫生、教学生活环境卫生和传染病防控措施落实情况开展巡查。

3. 对巡查中发现的问题及时报告。

4. 指导学校设立卫生宣传栏，协助开展学生健康教育，协助有关专业机构对校医（保健教师）开展业务培训。

（二）学校卫生工作监督协管基本要求

1. 中小学校教学、生活环境卫生

（1）教室：①普通教室人均使用面积：小学不低于 $1.15m^2$，中学不低于 $1.22m^2$。②教室前排课桌前缘与黑板应有 2m 以上距离。③教室内各列课桌间应有不小于 0.6m 宽的纵向走道，教室后应设置不小于 0.6m 的横行走道。后排课桌后缘距黑板不超过 9m。

（2）教室采光：①单侧采光的教室光线应从学生座位左侧射入，双侧采光的教室主采光窗应设在左侧。②教室墙壁和顶棚为白色或浅色，窗户应采用无色透明玻璃。③教室采光玻地比（窗的透光面积与室内地面面积之比）不得低于 1∶6。

（3）教室照明：①课桌面和黑板照度应分别不低于 150lx 和 200lx，照度分布均匀。自然采光不足时应辅以人工照明。②教室照明应配备 40W 荧光灯 9 盏以上,并符合节能环保要求。灯管宜垂直于黑板布置。教室照明应采用配有灯罩的灯具,不宜用裸灯,灯具距桌面的悬挂高度为 1.7~1.9m。③黑板照明应设 2 盏 40W 荧光灯,并配有灯罩。

(4)黑板:①黑板应完整无破损、无眩光,挂笔性能好,便于擦拭。②黑板下缘与讲台地面的垂直距离:小学为 0.8~0.9m,中学为 1~11m;讲台桌面距教室地面的高度一般为 1.2m。

(5)课桌椅:①教室内在座学生应每人一席。②每间教室内至少应设有 2 种不同高低型号的课桌椅。

(6)室内微小气候:①教室应设通气窗,寒冷地区应有采暖设备。②新装修完的教室应进行室内空气检测,符合《室内空气质量标准》的可投入使用,并保持通风换气。

(7)学生宿舍:①学生宿舍不应与教学用房合建,男、女生宿舍应分区或分单元布置,一层出入口及门窗,应设置安全防护设施。②学生宿舍的居室,人均使用面积不应低于 3.0m²。③应保证学生一人一床,上铺应设有符合安全要求的防护栏。④宿舍应保证通风良好,寒冷地区宿舍应设有换气窗。⑤学生宿舍应设有厕所、盥洗设施。

2. 饮用水卫生 学校需成立饮用水卫生管理组织,配备专职或兼职管理人员,制订饮用水污染突发公共卫生事件(包括水厂停水)应急预案、饮用水污染事件报告制度、饮用水污染事件责任追究制度、饮用水卫生管理制度、水质送检制度,每年对水质检测不少于 1 次。直接从事供、管水人员应每年进行健康检查,上岗前应当取得"健康合格证明",应建立健全饮用水卫生安全管理档案。

提倡学校提供开水、桶装水及现制现售水,具体要求如下:

(1)开水:提倡学校采用开水作为学生饮水,使用煤、电、燃油、燃气等各种能源的开水锅炉每学期使用前应由专业人员进行有效的排污、清洗和消毒。饮用水水量应满足学生每日在校的生活需要,原则上每人每天生活用水供应量不少于 20L(不包括学校食堂用水量),每人每天饮水供应量不少于 2L。教学楼内应在每层设饮水处,按每 40~50 人设置一个饮水水嘴。盛装开水的器皿(如保温桶等)每天应进行清洗,并加盖上锁。

(2)桶装饮用水、现制现售饮用水卫生要求:①饮水机的放置位置应避免阳光直射,并检查周围是否有污染源。②定期对饮水机管道进行清洗消毒,并做好记录。③现制现售饮用水机按要求更换滤芯滤材。④饮水机有省级以上人民政府卫生行政部门颁发的卫生许可文件。

3. 学校传染病防控

(1)传染病的预防:成立以学校校长为第一责任人的学校传染病防治管理机构;开展健康教育,根据不同季节宣传传染病防治知识,加强学生自我保健能力;加强学生体育锻炼,增强体质;有计划地开展爱国卫生运动,改进环境卫生;加强饮食、饮水卫生管理工作,防止食源、水源性传染病的发生;搞好教室卫生,坚持开窗换气、湿式清扫制度;做好学生预防接种工作,提高机体免疫力。

(2)传染病的管理:加强晨检及缺课原因调查,做到早发现、早诊断、早报告、早隔离、早治疗;对密切接触者和病原携带者进行医学观察、留检或隔离;药物预防和预防接种;处理好疫源地,被污染的物品、食物等及呕吐物、排泄物的消毒。

(3)学校传染病疫情报告要求:①确定 1 名了解传染病防控相关知识的学校在编人员具体负责本单位传染病疫情和疑似传染病疫情等突发公共卫生事件报告工作,定期对全校学生的出勤、健康情况进行巡查,指导全校学生的晨检工作。②中小学校应当建立由学生到教师、到学校疫情报告人、到学校领导的传染病疫情发现、信息登记与报告制度。③学校应当建立学生晨检、因病缺勤病因追查与登记制度。由班主任或班级卫生员对早晨到校的每个学生进行观察、询问,了解学生出勤、健康状况。发现学生有传染病早期症状(如发热、皮疹、腹泻、呕吐、黄疸等)、疑似传染病患者以及因病缺勤等情况时,应及时报告给学校疫情报告人。学校疫情报告人应及时进行排查,以确保做到对传染病患者的早发现、早报告。并将排查情况记录在学生因病缺勤、传染病早期症状、疑似传染病患者患病及病因排查结果登记在日志上。④学校传染病疫情报告内容及时限:a. 在同一宿舍或者同一班级,24h 内有 3 例或者连续 3 日内有多个学生(5 例以上)患病,并有相似症状(如发热、皮疹、腹泻、呕吐、黄疸等)或者共同用餐、饮水史时,学校疫情报告人应当在 24h 内报出相关信息。b. 当学校发现传染病或疑似传染病患者时,学校疫情报告人应当立即报出相关信息。c. 个别学生出现不明原因的高热、呼吸急促或剧烈呕吐、腹泻等症状时,学校疫情报告人应当在 24h 内报出相关信息。d. 学校发生群体性不明原因疾病或者其他突发公共卫生事件时,学校疫情报告人应当在 24h 内报出相关信息。

当出现上述情况时,学校疫情报告人应当以最方便的通讯方式(电话、传真等)向属地疾病预防控制机构(农村学校向乡镇卫生院防保组)报告,同时向属地教育行政部门报告。

4. 学校卫生宣传与培训工作

(1)协助学校通过校园广播、知识竞赛、健康教育课、讲座、多媒体播放、健康咨询、板报设立等方式开展学校传染病防控、饮用水安全等学校卫生相关知识宣传,在传染病高发季节开展有针对性的传染病预防知识宣传。

(2)协助卫生健康部门给学校发放卫生相关知识宣传品。

(3)协助学校开设学校卫生相关知识宣传栏。

(4)协助卫生健康部门组织辖区内学校相关工作人员参加学校卫生工作培训。

(三)学校卫生计生协管服务流程

学校卫生计生协管服务流程如图 12-4 所示。

四、非法行医和非法采供血信息报告

打击非法行医是一项关系人民群众切身利益的重要工作,对于保障人民群众健康和生命安全,促进医疗卫生事业的健康发展,维护社会稳定都具有重大意义。

(一)非法行医和非法采供血的基本内容

1. 非法行医的概念　非法行医是指无医生执业资格从事诊疗活动,包括在医疗机构中从事诊疗活动和擅自开业从事诊疗活动。非法行医包括:

(1)未取得医生执业资格的人非法行医。包括以下五种情形:①未取得或者以非法手段取得医师资格从事医疗活动的。②个人未取得《医疗机构执业许可证》开办医疗机构的。③被依法吊销医师执业证书期间从事医疗活动的。④未取得乡村医生执业证书,从事乡村医疗活动的。⑤家庭接生员实施家庭接生以外的医疗行为。

(2)未取得《医疗机构执业许可证》擅自开展诊疗活动的行为。

2. 非法行医的危害

(1)延误诊断加重患者病情:从事非法行医的人员大多无合法行医资格,也没有相关医学知识,容易造成误诊、漏诊,导致患者病情加重,甚至危及生命,严重影响人民群众的身体健康和生命安全,甚至引发群体性上访事件,严重影响社会安定与和谐。

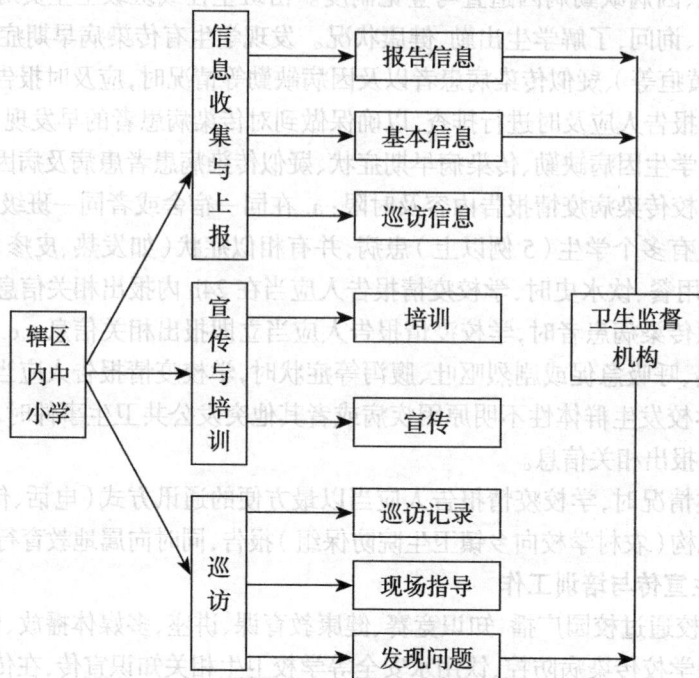

图 12-4　学校卫生监督协管服务流程图

（2）消毒不规范造成感染:一些黑诊所就医环境恶劣,不具备消毒设施和条件,操作规程不符合规范,非法开展美容手术、人流手术,极易造成感染。

（3）滥用抗生素或激素:大量使用抗生素或者滥用抗生素,导致患者产生耐药性,给身体造成很多副作用。

（4）给患者造成心理伤害:夸大病情,编造疾病,使患者在遭受经济损失的同时,也造成精神上、心理上的严重伤害。例如,本没有癫痫,却被检查出了癫痫;本没有性病,却被诊断为性病。

（5）使用假劣医疗器械和药品:使用的医疗器械、药品、卫生材料既无国家批准文号又无质量安全保证,甚至自制卫生材料;使用的药品来源不明,存在使用假药、劣药和过期失效药品的危害。

（6）乱丢医疗废物传播疾病:医疗废物无处置设施,也没有经过专业处理,被当作生活垃圾丢掉,不仅污染环境,更危害周围人群健康。

（7）受害者无法维权:非法行医租住房屋,居无定所,出了问题,一跑了之,难以维权。

3. 非法采供血的概念　指未经国家主管部门批准或者超过批准的业务范围,采集、供应血液的行为。

4. 非法采供血的危害

（1）使用不符合国家规定的药品、诊断试剂、卫生器材,重复使用一次性采血器材采集血液,或者采集、供应的血液含有艾滋病病毒、乙型肝炎病毒、丙型肝炎病毒、梅毒螺旋体等病原微生物,造成献血者、供血浆者、受血者感染乙型肝炎病毒、丙型肝炎病毒、梅毒螺旋体或者其他经血液传播的病原微生物的。

（2）违反规定对献血者、供血浆者超量、频繁采集血液、血浆,造成献血者、供血浆者、受血者重度贫血、造血功能障碍或者其他器官组织损伤导致功能障碍等身体严重危害的。

5. 非法行医、非法采供血的表现形式和特征

（1）非法行医的表现形式和特征:①黑诊所一般设在临时租借的场所,没有规范的机构名称,挂牌或不挂牌行医。诊所内设施简陋,有的混杂在生活区（厨房、卧室等）,环境恶劣,且多将药品放在"诊所"外的其他地点,躲避查处。②在早市、集贸市场等人流、物流集散地,摆摊设点看病、拔牙镶牙等。③没有任何的医学常识和急救设施到孕妇家中接生的行为。④药店未取得《医疗机构执业许可证》行医,如给患者看病打针、输液、抽血化验等行为。

（2）非法采供血的表现形式和特征:①单采血浆站手工采集、跨区域采集、超量频繁采集和冒名顶替采集原料血浆。②无偿献血中的冒名顶替。③非法组织他人出卖血液。

（二）对非法行医、非法采供血监督协管的主要工作内容

1. 及时掌握协管范围内医疗机构、非法行医等基本情况,建立基本资料。

2. 开展打击非法行医的法律宣传工作,做好辖区内出租户的指导工作。

3. 实施经常性巡查,对巡查情况做好巡查记录,及时上报辖区卫生计生监督机构,并积极配合卫生计生监督机构的查处工作。

4. 对查处过的非法行医在一周内进行先行回访,并做好回访记录,上报信息。

5. 完成辖区卫生健康委和卫生计生监督机构指定或交办的其他各项工作任务。

（三）非法行医和非法采供血信息报告

1. 非法行医和非法采供血信息报告服务流程如图 12-5 所示。

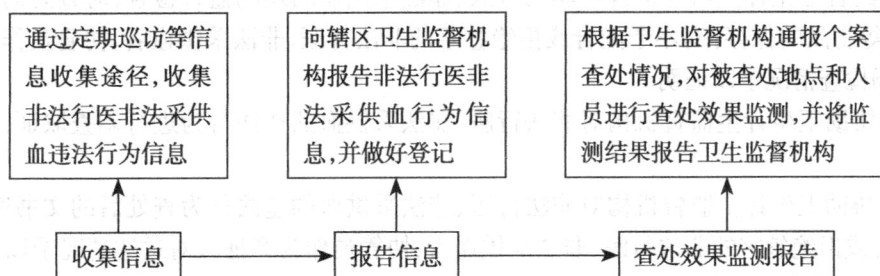

图 12-5 非法行医和非法采供血信息报告服务流程图

2. 非法行医和非法采供血信息报告的要求 基层医疗卫生计生机构和协管员发现或者收集到非法行医和非法采供血的违法行为信息,及时向辖区卫生计生监督机构报告非法行医和非法采供血行为信息,并做好登记记录。辖区卫生计生监督机构对信息报告情况依法进行监督,并将查处情况及时反馈给协管员,由报告单位和报告人对被查处地点和人员进行查处效果监测,并将监测结果再报告卫生计生监督机构,逐步建立一条监测网络,优化卫生计生监督执法资源,形成双向监督反馈机制,提高非法行医和非法采供血的发现率和打击的效果。

（1）收集掌握辖区基本情况,建立基础档案:协管员收集非法行医和非法采供血的违法

233

行为信息,要建立基础档案。其内容包括:重点收集非法行医地点、开诊时间段、是否有诊疗行为、是否有诊疗标识等相关信息;重点收集非法采供血单位、地点和非法采供血行为等信息。

（2）非法行医与非法采供血危害性的宣传:①利用基层医疗卫生计生机构的宣传阵地向群众宣传非法行医的危害,指导群众正确就医。②开展现场咨询活动。通过图片展览、宣传板画,发放宣传资料,解答咨询等形式,开展非法行医与非法采供血的危害性宣传活动。③利用各种媒体加大宣传力度。法律法规介绍和日常大型监督检查活动、查处非法行医以及典型案例报道,大力宣传和普及法律、卫生保健知识,提高群众尤其是外来务工人员对非法行医的识别能力和防范意识,引导人民群众正确择医。

（3）开展巡访与信息报告:①定期对辖区内非法行医、非法采供血开展巡访,收集相关信息。②巡访辖区内是否有挂着医疗服务招牌、字号涉嫌无证行医的场所。

（4）查处效果的追踪监测:卫生计生监督机构查处非法行医案件后,将个案查处情况通报基层医疗卫生计生机构,由基层医疗卫生计生机构对被查处的非法行医点和人员进行监测并做好记录,并向交办的卫生计生监督机构报告监测信息。发现再次非法行医的,按要求填写《卫生计生监督协管信息报告登记表》。未发现非法行医行为的,按照要求填写《卫生计生监督协管巡查登记表》。

（四）非法行医和非法采供血信息的协查

1. 核查非法行医和非法采供血线索　对卫生计生监督机构通报的非法行医重点地区或个案进行巡访、核查。

2. 现场协查

（1）参与卫生计生监督机构开展非法行医、非法采供血的监督检查方案制订。

（2）配合卫生计生监督机构对非法行医、非法采供血的现场监督检查,对查处的医疗器械、药品等物品的保存;对不予配合或拒绝签字的非法行医、非法采供血者,协管员作为旁证人对现场检查情况予以证明。

（3）协助卫生计生监督机构对非法行医、非法采供血的违法行为进行调查取证,巡访就医患者。

（4）协助卫生计生监督机构对非法行医、非法采供血的违法行为查处后的文书送达,对不予配合或拒绝签字的非法行医、非法采供血者,协管员作为旁证人对送达情况予以证明。

视窗12-2

卫生监督协管不作为,被追究玩忽职守罪

不在打击非法行医工作中,一旦有非法行医现象存在,卫生监督协管员没有发现,或者发现了没有彻底取缔掉,就涉嫌不正确履行职责。如在2013年某区人民法院刑事判决一案中,检察机关指控,2009年10月,被告人郭某、张某被某区卫生局聘用为卫生监督协管员,后被分配到某社区卫生服务中心,负责对辖区内非法行医、非法采供血的巡防,并向卫生监督机构报告工作。2012年8月,二被告人在巡查中发现李某在某村开办诊所从事非法诊疗活动后,未按职责向卫生监督部门报告,2013年2月26日,李某因非法行医致使患者刘某死亡,卫生监督协管员被追究玩忽职守罪。

　　该案例中,虽然卫生监督协管员辩称,由于非法行医比较隐蔽或开业时间短没有被发现,甚至卫生行政执法人员已取缔多次或处罚多次又非法行医等等,但这些理由只能作为在量刑时从轻情节,不能作为履行或正确履行职责的理由,因为非法行医的存在及造成的严重后果是无可争议的事实。

五、计划生育相关信息报告

　　协助卫生计生监督执法机构定期对辖区内计划生育机构计划生育工作进行巡查,协助对辖区内与计划生育相关的活动开展巡访,发现相关信息及时报告。

　　巡查重点:查看辖区内从事计划生育技术服务的医疗保健机构的《医疗机构执业许可证》,是否批准计划生育专业并注明计划生育技术服务项目是否在批准范围内开展计划生育技术服务;查看辖区内从事母婴保健技术服务的医疗保健机构是否持有《母婴保健技术服务执业许可证》以及是否在批准范围内开展技术服务;查看母婴保健技术服务人员是否有相应资质,是否取得相应《母婴保健技术服务考核合格证书》;查看计划生育技术服务人员是否为执业类别注册为妇产科的执业医师或经考核通过的中医医师;是否存在非医学需要的胎儿性别鉴定和选择性别的人工终止妊娠。

六、卫生计生监督协管服务展望

(一)基层卫生计生监督协管服务工作面临主要困难

　　1. 未实现规范化建设　现阶段卫生监督协管机构尚未实现规范化建设,未建立整体形象,办公场所的房屋面积、协管装备、办公设施等装备配置均没有明确标准;机构无统一名称,有的叫"部",也有的叫"室"等都体现了乡镇卫生院公共卫生科和卫生监督协管机构二者的建设并不匹配。

　　2. 未配备足够人员　目前各协管点配备的工作人员大多是兼职,因为该工作无较强创收性,难以调动协管人员的积极性,而且在基本公共卫生服务项目中,卫生协管的地位不高、经费少,难以有效开展协管工作。

　　3. 涵盖内容不全面　基本公共卫生服务项目对非法采供血、非法行医、学校卫生、饮用水卫生、职业卫生、食品安全等作出了明确规定,其实卫生法律宣传、传染病防治监督与公共场所卫生同样是卫生监督中不可忽略的内容,然而卫生行政部门文件中却没有涵盖这些内容。

　　4. 缺乏专业的培训　基层卫生计生监督协管机构没有对信息员、协管员进行专业培训。因为大部分信息员与协管员是专业的临床医务人员,其并不了解公共卫生专业知识,仍需要不断学习协管知识,提升协管能力,所以对培训有急切的需求。

　　5. 效果评估和考核相分离　可从两方面发现效果评估和考核相分离的问题:①一些地区的卫生计生监督机构承担了协管服务的业务工作,但是将考核工作交给了卫生健康行政部门负责,二者是相互独立的。②一些地区没有将考核结果和项目经费相联系,导致当地财政没有考虑考核结果就直接向基层医疗机构划拨经费。

(二)加强基层卫生计生监督协管服务工作的建议

　　通过规范化建设卫生监督协管机构,将统一的卫生计生监督室设置在各地区社区卫生服务中心或乡镇卫生院的相关科室中,对工作制度与职责、协管工作装备、工作着装、办公室配置、办公室名称、考核标准、效果评估标准等进行统一规范,树立良好的对外形象。

做好协管与业务管理工作的对接,负责卫生计生监督协管的人员要与业务管理人员做好工作对接,各个地区的卫生健康行政部门都应设立对卫生计生监督协管工作进行行政管理的办公机构,可以和卫生法制监督科或行政审批科相邻,确定担任卫生计生监督协管管理的管理人员与分管领导。卫生计生监督机构需指出卫生监督协管业务工作由哪些科室负责,确保各卫生监督协管室和卫生监督机构能够良好对接。

加大资金的投入力度,国家应当为卫生计生监督协管室投入培训经费与规范化建设经费。首先,国家卫健委要对这两部分经费立项,争取获得国家财政经费支持。其次,要出台相关政策,使地方财政部门给予经费支持。最后,要在协管装备经费与办公室配置经费两方面投入规范化建设经费。

综上所述,相关部门要在科学发展观的指导下,按照国家颁布的文件开展卫生计生监督协管服务工作,规范化建设卫生计生监督协管机构,做好协管与业务管理工作的对接,加大资金的投入力度,注重卫生计生监督协管项目内容的调整和增加,有效培训与考核卫生计生监督协管员,切实推进监督协管服务工作,改善民生状况,为群众谋福利。

(邹宗峰)

思 考 题

一、简答题

1. 社区卫生计生监督协管服务的服务对象、工作任务和范围有哪些?
2. 学校卫生工作监督协管基本要求有哪些?
3. 非法行医、非法采供血的表现形式、特征有哪些方面?

二、案例分析题

2015年山东省淄博市某区人民法院刑事判决一案中,检察机关指控,被告人代某在担任某区卫生局聘任的卫生监督协管员期间,未按职责及时向某区卫生局卫生监督所上报其发现的辖区内赵某非法行医行为,致使赵某在未取得《医疗机构执业许可证》的情况下在家中开设诊所,而未能得到及时查处取缔,2014年6月27日,赵某在家中给患者吕某进行静脉注射时,造成该患者死亡的严重后果。卫生监督协管员代某辩称,由于非法行医比较隐蔽或没有被发现。

问题:该协管员是否构成玩忽职守罪?

附表 1

卫生计生监督协管巡查登记表（仅供参考）

机构名称：××社区卫生服务中心　　　　　　　年度：2015

序号	巡查地点与内容	发现的主要问题	巡查日期	巡查人	备注
1	××口腔门诊部	发现有医生未佩戴标牌	××月××日	陈××、方××	已及时报告区卫生监督所
2	××供水服务公司/饮用水卫生情况	暂未发现异常	××月××日	陈××、方××	已向区卫生监督所汇报未发现异常
3	××中西医结合诊所/计划生育情况	该诊所没有在显要位置张贴禁止"两非"行为的警示标语	××月××日	陈××、方××	已及时报告区卫生监督所
4	×××中学高中部/学校卫生及传染病防控情况	发现该校制订的传染病疫情报告登记及管理制度缺乏操作性	××月××日	陈××、方××	已及时报告区卫生监督所
5	×××社区卫生服务中心/食源性疾病登记及上报情况	暂未发现异常	××月××日	陈××、方××	已向区卫生监督所汇报未发现异常
6	××工厂/职业卫生情况	发现该工厂没有建立劳动者职业健康监护档案	××月××日	陈××、方××	已及时报告区卫生监督所

注：对食源性疾病、饮用水卫生、学校卫生、非法行医（采供血）、计划生育开展巡查，填写本表。备注栏填写发现问题后的处置方式（如报告卫生计生监督执法机构或帮助整改等内容）。

附表2

基本公共卫生服务卫生监督巡查记录表
（生活饮用水卫生）

一、基本情况
单位名称：　　　　　　法定代表人（负责人）：
单位地址：　　　　　　联系电话：
单位类别：集中式供水单位□　二次供水单位□　涉水产品经营单位□

二、日常巡查项目

1. 生活饮用水单位卫生许可证	有□　无□
2. 水处理及卫生设施是否完善，运转是否正常	是□　否□
3. 卫生管理相关制度是否健全	是□　否□
4. 供水、管水工作人员健康证明和培训合格证	有□　无□
5. 供水单位能够提供合格水质监测报告	是□　否□
6. 供水单位是否建立应急处置预案和制度	是□　否□
7. 涉水产品是否取得相关的卫生许可批件	是□　否□
8. 水源卫生防护措施	是□　否□
9. 水质消毒设施运转情况	是□　否□
10. 定期清洗消毒和水质检验（仅限二次供水单位填写）	是□　否□
11. 二次供水水箱饮用水专用（仅限二次供水单位填写）	是□　否□
12. 二次供水水箱周围污染（仅限二次供水单位填写）	是□　否□

三、其他方面

卫生计生监督协管员签字：	检查日期：	年　　月　　日
被检查单位陪同人签字：		年　　月　　日

第十三章　社区全科医疗服务管理

案例 13-1

不规范诊疗导致严重后果

患者李某,男,38 岁。因诊断为结核性胸膜炎在某医科大学第一附属医院住院治疗。出院后回辖区内某社区卫生服务中心继续口服异烟肼、利福平等抗结核治疗,用药 3 个月后,患者出现肝损害、肝性脑病,最终不治身亡。家属起诉称,处方上有肝功能异常的诊断,医生在明知患者肝损害的情况下,仍让患者长期服用抗痨药物,医生应对患者的死亡承担全责。

鉴定机构认为,医生在处方上的诊断是开具医嘱的依据,处方作为诊疗活动的一部分,具有证据作用。患者肝功能异常仍予以抗结核治疗,违反了诊疗规范,导致患者药物性肝损害,进而造成患者死亡。最终,法院依据鉴定意见作出判决。

问题:社区全科医疗服务存在哪些安全隐患? 如何管理?

全科医疗是社区卫生服务的核心内容、基本任务和主要服务形式,社区是全科医疗的服务基地,二者紧密联系,相互交融。

第一节　概　　述

全科医疗(general practice)在北美一些国家和地区也称为家庭医疗,是现阶段世界多国公认推行的以人为中心、家庭为单位、社区为范围的基层医疗服务模式。

一、全科医疗

(一)全科医疗的概念

全科医疗属于临床专业医疗服务范畴,是一种融合诸多学科领域于一体的临床医学专科,主要由获得全科医生资格证书的全科医生负责提供。全科医疗实践中,不以人的性别、年龄、器官或系统疾病类型以及所应用的方法、技术、特征进行分科,而是应用全科医学的基本原理整合内、外、妇、儿等各临床专科的基础医疗服务。美国家庭医师学会(AAFP)对家庭医疗进行了界定。家庭医疗是一个对个人和家庭提供持续性和综合性卫生保健的医学专业,是一个整合了生物医学、临床医学与行为科学,并在医学服务宽度上延伸的专业,其范围涵盖了所有年龄、性别,每一种器官、系统以及各类疾病实体。

（二）全科医疗的特性

1. 人性化 全科医疗强调以人为中心的健康照顾，以维护患者的最佳利益为准则，重视人胜于重视疾病，将患者看作是有个性、有情感的人，而不仅是疾病的载体。其照顾目标不仅是要探寻病变的器官，还要关注患者的心理健康和社会健康，最终达到维护患者的整体健康。在为患者提供全科医疗服务过程中，强调从人的整体全面考虑其生理、心理、社会需求，熟悉服务对象的个性类型和生活、工作、社会等相关背景，建立良好的相互协作关系，以促进患者积极参与健康维护和疾病控制的过程。

2. 综合性 综合性体现了全科医疗的"全方位"服务。具体表现：服务对象不分年龄、性别、健康状况与疾病类型；服务内容包括医疗、预防、保健、康复、健康教育、健康促进等多位一体的服务；服务层面包括生理、心理和社会文化多个方面；服务范围包括个人、家庭及社区；服务方式包括现代医学、传统医学或替代医学。

3. 连续性 连续性是全科医疗服务中特有的优势。连续性不是指一个全科医生一直担负起为服务对象提供所有的服务，而是表现在全科医生与患者之间的关系，对个人及家庭健康的责任存在连续。这种连续性通过全科医生与个人及其家庭建立起一种固定、长期、亲密的服务关系而保持，不受时间、空间、服务对象的健康状况和生命周期等变化的影响。表现为：对个人从出生前到死亡各阶段服务；家庭从建立到解体各阶段服务；疾病从发生到康复各阶段服务。

4. 基础性 全科医疗是一种以门诊服务为主体的基层医疗保健服务，是社区居民就诊时最先接触和利用的专业服务，承担着"首诊"的职责，是社区居民进入医疗保健系统的门户和全民医疗保健系统的基础。全科医疗通过方便、及时、价廉等有效的手段可解决社区居民 80% 左右的健康问题，被视为医疗保健和医疗保险两个体系的基石。

5. 可及性 社区卫生服务中心和全科医疗诊所等全科医疗服务机构立足社区、贴近居民，为全科医生开展门诊、上门访视、家庭病床、安排转诊等提供了便利条件，使绝大部分社区居民充分体验到全科医疗服务是属于便利、可承受、并值得充分利用的基层医疗服务。全科医疗充分体现出地理上接近、使用上方便、关系上密切、价格上合理、结果上有效的可及服务特性。

6. 协调性 全科医疗是一种"全方位"的基层医疗服务，需全面处理人群的躯体、心理和社会适应不良的问题，因其非"全能"，故常需根据患者的不同需要，协调、动员各级各类医疗资源、卫生资源和社会资源服务于患者及其家庭，以确保就诊患者在合理的机构和时间获得最恰当的医疗照顾。转诊和会诊是全科医疗最常用的协调性服务方法。

（三）全科医疗与专科医疗的关系

全科医疗与其他专科医疗在服务宗旨、职责、内容、方式上存在一定差异，但相互间是一种互补与互助的关系。

1. 全科医疗与专科医疗的差异 全科医疗和专科医疗负责健康与疾病发展的不同阶段。全科医疗以人为中心，为个人及家庭提供全面照顾，负责康复时期、疾病早期、专科诊疗后不能治愈的各种疾病的长期负责式照顾，提供签约人群从个人的出生到死亡、从家庭的建立到解体、从疾病的发生、发展到治愈、康复的全程照顾。专科医疗以疾病为中心，负责疾病形成以后的诊治，主要根据医学对人体生命与疾病本质的认识来对抗疾病（表 13-1）。

表 13-1　全科医疗与专科医疗的主要差异

项目	全科医疗	专科医疗
服务人口	较少而稳定 [1 :（2 000~2 500）]	多而流动性强
服务方式	不分科,综合服务	分科,专项服务
服务范围	宽,负责患者的所有健康问题	窄,局限于特定患者的诊断、治疗
服务内容	医疗、公共卫生、健康管理	医疗为主
服务技术	基本适宜技术,低廉	高新技术,昂贵
服务宗旨	以健康或人为中心,患者主动参与	以疾病或医生为中心,患者被动服从
服务职责	长期性照顾	间断性医疗服务
医患关系	稳定,患者及家庭与医生交往密切,相互很了解	不稳定,患者与医生交往甚少,相互很少了解
疾病类型	常见多发病,处于早期未分化阶段	急症、危重症、疑难杂症,处于高度分化阶段

2. 全科医疗与专科医疗的联系　全科医疗和专科医疗在服务患者的过程中即分工明确又互补互助,通过实施分级诊疗建立起个人、家庭、社区和医院之间的连续性服务系统和相互协同的整体化服务机制,从而可保证为服务对象提供有效、方便、及时的"无缝连接式"医疗照顾。患者的普通疾病和慢性病可通过全科医生提供的全科服务进行处理,若需专科服务时,则可通过全科医生为患者进一步提供转诊或会诊服务。实行疾病的全科医疗基层首诊后,基层医疗卫生机构可及时处理大批患者的一般健康问题,综合医院或专科医院则可通过双向转诊体系在特定的时间内接待基层预约的转诊患者。全科医生采用经济有效的全科医疗技术,能早期发现少数疑难、危重和急症患者并及时转诊综合医院或专科医院,通过为专科医生提供详细的有关患者的早期信息以协助疑难问题的诊治。专科医生提供的患者住院期间的专科诊疗信息,有助于全科医生更好照顾转回社区的患者。就疾病预防而言,全科医疗承担疾病的一、二级预防和部分三级预防工作。专科医疗主要担负疾病的三级预防工作,还可涉及某些疾病的二级预防。

（四）全科医疗与社区卫生服务的关系

全科医疗是将全科医学理论应用于患者、家庭和社区的一种基层医疗保健的专业服务,是社区卫生服务中的核心内容和基本任务。社区卫生服务是将全科医学、临床医学、预防医学等相关学科的理论与技术应用到个人、家庭和社区照顾的一种基层卫生服务。全科医疗与社区卫生服务联系紧密,二者的目标和立足点相同,即以人为中心、以家庭为单位、以社区为范围,为社区居民提供健康服务。但相互间在服务对象和服务内容方面存在一定差异。全科医疗为临床的二级专科,服务对象主要以个人为主体,主要以疾病治疗为主,并将公共卫生服务内容整合于临床实践之中;社区卫生服务的内容包括基本医疗和公共卫生服务,提供预防、医疗、康复、保健等为一体的服务,不仅服务个人,还服务家庭、社区以及整个社会。全科医疗由全科医生负责提供,社区卫生服务主要由全科医生、社区护士、公卫医师为核心的团队负责提供。

二、全科医疗的服务提供

（一）全科医疗的服务提供者

全科医生（general practitioner, GP）是全科医疗的服务提供者，又称家庭医生（family doctor）。全科医生是综合程度较高的医学人才，主要在基层承担预防保健，常见病、多发病诊疗和转诊，患者康复，慢性病管理，健康管理等一体化服务，被称为居民健康的"守门人"。在医疗卫生服务体系中，全科医生也是一种专科医生，相较其他专科医生而言，是医疗领域的通才医生，在医疗卫生服务中发挥着重要作用，承担着临床医生、"守门人"、健康咨询者、健康管理者、协调者等多种角色的职责。全科医生需接受全科医疗专门规范化训练，树立起整体医学观和以人为中心的服务理念，着重解决社区常见健康问题，利用社区内外可以利用的所有资源，主动为社区全体居民提供基本医疗和公共卫生服务。全科医生须具备疾病诊治能力、处理个人心理行为能力、家庭评估和治疗能力、服务社区能力、自我发展能力等岗位胜任力。

（二）全科医疗的服务对象

全科医疗的服务对象为社区内所有居民，包括健康人群和非健康人群、就诊患者和未就诊患者、个体和群体，重点服务对象为儿童、妇女、老年人、慢性病患者和残疾人。其所服务的患者主要包括尚不能确定问题所属专科的患者、问题涉及多系统的慢性病患者、尚无法用"疾病"定义的患者、特殊需求的患者等。

（三）全科医疗的服务内容

全科医疗的服务具体内容丰富多样，主要集中在三个方面，即基本医疗、基本公共卫生服务和健康管理。基本医疗包括常见病与多发病的诊治、危重病患者的现场救治及转诊、家庭医生签约服务以及相关的各项医疗服务；基本公共卫生服务包括慢性病、传染病、职业病、地方病以及不良生活方式相关疾病的综合防治，如健康教育、预防接种、传染病及突发公共卫生事件报告和处理、卫生计生监督协管等预防保健服务、重点人群保健、慢性病管理等；健康管理包括健康状况的信息采集、健康状况风险评估、健康促进、行为干预、咨询指导、干预后评价等。

（四）全科医疗的服务场所

全科医疗的服务场主要有综合性医院、基层卫生服务机构、家庭。在我国，基层卫生服务机构包括社区卫生服务中心、乡镇卫生院、社区卫生服务站、村卫生室、诊所等组成。综合性医院主要通过设置全科医疗门诊和全科医疗科提供全科医疗服务。

三、全科医疗的临床管理

（一）全科医师的执业管理

全科医生要从事全科医疗活动，须获得医师资格并经注册取得《医师执业证书》，否则不得执业。全科医师取得《医师执业证书》后，应当按照注册的执业地点、执业类别、执业范围，从事相应的全科医疗活动。在同一执业地点多个机构执业的全科医师，应当确定一个机构作为其主要执业机构，并向批准该机构执业的卫生健康行政部门申请注册。对于拟执业的其他机构，应当向批准该机构执业的卫生健康行政部门分别申请备案，注明所在执业机构的名称。

（二）全科医疗的处方管理

处方是指由注册的执业医师和执业助理医师在诊疗活动中为患者开具的，由取得药学专业技术职务任职资格的药学专业技术人员审核、调配、核对，并作为患者用药凭证的医疗文书。处方直接关系到就诊患者的安全性，是全科医疗临床管理的重要内容。

1. 处方权的获得 经注册的全科执业医师在执业地点取得相应的处方权，应当在注册的医疗机构签名留样或者专用签章备案后，方可开具处方。经注册的全科执业助理医师在医疗机构开具的处方，应当经所在执业地点执业医师签名或加盖专用签章后方有效，若其在乡、民族乡、镇、村的医疗机构独立从事一般的执业活动，可以在注册的执业地点取得相应的处方权。

2. 处方的开具 全科医师应当根据全科医疗需要，按照诊疗规范、药品说明书中的药品适应证、药理作用、用法、用量、禁忌、不良反应和注意事项等开具处方。全科医师开具处方应当使用经药品监督管理部门批准并公布的药品通用名称、新活性化合物的专利药品名称和复方制剂药品名称，开具院内制剂处方时应当使用经省级卫生行政部门审核、药品监督管理部门批准的名称。处方开具当日有效，特殊情况下需延长有效期的，由开具处方的医师注明有效期限，但有效期最长不得超过 3d。处方一般不得超过 7d 用量，急诊处方一般不得超过 3d 用量，对于某些慢性病、老年病或特殊情况，处方用量可适当延长，但医师应当注明理由。

3. 处方权的取消 出现超常处方 3 次以上且无正当理由的全科医师，医疗机构可对其警告并限制处方权。限制处方权后，全科医师仍连续 2 次以上出现超常处方且无正当理由的，取消其处方权。全科医师出现下列情形之一的，处方权由其所在医疗机构予以取消：①被责令暂停执业。②考核不合格离岗培训期间。③被注销、吊销执业证书。④不按照规定开具处方，造成严重后果的。⑤不按照规定使用药品，造成严重后果的。⑥因开具处方牟取私利。

（三）全科医疗的病历管理

病历是指医务人员在医疗活动过程中形成的文字、符号、图表、影像、切片等资料的总和，包括门（急）诊病历和住院病历。加强病历管理，对保障全科医疗质量与安全，维护医患双方的合法权益具有重要作用。

1. 病历的建立 全科医务人员应当按照《病历书写基本规范》《电子病历基本规范（试行）》要求书写病历。同一患者门（急）诊病历和住院病历编号须建立唯一的标识号码，标注页码或者电子页码。住院病历资料排序应当按照以下顺序：体温单、医嘱单、入院记录、病程记录、术前讨论记录、手术同意书、麻醉同意书、麻醉术前访视记录、手术安全核查记录、手术清点记录、麻醉记录、手术记录、麻醉术后访视记录、术后病程记录、病重（病危）患者护理记录、出院记录、死亡记录、输血治疗知情同意书、特殊检查（特殊治疗）同意书、会诊记录、病危（重）通知书、病理资料、辅助检查报告单、医学影像检查资料。

2. 病历的保管 门（急）诊病历原则上由患者负责保管，建有门（急）诊病历档案室或者已建立门（急）诊电子病历的医疗机构，经患者或者其法定代理人同意，其门（急）诊病历可以由医疗机构负责保管，住院病历由医疗机构负责保管。任何人不得随意涂改病历，严禁伪造、隐匿、销毁、抢夺、窃取病历。

3. 病历的借阅与复制 除为患者提供诊疗服务的医务人员以及经卫生计生行政部门、

中医药管理部门或者医疗机构授权的负责病案管理、医疗管理的部门或者人员外,其他任何机构和个人不得擅自查阅患者病历。其他医疗机构及医务人员因科研、教学需要查阅、借阅病历的,应当向患者就诊医疗机构提出申请,经同意并办理相应手续后方可查阅、借阅。医疗机构应当受理患者本人或者其委托代理人、死亡患者法定继承人或者其代理人复制或者查阅病历资料的申请,并依规定提供病历复制或者查阅服务。

4. 病历的保存 门(急)诊病历由医疗机构保管的,保存时间自患者最后一次就诊之日起不少于 15 年;住院病历保存时间自患者最后一次住院出院之日起不少于 30 年。

(四)临床路径管理

1. 临床路径 临床路径(clinical pathway)是指针对某一疾病建立一套标准化治疗模式与治疗程序,是一个有关临床治疗的综合模式,以循证医学证据和指南为指导来促进治疗组织和疾病管理的方法。临床路径具有以下基本功效:通过减少无效的服务能更有效地利用卫生资源,减少工作失误、重复和拖拉,提升医疗服务提供者的工作质量,改善医患关系,及早发现、纠正、处理问题,促进质量管理。

临床路径管理旨在对就诊患者和对其提供的临床服务进行评价,尽量减少不必要的服务差异,在保证相应服务质量的同时减少医疗保健方面的资源浪费。临床路径管理不仅能促进诊疗行为的规范化,还能增强医务人员之间相互协作、医患之间的相互沟通,持续改进医疗质量。

2. 临床路径管理工作体系 包括:①临床路径管理委员会,主要履行以下职责:审定本医疗机构开展临床路径管理的实施方案;审定本医疗机构临床路径管理中长期规划、年度计划和总结;审定本医疗机构开展临床路径管理的各项相关制度;审议指导评价小组提交的有关意见建议;协调解决临床路径管理过程中遇到的问题;审定本医疗机构中临床路径管理所需的关键数据、监测指标、考核指标。②临床路径指导评价小组,主要履行以下职责:落实管理委员会的各项决议;向管理委员会提交临床路径管理有关意见、建议、制度草案,规划、计划草案,评价结果或报告;对各实施小组的临床路径管理工作进行技术指导;审定各实施小组上报的开展临床路径管理的病种及文本,涉及伦理学问题的,按相关文件规定执行;组织开展临床路径相关培训工作;组织开展临床路径管理评价工作,并负责评价结果运用;临床路径管理过程中关键数据统计与汇总等数据和档案管理。③临床路径实施小组,主要履行以下职责:在指导评价小组指导下,开展本科室临床路径管理工作;制订科室临床路径实施目标及方案,并督促落实;负责临床路径相关资料的收集、记录和整理;组织科室人员进行临床路径管理方面的培训;向指导评价小组提出本科室临床路径病种选择、调整及临床路径文本制修订的建议;分析变异的原因及提出解决或修正的方法;参与临床路径的实施过程和效果评价与分析,并对临床路径管理工作进行持续改进。

3. 临床路径的制订 实施临床路径管理的病种应优先选择国家印发的临床路径病种,主要包括常见病、多发病以及诊断治疗方案明确、技术成熟、疾病诊疗过程中变异较少的疾病。遵循循证医学原则,医疗机构可根据国家相关部门或相关专业学会和临床标准组织制订的最新诊疗指南、临床技术操作规范及基本药物目录等对其进行细化完善,形成符合地方实际、具有可操作性的本地化临床路径。临床路径文本应当包括医师版、护理版和患者版,各版本应当相互关联,形成统一整体。患者版临床路径文本应具备诊疗流程告知和健康教育功能。

4. 临床路径的实施 临床路径的实施应当参照国家规定的流程进行,医疗机构可根据实际情况,对实施流程进行调整。临床路径实施前医疗机构应当对有关人员进行培训,内容主要包括:临床路径基础理论、管理方法和相关制度,临床路径主要内容、实施方法和评价制度,新的临床路径使用前的培训。进入临床路径的患者应诊断明确,没有严重的合并症,预期能够按临床路径设计流程和时间完成诊疗项目。当患者在临床路径实施过程中出现危急值情况,应当立即组织专家进行评估,确定是否退出路径,确保患者安全。

▌▌▌ 第二节　全科医疗安全管理 ▌▌▌

视窗13-1

安全管理不能缺位

　　某患者因哮喘在某市社区卫生服务中心静脉输液治疗,当第二瓶药液输注不久,患者病情骤变,经抢救成植物人,三个月后患者死亡。法院在审理过程中,认为被告方虽及时发现病情变化,但未保留所剩药液,未履行立即封存现场实物的法定义务,因此判令该中心赔偿原告经济损失 3 万元,精神抚慰金 2 万元。

一、医疗安全

　　医疗安全(medical safety)是指医疗卫生机构在实施医疗保健过程中,患者不发生法律和法规允许范围以外的心理、机体结构或功能损害、障碍、缺陷或死亡。医疗安全与医疗效果是因果关系,其核心是医疗质量。不安全医疗会导致患者病程延长和治疗方法复杂化等后果,不仅增加医疗成本和经济负担,有时还导致医疗事故引发纠纷,影响医疗卫生机构的社会信誉和形象。影响医疗安全的主要因素有医源性因素、医疗技术、药源性因素、患者因素、院内因素、设备器材及组织管理因素等。

　　实施医疗质量安全事件报告制度是持续推动医疗质量改进和保障医疗安全的重要措施。医疗质量安全事件是指医疗机构及其医务人员在医疗活动中,由于诊疗过错、医药产品缺陷等原因,造成患者死亡、残疾、器官组织损伤导致功能障碍等明显人身损害的事件。根据对患者人身造成的损害程度及损害人数,医疗质量安全事件分为三级:一般医疗质量安全事件,重大医疗质量安全事件,特大医疗质量安全事件。一般医疗质量安全事件为造成 2 人以下轻度残疾、器官组织损伤导致一般功能障碍或其他人身损害后果的事件;重大医疗质量安全事件包括造成 2 人以下死亡或中度以上残疾、器官组织损伤导致严重功能障碍的事件,以及造成 3 人以上中度以下残疾、器官组织损伤或其他人身损害后果的事件;特大医疗质量安全事件为造成 3 人以上死亡或重度残疾。医疗质量安全事件的报告时限:一般医疗质量安全事件应当自事件发现之日起 15d 内上报有关信息,重大医疗质量安全事件应当自事件发现之时起 12h 内上报有关信息,特大医疗质量安全事件应当自事件发现之时起 2h 内上报有关信息。

二、全科医疗中的患者安全管理

（一）查对制度

查对制度是保证全科医疗安全,防止事故差错的一项重要制度。为提高全科医疗技术工作质量,确保就诊患者安全,防止医疗事故、差错的发生,所有工作人员必须严格执行本岗位查对制度。查对制度包含:医嘱查对制度,服药、注射、输液查对制度,输血查对制度,手术室查对制度,药房查对制度,检验科查对制度,放射科查对制度,理疗科查对制度,治疗室查对制度等。医嘱查对制度内容包括开医嘱、处方或进行治疗时,应查对患者姓名、性别、床号、住院号;医嘱做到班班查对;建立医嘱查对登记本,每日查对登记,转抄医嘱者与参加查对者都必须签名;临时医嘱记录执行时间并签名,对有疑问的医嘱必须问清楚方可执行;抢救危重患者时,医师的口头医嘱,执行者须复诵一遍后才执行;保留用过的空安瓿,必须经过二人核对无误后方可弃去;整理医嘱单后,必须经第二人查对;护士长每周查对医嘱1~2次。服药、注射、输液查对制度内容包括服药、注射、输液前必须严格执行"三查十对"制度,十对,即床号、姓名、性别、年龄、药名、剂量、浓度、时间、用法、药品有效期;用药前要检查药品质量、水剂、片剂,注意有无变质;安瓿、输液瓶等有无裂痕;有效期和批号如有不符合要求或标签不清者则不得使用;摆药后必须经第二人核对方可执行;易致过敏药物,用药前应询问有无过敏史;使用毒、麻、限制药品时,经过反复核对,用后保留空安瓿;给多种药物时,要注意有无配伍禁忌;发药、注射、输液时,如患者提出疑问,应及时查清、方可执行。

（二）危急值报告管理

危急值(critical values)指某种检验、检查结果表明患者可能已处于危险边缘,这种有可能危及患者安全或生命的检查结果数值称为危急值。全科医师要认真组织学习危急值报告制度,掌握危急值报告范围、报告项目、报告程序,能够有效识别和确认危急值,得到检查信息后能按工作流程迅速给予有效的干预措施或治疗,挽救患者生命。在全科诊疗过程中,如疑有可能存在危急值患者时,应详细记录患者的联系方式。在采取相关治疗措施前,应结合临床情况,并向上级医生或科主任报告,必要时与有关人员一起确认标本采取、送检等环节是否正常,以确定是否要重新复检。危急值报告范围包括临床检验、心电图检查、医学影像检查等。社区卫生服务机构需根据相关法律法规、标准规范等更新情况,结合本机构危急值制度执行过程中发现的问题及时修订危急值管理制度、工作流程及项目表。

（三）患者安全风险管理

患者安全风险管理是医疗机构通过识别在医疗行为实施过程中存在的危险、有害因素,并运用定性或定量的统计分析方法确定其风险严重程度,进而确定风险控制的优先顺序和风险控制措施,以达到改善安全就医环境、减少和杜绝质量安全事故的目标而采取的措施和规定,保障患者安全。社区卫生服务机构要制定本机构内患者跌倒的预防、处理等相关制度,采取多种形式主动告知就诊患者跌倒风险,对于老年人及行动不便等患者应进行跌倒风险评估,主动告知患者防范措施并有记录。机构内要有防止跌倒、烫伤等安全措施,如配备走廊扶手、设置危险地带警示、卫生间及其他地面防滑、开水间安装防烫伤防护栏等。相关职能部门每年至少一次对患者安全风险质量监控指标数据进行收集和分析。根据患者跌倒、烫伤等意外事件的总结分析,完善防范措施,持续改进、降低事件发生率,保障患者安全。

（四）患者参与医疗安全

诊疗过程中患者参与医疗安全有助于及时发现不良因素,可有效地避免医疗缺陷,保障医疗安全,增加医疗透明度,对构建和谐医患关系将起到积极促进作用。社区卫生服务机构需制定实施医务人员履行患者参与医疗安全活动责任和义务的相关规定,机构内医务人员应知晓患者医疗安全重点环节,有针对性地向患者及其近亲属提供相应的安全教育,争取患者及其家属的主动参与。机构应为患者创造并提供多种形式的参与医疗安全活动的机会,如宣传告知在就诊时提供真实病情和有关信息对保障诊疗服务质量与安全的重要性,尤其是患者在接受有创诊疗前、使用药物治疗前、输液输血前等。机构内药学人员定期向患者提供安全用药咨询制度,组织药学人员在机构内对患者及家属提供安全用药咨询。在开展诊疗服务、健康管理过程中,全科医师应根据患者的实际情况与患者及家属、委托人等共同制订适宜的诊疗方案,在征得患者及家属的意见后实施。

三、全科医疗中的感染管理

（一）感染管理的规章制度

社区卫生服务机构的感染管理规章制度主要包括清洁消毒与灭菌、隔离、手卫生、医源性感染预防与控制措施、医源性感染监测、医源性感染暴发报告制度、一次性使用无菌医疗器械管理、医务人员职业卫生安全防护、医疗废物管理等。

（二）感染管理的基础措施

1. 布局流程 应遵循洁污分开的原则,诊疗区、污物处理区、生活区等区域相对独立,布局合理,标识清楚,通风良好。

2. 环境与物体表面 一般情况下先清洁再消毒。当其受到患者的血液、体液等污染时,先去除污染物,再清洁与消毒。清洁用具应分区使用,标识清楚,定位放置。

3. 医疗器械、器具、物品的消毒灭菌 应达到国家有关规定要求。如进入人体组织、无菌器官的医疗器械、器具和物品必须灭菌;耐热、耐湿的手术器械,应首选压力蒸汽灭菌,不应采用化学消毒剂浸泡灭菌;接触皮肤、黏膜的医疗器械、器具和物品必须消毒;各种用于注射、穿刺、采血等有创操作的医疗器具必须一用一灭菌;使用的消毒药械、一次性医疗器械和器具应当符合国家有关规定、不得重复使用等。

（三）感染管理的重点环节

1. 安全注射

（1）进行注射操作前半小时应停止清扫地面等工作,避免不必要的人员活动。严禁在非清洁区域进行注射准备等工作。

（2）配药、皮试、胰岛素注射、免疫接种等操作时,严格执行注射器"一人一针一管一用"。

（3）尽可能使用单剂量注射用药。多剂量用药无法避免时,应保证"一人一针一管一用",严禁使用用过的针头及注射器再次抽取药液。

（4）抽出的药液、开启的静脉输入用无菌液体须注明开启日期和时间,放置时间超过2h后不得使用;启封抽吸的各种溶媒超过24h不得使用;灭菌物品(棉球、纱布等)一经打开,使用时间不得超过24h,提倡使用小包装。

（5）盛放用于皮肤消毒的非一次性使用的碘酒、酒精的容器等应密闭保存,每周更换2

次,同时更换灭菌容器。一次性小包装的瓶装碘酒、酒精,启封后使用时间不超过 7d。

（6）药品保存应遵循厂家的建议,不得保存在与患者密切接触的区域,疑有污染时应立即停止使用并按要求处置。

2. 各种插管后的感染预防措施

（1）如无禁忌,气管插管患者应采用床头抬高 30°~45°体位,且尽可能采用无创通气;吸痰时严格无菌操作;重复使用的呼吸机管道、雾化器须灭菌或高水平消毒。呼吸机管道如有明显分泌物污染应及时更换;湿化器添加水应使用无菌水每天更换;对危重病患者须注意口腔卫生,实施正确的口腔护理。

（2）导尿管要采用连续密封的尿液引流系统;悬垂集尿袋并低于膀胱水平,不接触地面;不常规使用抗菌药物冲洗膀胱预防感染,保持会阴部清洁干燥。

（3）血管内置管要保持插管部位清洁,有污染时及时更换敷贴;血管导管的三通锁闭阀要保持清洁,发现污垢或残留血迹时及时更换。每日评估,及时撤管。

3. 超声检查

（1）超声探头（经皮肤,黏膜或经食管、阴道、直肠等体腔进行超声检查）须做到"一人一用一消毒"或使用隔离膜等。

（2）每班次检查结束后,须对超声探头等进行彻底清洁和消毒处理,干燥保存。

4. 医疗废物管理

（1）当地有医疗废物集中处置单位的医疗机构,医疗废物严格分类、收集后,置于医疗废物暂存处的周转箱内,并与医疗废物集中处置单位进行交接登记,记录单至少保存 3 年。

（2）自行处置的医疗废物能够焚烧的及时焚烧,不能焚烧的可采取消毒并毁形后填埋处理。

（3）污水处理应依据相关文件要求进行,污水排放符合国家标准。传染病患者或者疑似传染病患者的排泄物,应当按照国家规定严格消毒,达到国家规定的排放标准后方可排放。

四、全科医疗中的药物应用及管理

（一）国家基本药物制度

1. 基本药物 基本药物（essential medicines）是指适应基本医疗卫生需求、剂型适宜、价格合理、能够保障供应、公众可公平获得的药品。基本药物是公认的医疗中的基本的药物,是对公众健康产生最大影响的药物。基本药物不是最便宜的药品,而是具有临床最大治疗效益的同时又兼顾保证大多数人整体保健的最佳选择药品。我国政府举办的基层医疗卫生机构须全部配备和使用基本药物,其他各类医疗机构也必须按规定使用基本药物。

2. 国家基本药物制度 是为维护人民群众健康、保障公众基本用药权益而确立的一项重大国家医药卫生政策,是国家药品政策的核心和药品供应保障体系的基础,涉及基本药物遴选、生产、流通、使用、定价、报销、监测评价等多个环节。

国家基本药物制度主要内容包括国家基本药物目录的遴选调整、生产供应保障、集中招标采购和统一配送、零差率销售、全部配备使用、医保报销、财政补偿、质量安全监管以及绩效评估等相关政策办法。国家基本药物制度是药品供应保障体系的基础,是医疗卫生领域基本公共服务的重要内容。实现基层医疗卫生全部配备使用基本药物,是建立国家基本药物制度的关键环节。

3. 国家基本药物目录　我国以满足疾病防治基本用药需求为导向,确定国家基本药物目录品种(剂型)和数量。根据疾病谱和用药特点,基于基本国情和保障能力,坚持科学、公开、公平、公正的原则,以诊疗规范、临床诊疗指南和专家共识为依据,中西药并重,遴选适当数量的基本药物品种,满足常见病、慢性病、应急抢救等主要临床需求,兼顾儿童等特殊人群和公共卫生防治用药需求。国家基本药物目录中的药品包括化学药品和生物制品、中成药和中药饮片 3 部分,在保持数量相对稳定的基础上,实行动态管理,调整周期原则上不超过 3 年。

(二)抗菌药物的应用及管理

1. 抗菌药物　是指治疗细菌、支原体、衣原体、立克次体、螺旋体、真菌等病原微生物所致感染性疾病病原的药物,不包括治疗结核病、寄生虫病和各种病毒所致感染性疾病的药物以及具有抗菌作用的中药制剂。抗菌药物临床应用须遵循安全、有效、经济的原则。合理应用抗菌药物是提高疗效、降低不良反应发生率以及减少或延缓细菌耐药发生的关键。抗菌药物临床应用是否合理主要基于两个方面:①有无抗菌药物应用指征。②选用的品种及给药方案是否适宜。

2. 抗菌药物临床应用分级管理　根据安全性、疗效、细菌耐药性、价格等因素,抗菌药物分为三级即非限制使用级、限制使用级与特殊使用级。非限制使用级抗菌药物是指经长期临床应用证明安全、有效,对细菌耐药性影响较小,价格相对较低的抗菌药物。限制使用级抗菌药物是指经长期临床应用证明安全、有效,对细菌耐药性影响较大,或者价格相对较高的抗菌药物。特殊使用级抗菌药物是指具有以下情形之一的抗菌药物:具有明显或者严重不良反应,不宜随意使用的抗菌药物;需要严格控制使用,避免细菌过快产生耐药的抗菌药物;疗效、安全性方面的临床资料较少的抗菌药物;价格昂贵的抗菌药物。基层医疗卫生机构只能选用基本药物(包括各省区市增补品种)中的抗菌药物品种。

预防感染、治疗轻度或者局部感染应当首选非限制使用级抗菌药物;严重感染、免疫功能低下合并感染或者病原菌只对限制使用级抗菌药物敏感时,方可选用限制使用级抗菌药物;特殊使用级抗菌药物不得在门诊使用,临床应用须经抗菌药物管理工作组指定的专业技术人员会诊同意后,由具有相应处方权医师开具处方。因抢救生命垂危的患者等紧急情况,医师可以越级使用抗菌药物。越级使用抗菌药物应当详细记录用药指证,并应当于 24h 内补办越级使用抗菌药物的必要手续。

3. 抗菌药物处方权管理　具有高级专业技术职务任职资格的医师,可授予特殊使用级抗菌药物处方权;具有中级以上专业技术职务任职资格的医师,可授予限制使用级抗菌药物处方权;具有初级专业技术职务任职资格的医师,在乡、民族乡、镇、村的医疗机构独立从事一般执业活动的执业助理医师以及乡村医生,可授予非限制使用级抗菌药物处方权。社区卫生服务机构依法享有处方权的全科医师,由县级以上地方卫生行政部门组织相关培训、考核,经考核合格的,授予相应的抗菌药物处方权。

医师出现下列情形之一的,其处方权将被医疗机构取消:①抗菌药物考核不合格的。②限制处方权后,仍出现超常处方且无正当理由的。③未按照规定开具抗菌药物处方,造成严重后果的。④未按照规定使用抗菌药物,造成严重后果的。⑤开具抗菌药物处方牟取不正当利益的。

（三）合理用药

1. 合理用药 是指根据疾病种类、患者状况和药理学理论选择最佳的药物及其制剂，制订或调整给药方案，以期有效、安全、经济地防治和治愈疾病的措施。

2. 合理用药的要素

（1）安全性：用药的安全性不是指毒副作用最小，而是在于使患者承受最小的治疗风险，获得最大的治疗效果。

（2）有效性：用药的有效性表现在不同的方面，如根除病源治愈疾病、延缓疾病进程、缓解临床症状、预防疾病发生、调节人体生理机能。有效性是合理用药的关键。

（3）经济性：用药的经济性是指以尽可能低的医疗费用达到尽可能大的治疗效益，降低社保和患者的经济支出，但不能简单地理解为价格越低的药品越经济。

（4）适当性：用药的适当性是指遵照医嘱或药品说明书上的用法、用量来使用药物，以保证用药的安全和有效。用药的适当性包括6个方面即适当的用药对象、适当的时间、适当的剂量、适当的途径、适当的疗程、适当的治疗目标。

3. 合理用药的原则

（1）确定诊断，明确用药目的：明确诊断是合理用药的前提，应尽量确认患者疾病的性质和病情严重的程度，并据此确定当前用药所要解决的问题，从而选择有针对性的药物和合适的剂量，制订适当的用药方案。

（2）制订详细规范的用药方案：要根据初步选定拟用药物的药效学和药动学知识，全面考虑可能影响该药作用的一切因素，扬长避短，详细规范制订包括用药剂量、给药途径、投药时间、疗程长短，以及是否联合用药等内容的用药方案，并严格执行。

（3）及时完善用药方案：用药过程中要认真执行已定的用药方案，随时仔细观察必要的指标和试验数据，判定药物的疗效和不良反应，并及时修订和完善原定的用药方案，包括在必要时采取新的措施。

（4）个体化：任何药物的作用都有两面性，既有治疗作用又有不良反应。不同患者可因其病情不同对药物作用的敏感性也不同。因此，用药方案要强调个体化。

（5）少而精：除必要的联合用药外，原则上应遵循"可用可不用的药物尽量不用"的原则，争取用最少的药物达到预期的目的。"少用药"并非考虑节约或经济问题，主要是要尽量减少药物对机体功能的不必要的干预和影响。

4. 合理用药的监管

（1）成立药事管理组：按照《医疗机构药事管理规定》的相关要求，社区卫生服务机构应成立药事管理组，药事管理组由药学、医务、护理、医院感染、临床科室等部门负责人和具有药师、医师以上专业技术职务任职资格人员组成。

药事管理组的职责包括审核制定本机构药事管理和药学工作规章制度，并监督实施；制订本机构药品处方集和基本用药供应目录；推动药物治疗相关临床诊疗指南和药物临床应用指导原则的制订与实施，监测、评估本机构药物使用情况，提出干预和改进措施，指导临床合理用药；分析、评估用药风险和药品不良反应、药品损害事件，并提供咨询与指导；建立药品遴选制度，审核本机构临床科室申请的新购入药品、调整药品品种或者供应企业和申报医院制剂等事宜；监督、指导麻醉药品、精神药品、医疗用毒性药品及放射性药品的临床使用与规范化管理；对医务人员进行有关药事管理法律法规、规章制度和合理用药知识教育培训；

向公众宣传安全用药知识。

（2）合理用药的监管方式：①合理用药可通过社区卫生服务机构的信息数据库对药品使用情况进行汇总统计，并结合当期处方、住院病历对监测数据进行综合评价分析，对发现的严重问题及时反馈至相关科室及医师。②定期抽查处方，重点检查处方诊断与用药适应证是否相符、药物搭配是否合理、是否超剂量用药等内容，对于严重的不合理处方行为予以及时处理。③对抗生素使用进行动态监测分析，对药物使用安全性、有效性和经济性进行监测、分析、评估，对不按抗菌药物使用指导原则使用药物的医师进行相应处理。④实施处方、医嘱点评，由药剂部门按照处方管理的相关规定对全科医生的处方进行定期点评，对不合理用药提出整改意见。

（3）合理用药的常用监测指标

1）每次就诊人均用药品种数 = 就诊用药品种数 ÷ 同期就诊人次。

2）每次就诊人均药费 = 就诊药物总费用 ÷ 同期就诊人次。

3）就诊使用抗菌药物的百分率 = 就诊使用抗菌药物人次 ÷ 同期就诊总人次 × 100%。

4）就诊使用注射药物的百分比 = 就诊使用注射药物人次 ÷ 同期就诊总人次 × 100%。

5）基本药物占处方用药的百分比 = 就诊用基本药物品种数 ÷ 同期就诊用药总品种数 × 100%。

视窗 13-2

合理用药健康教育核心信息

1. 合理用药是指安全、有效、经济地使用药物。优先使用基本药物是合理用药的重要措施。不合理用药会影响健康，甚至危及生命。

2. 用药要遵循能不用就不用、能少用就不多用，能口服不肌注、能肌注不输液的原则。

3. 购买药品要到合法的医疗机构和药店，注意区分处方药和非处方药，处方药必须凭执业医师处方购买。

4. 阅读药品说明书是正确用药的前提，特别要注意药物的禁忌、慎用、注意事项、不良反应和药物间的相互作用等事项。如有疑问要及时咨询药师或医生。

5. 处方药要严格遵医嘱，切勿擅自使用。特别是抗菌药物和激素类药物，不能自行调整用量或停用。

6. 任何药物都有不良反应，非处方药长期、大量使用也会导致不良后果。用药过程中如有不适要及时咨询医生或药师。

7. 孕期及哺乳期妇女用药要注意禁忌；儿童、老人和有肝脏、肾脏等方面疾病的患者，用药应谨慎，用药后要注意观察；从事驾驶、高空作业等特殊职业者要注意药物对工作的影响。

8. 药品存放要科学、妥善，防止因存放不当导致药物变质或失效；谨防儿童及精神异常者接触，一旦误服、误用，及时携带药品及包装就医。

9. 接种疫苗是预防一些传染病最有效、最经济的措施，国家免费提供一类疫苗。

10. 保健食品不能替代药品。

五、全科医疗中纠纷的预防与处理

(一)医疗纠纷

医疗纠纷(medical disputes)是指基于医疗行为,在医方(医疗机构)与患方(患者或者患者近亲属)之间产生的因对治疗方案与治疗结果有不同的认知而导致的纠纷等。医疗纠纷通常是由医疗过错和过失引起。医疗过失是医务人员在诊断护理过程中所存在的失误;医疗过错是指医务人员在诊疗护理等医疗活动中的过错。全科医疗服务中的医疗纠纷应遵循公平、公正、及时的原则依法处理。

(二)全科医疗纠纷的预防

社区卫生服务机构及其医务人员是防范医疗纠纷的主体。要做到:

1. 在诊疗活动中应当以患者为中心,加强人文关怀,严格遵守医疗卫生法律、法规、规章和诊疗相关规范、常规,恪守职业道德。

2. 制定并实施医疗质量安全管理制度,设置医疗服务质量监控部门或者配备专(兼)职人员,加强对诊断、治疗、护理、药事、检查等工作的规范化管理,优化服务流程,提高服务水平。

3. 依照有关法律、法规的规定,严格执行药品、医疗器械、消毒药剂、血液等的进货查验、保管等制度。禁止使用无合格证明文件、过期等不合格的药品、医疗器械、消毒药剂、血液等。

4. 在诊疗活动中应当向患者说明病情和医疗措施;对存在一定危险性、可能产生不良后果的特殊检查、特殊治疗的,全科医务人员应当及时向患者说明医疗风险、替代医疗方案等情况,并取得其书面同意;在患者处于昏迷等无法自主作出决定的状态或者病情不宜向患者说明等情形下,应当向患者的近亲属说明,并取得其书面同意。

5. 按照国务院卫生主管部门的规定,填写并妥善保管病历资料。因紧急抢救未能及时填写病历的,医务人员应当在抢救结束后 6h 内据实补记,并加以注明。任何单位和个人不得篡改、伪造、隐匿、毁灭或者抢夺病历资料。

6. 建立健全医患沟通机制,对患者在诊疗过程中提出的咨询、意见和建议,应当耐心解释、说明,并按照规定进行处理;对患者就诊疗行为提出的疑问,应当及时予以核实、自查,并指定有关人员与患者或者其近亲属沟通,如实说明情况。

7. 建立健全投诉接待制度,设置统一的投诉管理部门或者配备专(兼)职人员,在医疗机构显著位置公布医疗纠纷解决途径、程序和联系方式等,方便患者投诉或者咨询。

(三)全科医疗纠纷的处理

1. 全科医疗服务中发生医疗纠纷,医患双方解决纠纷的途径包括双方自愿协商、申请人民调解、申请行政调解、向人民法院提起诉讼、法律、法规规定的其他途径。

2. 社区卫生服务机构应当告知患者或者其近亲属的事项包括:解决医疗纠纷的合法途径,有关病历资料、现场实物封存和启封的规定,有关病历资料查阅、复制的规定。

3. 发生医疗纠纷需要封存、启封病历资料的,应当在医患双方在场的情况下进行,由社区卫生服务机构保管封存病历资料。社区卫生服务机构应当对封存的病历开列封存清单,由医患双方签字或者盖章,各执一份。

4. 发生重大医疗纠纷的,社区卫生服务机构应当按照规定向所在地县级以上地方人民政府卫生主管部门报告。

5. 任何单位和个人不得实施危害患者和医务人员人身安全、扰乱医疗秩序的行为。医疗纠纷中发生涉嫌违反治安管理行为或者犯罪行为的,社区卫生服务机构应当立即向所在地公安机关报案。

6. 协商解决医疗纠纷坚持自愿、合法、平等的原则,尊重当事人的权利,尊重客观事实。医患双方经协商达成一致的,应当签署书面和解协议书。

7. 医患双方通过人民调解的途径解决纠纷,需要进行医疗损害鉴定以明确责任。医患双方经人民调解达成一致的,医患双方应当签署调解协议书。

8. 医患双方申请医疗纠纷行政调解的,应当按规定向医疗纠纷发生地县级人民政府卫生主管部门提出申请。医患双方经调解达成一致的,应当签署调解协议书。

9. 发生医疗纠纷,当事人协商、调解不成的,可以依法向人民法院提起诉讼。当事人也可以直接向人民法院提起诉讼。

10. 发生医疗纠纷,需要赔偿的,赔付金额依照法律的规定确定。

第三节　家庭医生签约服务管理

我国的家庭医生通常是指在基层医疗机构与居民建立契约服务关系,旨在为签约居民提供全面有效的医疗保健服务和照顾的责任人。

一、家庭医生签约服务

家庭医生签约服务是指以人为中心,面向家庭和社区,以维护和促进整体健康为方向,以居民健康为导向,综合社区医生、乡村医生、全科医生、公卫人员等各类医疗卫生人员,有效整合基层卫生资源,通过与居民签订双向自愿的医疗卫生服务协议,为居民提供基本预防保健工作和常见病、多发病诊疗的科学、有效、合理的一种基层医疗卫生服务模式。家庭医生为签约服务第一责任人,以家庭医生为核心组成的签约服务团队为服务主体。

二、家庭医生签约服务对象

家庭医生签约服务对象主要为家庭医生团队所在基层医疗卫生机构服务区域内的常住人口,也可跨区域签约。现阶段,家庭医生签约服务重点人群包括:老年人、孕产妇、儿童、残疾人、贫困人口、计划生育特殊家庭成员以及高血压、糖尿病、结核病和严重精神障碍患者等。原则上每名家庭医生签约人数不超过 2 000 人。

三、家庭签约服务形式

我国主要以团队服务形式开展家庭医生签约服务。每个团队至少配备 1 名家庭医生、1 名护理人员,原则上由家庭医生担任团队负责人。家庭医生团队可根据居民健康需求和签约服务内容选配成员,包括但不限于:公共卫生医师(含助理公共卫生医师)、专科医师、药师、健康管理师、中医保健调理师、心理治疗师或心理咨询师、康复治疗师、团队助理、计生专干、社工、义工等。开展家庭医生签约服务的机构要建立健全家庭医生团队管理制度,明确团队工作流程、岗位职责、考核办法、绩效分配办法等。团队负责人负责本团队成员的任务分配、管理和考核。

四、家庭签约服务方式

原则上每位居民在签约周期内自愿选1个家庭医生团队签约。协议签订前，家庭医生应当充分告知签约居民约定的服务内容、方式、标准、期限和权利义务等信息；协议有效期原则上为1年；协议内容应当包括居民基本信息，家庭医生服务团队和所在机构基本信息、服务内容、方式、期限、费用，双方的责任、权利、义务以及协议的解约和续约情况等。签约团队需在签约期满前向签约居民告知续约事宜。服务期满后需续约、解约或更换家庭医生团队的，应当重新办理相应手续。

五、家庭医生签约服务内容

家庭医生团队在医疗机构执业登记和工作职责范围内，应当根据签约居民的健康需求，依法依约为其提供基础性和个性化签约服务。基础性签约服务包括基本医疗服务和基本公共卫生服务。个性化签约服务是在基础性签约服务的内容之外，根据居民差异化的健康需求制订针对性的服务内容。

1. 基本医疗服务　涵盖常见病和多发病的中西医诊治、合理用药、就医指导等。

2. 公共卫生服务　涵盖国家基本公共卫生服务项目和规定的其他公共卫生服务。

3. 健康管理服务　对签约居民开展健康状况评估，在评估的基础上制订健康管理计划，包括健康管理周期、健康指导内容、健康管理计划成效评估等，并在管理周期内依照计划开展健康指导服务等。

4. 健康教育与咨询服务　根据签约居民的健康需求、季节特点、疾病流行情况等，通过门诊服务、出诊服务、网络互动平台等途径，采取面对面、社交软件、电话等方式提供个性化健康教育和健康咨询等。

5. 优先预约服务　通过互联网信息平台预约、现场预约、社交软件预约等方式，家庭医生团队优先为签约居民提供本机构的专科科室预约、定期家庭医生门诊预约、预防接种以及其他健康服务的预约服务等。

6. 优先转诊服务　家庭医生团队要对接二级及以上医疗机构相关转诊负责人员，为签约居民开通绿色转诊通道，提供预留号源、床位等资源，优先为签约居民提供转诊服务。

7. 出诊服务　在有条件的地区，针对行动不便、符合条件且有需求的签约居民，家庭医生团队可在服务对象居住场所按规范提供可及的治疗、康复、护理、安宁疗护、健康指导及家庭病床等服务。

8. 药品配送与用药指导服务　有条件的地区，可为有实际需求的签约居民配送医嘱内药品，并给予用药指导服务。

9. 长期处方服务　家庭医生在保证用药安全的前提下，可为病情稳定、依从性较好的签约慢性病患者酌情增加单次配药量，延长配药周期，原则上可开具4~8周长期处方，但应当注明理由，并告知患者关于药品储存、用药指导、病情监测、不适随诊等用药安全信息。

10. 中医药"治未病"服务　根据签约居民的健康需求，在中医医师的指导下，提供中医健康教育、健康评估、健康干预等服务。

11. 各地因地制宜开展的其他服务。

家庭医生签约服务工作流程

1. 宣传 社区卫生服务机构及家庭医生团队通过多种渠道和宣传方式,向广大社区居民宣传和解释家庭医生式服务,充分告知并引导居民签订协议。

2. 签约 按照自愿原则,与愿意接受服务的社区居民签订家庭医生式服务协议书,并存放于健康档案中,共同履行协议条款。居民可根据自身健康需求,在全科医生建议下,选择适宜的服务项目。

3. 服务 按照协议约定,家庭医生团队履行各项服务承诺,对社区居民实施动态健康管理,并将各类服务详细内容记入健康档案、工作表格。根据签约社区居民主要健康问题和不同生命阶段需求,为其提供基本医疗服务、基本公共卫生服务以及个性化服务。

4. 评价 家庭医生团队为社区居民提供服务后,应及时掌握社区居民评价,根据社区居民反馈,对服务内容和服务质量进行不断改进及提高。

5. 总结 社区卫生服务机构及家庭医生团队需及时填报工作数据表格,并定期收集、上报工作动态,接受相关考核。

六、家庭医生签约服务运行管理

(一)签约服务管理机制

1. 合理确定签约服务费及分配机制 签约服务费是家庭医生团队与居民建立契约服务关系、在签约周期内履行相应的健康服务责任的费用,体现医务人员作为"健康守门人"和"费用守门人"的劳务价值。签约服务费可由医保基金、基本公共卫生服务经费和签约居民付费等分担。各地须依据实际情况,合理核算家庭医生签约服务费收费标准。签约服务费作为家庭医生团队所在社区卫生服务机构收入组成部分,按照"两个允许"的要求用于人员薪酬分配,体现多劳多得。原则上应当将不低于70%的签约服务费用于家庭医生团队,并根据服务数量、服务质量、居民满意度等考核结果进行合理分配。家庭医生在为签约居民提供基本医疗和基本公共卫生服务之外,按照签约服务全方位全过程健康服务的要求,签订协议,提供健康咨询,了解签约居民健康状况并实施健康干预、评估、管理,协调转诊、康复指导等服务所需劳务成本,由签约服务费予以补偿。

2. 构建智能化信息管理和交流平台 创建完善的区域医疗卫生信息平台,实现签约居民健康档案、电子病历、检验报告等信息共享和业务协同。加强二级及以上医疗机构对社区卫生服务机构的信息技术支撑,促进医联体内不同层级、不同类别医疗机构间的信息整合,逐步实现医联体内签约居民健康数据共建共享。充分利用智能化信息平台对签约服务数量、履约情况、居民满意率等进行管理、考核与评价,提高签约服务工作的管理效率。鼓励家庭医生利用网站、手机应用程序等媒介,为签约居民在线提供健康咨询、预约转诊、慢性病随访、健康管理、延伸处方等服务。

3. 建立居民反馈评价体系 建立以签约居民为主体的反馈评价体系,畅通居民监督渠道,引入便捷的服务反馈方式,及时处理签约居民的投诉与建议。居民反馈评价情况及时向社会公开,并作为家庭医生团队绩效考核的重要依据和居民选择家庭医生团队的重要参考。

4. 依法规范执业 家庭医生团队在开展诊疗活动过程中应严格遵守国家法律法规及政策的相关要求,禁止超出执业范围和使用非卫生技术人员从事诊疗工作,严禁使用未经批准使用的药品、消毒药剂和医疗器械。

（二）签约服务绩效考核

1. 建立定期考核机制 健全签约服务管理规范和签约服务评价考核指标体系,定期对家庭医生团队开展评价考核,鼓励家庭医生代表、签约居民代表以及社会代表参与。考核结果及时向社会公开,并与医保支付、基本公共卫生服务经费拨付以及团队和个人绩效分配挂钩。对于考核结果不合格、群众意见突出的家庭医生团队,建立相应惩处机制。

2. 签约服务主要绩效考核指标 社区卫生服务机构签约服务考核的核心指标包括签约对象数量与构成、服务质量、健康管理效果、签约居民基层就诊比例、居民满意度等。

家庭医生团队签约服务考核的核心指标包括家庭医生团队组成、服务对象的数量、履约率、续约率、服务数量、服务质量、签约居民满意度和团队成员满意度等。

（李伟明 白 蓉）

▋思 考 题 ▋

一、简答题

1. 全科医疗与社区卫生服务的相互关系?

2. 全科医疗中的患者安全管理包括哪些内容?

3. 如何进行抗菌药物临床应用的分级管理?

4. 现阶段我国的家庭医生包括哪些人员?

5. 家庭医生签约服务内容包括哪些?

二、案例分析题

在 2018 年 12 月第三届中国家庭健康大会上,江苏省沛县城南社区卫生服务中心主任李正勇和医生燕梦茹分别荣膺"守护百姓健康优秀院长"和"最美家庭医生"荣誉称号。2017 年,沛县城南社区卫生服务中心被评为江苏省家庭医生签约服务创新模式单位,并获得沛县家庭签约服务工作一等奖。在家庭医生签约服务上,该中心的家庭医生签约服务覆盖率、总人群签约率、重点人群签约率分别达到 100%、38.6% 和 79.1%,而菜单式签约、定制式服务和主动式履约,是城南社区卫生服务中心家庭医生签约服务的三大"法宝"。

问题: 为什么在家庭医生签约服务中采用三大"法宝"能取得良好成效?

第十四章 社区康复管理

> ## 案例 14-1
>
> **帮助小岳摆脱困境**
>
> 　　小岳今年36岁,自己创办了一家公司,虽然辛苦但效益还不错,他经常出差到各地拓展业务,家庭生活也很美满。然而一场意外的车祸却改变了他人生的轨迹。他住进了医院,积极治疗后,仍因脊髓受伤导致下肢瘫痪,他在出院后转入社区康复中心。面对后半生不得不坐在轮椅上度过的现实,他觉得万念俱灰,不知道自己的人生还有什么价值,将来还能做什么,也不知该怎样面对年轻的妻子和年幼的女儿。
>
> 　　**问题:** 1. 面对突如其来的变故,小岳的困境有哪些?
>
> 　　　　　　2. 针对小岳的情况,社区康复工作者应提供怎样的服务来帮助小岳摆脱困境?

第一节 概 述

　　社区康复是社区建设的重要组成部分,是实现"健康中国2030"战略的重要内容,是以城乡社区为基础,以解决广大残疾人的康复需求为前提,以政府支持和社会各界为保障,以实用康复技术为手段,积极动员康复对象及其家属参与,并已形成国际化发展趋势。

一、社区康复的产生与发展

(一)社区康复的概念

　　随着不同国家、地域乃至社区的政治、经济、文化以及人口结构的变化,人们对社区康复(community-based rehabilitation, CBR)的认识不断深入,其定义与内涵也不断更新与完善。根据国际上对社区康复所下定义,结合我国国情和社区康复实践,目前我国对社区康复的定义为:社区康复是社区建设的重要组成部分,是指在政府领导下,相关部门密切配合,社会力量广泛支持,残疾人及其亲友积极参与,采取社会化方式,使广大残疾人得到全面康复服务,以实现机会均等、充分参与社会生活的目标。

(二)国外社区康复的产生与发展

　　在20世纪70年代初期,一些发达国家发现,定位在家庭与社区水平的康复服务,可以弥补机构式康复的许多不足,如英国通过全民健康服务网络,由全科医师负责所辖区域中残疾人的康复服务,这种方式获得了很好的效果。1976年世界卫生组织提出一种新的、有效的、经济的康复服务途径,即社区康复;并相继初步规划出社区康复模式,制订了残疾人十年(1983—1992年)社区康复全球发展规划。1985年英国伦敦大学开设"社区康复计划与培训"课程,全球性培训和地区性培训工作得到了迅速发展。2003年在赫尔辛基召开的国际社区回顾与咨询大会,促进了社区康复项目的完成。2006年12月由联合国大会通过,并于2008年5月3日生效的《残疾人权利公约》要求各缔约国采取"加强和推广康复、适应性训练、辅助技术、援助与支持性服务以及以社区为基础的康复"。2014年第六十七次世界卫生大会通过了历史性的决议,颁布《世界卫生组织2014—2021年全球残疾问题行动计划:增进所有残疾人的健康》。2017年2月世界卫生组织在日内瓦召开了"康复2030:呼吁采取行动"的国际会议,强调康复服务不仅仅是单纯的康复治疗,还包括残疾预防、社会倡导、公共卫生宣传以及社区康复。

早期的社区康复的发展和变化较为缓慢,但进入21世纪以后,社区康复有了快速发展。目前,全球90多个国家在开展社区康复,社区康复已成为社区发展的一项综合策略。

(三)我国社区康复的产生与发展

我国1986年正式开展了社区康复工作,社区康复经历了四个阶段:

第一阶段(1986—1990年)起步阶段:1986年原卫生部在山东、吉林、广东三省和内蒙古自治区的城乡开展了社区康复试点,获得了示范性经验。

第二阶段(1991—1995年)试点阶段:国家在制定的《中国康复医学事业"八五"规划纲要要点》中明确规定了在此期间要逐步推广社区康复,把康复医疗落实到基层。其间,在全国62个区县进行了社区康复示范工作,示范地区残疾人康复服务覆盖率超过75%。

第三阶段(1996—2000年)推广阶段:我国的社区康复工作进入了采取社会化方式推进的阶段。确定了康复工作的目标是完善社会化的康复服务体系,以社区和家庭为重点,广泛开展康复训练,使残疾人普遍得到康复服务。

第四阶段(2001年至今)发展阶段:为适应残疾人康复事业的发展,国家制定了一系列中国残疾人事业发展纲要,出台了社区康复实施方案。在全国范围内普遍开展残疾人社区康复服务,保障残疾人基本服务需求,建立和完善以社区康复为基础、康复机构为骨干、残疾人家庭为依托的残疾人康复服务体系。

二、社区康复的目标与工作任务

(一)社区康复的目标

1. 通过因地制宜和经济有效的康复,尽可能改善身体功能,使其获得健康、教育、谋生及其社会层面的机会,以提高康复对象及其家庭的生活质量。

2. 创建无障碍社区,促进全民参与,保护康复对象的权利,促进社区康复作为社区包容性发展的策略。

3. 促进康复对象参与发展及决策过程,成为倡导者、决策者和公众意识改善者;促进康复对象及其家庭提高社会地位。

(二)社区康复的工作任务

1. 建立健全社区康复管理领导组织 在各级政府组织领导下,科学规划,统筹安排。社区康复工作是我国医疗卫生、社会保障计划的一部分,从中央到地方应该由卫生、民政和残联等部门共同合作建立起社会化的社区康复服务网络和社区康复各级领导小组。

2. 加强培训社区康复各类专业技术人员 在各级社区康复领导小组的领导下,不仅要重视全科医师的专业培训,还必须重视培训康复技术指导员(包括物理治疗、作业治疗、语言治疗、心理治疗等方面)和康复护理员、志愿者等,使他们具备社区康复工作的条件,掌握一定的康复技术,有效地帮助功能障碍者。

3. 完成社区康复的普查与评估工作 作为开展社区康复的基础,普查和功能评估十分重要。通过普查与评估,建立起康复对象的专门档案,为每一个功能障碍者制订个别化的康复治疗方案。

4. 建立社区康复场所 建立必要的社区康复场所并配备一定的康复设施是康复工作顺利开展的根本保证。针对不同康复对象,因时、因地、因人制宜,选用各种行之有效的康复措施,比如在社区卫生服务机构(中心或站)中的康复工作指导站、村(居委会)里的基层康复站或患者的家庭居所进行康复。

5. 设立社区康复机构 设立社区特殊康复机构,如建立特教班解决弱智儿童的教育问题,建立聋哑学校解决聋哑人的教育问题;开设残疾人再就业班解决伤残者学习新技术和再就业等问题。

6. 具备转诊中心功能,做好转介服务 急性伤病或术后的患者,生命体征一旦稳定,就应进行早期康复(即一级康复),随后在康复中心继续进行恢复期康复(即二级康复)。社区康复是社区层次上的三级康复服务;当社区全科医生或其他康复工作者发现功能障碍者需要转到专科医院或康复中心、综合医院的康复医学科求医时,社区康复部门同时又是转诊中心,应及时把这些患者转诊出去,并随时接诊那些从专科、综合医院或康复中心转来的患者。

7. 营造助残的良好社会风气 尊重、关心、扶持和帮助需要康复的对象,并采取多种实际措施,形成一个和谐的社会环境,努力营造社区乃至全社会范围内的助残良好社会风气。

三、社区康复的原则

社区康复是针对病、伤、残者的功能障碍,以提高和恢复其功能水平为目的,为实现他们重返社会的目标创造基本条件。其主要运用康复评定、康复治疗、康复护理技术和心理 - 社会学等方法,着眼于残疾的预防和功能的改善,达到康复的总目标。

1. 功能训练 康复医学着眼于残疾的预防和功能的恢复。康复医学与临床医学在功能恢复训练内容有所不同:康复医学处理的问题主要不是症状,而是功能障碍,其着眼点首先是对病、伤、残者的功能训练。康复医学是从满足个体生活、家庭生活、社会生活、职业需要的水平来看待功能活动的重建。

2. 全面康复 全面康复即整体康复的原则,从生理上、心理上、职业和社会的功能上,对病伤残者进行全面而综合性的康复,包括医学康复、教育康复、职业康复、社会康复,使病伤残者克服身体、心理、精神、语言、家庭、教育、职业、社会等身心和社会功能诸多方面障碍,是使康复对象能进行正常的日常活动、家庭生活以及社会活动功能。

3. 改善生活质量 个体的健康状况,职业和工作状况,经济状况,婚姻、家庭及居住环境状况,业余休闲生活状况,参与社会政治、经济、文化和家庭生活状况,以及个人对生活的心理感受等都是生活质量主要方面。康复的早期介入对于预防患者可能出现的诸多并发症起到关键作用,通过康复治疗带动全面康复,从而改善患者的生活质量,促使患者重新与社会结合。

4. 重返社会 康复医学最重要的目的就是使康复对象改善功能,逐步适应社会环境,同时又要对生活和工作环境做必要的改变,使之适应康复后的功能状况,以便使康复对象作为社会上的一个成员,重新参加社会生活,分享社会福利,履行社会职责。残疾者和功能障碍者应具备六项基本能力,才能参与社会生活、履行社会职责,包括:①有辨人、辨时、辨向的意识能力。②个人生活能自理能力。③行动(步行或借助于工具)能力。④家务劳动能力。⑤社交活动能力。⑥就业能力。

四、社区康复的对象

对于急性伤病后及术后患者,只要急性伤病后及术后患者在其早期、恢复期和后遗症期存在功能障碍,就需要对其进行康复。早期康复主要在专科或综合性医院住院进行,恢复期和后遗症期康复则主要在出院后的康复中心内进行或以社区康复方式进行。社区康复的对象十分广泛,主要包括:

1. 各类残疾者 社区内的残疾,如肢体残疾、视力残疾、听力残疾、智力残疾、精神残疾、脏器残疾等。

2. 各种慢性病患者 慢性病患者长期处于一种迁延的慢性病理状态,病程缓慢进展或反复发作使患者相应的脏器与器官出现功能障碍甚至加重病情。对慢性病患者的康复治疗不仅能够帮其恢复功能,同时也有助于防止原发病的进一步发展。

3. 年老体弱者 老年人经历着一个逐渐衰老的过程,器官功能不断呈现退化,机体功能衰退十分明显。其中的老年体弱者的功能障碍影响其健康生活,需要社区康复予以帮助使其保持其良好的功能状态。

五、社区康复的内容

1. 康复预防(rehabilitation prevention) 即残疾预防,亦称康复预防学,主要研究引起残疾或功能障碍的原因、流行特征以及应采取的预防措施,防止残疾及功能障碍的发生、发展并尽可能地保护和恢复机体的功能。

康复预防分为三级:一级预防指通过各种有效措施预防能导致残疾及功能障碍的各种疾病、损伤损害、出生缺陷、精神创伤等残损的发生;二级预防指病伤发生后,早发现、早诊断、早治疗,促进伤病好转并预防控制病伤所引起的功能障碍和残疾的发生,将病损的影响控制在最低水平;三级预防指虽然病伤已造成残疾,但应积极进行功能康复,防止失能加重,做到人残功能不残,避免残损残能转化为残障。有计划地开展残疾预防工作,宣传、普及母婴保健和预防残疾的知识,建立健全出生缺陷预防和早期发现、早期治疗机制,针对遗传、疾病、药物、事故、灾害、环境污染和其他致残因素,采取措施,预防残疾的发生,减轻残疾程度。

2. 康复评定(rehabilitation assessment) 是客观、准确地检查、判断功能障碍的性质、部位、范围、程度,确定尚存的代偿能力情况,估计功能障碍的发展、转归和预后,找出康复目标,制订出可行的康复治疗措施,判定康复治疗效果,决定康复治疗后患者回归及去向的过程。康复评定是康复医学的重要组成部分,是康复治疗的基础。

3. 康复治疗(rehabilitation treatment) 是康复医学的重要内容,是使患者身心健康和功能恢复的重要手段。康复治疗包括物理治疗、作业治疗、心理治疗、言语治疗、康复工程以及传统康复治疗等内容。

第二节 社区康复管理

一、社区康复管理的概念

社区康复管理（community-based rehabilitation management）是指以社区为工作平台,依靠多方力量,包括卫生、教育、劳动人事、民政和社会服务等政府部门、社区群众和团体、康复对象及其家庭联合起来,通力合作与协调,充分利用社区资源,实施简便易行、经济适用的基本康复服务,让康复对象回归社会的过程。

二、社区康复组织管理

社区康复的开展依赖于健全的网络化结构。社区康复的组织结构是政府领导下的医疗保健网与民政部门、残疾人联合会密切协作的组合,建立三级社区康复工作网络。

三级组织结构的第一级是县（区）级社区康复领导小组,由县（区）级卫生行政部门、民政部门、医疗保障部门以及残联代表组成;第二级是乡镇（街道）级社区康复工作指导站,由乡镇（街道）卫生科、民政科、卫生服务中心全科医生代表、医疗保障局代表和残联代表共同组成指导站。指导站可附设在社区卫生服务中心内;第三级是村（居委会）级社区基层康复站,由村（居委会）范围的全科医生、护理人员或康复治疗师参与成立社区基层康复站,可以附设在村（居委会）的社区卫生服务站内。

社区康复组织的主要职责是:制订本区域的康复工作计划、组织社区康复工作的各种力量、组织并管理社区康复资源、负责社区康复专业技术人员的培训和提高、计划与筹措康复资金等。

三、社区康复服务流程

在社区康复服务中,社区康复工作者应根据康复对象的病因、障碍点、康复目标制订出有效、切实可行的个体化康复服务项目,社区康复的服务流程如图 14-1 所示。

四、社区康复工作原则

1. 以残疾人的基本需求为重点 社区康复组织应从残疾人基本康复需求出发,兼顾多样性康复需求,围绕覆盖面广、时效性强、残疾人迫切需求的康复项目开展工作。

2. 坚持政府主导和社会参与相结合的社会化工作方式 政府在社区康复工作中发挥主导作用,各有关部门各负其责,密切配合、齐抓共管;鼓励和引导社会力量广泛参与,共同推进残疾人康复工作。

3. 实施重点工程与提供普遍服务相结合 推行社区与家庭康复,推广实用、易行的康复方法,普及康复服务,使残疾人普遍得到康复服务。

4. 因地制宜,开拓创新 结合本地实际情况开展工作。拓展康复内容,增加服务项目,注重高新技术在康复领域的应用,提高服务能力和水平。

```
                    康复对象
                       ↓
                  社区康复中心
                       ↓
                  康复需求调查
                       ↓
                  康复评估 ────────→ 康复转介
                       ↓
                确定康复服务对象
                       ↓
                制定康复服务计划
                       ↓
                建立康复服务档案
                       ↓
                实施康复服务 ←──────────────────────┐
```

| 医疗康复 | 职业康复 | 家庭康复 | 义工服务 | 康复护理 | 机构康复 | 辅具适配 | 心理疏导 | 亲友指导 | 知识普及 | 康复咨询 |

```
                康复服务效果评估
                       ↓
        ┌──────────────┴──────────────┐
  回归家庭,融入社会          重新康复评估,调整康复服务计划 ──┘
```

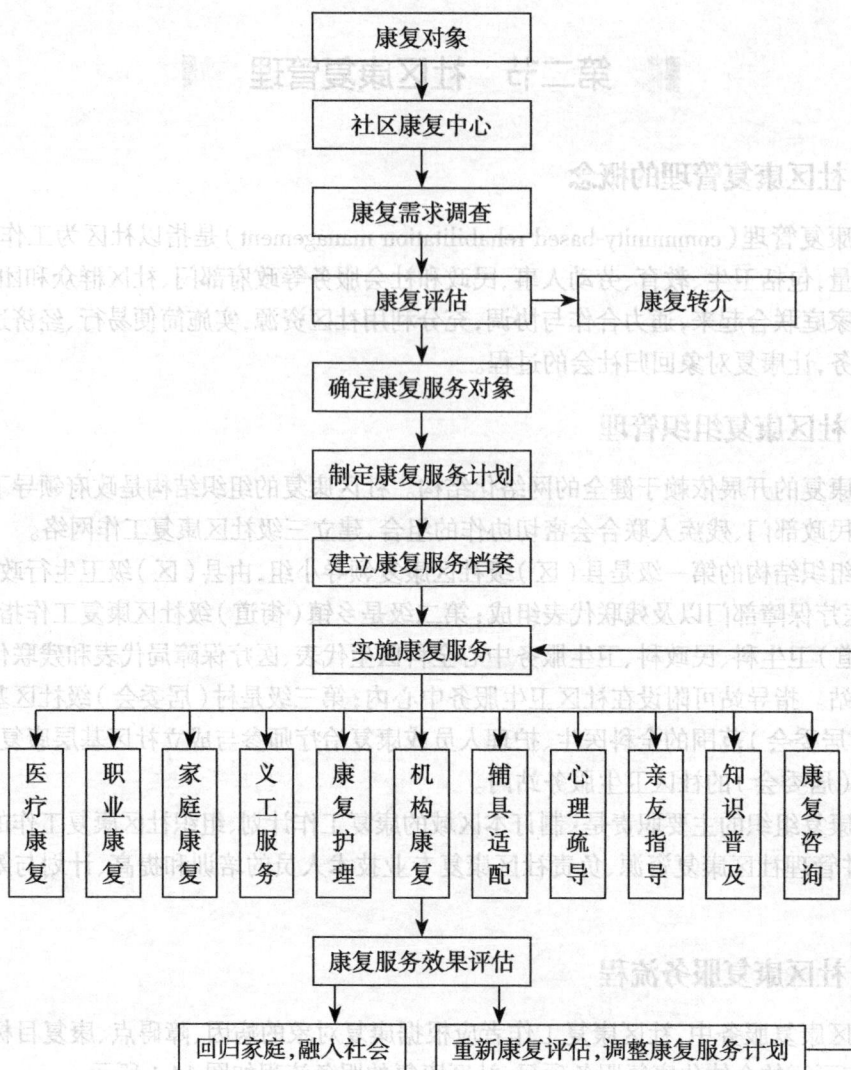

图 14-1　社区康复服务流程图

五、社区康复工作的服务模式

我国地域辽阔人口众多,地区间、城乡间发展不平衡,因此推行不同形式的社区康复服务模式,有利于本地区社区康复工作的开展。

1. 社区服务保障模式　这种模式是由民政部门负责,以民政部门为主,综合本地区各种资源,对社区内功能障碍对象实施收容和康复的服务保障模式。这种模式强调社会基本福利照顾与服务。

2. 社区卫生服务模式　这种模式是由卫生部门提供医学服务为主,即由本地区的社区卫生服务中心来指导本地社区的功能障碍者的康复。有条件的社区卫生服务中心可以设立若干张康复病床。

3. 家庭病床模式　是以医疗服务为主的服务模式。这种模式把家庭病床建立在患者家庭中,同时建立本地区内康复对象的病史档案,实行医护人员专业指导,开展家庭居所康复训练。

4. 社会化综合康复服务模式 这种模式是由政府起主导作用并动员社区内多种力量的综合康复服务模式。该模式综合了以上三种模式的优点,将医疗工作与康复工作紧密结合起来,充分发挥社区内全科医生的骨干作用,综合各种措施促进功能障碍者康复,并致力于患者的生活质量的提高和回归社会。这种模式比较适合我国国情,有利于社区康复的全面发展。

5. 区域性三级康复网络 这种模式是联合区域内三级体系医疗机构的康复医学科,建立的一种区域性、专业性、非营利性的康复医疗协作体系。目前,绝大部分的康复资源都集中在三级医院和部分二级医院,社区康复的资源十分薄弱,康复资源的分配不均匀,基层医院康复实力不足。同时,三级医疗体系之间联系不够紧密,双向转诊制度落实不彻底,导致大部分康复患者未能得到及时、规范、充足的康复治疗,出院后仍然存在不同程度的功能障碍。针对这些状况,构建有效的规范化区域性三级康复网络,整合区域内的康复资源,实现将规范化培训、规范化治疗以及规范化云平台管理体系综合统一,实现所有的项目在区域应用上的数据共享。同时,通过研发基于云计算技术的可穿戴式康复评定和训练系统,在各级医院康复科、社区康复中心和患者家中使用;以各类穿戴式传感器设备,帮助医生进行评定和康复治疗的同时,收集患者治疗及评定信息,提高区域内整体康复医疗水平。目前这种服务模式在不少地区开始试点。

六、社区康复评估

(一)评估的目的

社区康复评估是指采用一定的标准和方法,评定社区康复管理,社区康复项目或计划的目标、执行过程、效果以及可持续性发展。通过社区康复评估,确保康复对象能够在社区水平得到健康、教育、就业及社会参与各层面的服务,促进残疾人的社会融合,提高其生活质量。

1. 多角度评估项目的实施情况 从社区评估的结果可以看到不同群体对项目的评价,项目专家从专业角度对项目提出评价,项目实施机构从实施和管理项目的角度进行评估,项目受益群体可以对项目目标的实现提供最真实的评价。因此,社区康复评估可以从多角度了解到项目的实施情况,从而可以从不同方面对项目的继续实施进行调整。

2. 实现项目受益群体在项目中的全程参与 社区康复项目强调受益群体的参与,在项目前期准备的实施过程中,项目受益群体要参与其中,评估虽然不是从实现项目目标的角度进行评估,但他们可以对项目目标的实现提供最真实的评价。

3. 实现项目受益群体的能力建设 社区康复项目的目标之一,是提高项目受益群体的发展能力。通过社区康复评估,项目受益群体不仅对项目有了全面的了解和反思,他们在评估中还应该对项目的完善提出自己的建议,从而把项目受益群体从被动的受益者转化成主动的参与者,对他们的能力建设有很大帮助。

4. 保证社区康复的质量及可持续性 评估社区康复的管理、规划、策略和行动方案的合理性,社区康复实施效率和效果,可改善现有社区康复服务,提高社区康复服务的计划性、有效性、适用性及经济性,以确保其可持续发展。

5. 确保社区康复朝向包容性社区发展　评估社区康复相关者,包括社区政府职能部门、残疾人及其家庭成员、各类专业人员、社区居民等,对社区康复参与及接受程度,倡导社区康复理念,朝向包容性社区发展。

6. 促进社区康复的科学化管理　探索社区康复评估标准、评估方法,能促进社区康复的循证实践与科学化管理,为选择未来社区康复项目提供依据。

（二）评估的方法

由于社区康复项目呈现多样化,社区康复评估应遵循全面、客观、实用的原则,采用多种方法进行评估。

1. 数据调查与资料查阅　常采用问卷调查、访谈、查阅文献或报告等方式进行。从残疾人及其家庭、社区居民、其他社区项目、当地政府相关部门等收集资料信息。也可以查阅文献资料、社区康复工作人员和其他专业人员的活动及参与记录等资料信息,以获得基础资料数据,为社区康复的评估提供基本数据。

2. 个案访谈与焦点小组讨论　对社区康复项目涉及的主题、现象、反应、经验或问题等,以个案访谈或焦点小组的形式进行深入讨论,收集事实资料,取得正确的结论,并形成共识。

3. 实施调查与观察　通过实地访问、观察和现场调查等形式,对社区康复项目的实施、效果、影响等进行定量和定性评估,使社区康复的评估结果具有科学性、可信性。

（三）评估的内容

社区康复评估是一项综合性评估,根据社区康复项目发展的过程,评估可分为:

1. 社区康复管理的评估

（1）是否制定社区康复政策或策略:社区康复纳入政府工作目标及社区总体发展规划,各级政府制订的社区康复发展规划,真实反映残疾人及其家庭和社区的需求。并能惠及所有残疾人及其家庭。

（2）是否已建立社区康复网络:包括成立社区康复领导小组,设置专职、专人办事机构,成立包括残疾人及其家庭成员在内的社区康复协调小组,确保各部门、各方面角色清楚,责任明确,以及在不同阶段的参与和协调。

（3）是否已制定并履行各社区康复工作制度和工作人员职责:社区康复有关的专业人员与残疾人及其家庭成员形成伙伴关系,提供有秩序和高质量的服务,有效地使用现有资源,并维持社区康复项目。

（4）是否有社区康复经费支持:资金来源很重要。必要的社区政府财政预算拨款和其他用于社区康复项目的投资。保证社区康复项目稳定、长久发展,保障残疾人获得健康、教育、就业和社会参与层面的服务和机会。

（5）是否有社区康复资源中心。为残疾人及其家庭成员提供质量稳定的技术指导、支持和转介服务。

（6）是否有社区康复评估和监督的机制和措施。

2. 社区康复计划实施过程的评估

（1）在社区康复项目开始之前,是否进行了社区康复调查工作,完成一个恰当的情况分析。

（2）社区康复计划目标与成效是否明确,项目预算是否准确,资金来源是否可靠。

（3）社区康复活动或服务项目,如健康、教育、就业、社会等康复项目,是否及时开展;进展情况如何,其指标包括建档率、普及率、覆盖率、有效率等。

（4）社区康复培训情况如何,包括各级、各类社区康复工作人员培训情况,残疾人及其家庭成员能力培养情况等。

（5）残疾人和其他社区成员参与情况的评估。

（6）残疾预防、平等参与、包容性社区发展的倡导和宣传情况如何。

（7）信息数据系统的建立及完善情况。

3. 社区康复资源的评估

（1）可利用的社区资源有哪些:社区可利用的资源对社区康复的持续发展至关重要。社区资源包括资金、人力、场地、设施与设备等物质资源,也包括法规、政策、文化、环境、专家网络和残疾人互助网络等社会资源。

（2）社区资源是否满足社区康复项目的需要:评估社区资源如人力、场地、设施与设备等是否能满足所有康复对象的需要与需求。

4. 社区康复效果的评估　社区康复最佳效果应有益于整个社区,而不仅仅是康复对象。评价指标主要包括:社区成员对社区康复的认知与态度,社区康复对象心身功能有改善、明显改善、基本恢复的比率,社区康复对象及家属对社区康复的满意度,社区康复对促进包容性社区发展的影响等。

第三节　社区康复评定与康复治疗

视窗14-1

社区康复志愿者

社区康复志愿者包括残障者邻里、爱心专业人士等,他们通过接受培训和自身专业知识,在社区康复服务中为残障者提供支持。为保证社区康复志愿者发挥好预期的志愿服务作用,志愿者也应具备一些基本条件。包括具有为残障者服务的热情、熟悉残障与康复的基本知识、了解残障相关的法规政策、乐于奉献、不计回报、身体健康等。社区康复志愿者提供的服务可以分两种:一是专业性的服务,包括康复、医疗、教育、心理咨询等。这些志愿者通常为从事这些行业的专业人士在业余时间自愿、无偿地为残障人群提供服务。尽管服务是无偿的,但是仍强调和重视服务的专业性,确保受助者得到便利的专业的服务。二是生活性服务,包括生活帮扶、文体活动参与等。依据不同的年龄、残障者的不同身体状况,提供生活中基本的饮食起居、衣食住行等帮扶服务,改善残障者生活的基本状况,帮助残障者融入社会。志愿者工作作为保障社区康复发展的重要一环,需要得到社会公众的关注、理解和支持。

一、康复评定

康复评定是指用客观、量化的方法,有效和准确地评定康复对象功能障碍的种类、性质、部位、严重程度、发展趋势、预后和转归。康复评定是康复医学的重要组成部分,是实现康复目标和实施康复治疗的基础和前提。康复评定涵盖内容很多,主要包括身体形态评定、关节活动范围测量、肌力评定、肌张力评定、感觉评定、平衡评定、协调评定、步行评定、心血管评定、呼吸评定、疼痛评定、日常生活活动能力评定、心理评定以及社会功能等。本节主要介绍以下几种功能评定。

(一)肌张力评定

1. 肌张力的定义 肌张力(muscle tension)是指肌肉在静止松弛状态下的紧张度。肌张力是维持身体各种姿势以及正常运动的基础。肌张力是否正常主要取决于周围神经和中枢神经系统的支配情况。肌张力异常一般分为:肌张力增高(痉挛和僵硬)、肌张力低下(弛缓)和肌张力障碍。

2. 痉挛的评定 痉挛(convulsion)是指肌张力增高的一种形式,痉挛的程度受多种因素的影响,包括发病时间、评定环境、功能训练状况、患者情绪或伴发疾病等。

痉挛治疗的目的是促进运动模式最佳化,减轻肌肉挛缩与畸形,减轻疼痛,改善患者生活质量。目前临床上常用改良的 Ashworth 量表(modified Ashworthscale, MAS)对痉挛进行评定(表 14-1)。

表 14-1 改良的 Ashworth 痉挛评定量表

等级	评定标准
0	肌张力不增加,被动活动患侧肢体在整个范围内均无阻力。
1	肌张力轻度增加,被动活动患侧肢体时,在关节活动范围之末有轻微的阻力或突然出现卡住和释放。
1⁺	肌张力轻度增加,在关节活动后 50% 范围内出现突然卡住,在关节活动后 50% 范围内均匀较小阻力。
2	肌张力中度增加,在关节活动的大部分范围内有明显的阻力,但受累部分仍能比较容易进行被动活动。
3	肌张力显著增高,被动活动患侧肢体比较困难。
4	肌张力极度增加,患侧肢体不能被动活动,肢体僵硬于屈曲或伸展位。

(二)肌力评定

1. 肌力的定义 肌力(myodynamia)是指机体随意运动时肌肉收缩的力量。肌力评定对骨骼、肌肉、神经系统病损,尤其是对周围神经系统病损的功能评定十分重要。

2. 常用的肌力评定方法

(1)徒手肌力检查:是指受检者按照检查者的指令在特定的体位下完成标准动作,检查者通过触摸肌腹、观察受检者完成动作以及肌肉对抗肢体自身重力和由检查者施加阻力的能力,评定所测肌肉或肌群最大自主收缩能力的方法。

(2)简单器械的肌力测试:在肌力较强(超过 3 级)时,为了进一步作较准确的定量评定,可用专门的器械进行测试。

1)握力测试:用握力计测试握力大小。握力计有多种型号,但用法和结果基本一致,握力大小以握力指数评定。握力正常值为大于 50。

2）捏力测试：用捏力计测试拇指与其他手指间的捏力大小。检测时调整好捏力计，用拇指分别与其他手指相对捏压握力计 2~3 次，取最大值。捏力正常值约为握力的 30%。

3）背肌力测试：用拉力计测定背肌力的大小，以拉力指数评定。拉力指数 = 拉力（kg）/ 体重（kg）× 100%。

4）四肢肌群的肌力测试：在标准姿势下通过钢丝绳与滑车装置牵拉固定的测力计，可测试四肢各组肌群（如腕、肩、踝的屈伸肌群及肩外展肌群）的肌力。

（3）等速肌力测试：肌肉收缩做功除对抗某种可变阻力外，所牵动的关节做等角速度圆弧运动。肌肉等速收缩所产生的肌力称为等速肌力。

（三）关节活动范围测定

关节活动范围（range of motion, ROM）是指关节运动时可达到的最大弧度。常以度数表示，亦称关节活动度。关节活动度是衡量一个关节运动量的尺度。

主动关节活动度关节运动是通过人体自身的主动随意运动而产生的运动弧。测量某一关节的 AROM 实际上是评定被检查者肌肉收缩力量对关节活动度的影响。

被动关节活动度关节运动是通过外力如康复治疗师的帮助而产生的运动弧。正常情况下，被动运动至终末时产生一种关节囊内的、不受随意运动控制的运动，因此 PROM 略大于 AROM。

测量工具有多种，如通用量角器、电子量角器、皮尺等。必要时可以拍 X 线片或用摄像机拍摄进行测量分析。皮尺用于特殊部位的测量，如脊柱活动度、手指活动度等。临床上最常采用量角器测量。量角器通过对关节的近端和远端骨运动弧度的测量而获得量化结果。

（四）平衡评定

1. 平衡的定义　平衡（balance）是指人体所处的一种稳定状态，当人体在运动或受到外力作用时，能自动调整并维持姿势稳定的一种能力。平衡是人体保持体位，完成起居动作和步行等日常生活动作的基本保证。评定人体维持身体稳定性的过程称平衡评定，包括静态平衡和动态平衡。

静态平衡是使身体或身体某一部位保持稳定状态，需要肌肉的等长收缩。例如坐或立位等姿势时保持稳定状态的能力；动态平衡需要不断地调整姿势并维持新的平衡状态，需要肌肉的等张收缩。动态平衡包括自动动态平衡和他动动态平衡。

2. 评定方法

（1）观察法：观察法简单易行，不需要特殊设备，但缺乏量化指标，只能对患者的平衡功能进行简单的定性评定，敏感度及准确性不高，常用方法有 Romberg 法，又称为"闭目直立检查法"以及强化 Romberg 检查法。

（2）量表法：属于主观评定，是指用特定量表对平衡功能进行定量评定，使用方便，有良好的信度和效度。目前常用的量表主要有 Berg 平衡量表（Berg balance scale）、Brunel 平衡量表以及 Fugl-Meyer 平衡反应测试量表等。

（3）平衡测试仪评定：也称计算机动态姿势图，评定项目包括静态平衡测试和动态平衡测试，是随着计算机的广泛应用而发展起来的一种测试方法，临床应用范围较广。常用的主要有平衡功能检测训练系统、计算机控制的重心平衡仪等。

（五）步行评定

步行评定是指针对受检者步行能力和状态以及对步行能力进行宏观分级，了解受检者能否在不同环境下步行的评定方式。包括步行能力评定以及步态分析。

1. 步行能力 步行能力评定常根据步行能力分级量表对受检者进行相应的评估,步行能力可以分为不能步行、治疗性步行、家庭性步行以及社区性步行4个级别。

2. 步态分析 步态是指人类步行的行为特征。正常步态依赖于中枢神经系统、周围神经系统和运动系统的协调运作,四肢、躯干、神经调节系统或某些全身性的疾病都能影响步态。步态分析是通过运动学和生物力学的手段,针对人体步态的特征,判断异常原因、程度及影响因素的一种方法,为制订针对性的康复治疗方案提供依据。常用目测分析以及足印法进行评定。目测分析是指观察受检者的站立姿势、步态的总体状况、识别步行周期的时相与分期及其特点、观察髋关节运动、骨盆运动及身体重心。足印法是指对受检者的行走距离、左右步长、步宽、步频以及步行速度等进行测量,以定量分析受检者步态。

(六)疼痛评定

疼痛是一种不愉快的感觉和对实际或潜在的组织损伤刺激所引起的情绪反应。疼痛评定指在疼痛治疗前及过程中利用一定的方法测定和评价受检者的疼痛强度及性质的方法。主要评定方法有:

1. 压力测痛法 压力测痛法是指给予一定外力作用于人体皮肤,听取受检者反应的方法。常用压力测痛仪根据给予受试部位皮肤的压力强度及反应剧烈程度,以判断疼痛的性质与程度。

2. 视觉模拟评分法 指用线段的长短来表示疼痛程度的测量方法。

3. 疼痛量表测试 疼痛测试是应用特定的问卷方式判断疼痛程度及性质的方法。常采用麦吉尔疼痛问卷测量,包括四个部分:第一部分为疼痛定级指数;第二部分为现在疼痛强度;第三部分为对疼痛的表现;第四部分为疼痛情况和持续时间,以测量受检者疼痛程度及对疼痛的态度。

(七)日常生活活动能力评定

日常生活活动(activities daily living, ADL)指人们为了独立满足生活而每天必须反复进行的、最基本的、具有共性的一系列活动,包括衣、食、住、行、个人卫生、独立的社区活动等方面的内容。进行 ADL 评定是确定康复目标、制订康复计划、选择治疗与训练措施、评估康复疗效的依据。主要包括以下几种方法:

1. Barthel 指数评定 Barthel 指数包括 10 项内容,根据是否需要帮助及其帮助程度分为 0、5、10、15 分四个功能等级,总分为 100 分。得分越高,独立性越强,依赖性越小。如果患者不能达到项目中规定的标准时,给 0 分。60 分以上提示患者生活基本可以自理,60~40 分者生活需要帮助,40~20 分者生活需要很大帮助,20 分以下者生活完全需要帮助。Barthel指数 40 分以上者康复治疗的效益最大。

2. 功能独立性测量(functional independence measurement,FIM) 是分析判断康复疗效的一个有力指标。FIM 不但评定由于运动机能损伤而致的 ADL 能力障碍,而且也评定认知功能障碍对于日常生活的影响。FIM 包括 6 个方面,共 18 项,其中包括 13 项运动性 ADL 和 5 项认知性 ADL。评分采用 7 分制,即每一项最高分为 7 分,最低分为 1 分。总分最高分为 126 分,最低分 18 分。得分的高低根据患者独立的程度、对于辅助器具或辅助设备的需求以及他人给予帮助的量为依据,得分越低功能独立性越差。

(八)心理评定

心理评定是指运用标准化心理测量工具对测评对象的心理状况、心理特征、心理活动及行为进行定性与定量描述的过程。主要包括以下几个方面：

1. 认知功能评定　认知功能包括时间与地点的定向、理解力、抽象思维、注意力、记忆力以及解决问题的能力等，它们是个体完成各种活动所需要的基本能力。认知功能障碍常常发生于特定的疾病或疾病的特定阶段，以及到达一定年龄的老年人。主要评定工具包括简易精神状态量表、韦氏记忆量表、标准化成套记忆测验等。

2. 情绪评定　情绪是个体感知外界事物后产生的一种体验，包括正性情绪如愉快、兴奋、满足和自豪等，以及负性情绪如抑郁、焦虑、恐惧、紧张等。情绪与健康密切相关，几乎每个人的生活都受情绪的影响和控制，在一定程度上情绪左右了人们的生活和命运。主要评定工具有汉密尔顿抑郁量表（Hamilton depression scale，HAMD）和汉密尔顿抑郁量表（Hamilton anxiety scale，HAMA）。

二、社区康复治疗

社区康复治疗（community rehabilitation therapy）是根据康复对象的功能障碍状况及康复需求，依托基层卫生机构及其他医疗康复机构，采取直接服务、家庭病床和入户指导等形式，为康复对象提供适宜康复技术。下面主要介绍几种适宜康复技术。

（一）运动疗法

运动疗法属于物理治疗的范畴，是根据患者的疾病特点、临床表现及功能状况，以徒手或借助器械，通过主动或被动运动的方式以改善局部或整体功能，提高身体素质的治疗方法。

1. 运动疗法的种类　运动疗法按治疗作用部位可以分为整体运动和局部运动；按能量消耗分为放松性运动、力量性运动和耐力性运动；按治疗方式分为徒手运动、器械运动和水中运动；按完成动作的主动用力程度分为主动运动、被动运动、助力运动和抗阻运动；按肌肉收缩形式分为等长运动、等张运动和等速运动；按治疗作用分为改善关节活动度训练、增强肌力训练、增强耐力训练和改善平衡协调能力训练等。

2. 常用的运动疗法

（1）关节活动度训练：关节活动训练是用以维持和恢复关节活动范围的训练，是改善纤维性关节挛缩的常用方法。包括：①被动训练：患者完全不用力，仅依靠外力进行的训练。②主动训练：患者自身主动参与的活动。③助力训练：患者主动运动的同时，外力施加辅助力量。④牵张训练：通过对患者关节持续牵引来增加关节活动的训练，主要用于挛缩的关节。

注意事项：①患者应处于舒适的体位，穿宽松衣服，暴露治疗部位。②操作要缓慢、轻柔、有节律，注意患者的疼痛反应，避免过度牵拉。③治疗应合理控制力度，一般应以治疗中关节周围软组织有明显牵拉感，治疗后略感酸胀为宜。④避免牵拉情况：骨折不能受力之前、牵拉时有明显的骨性抵抗、炎症急性渗出期。

（2）肌力增强训练：增强肌肉或肌群随意收缩产生最大力量的练习称为肌力训练。增强肌力训练的方法很多，主要包括：被动运动训练、助力运动训练、主动运动训练和抗阻运动训练。被动运动训练用于肌力评定为 0~1 级的患者；助力运动训练用于肌力评定为 1~2 级的患者；主动运动训练用于肌力评定为 2~3 级的患者；抗阻运动训练用于肌力评定为 4~5 级的患者。

注意事项：①选择适当的训练方法。②防止过度疲劳和疼痛。③合理调整训练阻力。

④防止出现心血管反应。

（3）增强耐力训练：增强耐力训练是全身大肌群参与的、以发展体力为主的、持续较长时间的周期性运动。因其能量代谢以有氧代谢为主，又称有氧训练。

常用方法有：散步、医疗步行、慢跑、骑自行车、登山、游泳、跳绳等。

（4）平衡与协调训练：平衡训练是以恢复或改善身体平衡能力为目的的康复性训练，应从最稳定的体位开始，逐步发展到最不稳定的体位，从静态平衡进展到动态平衡，逐步增大平衡难度。具体方法：逐渐减小支撑面和提高重心；在保持稳定的前提下逐步增加头、颈、躯干以及四肢的运动；从睁眼活动逐步过渡到闭眼活动。

协调训练是为了改善患者对主动运动的控制能力，恢复动作的协调性和精确性，提高其动作质量。其方法大体上分为：双侧上肢交替运动；双侧下肢交替运动；定位、方向性活动；全身协调性运动；水中运动；本体感觉促进技术等。

（5）步行训练：步行训练的方法包括行走前垫上训练、平衡杠训练、室内活动训练和室外活动训练。行走前垫上训练是为了增强患者肌肉力量、改善关节活动度和协调能力、促进本体反馈、发展平衡的能力；平衡杠训练是为了训练患者重心转移、平衡及站立的能力；室内活动训练是患者在使用辅助器械的情况下，训练其上下台阶、转动房门、跨越门槛及跌倒时自我保护等的能力；室外活动训练是在使用器械的情况下，训练患者在不平坦的路面上行走、上下车辆及横穿街道的能力。

（6）神经发育疗法：也称促通技术，是以神经解剖学、生理学和神经发育学为理论基础，应用促进正常运动形式，抑制异常的姿势和动作模式的方法，以提高运动控制能力，改善中枢神经病损者功能障碍的康复训练技术，主要用于各类神经性瘫痪，如偏瘫、小儿脑瘫以及精神发育迟滞等疾病的治疗。

（7）运动再学习方法：运动再学习方法是以生物力学、运动科学、神经科学、行为科学等为理论基础，分析运动障碍的问题及训练过程，按照科学的运动学习方法对患者进行再训练，以恢复其运动功能的方法。

运动再学习的训练方法包括：上肢和手的功能训练、口面部功能训练、仰卧到床边坐起功能训练、坐位平衡功能训练、站起和坐下功能训练、站立平衡功能训练以及行走功能训练等。

（8）矫形器的应用：矫形器是用于人体四肢及躯干的某些部位，通过力的作用，预防、矫正畸形，治疗骨关节及神经肌肉疾患并补偿其功能的器械。用于上肢的称为夹板，用在躯干和下肢的称为支具。

应用上肢矫形器的目的是保持肢体的功能位，预防和矫正肢体畸形，提供助力以帮助无力肌运动，控制关节活动范围，以保护肌腱修复和关节的愈合；应用下肢矫形器的作用是预防或矫正畸形，支撑体重，辅助或替代肢体的功能，也可用于骨折及关节损伤的治疗。

3. 社区运动疗法常用设备 ①基本设备：如平衡杠、功能牵引网架及附件、BOBATH训练球以及姿势矫正镜等。②肌力训练设备：如沙袋、实心球、拉力器、股四头肌训练器、多功能肌力训练器等。③关节训练设备：如滑轮吊环训练器、肩关节旋转训练器、踝关节矫正站立板等。④平衡站立训练设备：如平衡训练器、训练用直立平台、站立架、液压式踏步器等。⑤增强耐力设备：如训练用功率自行车、医用活动平板等。⑥牵引设备：如颈椎牵引装置、腰椎牵引床等。

（二）物理因子疗法

物理因子疗法是指通过利用各种物理能量,包括电能、光能、热能、机械能等作用于机体,引起人体各种反应,借以促进、调节、维持或恢复各种生理功能,影响病理过程或克制病因,从而达到预防和治疗疾病的目的。物理因子治疗方法较多,主要包括电疗法、光疗法、磁疗法、超声波疗法、冷疗法、热疗法、压力疗法、肌电生物反馈疗法等。

1. 电疗法（electrotherapy） 电疗是指应用电能治疗人体疾病的方法。根据电流频率的不同,分为:低频电疗法、中频电疗法和高频电疗法,此外还有静电疗法和直流电疗法等。

（1）低频电疗法:应用频率为1 000Hz以下的脉冲电流治疗疾病的方法。包括感应电疗法、电兴奋疗法、经皮神经电刺激疗法、痉挛肌电刺激疗法、功能性电刺激疗法等。

（2）中频电疗法:应用频率为1~100kHz的脉冲电流治疗疾病的方法。目前临床常用的有等幅正弦中频电疗法（音频电疗法）、调制中频电疗法、音乐电疗法等。

（3）高频电疗法:应用频率为大于100kHz的高频电流作用于人体治疗疾病的方法。临床常用的有中波疗法、短波疗法、超短波疗法以及微波疗法。

2. 光疗法（phototherapy） 光疗法是利用日光或人工光线防治疾病和促进机体康复的方法。临床常用方法包括:

（1）红外线疗法:在光谱中波长为0.76~400μm波段称为红外线。用红外线照射人体治疗疾病的方法称为红外线法。红外线疗法的基础是温热效应,主要用于缓解肌痉挛、改善血运、镇痛等。常用于治疗亚急性及慢性损伤及炎症。

（2）紫外线疗法:是应用紫外线防治疾病的方法。主要产生光化学效应。

（3）激光疗法:是利用激光器发出的光进行治疗疾病的一种方法。目前被广泛应用于临床。

3. 冷疗法（cold therapy） 利用寒冷刺激作用于人体治疗疾病的方法称为冷疗法。

（1）治疗原理:冷刺激皮肤感受器,可使血管收缩,血流速度减慢,减少渗出,防止水肿。持续作用可降低感觉神经纤维的兴奋性,减轻疼痛,起到麻醉作用。

（2）治疗技术:主要有冷水浸浴、冰水冷敷、冰块按摩、冷气雾喷射、冷疗机治疗以及冷疗与其他疗法的联合应用等。

（3）临床应用:适应于软组织急性扭伤、肌肉痉挛、感染性炎症早期、关节炎急性期、骨关节术后肿痛、皮下出血、中暑等。禁忌证:血栓性闭塞性脉管炎、雷诺病、冷过敏者、高血压、感觉和运动神经障碍者、动脉硬化、肾病、心肺功能不全、老人、婴幼儿、恶病质者等。

（三）作业疗法

作业疗法（occupational therapy）是以恢复患者功能为目的,有针对性地从日常生活活动、职业劳动和认知活动中选择一些作业,对患者进行训练,以缓解症状和改善功能的一种治疗方法。

1. 作业活动功能及生活环境的评估

（1）运动方面:关节活动范围、肌张力、肌力、协调性、耐力等。

（2）感觉方面:视觉、听觉、痛觉、触觉、平衡觉、本体感觉等。

（3）智能方面:记忆力、注意力、判断力、抽象推理能力、理解力等。

（4）心理及社交方面:积极性、独立性、自尊心、人际关系等。

2. 作业疗法的适应证

（1）内科和老年病方面:脑血管意外的后遗症、关节疾患、老年性认知功能减退。

271

（2）骨科方面：骨关节损伤后遗症、手外伤、脊髓损伤、周围神经损伤。

（3）儿科方面：肢体残疾、发育缺陷、学习困难等。

（4）精神科方面：精神分裂症康复期、焦虑症、抑郁症等。

3. 作业疗法常用设备

（1）上肢功能训练设备：如升降 OT 桌、作业治疗凳、简易滑轮、橡皮泥、积木握力器。

（2）文体治疗用具：如围棋、象棋、篮球、排球、飞镖、折纸、书法、绘画用品等。

（3）认知训练设备：如拼图、积木、地图及计算机辅助认知训练系统等。

（4）日常生活活动训练设备：各类家具、家电、模拟厨房及厨具、卫生用具等。

（5）康复辅助器具：如系列轮椅、残疾车、助行架、各类自助具等。

（6）职前训练设备：如电脑、打印机、缝纫机、编织工具等。

4. 作业疗法注意事项

（1）必须由患者本人主动参与来完成。

（2）必须根据患者的具体情况因人而异。

（3）必须有人监护和指导，以保证安全。

（4）训练过程中密切观察患者反应。

（5）训练量适度，循序渐进。

（6）治疗中要定期评价。

5. 作业疗法操作程序 采集、分析患者资料→作业活动评定（初评）→作业活动影响因素评价→找出问题→选择作业活动→实施治疗→再评定（中评）→康复、回归社会（末评）。

6. 作业疗法实施训练 作业疗法的基本内容主要包括：日常生活活动训练、家务活动训练、工艺制作训练、辅助具配置和使用训练、假肢使用训练、园艺文娱训练、教育性技巧训练、就业前职业技能训练等。

（四）心理康复

心理康复（psychological rehabilitation）是运用系统的心理学理论与方法，从生物、心理、社会角度出发，通过对残疾人的心理诊断、治疗及训练，改善其认知功能、情感障碍及不良行为，使之正确对待残疾及其影响，最大限度地自尊、自信、自强、自立。心理康复是进行医疗等方面康复的前提条件，是在整个康复过程中需不断进行的重要工作。心理康复对于帮助残疾人恢复身体功能、克服障碍，以健康的心理状态平等地参与社会生活具有十分重要的意义。这种意义主要体现在以下三个方面：①残疾人由于身体或心理原因而可能出现人格变化，这种变化可能会伴随其后的人生历程。人格变化可能导致生活危机或其他心理危机，需要心理干预才能使患者面对现实和未来发展。因此心理康复扮演着重要的角色。②残疾人的一些生理功能异常或障碍如肌肉痉挛等也可以使用心理方法加以控制。③残疾人由于身体的损伤导致的障碍，如移动困难，活动不便或语言障碍等会产生情绪和其他一些心理变化，这些均需要心理康复保持健康。

心理康复主要包括以下几个方面：

1. 建立心理康复系统

（1）建立个体心理调节机制：心理康复的过程是让残疾者建立个体心理调节机制的过程，让残疾人通过接受系统的心理干预，逐渐适应生活、学习、家庭或者工作等方面发生的变化，主要面对出现的各种困难，并在此基础上形成一种积极的心理调节机制，以应付可能出现的各种心理问题,保持心理的健康。

（2）建立有关人员（同事或家属等）协助支持系统:残疾人生活在一定的群体之中,相关人员的态度对于其心理状态有着重要的影响,特别是家属、同事、病友等这样一些联系比较密切的人员的态度对于其心理状态的调节是十分重要的,因此,心理康复不仅要重视患者本身的心理及其变化,也要注意这些人员的心理辅导工作,让他们理解残疾造成的心理问题,并且要解除由于家庭与小团体中出现残疾患者而造成的心理压力,从而为残疾人的心理康复创造一种良好的心理氛围。

（3）建立专家协助支持机制:心理康复是一个长期的调节过程,残疾人在这个过程中要接受专家的指导与帮助,逐渐摆脱消极心理的影响,建立起积极的人生目标。心理医生是接受专门训练的人员,他们必须掌握心理咨询与治疗的理论与方法,拥有从事心理治疗的技能与临床经验,并且要有极为敏感的观察力与分析问题与解决问题的能力。心理治疗不同于其他临床医疗,有其特殊性的一面,只有经过专门训练的人员才能从事此项工作。

（4）建立社区辅助支持系统:残疾的康复过程常常是伴随残疾人一生的过程,当残疾人回到家庭与社会后,社区辅助系统的支持就显得非常重要了,要发挥社区中有关专家与相关人员的作用,在残疾人出现心理问题的时候,随时给予必要的支持与帮助,从而能够更好地为残疾者的心理康复提供保障。

2. 心理治疗方法　心理治疗是心理医生运用心理学的原则与方法,治疗患者的各种心理困扰,包括情绪、认知与行为等问题,多采用认知疗法、行为疗法、心灵重塑疗法、家庭治疗等方法进行干预性治疗,以解决残疾人所面对的心理障碍,减少焦虑、抑郁、恐慌等精神症状,改善患者的社会适应不良行为,建立良好的人际关系,促进人格的正常成长,较好地面对人生,面对生活和很好地适应社会。

（五）传统康复适宜技术

传统康复适宜技术通常是指安全有效、成本低廉、简便易学的中医药技术,又称"中医药适宜技术"。这些技术主要包括针灸、拔罐、推拿、饮食康复疗法以及传统运动疗法等。

1. 推拿疗法　推拿又称按摩,是指在中医基础理论的指导下,用手、肘、膝、足或器械等通过一定的方法作用于人体表面特定部位或穴位来防治疾病的方法。通过调节神经系统的兴奋性,改善血液和淋巴循环,促进机体功能,松懈粘连和挛缩的组织,促进组织修复,改善关节活动范围,缓解疼痛,消除肌肉疲劳,并可整复脱位的关节、椎间盘和肌腱。推拿疗法在临床上主要用于治疗扭伤、关节脱位、腰肌劳损、肌肉萎缩、头痛、坐骨神经痛、四肢关节痛、风湿性关节炎、关节强直症、消化不良症、胃炎、失眠以及妇女痛经等。

2. 针灸疗法　是采用针刺或艾灸刺激人体经络和穴位,调整人体脏腑功能来防治疾病的方法。常用的针灸疗法,包括针刺法、灸法和其他针法。针刺疗法是治疗瘫痪首选和推崇的方法,它具有方便、安全、见效快、经济、成功率高的特点,并可反复使用。

3. 拔罐疗法　是一种以杯罐作工具,借热力排去其中的空气产生负压,使其吸着于皮肤,利用机械刺激作用、负压效应、温热作用从而达到活血通络、驱寒除湿而治疗疾病的方法。

4. 饮食康复疗法　又称"食疗"、食治,是利用食物影响机体各方面的功能,治疗或预防疾病的一种方法。在中医基础理论的指导下,根据食物的性味、归经、功效,针对不同患者的体质,选取有治疗或保健意义的食物或食物与药物搭配的药膳,按照饮食调理的原则,促进机体康复。

5. 传统运动疗法　是指运用传统的运动方式,如太极拳、八段锦、五禽戏、气功等来进行锻炼,以活动筋骨、疏通气血、调节气息,来畅通经络、调和脏腑、增强体质,从而达到治病强身的方法。

第四节　常见疾病社区康复

一、脑卒中的社区康复

脑卒中(stroke),又称脑血管意外或中风,是指一组起病急骤的脑部血液循环障碍,常伴有神经系统局限性功能改变。脑卒中是神经系统的多发病和常见病,主要病理过程为脑梗死、脑出血和蛛网膜下腔出血。脑卒中大多发生于中老年人。资料显示,目前我国约有 700 万脑卒中患者,每年因脑卒中死亡人数达 150 万,大约三分之二的脑卒中患者留下残疾需要接受康复治疗,而其中存活者复发达 25%,脑卒中成为我国第一大致残性疾病。脑卒中引起的功能障碍主要表现在运动、感觉、认知、言语、情绪等方面,不同程度影响患者独立生活及工作的能力,增加了社会及家庭的负担。

(一)康复目标

利用现有的社区资源,根据患者的意愿,在充分评定的基础上,采用全面康复的有效措施,使患者更加自如地使用患侧,防止功能退化,通过训练更好地掌握各种家庭日常生活能力,争取达到最大限度的生活自理,提高生活质量,使患者回归家庭、社会及工作。

(二)康复评定

脑卒中患者的社区康复评定应根据患者病情的特点,围绕家属与患者的意愿来展开,确定问题的所在以及需要解决的问题,从而制订相应的康复计划。康复评定主要包括以下几方面。

1. 一般情况的评定　包括全身状况、体质、既往体重、并发症、病史、主要脏器功能状况等的评定。

2. 运动功能的评定　可采用 Brunnstrom 法评估患者上肢、下肢及手的恢复阶段,为下一步制订治疗计划提供依据。

3. 日常生活活动能力评定　脑卒中患者由于运动、平衡、认知等功能障碍,往往导致日常生活自理能力障碍。因此,应对患者日常生活活动能力进行评定,采用日常生活活动能力量表评定。

4. 言语以及吞咽状况评定　有言语与吞咽障碍者应对其功能状况进行评定。

5. 心理评定　主要包括情绪状况、认知功能、个人以及家属意愿、社会支持等评定。

6. 康复预后的评定　主要包括脑卒中患者偏瘫后手功能恢复以及步行功能恢复的预测。

(三)康复治疗

脑卒中社区康复主要是指脑卒中恢复后期及后遗症期康复。患者多回到社区或家中进行康复。主要康复措施包括如下:

1. 卧床患者的护理技术　包括正确的体位摆放、合适的体位变换等。

2. 转移方法　包括正确使用帮助患者从床上转移到椅子或轮椅的方法、帮助患者站起来的方法等。

3. 日常生活自理能力的训练 包括穿脱衣、洗脸、刷牙、进食、练习写字等各种训练。

4. 学习和使用代偿性技术 包括使用手杖、步行器、轮椅及支具等。

5. 物理因子疗法 可采用超声波治疗、紫外线照射、电刺激以及温泉浴等治疗方法,以改善患侧肢体功能,调节全身功能状况。

6. 传统康复治疗 如按摩、针刺疗法。

视窗 14-2

康复机器人

康复机器人是近年出现的一种新型医疗机器人,康复机器人分为康复训练机器人和辅助型康复机器人两种类型。其中,康复训练机器人的主要作用是帮助患者完成各种主、被动康复训练,能够将服务人员从长时间劳累的康复训练中解救出来,降低了服务人员劳动强度的同时,提高了患者进行康复训练的效果。如起坐康复训练、行走运动康复训练、上肢运动康复训练、足部运动康复训练等;辅助型康复机器人的主要作用是用来补偿患者退化的机体功能,帮助肢体运动障碍患者完成各种日常生活所需的运动,如智能假肢、助餐机器人、助行机器人等。康复机器人是机器人技术和康复工程的结合产物。20世纪中期是康复机器研究的初始阶段,当时人们就想尝试把康复机器人产业产品化,但是由于当时在机器人的结构设计、人机接口问题等方面的不完善,且单个机器人的造价过高,导致失败。到了20世纪末期的时候,工业比较发达的国家,如美国、英国等在康复机器人的研究技术方面得到了较快的发展,处于领先的地位。从20世纪90年代以后,全世界对康复机器人的研究进入了快速发展阶段,随着材料科学、生物电技术、计算机技术的迅速发展,研制出了很多高科技康复产品。康复机器人作为医疗机器人的一个重要分支,涉及机器人学、人机工程学、康复医学等诸多领域。康复机器人以康复医学理论为依据,针对不同的患者进行科学有效的康复训练,使患者的运动机能得到有效的恢复。

二、糖尿病的社区康复

糖尿病(diabetes mellitus)是由遗传和环境因素共同作用引起的一组以糖代谢紊乱为主要表现的临床综合征,是以血浆葡萄糖增高为特征的代谢内分泌疾病。糖尿病的基本特征是持续高血糖,典型的临床症状包括多尿、多饮、多食、体重减轻,即"三多一少"症状。我国绝大多数为 2 型糖尿病。糖尿病的最大危害是并发症,约 9% 的失明患者与糖尿病有关,35% 的糖尿病患者新发生终末期肾病,50% 的患者死于冠心病,2 型糖尿病中神经病变患病率比非糖尿病高 5 倍,在非创伤性截肢中糖尿病患者占 50% 以上。因此,在社区中广泛开展预防与康复工作,减少糖尿病的致死、致残率是十分重要的。

(一)康复目标

糖尿病本身不直接导致功能障碍,而是血管病变、神经病变和代谢异常导致的继发性功能障碍。其康复目标是改善糖尿病患者的胰岛素对抗,改善糖代谢和减低血糖,减轻或预防并发症,改善和提高生活质量,尽可能恢复理想的家庭和社会生活。

（二）康复评定

1. 一般情况评定 主要包括饮食、营养状况、既往体重、首发症状以及运动习惯等。

2. 糖代谢功能评定 包括血糖、尿糖、糖化血红蛋白测定,根据糖尿病监控标准评定血糖控制状况。

3. 运动耐力评定 目的在于发现潜在的心血管疾病、确定心肺功能及运动的危险性、制订运动强度,确保康复治疗过程的安全性。可采用的方法包括分级心电运动试验和 6min 步行试验等,同时还应在试验前后监测血糖,防止低血糖的发生。

4. 日常生活活动能力评定 糖尿病患者由于长期患病,常伴有运动功能、视力、感觉功能等障碍,往往导致日常生活自理和工作能力下降,因此,应对患者日常生活活动能力进行评定。

5. 心理评定 糖尿病是慢性、进行性疾病,到目前为止尚无根治手段,长期药物控制、动态监测血糖变化,尤其是出现并发症后活动耐力的下降以及工作能力的下降,导致糖尿病患者情绪不稳定,精神压力较大,患者的心理状况也会影响到血糖的控制和慢性并发症。因此,做好糖尿病患者的心理护理工作,消除顾虑,以达到理想的血糖控制水平十分重要。可采用抑郁量表、焦虑量表以及症状自评量表评定其心理状况。

6. 并发症相关评定 有并发症的患者可采用视力评定、感觉神经评定、步行能力评定等方法测评。

（三）康复治疗

糖尿病的社区康复治疗是以饮食疗法和运动疗法为基础的综合康复治疗。

1. 饮食疗法 主要通过控制总热量、合理摄入营养素、少食多餐、高纤维素饮食来调节。

2. 运动疗法 运动方法应依据个人爱好、身体状况以及运动能力来选择。可选择散步、骑车、跑步、爬楼梯、打球、有氧操等。运动强度必须控制在已确定的有效心率范围之内。运动时间可视患者身体条件不同逐渐延长。

3. 物理因子治疗 理疗具有调节神经内分泌系统、促进糖代谢、增强抵抗力以及改善全身状况等功能。可采用超声波治疗、紫外线照射、电刺激以及温泉浴等治疗方法。

4. 药物治疗 包括口服降糖药和胰岛素治疗。

5. 心理治疗 让患者学会正确对待自己的疾病,树立战胜疾病的信心,减少各种不良的心理刺激,有利于糖尿病的控制。常采用的方法有认知疗法、生物反馈疗法以及音乐疗法等。

三、慢性阻塞性肺疾病的社区康复

慢性阻塞性肺疾病(chronic obstructive pulmonary diseases, COPD)是一组以气流阻塞为特征的慢性呼吸系统疾病,包括慢性支气管炎、支气管哮喘、阻塞性肺气肿和肺源性心脏病。主要表现为咳嗽、咳痰、气短或呼吸困难,喘息和胸闷等症状。根据流行病学数据显示,目前,我国 20 岁以上成人的慢性阻塞性肺疾病患病率为 8.6%,40 岁以上为 13.7%,60 岁以上人群患病率已超过 27%,全国总患病人数约为 9 990 万,慢性阻塞性肺疾病已成为与原发性高血压、糖尿病"等量齐观"的最常见慢性疾病。加上人口老龄化、庞大的吸烟人群、不良生活习惯、空气污染等问题的长期存在,慢性阻塞性肺疾病的防控形式十分严峻。在我国,慢性阻塞性肺疾病呈现"四高"的特点,即"发病率高、致残率高、病死率高、疾病负担高",造成严重的公共卫生问题的同时,也给患者带来沉重的经济负担。

（一）康复目标

COPD 社区康复目标是充分利用社区优势，通过综合社区康复措施，最大限度地改善患者呼吸功能，提高日常生活活动能力，控制危险因素，改善预后，提高患者生活质量，使患者回归社会。

（二）康复评定

1. 一般情况评定　主要包括诱发因素、病程、心肺功能检查结果、每年发作情况、既往体重、既往治疗情况与效果、其他疾病史、目前存在的主要问题等。

2. 呼吸功能评定　包括呼吸困难评定和呼吸肌功能评定。

3. 支气管分泌物清除能力的评定　患者取坐位或卧位，要求患者咳嗽或辅助咳嗽，测定其最大呼气力，评定患者是否具有咳嗽排痰能力。

4. 运动功能评定　主要通过心肺运动试验、限时步行试验，如 6min 步行试验、自觉劳累分级等方法评定患者的运动功能。

5. 日常生活活动能力评定　COPD 患者由于长期患病，常伴有运动功能、心肺功能等障碍，往往导致日常生活自理下降，因此，应对患者日常生活活动能力进行评定。

6. 生活质量评定　可采用慢性呼吸系统问卷、西雅图阻塞性肺病问卷、肺功能状态和呼吸困难问卷等评定 COPD 患者生活质量。

7. 心理评定　COPD 患者在出现呼吸困难以及其他心肺功能障碍并发症时极易产生恐慌、焦虑、抑郁等情绪问题。可采用抑郁量表、焦虑量表评定其情绪问题。

（三）康复治疗

1. 呼吸训练　主要包括肌肉放松训练、缩唇呼气训练、腹式呼吸训练、胸背畸形的姿势训练、呼吸肌训练等方法，使 COPD 患者改善呼吸功能。

2. 气道廓清技术　包括体位引流技术、主动循环呼吸技术、咳嗽训练、胸部叩击以及震颤排痰技术等，其目的在于充分引流呼吸道分泌物，促使气道通畅，降低气流阻力，减少支气管和肺的感染。

3. 运动疗法　运动训练是肺康复的主要内容，包括心肺耐力训练、肌力训练等。运动训练能改善患者的运动能力、呼吸困难和生存质量。为保证康复效果，同时避免因运动不当造成损伤，运动训练应掌握适应证和禁忌证，并注意运动过程的监测，通常采用运动处方的形式进行，运动处方主要包括运动的方式、强度、类型、程序编排、频率及周期。

4. 传统治疗　主要包括按摩疗法、针灸、拔罐疗法、中药敷贴疗法、传统医疗体操等。

5. 心理及行为疗法　针对 COPD 患者出现的情绪问题，可采用心理咨询、娱乐疗法以及行为治疗等方法帮助患者克服负性情绪，积极应对疾病带来的不利影响。

四、颈椎病的社区康复

颈椎病（cervical spondylosis, CS）是颈椎椎间盘退行性改变及其继发病理改变累及其周围组织结构（神经根、脊髓、椎动脉、交感神经等），出现相应的临床表现。根据受累组织和结构的不同，颈椎病通常分为颈型（又称软组织型）、神经根型、脊髓型、椎动脉型、交感神经型以及其他型，具有两种及以上类型同时存在称为混合型。颈椎病是一种常见病和多发病，流行病学调查显示，我国颈椎病患病率达 20%，颈椎病的患病与其从事的职业有密切相关性，尤其以伏案工作的职业人群中颈椎病患病率最高。颈椎病主要好发于中老年人，伴随着生活节奏的加快、劳动职业的细化,人们工作生活方式的改变,电脑、手机及多种电子数码设备的进一步普及,颈椎病的患病呈现越来越低龄化的趋势,同时也给人们带来了躯体、心理和经济等方面的多重负担。脊髓型颈椎病是成人非创伤性脊髓损伤最常见的原因,亦是成人残疾的重要原因之一。因此,颈椎病社区康复治疗显得尤为重要。

（一）康复目标

颈椎病社区康复的目标是减轻或消除使神经、血管受压或刺激因素,解除肌肉痉挛,消除炎性水肿,改善局部血液循环和颈椎曲度及其稳定性,保持颈椎屈伸和旋转功能,尽量使康复对象恢复正常生理功能和工作能力,防止复发。

（二）康复评定

1. 一般情况评定 主要包括诱发因素、首发症状、病程、临床分型、合并症、其他疾病史、目前存在的主要问题等。

2. 功能状况评定 包括颈椎关节活动度评定、颈部肌力评定、颈椎病脊髓功能状态评定等。

3. 疼痛评定 可采用视觉模拟评分法、麦吉尔疼痛量表评定。

4. 日常生活活动能力评定 颈椎病患者常伴有日常生活活动受限。因此,应对患者日常生活活动能力进行评定。

5. 康复预后的评定 颈椎病的康复预后与其病理改变及诊断、康复治疗是否及时、正确密切相关,多数颈椎病患者预后良好,只有少数患者需要手术治疗。颈型颈椎病预后较好,但如继续增加颈部负荷,尤其颈部常有不良工作姿势和睡枕高度不合适,则有可能使病程延长或进一步发展。神经根型颈椎病及早治疗预后尚好,但病程较长,神经根已形成粘连者或骨质广泛增生者预后较差。椎动脉型颈椎病多发生于中年以后,对脑力的影响较严重,若及时治疗大多可通过非手术治疗而痊愈,症状较重者适于手术治疗。脊髓型颈椎病主要引起锥体束症状,表现为四肢瘫痪,如治疗不及时,由于脊髓长期受压继发变性改变者预后不佳。

（三）康复治疗

1. 牵引治疗 颈椎牵引是治疗颈椎病常用且有效的方法。牵引疗法适用于神经根型、脊髓型、椎动脉型和交感神经型颈椎病,尤其对神经根型效果较好。

颈椎牵引有持续牵引与间歇牵引,持续牵引以小重量（15kg 以内）进行较长时间牵引（20~30min）。间歇牵引以较大力间断地进行牵引。牵引的角度以患者感觉舒适并能减轻症状为准。牵引重量以能取得疗效,患者又能耐受为度。牵引量过大有可能造成肌肉、韧带、关节囊等软组织损伤,引起颞颌关节痛、牙痛、头痛等不适。牵引一般每日 1~2 次,每次10~30min,需坚持数周,甚至更长时间。

2. 物理因子治疗 物理因子治疗的主要作用是扩张血管,改善局部血液循环,解除肌肉和血管的痉挛,消除神经根、脊髓及其周围软组织的炎症、水肿,减轻粘连,调节自主神经功能,促进神经和肌肉功能的恢复。常用的物理因子治疗主要包括高频电疗法、低频调制中频电疗法、超声波疗法、磁疗、红外线照射疗法、蜡疗、水疗、激光照射等。

3. 推拿疗法 可单独进行,也可结合理疗、牵引同时进行。推拿的范围包括颈部、病侧肩背部,神经根型还应包括患侧上肢。推拿应用点、揉、拿、搓等手法,并配合穴位按摩。

4. 针灸疗法 用针法和灸法通过刺激经络和穴位,调节患者脏腑功能。

5. 运动疗法　急性症状减轻后即可应用。包括保持、恢复颈部和肩部活动范围的练习,加强颈部肌肉的练习及牵伸颈部肌肉的练习等。

6. 其他康复措施　养成良好的生活和工作习惯,必要时应用颈部矫形器,消炎镇痛、营养和调节神经、活血化瘀的药物等协助治疗。

(徐慧兰)

思 考 题

一、简答题

1. 社区康复对象、工作内容有哪些?

2. 为什么要对社区康复进行评估,应从哪些方面进行评估?

3. 康复评定中的躯体功能评定主要包括哪些方面?

4. 为什么要进行残疾人心理康复? 残疾人心理康复涵盖哪些方面?

5. 颈椎病康复治疗方法包括哪些方面?

二、案例分析题

目前,我国只有不到10%的脑血管患者在最佳时间内接受了功能康复训练,约九成脑血管病患者康复治疗不及时。导致脑血管患者不能及时进行康复治疗的主要原因是患者不了解康复医学,不知道康复训练也需要专业指导,误认为自己动一动就可以康复了。另一方面,康复医学在国内广泛开展的时间较晚,全面的社区康复治疗21世纪初才在国内展开,康复专业人员少,部分非康复专业的医生对康复治疗的具体内涵和治疗手段缺乏了解,相当一部分患者出院后未能及时接受系统的社区康复训练。

及早进行科学合理的康复训练,对降低脑血管病致残率、减少并发症、提高患者生存质量至关重要。一般情况下,脑出血患者在发病后2~3周就应该启动康复治疗。很多脑血管患者家属不知道应该尽早在社区康复机构指导与协调下进行康复。

问题: 从"脑血管患者"的康复现状,折射出我国社区康复工作中存在的问题有哪些? 如何应对?

5. 适当的水质较好的应用，避免水质较差和质量低劣的应
习. 加强离职职职的联系又本体职部服内的服务，
C. 其中定以职职职职职职以职用职职服职职备的职
养和护上护态职理职员工职职职健职健职职职员习？
（三要点）

思考题

一、简答题
1.
2. 为什么是社区职理系统力保职职职职职职系进行职？
3. 是是是下哪职是是职服职职职职进进进习？

第十五章　社区护理管理

▶ **案例 15-1**

护士长的烦恼

吴××担任×市某社区卫生服务中心护士长已经一年多了。最近，当她看到中心这个季度病房护理质量检查结果时竟然惊讶得说不出话来：各项质量的评分都完全出乎她的意料！为了提高社区卫生护理质量，年初她就花费了很多心思制订了一套护理工作目标并在护理工作大会上进行了正式宣读：护理文件涂改率要为零；护士输液执行签名要及时；护士要对每一位患者进行健康教育；主管护士要让管辖的患者认识自己，而且要对患者的病情了如指掌；每一名护士的社区护理基本操作考试要达到90分以上……

然而，眼前的检查结果却是：护理观察记录及体温单多处涂改；现场调查了8位患者，其中有4位患者说不认识自己的主管护士；护士对患者的病情了解不全面；抽查4名护士进行现场基本操作，2名成绩在80分以下。吴××护士长非常恼火，马上把这些情况告诉了其他副护士长，并且严肃地批评了她们。一位副护士长说："我已经对护士多次强调严禁涂改的问题，您不也强调过吗？关于操作，我也要求大家平时加强练习呀！我以为大家都会按照要求去做的！"另外一位副护士长说："我平时也要求护士多跟患者交流，做好自我介绍，您也知道，大家工作实在是太忙了，与患者交流的时间有限嘛！再说，她们不听，我又有什么办法？"

与相关人员沟通后，吴护士长召开了紧急会议，并且重新强调了工作目标："观察记录和体温单一定不能涂改；主管护士必须了解患者病情；主动向患者做自我介绍，要让每一个患者都认识主管护士；服务中心每一位护士基本护理操作成绩都必须达到90分以上。下一个季度进行统一检查，谁不达标，就扣谁的奖金！"

问题：读完这个案例，您有什么体会？

▊▊ 第一节　概　　述 ▊▊

社区护理（community nursing）是社区卫生服务机构实现其功能的重要组成部分。社区护理水平的高低直接关系到社区卫生工作的质量。由于社区卫生服务机构承载特定的功能，因此社区护理也有别于医院护理，具有其特殊性。

一、社区护理的概念

社区护理应以维护人的健康为中心、家庭为单位、社区为范围、社区护理需求为导向,以妇女、儿童、老年人、慢性病患者、残疾人为重点,在开展社区预防、保健、健康教育、计划生育和常见病、多发病、诊断明确的慢性病的治疗和康复工作中,提供相关的护理服务。由此可见,社区护理是将公共卫生学及护理学的理论与技术相结合,以促进和维护社区人群健康,提高社区居民生活质量为宗旨的一种经济、方便、综合、连续的基层护理服务。

二、社区护理的内容

社区护理作为社区卫生服务的核心之一,其工作内容涉及社区健康护理、家庭健康护理及个人健康护理各个方面,覆盖整个社区卫生服务的每一个部分,因此了解和掌握社区护理的内容,明确社区护理工作的重点,是做好社区护理管理的基础。

(一)社区健康护理

社区健康护理(community health nursing)是以社区为单位,以社会学、管理学、预防医学、人际交流与沟通等知识为基础,运用护理程序的方法,对社区的自然环境和社会环境以及社区人群的健康进行管理的过程,例如紧急意外事件的处理和预防、传染病防治和隔离、社区健康档案的管理与应用等。社区健康护理依据社区健康护理程序来进行。社区健康护理程序包括评估、诊断、计划、实施、评价。社区健康护理评价可以按照结构、过程、结果三个部分进行。

(二)家庭健康护理

家庭健康护理(family health nursing)是以家庭为单位的整体护理模式,是护士与家庭一起解决家庭健康问题的过程。社区护士通过家庭访视和居家护理的形式及时发现个体及家庭存在的健康问题或健康风险,为家庭提供相应的护理措施和健康指导。

(三)社区人群健康教育

社区健康教育是以社区为基本单位,以社区人群为教育对象,以促进居民健康为目标,有目的、有计划、有组织、有评价的健康知识普及活动。社区通过开展健康教育可以提高社区居民的健康意识,养成健康的生活方式和行为,从而达到预防疾病、控制感染、自我保健等目的,进而促进和维护群体健康。

(四)社区计划免疫

计划免疫工作是控制传染病的根本措施,也是社区护理的主要内容之一。此项工作涉及面广、影响力大,需要多部门通力合作。针对社区内儿童实施有计划的免疫接种工作,并进行有目标的监督和管理。

(五)社区居民定期健康检查

社区居民定期体检是早期发现疾病及危险因素的重要手段。特别是对重点人群来说尤为重要,如老年人、妇女、儿童等特殊人群。

(六)社区重点人群的健康保健指导与护理

根据重点人群的健康需求,提供个性化健康保健服务。如儿童行为、治理和口腔保健,妇女围生期、产前、产后保健,老年保健,长期慢性病患者健康指导,精神障碍患者康复等。

（七）社区传染病的防治

社区护理人员要针对不同传染病的流行病学特点，加强社区健康教育、开展社区预防免疫接种、严格社区传染病的疫情监测，同时应为社区传染病患者进行健康咨询和心理支持，达到防治传染病的目的。

（八）临终关怀服务

临终关怀服务是为那些身患绝症或慢性疾病已无法通过药物或其他治疗手段挽救生命的人群提供的服务，保障临终患者较好的生活质量，是这一服务的工作重点。

视窗15-1

临终关怀的由来

临终关怀是近代医学领域中新兴起的一门边缘性交叉学科，是社会的需求和人类文明发展的标志。从世界范围来看，它的出现仅有三十多年的时间。

现代临终关怀的奠基人和倡导者是英国的西塞莉·桑德斯（Cicely Saunders）博士，工作在当地一家晚期肿瘤医院中的她目睹了大量垂危患者的痛苦。为了改变这一残忍的现状，桑德斯在1976年创办了世界著名的临终关怀医院（ST.Christopher's Hospice），使垂危病人在人生旅途的最后一个阶段得到需要的满足和舒适的照顾，"点燃了临终关怀运动的灯塔"。随后，世界上许多国家和地区开展了临终关怀服务实践和理论研究，20世纪70年代后期，临终关怀传入美国，80年代后期被引入中国。时至今日，在世界上已有七十多个国家和地区建立了临终关怀机构，比较著名的有英国的圣克里斯托弗临终关怀院和威林临终关怀院、俄罗斯的拉合塔临终关怀院等。

许多学者对hospice和hospice care的翻译往往不能很好地表达其内涵和外延。hospice曾被译为"济病院"或"死亡医院"，hospice care则被译为"安息护理"或"终末护理"等，香港特别行政区的学者称之为"善终服务"，在台湾地区被称为"安宁照顾"。直到1988年天津医学院临终关怀研究中心建立，hospice care一词才被恰当的翻译为"临终关怀"。

三、社区护理的特点

（一）社区护理以健康为中心，预防保健为主

社区通过护理服务使患病人群恢复健康只是社区护理工作的一部分，是临床护理工作的延伸与发展，而更多的社区护理服务是针对健康人群。社区护理服务以预防保健为主，以提高社区居民生活质量为宗旨，通过一级预防途径，如卫生防疫、意外事故防范、健康教育等手段，达到疾病预防和健康促进的目的。社区工作重点在于预防，通过运用公共卫生及护理的专业理论、技术和方法，降低社区人群的发病率，提高社区居民的身心健康水平，促进社区健康。

（二）社区护理强调群体健康

社区护理以社区整体人群为服务对象，以妇女、儿童、老年人、慢性病患者、残疾人等为重点，以家庭及社区为基本的服务单位，强调群体健康。社区护理的对象包括：个人、家庭、社区三个层次。社区护士需要通过收集个体的健康状况来分析社区整体人群的健康问题和健康需求，运用护理程序的工作方法，为社区提供合理服务。

（三）社区护理具有较高的自主性与独立性

社区护理工作范围广,涉及内容多,社区护士需要承担起社区居民的预防、保健、健康教育、计划生育和常见病、多发病、诊断明确的慢性病的治疗和康复等任务,因此社区护士需要具备独立、果断的应变能力,应对不同服务对象及不断变化的健康问题,还需要善于发现和预测人群中容易出现的健康问题。

（四）社区护理具有可及性、连续性与长期性的特点

社区护理对象是全体社区居民,具有可及性;慢性病患者、残疾人、老年人等特定服务对象的护理需求具有长期性,决定了社区护理服务的长期性;同时,护理服务不能因服务对象某一健康问题的解决而中断,而是在不同的时间、空间范围内提供连续的、全面的整体护理。

（五）社区护理是需要多部门合作的综合性服务

由于影响健康因素的复杂性,健康问题表现的多样性,就要求社区护理人员解决健康问题的方法应该是全方位、综合性的。社区护士除了需要与医疗、保健人员密切配合外,还要与社区的行政、福利、教育、厂矿、机关等各种机构的人员紧密协作,才能充分发挥社区资源的作用,达到疾病预防和健康促进的目的,保障社区居民的健康。

第二节　社区护理管理

一、社区护理管理的概念

社区护理管理（community nursing management）是指运用管理学原理研究社区护理工作的特点和一般规律,通过对社区护理工作计划、组织、协调与控制,有效配置护理资源,激发护理人员的工作热情,达到提高社区护理工作质量,促进社区居民健康目标的管理活动过程。

二、社区护理管理的内容

社区护理管理是通过合理配置护理人力资源、科学设计护理工作程序、有效的质量管理等手段达到社区护理工作目标的过程,因此,社区护理管理在保障社区卫生整体目标的实现上具有重要的意义。

（一）社区护理组织结构

原卫生部在《社区护理管理的指导意见（试行）》中,明确指出,社区卫生服务中心应根据规模、服务范围和工作量设总护士长或护士长（超过 3 个护理单元的设总护士长）,负责中心内部及社区的护理管理工作。社区卫生服务站,应设护士长（或组长）负责护理管理工作。由医疗机构派出设置的社区卫生服务站,护理工作接受所属医疗机构护理部门管理、监督和考核。承担社区卫生服务的其他医疗机构,应根据社区护理工作的需要,配备护理人员并设置护理管理人员。

社区护理管理的组织结构一般分为三级（图 15-1）。

在我国,社区护理的管理工作主要由举办社区卫生服务机构的医院护理部负责,即社区护理管理工作由医院护理部进行统一管理与协调,具体的社区护理组织设于社区卫生服务机构内,从而确保护理服务在医院、社区和家庭之间的连贯性。

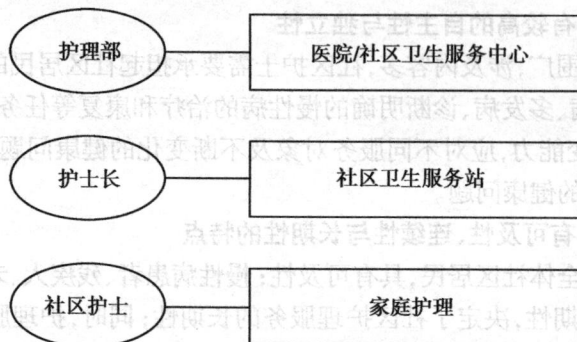

图 15-1　社区护理管理系统

（二）社区护理人员配备

社区护理人力资源是完成社区护理工作的核心资源。社区护士的数量、质量与结构是否合理，直接影响到社区护理工作的质量。

1. 设置标准　根据原卫生部卫医发〔2006〕240号《城市社区卫生服务中心、站基本标准》精神，在城市社区卫生服务中心，应至少设有9名注册护士。每名执业医师至少配备1名注册护士，其中至少具有1名中级以上任职资格的注册护士。设病床的，每5张病床至少增加1名注册护士。在城市卫生服务站，每名执业医师至少配备1名注册护士。

2. 基本条件　社区护士是指在社区卫生服务机构及其他有关医疗机构从事社区护理工作的护理专业技术人员。社区护士应具备：

（1）具有国家护士执业资格并经注册。

（2）通过地（市）以上卫生行政部门规定的社区护士岗位培训。

（3）独立从事家庭访视护理工作的护士，应具有在医疗机构从事临床护理工作5年以上的工作经历。

社区护理是针对整个社区居民提供综合性和连续性的优质医疗卫生服务，这要求社区护士不仅要具备扎实的护理基本理论知识，还要兼具社区康复知识、人文社会学知识、健康教育以及疾病预防保健知识等与社区护理工作特点相匹配的专业知识与技能，此外还应该具备良好的协调沟通能力和执着的敬业精神。

3. 社区护士的职责

（1）参与完成社区儿童计划免疫任务。

（2）参与社区康复、精神卫生、慢性病防治与管理、营养指导工作。重点对老年患者、慢性病患者、残疾人、婴幼儿、围生期妇女提供康复及护理服务。

（3）承担诊断明确的居家患者的访视、护理工作，提供基础或专科护理服务，配合医生进行病情观察与治疗，为患者与家属提供健康教育、护理指导与咨询服务。

（4）承担就诊患者的护理工作。

（5）为临终患者提供临终关怀护理服务。

（6）参与计划生育技术服务的宣传教育与咨询。

（三）社区护理业务管理

社区护理业务管理主要体现在对社区护理工作方法的规范、实施与监督上。护理工作无论是针对个人、家庭还是整个社区,都要遵循护理工作程序来进行,社区护理业务管理就是要对护理工作的整个程序的各个环节进行管理,包括护理评估、护理诊断、护理计划、护理实施与护理评价五个方面。

在进行任何护理工作之前,要全方面有步骤、有计划的收集居民健康资料,以评估居民健康状态和需求,以及可能存在的健康问题,从而有针对性的为社区居民提供高质量个体化的护理措施,并为后续护理步骤提供依据。护理诊断是在评估基础上,对社区居民现有或潜在身心健康问题的描述。护理计划是在护理诊断的基础上提出的具体护理措施,是为社区居民制订的有益健康的护理活动指南,有针对性的护理计划可以帮助社区居民预防、消除可能导致健康问题的危险因素。护理实施是需要执行方及参与方共同完成的过程,具有个体化、安全化的特点,是按照护理计划逐步改善护理诊断提出的居民健康问题的过程。护理评价是将社区居民健康状况同原先确定的护理目标进行系统对比的过程,是对护理实施效果的评估。

(四)社区护理质量管理

1. 社区护理质量的组织管理　护理质量是指护理人员为患者提供护理技术服务和基础护理服务的效果及满足患者对护理服务一切合理需要的综合,是在护理过程中形成的客观表现,直接反映了护理工作的职业特色和工作内涵。健全社区护理质量管理和评价体系,细化社区护理质量考核标准,提高社区护理人员专业素质,重视护理环节质量控制,严格落实护理管理制度,改进护理服务流程,对于促进护理质量可持续性改进性具有重要意义。

社区护士长是社区护理质量管理的直接责任人,护士长可以根据所在的社区卫生服务机构的规模以及所提供服务项目的特点,设立不同的护理质量管理小组,护理人员较少的机构可以确定护理质量管理信息员,以便及时掌握和反馈护理质量管理中存在的问题。护理质量管理组织,要对整个机构护理质量进行控制、督查,要有明确的质量管理目标与工作计划,使护理质量管理得到不断的持续改进。

2. 社区护理文书的规范化管理　护理文书是护理工作的真实记录,它主要包括:体温单、医嘱单、护理记录单、出入量记录、病房交班报告、手术护理记录单、护理病历、护理出诊记录等。护理文书不仅能客观反映护理工作的真实情况,帮助护士及时对社区患者实施观察和护理,又能对社区护士的护理行为起到约束、规范的作用,防范医疗事故和纠纷于未然,保护患者和护士的合法权益。护理管理部门应当制定护理文书书写要求相关的专项制度,通过宣传、培训等形式让社区护士掌握护理文书书写规范的要求,定期抽查护理文书质量,及时发现并改正问题。

3. 社区护理规章制度、技术规范管理　制订并执行社区护理规章制度是保障社区护理质量的重要措施。为保障社区护理安全,社区卫生服务机构护理管理部门必须严格执行护理工作制度、消毒隔离制度、感染监控制度、值班和交接班制度、执行医嘱及医嘱查对制度、家庭病床管理制度等;制定并落实护理技术规范,如家庭护理操作规程,预防保健与健康教育、康复、计划免疫服务规程等;并有计划地检查、督导制度、规范的实施情况。

4. 社区护理质量控制监督管理　社区护理质量监督管理是社区卫生机构以及上级主管部门对社区护理工作质量控制的重要措施。检查的主体是创办社区卫生服务机构的医院或社区卫生机构本身。检查的主要内容包括护理质量、护理安全核心制度的保障落实情况;社区护士对护理安全、护理风险、应对措施的知晓情况;护理技术规范、护理服务流程、基础护理质量达标情况;社区机构开展护理"三基"(基础理论、基础知识、基础技能)、"三严"(严格要求、严密组织、严谨态度)岗位练兵活动情况等。

视窗15-2

质量管理的科学程序——PDCA 循环

PDCA 循环是由美国质量管理专家休哈特博士首先提出的,由戴明采纳、宣传,获得普及,所以又称戴明环。这一管理法是将质量管理分为四个阶段:即计划(plan)、执行(do)、检查(check)、处理(action)。这四个步骤是一个循环运行的过程,可以不断完善各项工作,提升工作质量。这一质量管理的基本方法,同样适用于社区护理管理。

计划(P):是指在社区护理管理工作中,根据实际情况分步制订目标,调查管理现状,分析目前管理工作中存在问题,并拟定计划。

执行(D):是按计划阶段的目标和规划,逐步实施社区护理管理对策。

检查(C):计划实施后需要检查质量管理效果,验证实际执行情况,并同预期效果进行对比。

处理(A):针对实施过程中发现的问题,以及检查过程中作出的效果评估,提出改善意见,并完善下一步计划。

三、社区护理管理的要求

1. 工作时间和人力安排应以人为本,充分考虑服务对象的需要。

2. 护理实践中运用护理程序,根据对服务对象的评估情况,制订并实施护理计划,提供整体护理。

3. 为保障社区医疗护理安全,有效防止差错、事故和医源性感染的发生,必须严格执行消毒隔离制度、值班和交接班制度、查对制度、药品管理制度、传染病管理和报告制度等。

4. 应建立社区护士规范化服务的管理制度,如家庭访视护理、慢性病患者护理管理、康复护理等制度,实施社区护理技术服务项目并逐步规范。在社区卫生服务中心(站)的健康教育、患者双向转诊、入户服务意外防范、巡诊等制度中,应充分考虑护理工作,完善相关内容。

5. 实施社区护士继续教育制度,根据社区护理工作的需要和护理学科发展,加强在职培训工作,不断提高社区护士的业务水平。

6. 社区护士应佩戴胸卡,工作态度热情诚恳、耐心细致、仪表端庄。有条件的地区,家庭访视护理的护士可统一着装。

7. 社区卫生服务中心(站)的治疗室(输液室)独立设置,布局合理;工作环境整洁、安静、安全、有序。

8. 护理基本设备齐全。入户服务护理用品、交通工具及通讯联络条件是基本保证。

第三节　社区护理管理考核

社区护理管理考核是社区护理管理的重要环节,是检验护理管理工作的标尺,是保障护理质量的有效手段。系统的社区护理管理规章制度,有助于形成合理的社区护理质量评价标准,规范社区护理管理工作,促进社区整体护理服务质量的进一步提高。社区护理管理考核内容可从社区护理服务项目、操作标准、服务质量、服务态度等维度进行评定。社区护理管理考核除了要利用社区卫生管理系统进行监管,还应当借助现场操作考核、考察护理记录单、居民访谈等方式,对社区护理管理工作进行评价。国家卫生计生委基层卫生司发布的《社区卫生服务质量评价指南(2016年版)》对社区护理管理考核提出的要求中,包含五项护理实践考核内容,本节内容将对考核方法及标准进行详细阐述。

一、社区护理管理制度考核实践

社区护理管理制度是社区卫生服务规范化建设的基础,是社区护理工作高质量开展的前提,是指导提高社区护理管理效果和加强工作执行力度的凭据,是减少护理服务过程中的各类纠纷的保障。社区护理管理主要从四个方面开展工作:人员管理、职责要求、工作标准和监管机制,考核方式也从这四个方面进行。

(一)考核方法

护理管理制度的具体考核内容,主要包括四个维度:①是否有护理人员管理规定。②各项护理工作是否有统一、明确的岗位职责。③是否有护理相关工作标准。④是否有考评和监督机制。主要通过现场抽查、人员访谈等实地考察制度了解是否具备健全的护理管理规章制度,以及制度的落实情况。

(二)评分标准

每个维度的考核结果只有两种,"是"或"否",①②④项考核结果为"是"得0.5分,"否"得0分,第③项考核结果为"是"得1分,"否"得0分。

二、严格执行查对制度管理考核实践

(一)考核方法

借助密闭式静脉输液护理操作进行考核,通过随机抽取社区卫生服务中心的1名护理人员,现场进行密闭式静脉输液操作,主要考察护士诊疗过程中对"查对制度"的执行情况,根据评分标准对护士执行情况进行考核。"查对制度"指的是常规护理操作过程中的"三查十对一注意"原则,这项制度确保了护理人员为患者提供安全无风险的护理服务,降低了因护理操作不规范给患者带来伤害的风险,极大程度地避免了护患纠纷。其中,"三查"指操作前、操作中、操作后均须进行查对。"十对"包括对床号、姓名、性别、年龄、药名、药物浓度、剂量、用法和用药时间、有效期。"一注意"即注意用药后反应。此外还应该检查药品和物品的质量。对疑有变质或超过有效期的药物,应放弃使用。

(二)评分标准

操作评分项目包括仪表、评估、操作前、操作中、操作后以及操作后理论提问,每个考核项目有相应的具体操作要点,每一项操作要点评分分为三个等级,完全符合考核要点按Ⅰ级评分给5分;考核要点完成情况一般则按Ⅱ级评分给3分,护理操作同考核要点有较大差距则按Ⅲ级评分给1分,具体评分方式见附表1。现场考核结束后,计算该项护理实践总分。

三、压疮预防与护理操作考核实践

（一）考核方法

随机抽取社区卫生服务中心的1名护理人员，现场考核护理人员压疮诊疗与护理规范执行情况，主要考察社区护理人员对压疮患者的等级评估和提供规范护理的能力，根据评分标准对护士执行情况进行考核。

（二）评分标准

操作评分项目包括操作前准备、评估、操作流程以及操作后理论提问，每个考核项目有相应的具体操作要点，根据压疮的预防及护理操作完成情况，按相应评分等级给分，具体评分方式见附表2。现场考核结束后，计算该项护理实践总分。

四、心肺复苏操作考核实践

（一）考核方法

随机抽取社区卫生服务中心的1名护理人员，现场考核心肺复苏操作，主要考察社区护理人员的急救知识和抢救能力，并考察护理人员是否及时完成护理文件书写，根据评分标准对护士执行情况进行考核。心跳、呼吸骤停后4min内成功实施心肺复苏术能有效地预防心脏骤停患者由于脑缺氧而产生不可逆性损伤，挽救患者生命。评估患者心脏骤停指标：患者失去意识、无触及颈动脉搏动、心跳停止、无自主呼吸、皮肤黏膜苍白、各种反射消失。心肺复苏有效指标：患者颈动脉搏动恢复、患者面部及口唇颜色恢复红润、可自主呼吸、有瞳孔对光反射、对外界刺激有应答。

（二）评分标准

操作评分项目包括操作流程以及操作后理论提问，每个考核项目有相应的具体操作要点，根据心肺复苏操作完成情况，按相应评分等级给分，具体评分方式见附表3。现场考核结束后，计算该项护理实践总分。

五、留置导尿术操作考核实践

（一）考核方法

随机抽取社区卫生服务中心的1名护理人员，现场考核留置导尿术操作，主要考察社区护理人员是否能够熟练完成常规护理操作流程，并及时完成护理文件书写根据评分标准对护士执行情况进行考核。

（二）评分标准

操作评分项目包括操作前准备、评估、操作流程以及操作后理论提问，每个考核项目有相应的具体操作要点，根据留置导尿术操作完成情况，按相应评分等级给分，具体评分方式见附表4。现场考核结束后，计算该项护理实践总分。

六、社区护理工作考核指标

社区护理工作考核是对社区护理工作质量与效率的检查。考核标准可以根据社区护理服务内容、工作数量、质量、服务态度、收支状况等维度来制定。考核过程中不仅要利用信息系统进行质量控制，而且还必须深入社区居民、深入家庭病房，现场检查，通过各种记录、满意度测评、观察现场操作等,对社区护理工作进行评价。同时考核必须以定性指标与定量指标相结合为原则,做到奖惩分明,最大限度地激发社区护士的工作积极性。社区护理工作考核指标一般包括:

1. 社区护士培训率
2. 居民对护理服务的满意率
3. 居民对护理服务的投诉率
4. 社区护理差错、事故的发生率
5. 社区护理服务覆盖率
6. 空巢老年慢性病患者访视、护理率
7. 家庭护理病历建档率,护理计划与患者实际符合率
8. 家庭护理服务规范率
9. 护理文书书写合格率
10. 基础操作合格率
11. 急救药品物品完好率

附表 1

密闭式静脉输液操作考核记录表

_____省(自治区、直辖市)_____市区(县)_____社区卫生服务中心(站)

被抽查操作护理人员姓名:_____职称:_____

项目	分值	操作要点	考核要点	评分等级			实际得分
				I	II	III	
仪表	5	仪表端庄,服装整洁	符合要求	5	3	1	
评估	5	1. 确认医嘱及输液卡:患者床号、姓名、药名、剂量液量、滴速等	完整、正确	5	3	1	
	5	2. 向清醒患者解释输液目的、方法、注意事项和配合要点,介绍输入的药物及基本药理作用,取得患者的合作	解释到位,交流自如	5	3	1	
	5	3. 评估患者的身体状况:年龄、意识状态、营养情况、肢体活动度及合作程度等 4. 评估患者穿刺部位局部皮肤及血管状况:查看皮肤完整性,有无水肿、瘢痕等,了解静脉充盈度、管壁弹性,有无静脉炎等	评估准确	5	3	1	
操作前	5	1. 个人准备:应用七步洗手法清洁双手,戴口罩	正确	5	3	1	
	5	2. 药物准备: (1)治疗盘内:①消毒物品。②一次性输液器2套。③加药注射器针头1~2个。④一次性治疗巾、	物品齐全,放置合理	5	3	1	

续表

项目	分值	操作要点	考核要点	评分等级 I	评分等级 II	评分等级 III	实际得分
操作前		止血带、输液贴或胶布、弯盘、砂轮、无菌纱布、瓶套、启瓶器。⑤药物及液体（按医嘱准备）。⑥输液卡、笔 （2）治疗盘外用物：锐器收集器、手消毒剂					
	5	药物准备：按"三查十对一注意"核查药物、液体的质量和有效期，检查并打开注射器外包装，取出注射器，按无菌操作技术原则进行加药操作（须双人核对）	核对完整正确、熟练，无污染	5	3	1	
操作中	5	1. 携用物至患者床旁，核对床号、姓名、药物等，向患者及家属做好解释	核对完整正确，解释到位	5	3	1	
	5	2. 常规消毒药液瓶塞：检查输液器有效期，查看有无破损、漏气等；将输液管插入瓶塞，关闭调节器；再次核对所有药物无误后，将输液瓶挂在输液架上	操作正确、熟练，无污染，核对正确、完整	5	3	1	
	5	3. 排气（第一次排气不可将药液排出），将针头挂在茂菲氏滴管上	操作正确、熟练，无污染，排气一次成功，无气泡	5	3	1	
	5	4. 协助患者取舒适卧位：将治疗巾置于穿刺部位下方，放好止血带，选择好静脉，常规消毒穿刺部位皮肤面积 5cm×5cm 两遍，待干，备胶布或输液贴，再次进行核对，扎止血带	以安全、舒适，操作正确、熟练，无污染，核对完整正确	5	3	1	
	5	5. 嘱患者握拳，再次排气，取下针帽，行静脉穿刺，见回血后再进入少许，先固定针柄，然后松开止血带，打开调节器，嘱患者松拳，见液体滴入顺畅后，再固定针头与针头附近的输液管	操作正确、熟练，无污染，穿刺一次成功，固定稳妥	5	3	1	
	5	6. 根据病情、年龄及药物性质调节滴速（一般成人：40~60 滴 / 分；儿童：20~40 滴 / 分）	滴速调节正确，打钩、签字规范	5	3	1	
	5	7. 操作后再次进行核对，并在输液卡上记录输液时间、签全名	核对完整、正确，签名规范	5	3	1	
	5	8. 整理用物，协助患者取舒适卧位，并将呼叫器置于患者伸手可及之处，告知患者输液中的注意事项	卧位舒适，指导到位	5	3	1	

项目	分值	操作要点	考核要点	评分等级 I	评分等级 II	评分等级 III	实际得分
操作后	5	9.输液中注意观察患者有无输液反应,输液部位血管、皮肤情况,及时处理输液故障	观察仔细,处理及时	5	3	1	
	5	10.输液完毕后揭开胶布,用干棉签轻压穿刺处上方,快速拔针,按压片刻直至不出血为止。整理用物,整理床单,感谢患者及家属配合	操作正确,尊重患者	5	3	1	
	5	11. 对用物进行分类处理:将棉签、纱布、输液器、注射器等物品放入医疗垃圾筒内;针头等锐器放入锐器收集器内;止血带等放入含氯消毒液中浸泡,弯盘放在污染区待消毒;其他未污染物品放归原处	用物处理方法正确	5	3	1	
	5	12.清洗双手,在治疗单上签执行时间与全名,在护理记录单上记录输液日期、时间、液体名称、患者反应等,并签名	操作熟练,记录完整、正确	5	3	1	
理论提问	5	提问相关问题		5	3	1	
合计得分							

专家签名:_____ 检查时间:_____年____月____日

附表2

压疮的预防及护理操作考核记录表

_____省(自治区、直辖市)_____市区(县)_____社区卫生服务中心(站)

被抽查操作护理人员姓名:_____ 职称:

项目	分值	操作要点	考核要点	评分等级 I	评分等级 II	评分等级 III	实际得分
操作前准备	5	仪表端庄,服装整洁,修剪指甲	服装符合要求	5	3	1	
评估	15	解释评估: 1. 评估患者意识、营养状况、躯体活动能力,有无肢体活动障碍、感觉异常 2. 观察受压部位,了解患者皮肤营养状况,皮肤弹性、颜色、湿度、感觉 3. 了解患者受压皮肤情况:潮湿、压红、压红消退时间、水泡、破溃、感染	评估准确	15	10	5	

项目	分值	操作要点	考核要点	评分等级			实际得分
				I	II	III	
		4. 了解患者全身状态:高热、消瘦或肥胖、昏迷或躁动、疼痛、年老体弱、大小便失禁、水肿等高危因素					
		5. 对患者压疮分期进行判断:淤血红润期、炎性浸润期、溃疡期(浅度溃疡期、坏死溃疡期、可疑深部组织损伤、不可分期)					
		6. 评估发生褥疮的危险程度,向患者解释说明操作的目的、注意事项,取得配合					
	2	1. 洗手、戴口罩	完整正确	2	1	0.5	
	3	2. 备齐用物:乳液、手消毒液、脸盆、温水、毛巾、大浴巾、50%酒精、创刷、创刷套、必要时备大单、被套、建立防压疮翻身卡	用物准备正确	3	2	1	
	5	3. 备齐用物至患者床旁,核对床号、姓名	核对准确	5	3	1	
	5	4. 解释并告知患者及家属压疮护理的目的及配合要求,告知患者导致压疮的危险因素,关房门,拉上床边帘,调节室温24~25℃,协助患者翻身,取舒适体位	爱护患者,体位正确	5	3	1	
操作流程	15	5. 减少局部受压 (1)对活动能力受限的患者,定时被动更换体位,每两小时一次。 (2)受压部位皮肤在解除压力30min后,压红不退者应缩短翻身时间。 (3)长期卧床患者,可使用气垫床,或采取局部减压措施。 (4)骨突处皮肤给予保护。	操作规范、熟练,方法正确	15	10	5	
	15	6. 皮肤保护 (1)温水擦洗皮肤,使皮肤干燥无汗液。 (2)肛周涂保护膜,防止大便刺激。 (3)对大小便失禁者应保持局部清洁干燥。	操作规范、熟练,方法正确	15	10	5	
	5	7. 对感觉障碍者慎用热水袋或冰袋	指导正确	5	3	1	
	15	8. 压疮护理 (1)淤血红润期防止局部继续受压,增加翻身次数,局部皮肤给予保护。 (2)炎性浸润期用敷料覆盖,有水泡者用无菌注射器抽出水泡内液体。	操作规范、熟练,方法正确	15	10	5	

项目	分值	操作要点	考核要点	评分等级			实际得分
				I	II	III	
		（3）溃疡期有针对性地选择多种治疗护理措施,去除坏死组织,增加营养,促进愈合。					
	2	9. 必要时更换清洁衣服	关爱患者	2	1	0.5	
	5	10. 操作中注意观察患者是否舒适,密切观察病情变化	观察到位	5	3	1	
	5	11. 妥善安置患者,整理床单,必要时更换床单、被套 12. 交代注意事项,教会患者及家属预防措施,功能障碍者尽早开始功能锻炼,指导患者饮食 13. 处理用物,洗手,记录翻身时间、体位及皮肤受压情况,签名	有预防受伤观念,患者无不适感,指导正确	5	3	1	
理论提问	3	提问相关问题		3	2	1	
合计得分							

专家签名:_____　　检查时间:_____年___月___日

附表3

心肺复苏操作考核记录表

_____省(自治区、直辖市)_____市区(县)_____社区卫生服务中心(站)

被抽查操作护理人员姓名:　　　职称:

项目	分值	操作要点	考核要点	评分等级			实际得分
				I	II	III	
操作流程	5	一、判断患者意识,确认心跳停止,立即呼救 1. 迅速判断患者意识:双手轻拍患者肩部,并在患者耳边大声呼叫患者(无反应可判断为无意识) 2. 判断患者颈动脉搏动 3. 无颈动脉搏动,患者心跳停止,立即进行心肺复苏,并通知医生,记录时间 4. 准备除颤仪、测血压、建立静脉通道	急救意识强,动作迅速	10	5	3	
	5	二、准备胸外心脏按压 迅速将患者去枕仰卧于硬板床或地面(卧于软床的患者肩背下需垫木板)	操作熟练、规范	10	5	3	

续表

项目	分值	操作要点	考核要点	评分等级			实际得分
				I	II	III	
	20	三、胸外心脏按压（30次） 1. 抢救者站立在或跪于患者一侧 2. 按压部位：胸骨中下 1/3 交界处（胸骨中线与两乳头连线的交界处） 3. 双手摆放：一掌跟放在按压部位，另一手平行叠于下掌手背上，十指交叉，手指不触及胸壁，双肘关节伸直，依靠操作者臂、肩和上半身体重的力量有节律的垂直施加压力，使胸骨下陷至少 5cm（成人），然后迅速放松，解除压力，使胸骨自然复位 4. 按压频率：每分钟 ≥ 100 次，按压与放松时间比为 1 : 2（放松时手掌跟不能离开胸壁）	要求按压力量适度、姿势正确、两肘关节固定不动，双肩位于手臂的正上方	20	10	5	
	20	四、开放气道 解开患者衣领和腰带，清除口腔、鼻腔分泌物或异物，有义齿者取下 1. 压额抬颌法：抢救者一手的小鱼际置于患者前额，用力向后压使其头部向后仰，另一手食指、中指置于患者的下颌骨下方，将颌部向上提，使下颌角与耳垂的连线和地面垂直 2. 口对口人工呼吸法：纱布放于患者口部，保持患者头向后仰，拇指和食指捏住患者鼻孔，深吸一口气，屏气，双唇包住患者口部（不留空隙）用力吹气，用眼睛余光观察患者胸廓是否抬起 3. 吹气后：松开捏鼻的手，侧转换气，同时注意观察胸部复原情况（听到或感到有气体逸出），共吹气 2 次，频率为 8~10 次 / 分	方法正确，人工呼吸有效	20	10	5	
	10	五、胸外按压与人工呼吸比例为 30：2，做 5 个循环（余下的 4 个循环在 2min 内进行）	操作熟练，规范	10	5	3	
	10	六、判断抢救成功 1. 抢救过程中随时观察患者的自主呼吸及心跳是否恢复 2. 抢救成功指征：口述患者复苏指征（10s）。 ①能扪及大动脉（颈、股动脉）搏动，血压维持在 60mmHg 以上 ②恢复窦性心律 ③自主呼吸恢复 ④散大瞳孔缩小，对光反应恢复	判断正确，口述正确	10	5	3	

续表

项目	分值	操作要点	考核要点	评分等级 I	II	III	实际得分
		⑤口唇、面色、甲床等颜色由发绀变为红润 ⑥昏迷变浅,出现反射或挣扎					
	10	七、抢救成功,协助患者取合适卧位,整理床单及用物,进一步生命支持 1. 维持稳定。血压:升压药,口述2~3种药物名称(肾上腺素、去甲肾上腺素、阿托品、多巴胺);呼吸:呼吸兴奋剂,如洛贝林、尼可刹米 2. 维持水、电解质平衡 3. 心电监护、血氧监护 4. 氧气吸入 5. 减轻肺、脑水肿 6. 对症治疗	操作熟练,动作规范,患者无不良反应	10	5	3	
	2	八、洗手、记录,全程要求180s完成	记录及时、正确,能在规定时间完成	2	1	0.5	
评价	8	九、提问相关问题	回答正确	8	4	2	
合计得分							
专家签名:_____　检查时间:_____年____月____日							

附表 4

留置导尿术操作考核记录表

_____省(自治区、直辖市)_____市区(县)_____社区卫生服务中心(站)

被抽查操作护理人员姓名:_____　职称:_____

项目	分值	操作要点	考核要点	评分等级 I	II	III	实际得分
操作前准备	5	1. 仪表端庄,服装整洁,修剪指甲,洗手,戴口罩 2. 用物准备:导尿包、无菌手套、治疗车、屏风	服装符合要求,用物准备齐全	5	3	1	
评估	5	1. 评估患者膀胱充盈度,理解合作程度 2. 评估患者意识、自理能力	评估准确	5	3	1	
操作流程	2	1. 备齐用物,携至床旁,核对床号、姓名	完整、正确	2	1	0.5	

项目	分值	操作要点	考核要点	评分等级 I	评分等级 II	评分等级 III	实际得分
	2	2. 向患者解释操作目的,取得合作	解释到位,交流自如	2	1	0.5	
	2	3. 安全舒适与保护患者隐私:关闭门窗,拉窗帘,有必要时用屏风遮挡	环境合适	2	1	0.5	
	3	4. 松开床位盖被,协助患者取合适卧位,帮助患者脱去对侧裤腿,盖在近侧腿部病盖上浴巾,对侧腿用盖被遮盖	爱护患者	3	2	1	
	3	5. 协助患者取屈膝仰卧位,两腿略外展,暴露外阴	体位正确	3	2	1	
	5	6. 打开导尿包外包装,取出初步消毒包,治疗巾垫于臀下,戴手套,弯盘放于会阴旁打开消毒棉球,进行初步消毒	查对导尿包有效期,物品取用准确	5	3	1	
	15	7. 根据男女尿道的解剖特点进行导尿 (1)一手戴手套,一手持一次性镊子夹取棉球依次初步消毒: ①女性患者消毒顺序:阴阜、大阴唇,再用手套分开大阴唇,消毒小阴唇和尿道口 ②男性患者消毒顺序:阴阜、阴茎、阴囊。然后左手持无菌纱布裹住阴茎将包皮向后推,暴露尿道外口,自尿道口向外向后旋转擦拭尿道口、龟头及冠状沟数次。污染棉球放在弯盘内。初步消毒完毕,脱下手套置于弯盘内,移至床尾	消毒方法、顺序正确	15	10	5	
	2	(2)在患者两腿之间打开导尿包,按无菌操作打开内层治疗巾,戴无菌手套	无菌观念强,戴手套方法正确	2	1	0.5	
	3	(3)铺洞巾,使洞巾和治疗巾内层形成一个无菌区	无菌观念强	3	2	1	
	3	(4)打开无菌消毒棉球,按顺序排列好用物,检查导尿管气囊是否漏气,将带有 20ml 生理盐水的一次性注射器放旁边备用,用润滑棉球润滑好导尿管前段	物品摆放合理有序	3	2	1	
	15	(5)再次消毒: ①女性患者再次消毒流程:一手拇指、食指分开并固定小阴唇,一手持一次性镊子夹取消毒棉球,消毒尿道口、两侧小阴唇,再次消毒尿道口 ②男性患者再次消毒流程:一手用无菌纱布裹	消毒方法顺序正确	15	10	5	

续表

项目	分值	操作要点	考核要点	评分等级 I	评分等级 II	评分等级 III	实际得分
		住阴茎并提起,使之与腹壁成60°,将包皮向后推,暴露尿道口,用消毒棉球消毒尿道口、龟头及冠状沟数次;污染棉球及消毒用的镊子放于床尾弯盘内					
	15	(6)一手继续固定小阴唇/阴茎,一手将弯盘移至洞巾口旁,嘱患者张口呼吸,用另一血管钳夹持已润滑的导尿管对准尿道口轻轻插入尿道:女性约4~6cm、男性约20~22cm,见尿液流出后再插入1~2cm左右,夹闭尿管,注入气囊10~15ml生理盐水,轻拉固定将导尿管尾端与集尿袋连接	动作轻巧、准确,操作熟练	15	10	5	
	5	(7)撤洞巾,摘手套,集尿袋固定于床边缘	操作正确	5	3	1	
	3	8. 整理床单位,妥善处理用物,协助患者舒适卧位	用物整理正确	3	2	1	
	5	9. 观察导出尿液的性质、颜色及量,注意询问患者的感受,交代注意事项	观察仔细,询问到位	5	3	1	
	2	10. 洗手,记录	记录准确	2	1	0.5	
评价	5	提问相关问题	回答正确	5	3	1	

专家签名:_____ 检查时间:_____年___月___日

(殷晓旭)

思 考 题

一、简答题

1. 我国社区护理具有哪些特点?

2. 社区护理管理的概念?

3. 社区护理管理的内容包括哪些?

4. 如何对社区护理管理工作进行考核?

二、案例分析题

小张担任R街社区卫生服务中心护士长已经五年了,回首五年走过的历程,她真是感慨万千!她永远也忘不了五年前,当医院护理部主任找她谈话,告诉她医院决定调她到社区卫生服务中心担任护士长时,她是何等的惊讶与不甘!本来小张在妇产科担任护士长干得开开心心,忽然要把自己调到谁都不愿意去的社区,心里真不是滋味,她去找过院长,也掉过眼泪,可是这些都没有改变事实,最终她还是不情愿地服从了组织调动。她还清楚地记得临走的那一天,院长对她说,让你去社区是因为你工作能力强,是组织信任你、社区需要你,只要你好好干,就会开创出一片新天地,我们等待你的好消息!

一晃五年过去了,从对社区卫生服务的不理解到理解,从走过场到扎根社区,小张认为自己在社区度过了人生最有意义的五年。因为这五年,在她的努力下,社区居民的健康意识、生活习惯都在发生改变,这也正是她工作的意义。她所在的R街社区卫生服务中心,覆盖面积6.5km²,为辖区近15万名居民提供社区护理服务。由于小张具有丰富的护理管理工作经验,工作又肯花心思、不怕吃苦,接受新知识又快,所以上任五年来,社区护理工作年年有起色,社区居民满意度达到98%,现在R街社区卫生服务中心已经成为该市社区卫生服务机构的标兵。她们的主要做法是:

1. 建立健全了各种护理管理制度,以制度规范护士工作行为。如制定各岗位护士工作制度;建立各项登记、记录、统计制度;制定常见病、多发病护理常规及护理操作规程;建立社区公共卫生突发事件应急预案等。

2. 严格督查各项规章制度的执行情况。为了让社区护士了解、掌握各项制度与规程,小张有计划地组织护士进行培训学习,并组织理论考试和实际操作演练。利用定期和随机两种方式检查制度的执行情况。

3. 对社区护士进行规范化培训。包括社区护士职业素养、全科护理理论与技能方面的培训。

4. 护理风险管理。根据社区护理的特点,找出护理风险关键流程与关键环节,并制订相应的措施应对。如出台了《家庭护理协议书》《家庭输液协议书》等,对护理风险进行主动管理。

5. 开展促进社区护理质量的活动。如病例讨论,重点人群护理质量分析,工作流程分析等。

6. 对辖区内居民进行满意度调查。了解社区居民对社区护理工作的评价及居民对社区护理的需求,以便改进工作。

看到社区服务中心宽敞、明亮、温馨的工作环境,墙上错落有致的各种健康保健知识宣传画,护士们和前来就诊的居民亲切地打着招呼……这一切都让小张的内心充满了自豪感和成就感。下周她就要到北京去开经验交流会,还要去示范社区卫生服务中心参观学习,想到这些,她觉得工作更有目标了……

问题:1. 小张护士长对护理管理的做法你认为如何?

2. 您对小张护士长在护理管理上还有哪些建议?

第十六章 社区营养管理

> ## 案例 16-1
>
> ### 社区营养教育对老年人膳食结构的影响
>
> 老年人膳食结构不合理,营养缺乏与营养失衡的情况同时存在,而这些膳食和营养问题又是肥胖、高血压、糖尿病和血脂异常等发生的重要因素。某研究团队将某社区 83 名(≥ 60 岁)自愿参加者作为研究对象,共有 70 名老年人完成了该次研究。经健康教育后,该社区老年人群的膳食结构逐步趋于合理化、健康化。
>
> 宣教措施包括每 2 个月进行 1 次营养宣教,宣教内容主要为个体化合理饮食指导,同时配合版报宣传、小组讨论、个别营养访谈等。营养宣教前和宣教 1 年后分别进行连续 3 天的膳食调查,采用膳食平衡指数(diet balance index, DBI)评分评价膳食质量,并比较宣教前后的指标变化。结果 70 名老年人 DBI 总分(DBI-TS)、负端分(DBI-LBS)和膳食质量距(DBI-DQD)在营养宣教前后差异有统计学意义($P < 0.05$);奶类和豆类摄入水平充足者所占比例由宣教前的 7.1% 显著增加到宣教后的 20.0%,盐摄入量适宜者由宣教前的 22.9% 显著增加到宣教后的 51.5%,食物种类丰富者所占比例由营养宣教前的 20.0% 显著增加到宣教后的 49.9%。社区营养宣教可增加老年人的营养知识,认识到饮食与疾病的关系,促使其采取积极的态度改善膳食结构,提高膳食质量。长期改善膳食结构和质量可减少慢性病发病的危险因素,有利于慢性病的防治。
>
> **问题**:社区营养教育的目的和意义有哪些?

营养是人类维持生命、生长发育和健康的重要物质基础,国民营养事关国民素质提高和经济社会发展。要加强社区人群的营养管理与营养干预,关注生命全周期、健康全过程的营养健康,针对社区人群特点和服务对象健康状况,实施健康素养促进行动,提高国民营养健康水平。

第一节 概 述

一、社区营养及管理

(一)社区营养

社区营养是运用营养科学理论、技术及社会性措施,在社区范围内,研究和解决社区人群营养问题,开展包括食物生产加工供给、膳食结构、饮食行为、社会经济、营养政策、营养教育及营养疾病预防等方面工作,以提高社区人群的营养知识水平,改善膳食结构,增进社区居民健康。

社区营养必须坚持以社区居民健康为中心,以普及营养健康知识、优化营养健康服务、完善营养健康制度、建设营养健康环境、发展营养健康产业为重点,关注国民生命全周期、健康全过程的营养健康,将营养融入所有健康政策,不断满足人民群众营养健康需求。

(二)社区营养管理

社区营养管理(community nutrition management),是以社区居民为对象,对营养与健康和疾病的危险因素进行检测、评估和干预的管理过程。社区营养管理是社区管理主体,运用营养科学理论、技术及社会性措施,研究和解决社区人群营养问题,包括食物生产供给、居民膳食结构、健康饮食行为、国民营养政策、营养教育及营养疾病预防等方面的工作,以提高社区人群的营养知识水平,改善膳食结构,增进健康,进一步提高社区人群的生活质量。同时为国家或当地政府制定食物营养政策、经济政策及卫生保健政策提供科学依据。

二、社区营养管理的基本原则

社区营养管理首先要坚持政府引导的原则,注重统筹规划、整合资源、完善制度、健全体系,营造全社会共同参与国民营养健康工作的政策环境。其次,加强适宜技术的研发和应用的原则。探索把握营养健康发展规律,充分发挥科技引领作用,加强适宜技术的研发和应用,提高国民营养健康素养,提升营养工作科学化水平。第三,社会各方良性互动、有序参与原则。坚持共建共享,充分发挥营养相关专业学术团体、行业协会等社会组织,以及企业、个人在实施国民营养计划中的重要作用,推动社会各方良性互动、有序参与、各尽其责,使人人享有健康福祉。

三、社区营养管理的主要目标

根据国务院办公厅《国民营养计划(2017—2030年)》(国办发〔2017〕60号)总体要求以及随后全国各省、自治区、直辖市、计划单列市等出台的地方《国民营养计划实施方案(2017—2030年)》(以下简称《方案》)要求,制定符合各地区现状的居民食养指南;建设养生食材数据库和信息化共享平台;建立生命早期1 000d营养咨询平台;改善母乳喂养环境。针对超重、肥胖现象,因地制宜制定满足不同年龄段营养需求的食谱指南,并开展营养健康教育和超重、肥胖干预,养成符合不同地区饮食特点的食养习惯;开展针对老年人、儿童、孕产妇及慢性病人群的食养指导;依托基层医疗卫生机构,为居家养老人群提供膳食指导和咨询,建立老年人群营养健康管理制度。广泛开展以"三减三健"为重点的专项行动,对成年人超重、肥胖者进行饮食和运动干预;推进体医融合发展,构建以预防为主、防治结合的营养运动健康管理模式。

1. 到2020年,营养法规标准体系基本完善;营养工作制度基本健全,省、市、县营养工作体系逐步完善,基层营养工作得到加强;食物营养健康产业快速发展;营养健康信息化水平逐步提升;重点人群营养不良状况明显改善,吃动平衡的健康生活方式进一步普及,居民营养健康素养得到明显提高。实现以下目标:

1)降低人群贫血率:5岁以下儿童贫血率控制在12%以下;孕妇贫血率下降至15%以

下;老年人群贫血率下降至 10% 以下;贫困地区人群贫血率控制在 10% 以下。

2)孕妇叶酸缺乏率控制在 5% 以下;0~6 个月婴儿纯母乳喂养率达到 50% 以上;5 岁以下儿童生长迟缓率控制在 7% 以下。

3)农村中小学生的生长迟缓率保持在 5% 以下,缩小城乡学生身高差别;学生肥胖率上升趋势减缓。

4)提高住院患者营养筛查率和营养不良住院患者的营养治疗比例。

5)居民营养健康知识知晓率在现有基础上提高 10%。

2. 到 2030 年,营养法规标准体系更加健全,营养工作体系更加完善,食物营养健康产业持续健康发展,传统食养服务更加丰富,"互联网 + 营养健康"的智能化应用普遍推广,居民营养健康素养进一步提高,营养健康状况显著改善。实现以下目标:

1)进一步降低重点人群贫血率。5 岁以下儿童贫血率和孕妇贫血率控制在 10% 以下。

2)5 岁以下儿童生长迟缓率下降至 5% 以下;0~6 个月婴儿纯母乳喂养率在 2020 年的基础上提高 10%。

3)进一步缩小城乡学生身高差别;学生肥胖率上升趋势得到有效控制。

4)进一步提高住院患者营养筛查率和营养不良住院患者的营养治疗比例。

5)居民营养健康知识知晓率在 2020 年的基础上继续提高 10%。

6)全国人均每日食盐摄入量降低 20%,居民超重、肥胖的增长速度明显放缓。

视窗 16-1

三 减 三 健

减盐——我国居民推荐的摄入量一天是 6g。吃盐太多,会升高血压,而高血压会增加中风、心脏病的发生概率。高盐饮食也会增加胃病、骨质疏松、肾病等的患病风险。

减油——中国居民膳食指南推荐是每人每天 20~30g。油脂摄入过多会导致肥胖,还会增加高脂血症、心脏病、糖尿病等的患病风险。高油、高脂肪、高胆固醇,是高脂血症的危险因素,长期血脂异常可引起脂肪肝、动脉粥样硬化、冠心病、脑卒中、肾动脉硬化等疾病。

减糖——近年来我国含糖饮料的消费增长非常快,其中,3~17 岁儿童饮料消费量最高。过多摄入糖与饮食质量不佳、肥胖和慢性疾病风险有关,吃糖过多会导致蛀牙、加速皮肤老化,增加糖尿病、痛风、心脏病、肾结石甚至多种癌症的风险。世界卫生组织建议,成人每天吃的游离糖不要超过 50g,最好控制在 25g 以下。

健康口腔——事关全身健康。世界卫生组织(WHO)将牙齿健康确定为人体健康十大标准之一。牙齿健康的标准是:牙齿整洁、无龋齿、无痛感,牙龈色泽正常,无出血现象。目前口腔健康问题最多的是儿童和老年人,它和其他慢性病密切相关。

健康体重——每年量身高、称体重。中国营养学会公布的中国肥胖与控制蓝皮书显示,我国成年人超重率达到 30.1%,肥胖率达到 11.9%;全国约有 4.4 亿成年人超重,其中近 1.3 亿人肥胖。而儿童超重和肥胖患病率的上升更会加剧慢性疾病在整个生命周期内的发病率增加。肥胖对健康的危害是全方位的,不仅可导致严重的心脑血管疾病、内分泌代谢疾病,还可以引起呼吸、消化、运动系统障碍,并与多种恶性肿瘤的发生有关。

健康骨骼——关乎晚年生活质量。骨质疏松和骨关节病都是健康骨骼需要关注的内容。人体骨钙的流失往往并不能很快显示出来，容易让人们忽视。而骨关节病一般与中老年人的活动过量、不注意保护关节有关。当软骨老化磨损，暴露关节的神经和血管，硬骨互相摩擦就会引发疼痛和发炎。当软骨磨损持续加重，就会引发各种症状。

四、社区营养管理的范围与对象

社区营养管理的工作范围涉及面广，通常按地域可划分为城市区域和农村区域。城市社区按行政划分可分为市区的街道、居民委员会，按功能可划分为企业、事业单位、机关、学校、居民生活区等；农村社区按行政可划分为县（市）的乡（镇）、村民委员会。城市社区经济较发达，随着工业发展和商品经济的繁荣，城镇社区居民的平均收入水平高于农村居民，生活条件相对优越，其主要营养问题，如膳食结构不合理，营养过剩导致的高血压、冠心病、糖尿病等慢性病的发病率高于农村；城市人口密度远远高于农村，人口老龄化问题比农村突出。农村社区人口相对分散，在经济不发达地区，大部分农民经济收入偏低，营养摄入不足导致的蛋白质能量营养不良、缺铁性贫血、佝偻病等营养缺乏病发病率高于城市。

社区营养管理的工作实际涉及居住在社区的所有人群，但是通常社区营养管理的主要对象是婴幼儿、学龄前儿童、青少年、孕妇、乳母、老年人等易感人群。

五、社区营养管理的工作内容

社区营养管理的主要工作内容有四个方面：

（一）了解社区人群营养和健康状况及其影响因素

充分了解社区人群营养和健康状况是社区营养工作的重要内容，目的是全面了解被调查社区人群的食物消费水平、营养素的摄入量，评价膳食结构是否合理、营养是否均衡等；同时了解营养相关疾病，如缺铁性贫血、夜盲症、糖尿病、肥胖、肿瘤、骨质疏松等常见慢性疾病的发生情况；还要应用营养流行病学调查和统计学方法，认识影响社区人群营养状况以及疾病发生的各种因素，如年龄、职业、教育程度、食物生产、家庭收入、饮食行为、生活习惯、社会心理、生态环境等，为有针对性地采取防治对策提供科学依据。

（二）连续进行社区营养监测、干预和评价

通过对有关营养状况指标的定期监测、分析和评价，掌握人群营养状况的动态变化趋势，及时发现人群中存在的营养问题及其产生的原因，认识营养与疾病的联系，以便采取特定的营养干预措施提高人群的健康水平。通过对社区营养监测、干预和评价，不仅掌握人群营养状况的变化趋势，有利于进一步修改完善现行计划或制订下一步的行动计划，而且还可对营养状况恶化的可能性提前预警，以便尽早采取弥补措施。

（三）积极实施社区营养改善措施

主要是采取多种措施改善社区居民的营养与健康状况，如改善卫生条件，改善家庭的食品安全，通过改进食品的质量和安全来保护消费者，推行食品强化和补充营养素防治营养缺乏病，推广家庭养殖业，调整膳食结构预防慢性疾病等。

（四）社区营养教育和咨询服务

营养教育和咨询服务是社区营养管理经常性的工作内容，主要向社区群众宣传营养知识及国家的营养政策，如"中国营养改善行动计划""中国食物与营养发展纲要""中国居民

膳食指南""中国居民平衡膳食宝塔"等。通过营养宣传教育活动,使社区广大群众得到营养知识水平的提高,做到科学饮食,合理营养,促进健康。

六、社区营养工作者的基本要求

(一)具备多学科的知识

由于社区营养工作者需要面向社区不同社会阶层、不同文化层次,解决不同的营养问题,因此,社区营养工作人员应掌握包括医学、营养学、经济学、社会学、心理学、统计学等方面的知识,才能从不同角度去分析问题和解决问题,较为全面地执行和完成社区营养工作。

(二)有较强的现场工作能力

社区营养工作人员应善于发现问题和解决问题,做到工作目的明确,计划制订具体,可操作性强;具有较强的现场组织协调能力,善于交流与沟通;善于开发领导,争取各部门领导的支持,并能加强与横向各部门的合作及与社区群众的配合,以确保计划顺利执行。

(三)有吃苦精神和奉献精神

社区营养工作面广、量大,任务比较艰巨,尤其深入到贫困山区,各方面条件较差,开展工作难度大,所以社区营养工作者应具有一定的吃苦精神和奉献精神。

第二节 合理营养与平衡膳食

倡导合理营养,提供数量充足、比例适当、安全无毒的食物是预防营养缺乏性疾病、营养过剩性疾病最有效的措施,科学合理的膳食结构是提供平衡膳食的重要保障。人体通过合理摄入、消化、吸收和利用食物中营养成分,满足自身生理需要,维持生长发育、组织更新和良好的健康状态,达到合理营养的目的。

一、合理营养

合理营养(rational nutrition)是指能够全面提供符合营养与卫生要求的营养,即促进人体正常的生长发育和保持良好健康状态的营养状况。符合合理营养要求的膳食一般称为平衡膳食。营养学上,对合理营养提出了基本要求,制定了中国居民膳食营养素参考摄入量。

(一)合理营养的基本要求

1. 能保证供给用膳者必需的能量和各种营养素,且各种营养素间的比例平衡。

2. 通过合理加工烹调,尽可能减少食物中各种营养素的损失,并提高其消化吸收率。

3. 改善食物的感官性状,使其多样化,促进食欲,满足饱腹感。

4. 食物本身清洁卫生,食之无毒害。

5. 膳食制度要科学合理。三餐定时定量,分配合理。一般早、中、晚餐的能量分别占一天总能量的 30%、40%、30% 为宜。

(二)中国居民膳食营养素参考摄入量

居民膳食营养素参考摄入量(dietary reference intakes,DRIs)是为了保证人体合理摄入营养素而设定的每日平均膳食营养素摄入量的一组参考值,借此预防营养素摄入过量或不足引起的健康危害。这对于制定相关食物营养政策和标准以及评价不同人群的营养调查结果、改善公众的膳食结构和实施营养干预、指导食品生产企业研发营养食品,都具有非常重要的作用。

（三）DRIs 的主要指标及应用

英国、美国、加拿大、日本、荷兰、奥地利、德国、瑞士、中国、东南亚各国、韩国、澳大利亚和新西兰等发达和发展中国家先后在修订或制定新膳食标准时，均倾向于在确定膳食充足时将膳食营养缺乏和膳食营养导致或延缓慢性病的作用等多个概念结合起来，并基本上使用相同的制订框架和参考值术语，即估计平均需要量、推荐膳食供给量或推荐摄入量、适宜摄入量、可耐受最高摄入量等膳食营养素参考摄入量。

中国居民膳食营养素参考摄入量（DRIs）是为了保证人体合理摄入营养素而设定的每日平均膳食营养素摄入量的一组参考值，其评价膳食营养素供给量能否满足人体需要、是否存在过量摄入风险以及有利于预防某些慢性非传染性疾病的一组参考值，包括平均需要量、推荐摄入量、适宜摄入量、可耐受最高摄入量以及宏量营养素可接受范围、预防非传染性慢性病的建议摄入量、某些膳食成分的特定建议值等。

1. 平均需要量（estimated average requirement，EAR） 是某一特定性别、年龄及生理状况群体中的所有个体对某种营养素需要量的平均值。摄入量达到 EAR 时可以满足群体中 50% 个体对该营养素的需要，而不能满足另外 50% 个体的需要。EAR 是制定 RNI 的基础，由于某些营养素的研究尚缺乏足够的人体需要量资料，因此并非所有营养素都能制定出其 EAR。如果个体摄入量呈常态分布，一个人群的推荐摄入量计算式为 RNI=EAR+2SD。针对人群，EAR 可以用于评估群体中摄入不足的发生率。针对个体，可以检查其摄入不足的可能性。

2. 推荐摄入量（recommended nutrient intake，RNI） 是指可满足某一特定性别、年龄及生理状况群体中绝大多数个体（97%~98%）需要量的某种营养素摄入水平。长期摄入 RNI 水平，可以维持组织中有适当的储备。RNI 是健康个体的膳食营养素摄入量目标，个体摄入量低于 RNI 时并不一定表明该个体未达到适宜营养状态。如果某个体的平均摄入达到或超过了 RNI，可以认为该个体没有摄入不足的危险。群体的能量推荐摄入量按等同于该群体的能量平均需要量，故直接用 EAR 描述。

3. 适宜摄入量（adequate intake，AI） 是通过观察或实验获得的健康人群某种营养素的摄入量。AI 应能满足目标人群中几乎所有个体的需要。AI 的准确性远不如 RNI，可能高于 RNI，当某种营养素的个体需要量研究资料不足而不能计算 EAR 时使用。AI 主要用作个体的营养素摄入目标，同时用作限制过多摄入的标准。当健康个体摄入量达到 AI 时，出现营养缺乏的危险性很小。如长期摄入超过 AI，则有可能产生毒副作用。

4. 可耐受最高摄入量（tolerable upper intake level，UL） 是平均每天可摄入该营养素的最高量。这个量对一般人群中的几乎所有个体的健康均不至于造成损害。UL 的主要用途是检查个体摄入量过高的可能避免发生中毒。当摄入量超过 UL 时，发生毒副作用的危险性会增加。在大多数情况下，UL 包括膳食、强化食物和添加剂等各种来源的营养素之和。

5. 宏量营养素可接受范围（acceptable macronutrient distribution ranges，AMDR） 指蛋白质、脂肪和碳水化合物理想的摄入量范围，该范围可以提供这些必需营养素的需要，并且有利于降低发生非传染性慢性病（NCD）的危险，常用占能量摄入量的百分比表示。蛋白质、脂肪和碳水化合物都属于在体内代谢过程中能够产生能量的营养素，因此被称之为产能营养素（energy source nutrient）它们属于人体的必需营养素，而且三者的摄入比例还影响微量营养素的摄入状况。另一方面，当产能营养素摄入过量时又可能导致机体能量储存过多，增加 NCD 的发生风险。因此有必要提出 AMDR,以预防营养素缺乏,同时减少摄入过量而导致 NCD 的风险。传统上 AMDR 常以某种营养素摄入量占摄入总能量的比例来表示,其显著的特点之一是具有上限和下限,如果个体的摄入量高于或低于推荐范围,可能引起必需营养素缺乏或罹患 NCD 的风险增加。

6. 预防非传染性慢性病的建议摄入量(proposed intakes for preventing non-communicable chronic diseases,PI-NCD,简称建议摄入量,PI) 膳食营养素摄入量过高导致的 NCD,一般涉及肥胖、高血压、血脂异常、中风、心肌梗死以及某些癌症。PI-NCD 是以 NCD 的一级预防为目标,提出的必需营养素的每日摄入量。当 NCD 易感人群某些营养素的摄入量达到 PI 时,可以降低发生 NCD 的风险。

7. 特定建议值(specific proposed levels,SPL) 传统营养素以外的某些膳食成分,具有改善人体生理功能、预防 NCD 的生物学作用,其中多数属于植物化合物,特定建议值(SPL)是指膳食中这些成分的摄入量达到这个建议水平时,有利于维护人体健康。

二、平衡膳食

(一)平衡膳食的定义

从营养科学来讲,平衡膳食(balanced diet)是指机体的营养需要与膳食供给之间需保持平衡状态,即:①营养素的平衡:氨基酸平衡、能量营养素平衡、酸碱平衡以及各种营养素摄入量之间的平衡。②机体摄取的能量及各种营养素能满足人体生长发育、生理及体力活动的需要,且各种营养素之间保持适宜比例以利于营养素的吸收和利用。③养成良好进食的习惯和行为,做到合理烹调食物,鼓励愉快进餐,保持食品安全和就餐环境安静。

可供人类摄取食物的种类虽多,除母乳外,任何单一食物都不能在质和量上满足人体对营养素的需要。因此,将不同种类的食物合理搭配,来满足机体对各种营养素的需求即合理营养。平衡膳食是实现合理营养的根本途径,要求膳食中所含的营养素种类齐全,数量充足,比例适当,膳食中所提供的营养素与人体的需要能保持平衡以利于营养素的吸收和利用,达到合理营养。平衡膳食包括合理的膳食结构、多样化的食物种类与良好饮食习惯等。

(二)平衡膳食的要点

1. 食物品种多样 平衡膳食必须包括五大类食物:①谷类及薯类:谷类包括米、面、杂粮,薯类包括马铃薯、甘薯、木薯等。②动物性食物:包括畜、禽、鱼、奶、蛋等。③豆类和坚果:包括大豆、其他豆类及其制品,花生、核桃、杏仁等坚果。④蔬菜、水果类和菌藻类。⑤纯能量食物:包括动植物油、淀粉、食用糖和酒类。摄取的食物应供给机体足够的能量和各种营养素,以保证机体活动和劳动所需的能量;保证机体生长发育、组织修复、维持和调节体内的各种生理活动;提高机体免疫力和抵抗力,适应各种环境和条件下的机体需要。

2. 能量来源比例合理 首先能量的食物来源构成要合理,一般以谷类食物为主,合理配给动物性食物、奶类、蛋类等;其次是三大供能营养素的比例要合理,通常正常成年人膳食中碳水化合物、蛋白质、脂肪的摄入量(成人)应各占供能总量的 55%~65%、10%~15%、20%~30%。摄取的食物应保持各种营养素平衡,包括各种营养素摄入量与消耗量以及各种营养素之间的平衡。

3. 蛋白质来源组成合理 膳食中优质蛋白应占 30%~50%,理想的膳食蛋白质应包含比例合理的 9 种必需氨基酸,全蛋和奶是最好的氨基酸平衡食品。

4. 脂肪来源合理　膳食中植物性脂肪和动物性脂肪的摄入比例应恰当,以保证必需脂肪酸的供给量,饱和脂肪酸不应超过总能量的 10%。

5. 其他营养素的来源和摄入合理膳食中各种矿物质的含量应有合适的比例,各维生素之间保持平衡,各营养素均达到参考摄入量为宜,还要考虑其来源合理,如动物性食物来源铁吸收效率比植物性食物来源铁高,因此,膳食中注意动物性食物来源铁的摄取。

(三)平衡膳食的要求

1. 提供数量充足的食物　提供足够的食物资源,所供膳食应满足人体需要的能量、蛋白质、脂肪以及各种矿物质和维生素:不仅品种要多样,而且数量要充足,膳食既要满足就餐者的需要,又要防止过量。对于一些特定人群,如儿童和青少年、孕妇和乳母、老年人,还要注意易缺营养素如钙、铁、锌等的供给。

2. 确保各营养素间比例适宜　膳食中能量来源及其在各餐中的分配比例要合理。要保证膳食蛋白质中优质蛋白质占适宜的比例。要以植物油作为油脂的主要来源,同时还要保证碳水化合物的摄入。各矿物质之间也要配比适当。

3. 注意食物的合理搭配　充分了解当地、当季可供选择的食物原料及其营养特点,注意主食与副食、杂粮与精粮、荤与素等食物的平均平衡搭配。

4. 完善膳食制度和加工方法　一般应该定时、定量进餐,成人一日三餐,儿童、老年人三餐之外可加一次点心。有可能的情况下,既要使膳食多样化,又要照顾就餐者的膳食习惯。注意烹调方法和就餐环境,做到色香味美、质地宜人、形状优雅。

(四)膳食平衡评价方法

1. 指标　膳食平衡指数(diet balance index, DBI)用于评价膳食平衡状况,它是以中国居民膳食指南及平衡膳食宝塔为依据,结合中国人的膳食特点建立的以食物组为指标的膳食评价方法。现在广泛应用的是根据《中国居民膳食指南(2016)》修订的中国膳食平衡指数(diet balance index revised, DBI-16)。

2. 分值计算　DBI-16 指标的分值计算仍采用 DBI 分值的计算方法,即包括:总分、正端分、负端分和膳食质量距。

三、中国居民膳食指南

《中国居民膳食指南(2016)》由原国家卫生计生委疾控局发布,是为了提出符合我国居民营养健康状况和基本需求的膳食指导建议而制定的法规。其推行的目的是积极推进全民健康生活方式行动,广泛开展以"三减三健"为重点的专项行动。

(一)一般人群膳食指南推荐条目

1. 食物多样,谷类为主。

2. 吃动平衡,健康体重。

3. 多吃蔬果、奶类、大豆。

4. 适量吃鱼、禽、蛋、瘦肉。

5. 少盐少油,控糖限酒。

6. 杜绝浪费,兴新食尚。

(二)膳食宝塔

我国居民平衡膳食宝塔是根据《中国居民膳食指南(2016)》的 6 条核心,结合我国居民的实际营养状况,为便于公众理解和记忆而转化成的图形表示方式。

膳食宝塔的塔身分为不同颜色,不同面积大小的 5 层,通过每层的面积大小可以反映出每类食物推荐摄入量的多少。膳食指南中建议,除最上层即塔尖部分的盐和油之外,每天至少要摄入 12 种食物,每周至少 25 种,并分散到宝塔的每一层(详见第十七章第二节)。

第三节　社区居民营养与健康现状调查和分析

在社区开展营养管理工作,首先要明确优先解决的营养问题和干预的重点人群。一般通过营养与健康现状调查,针对社区人群的营养状态,尽可能周密细致地收集与营养有关的各种资料,分析已制定的政策所产生的积极影响及预测营养问题的发展趋势。

社区人群的营养调查工作应以社区营养医师或营养师为骨干,并有全科医师、社区护士参与组成一个团队,其职责是针对社区存在的营养问题,如与营养有关的健康检查,食物营养素摄入,知识、态度和行为的评价,食物供应的现状及有关问题等进行的调查以及收集有关营养监测资料,评价膳食和营养状况对社区人群健康的影响,研究制订其对策。

一、获得社区资料的途径

(一)收集现有资料

可从政府行政部门(卫生、财政、统计、环境、交通等)、卫生服务机构(医院、疾病控制中心、妇幼保健院等)、科研学术部门(院校、研究所)及其他部门现有相应的统计报表、体检资料、学术研究报告或调查数据中获得所需的信息。在利用现有资料时应注意对所获得的资料进行质量评价,要注意发表的时间是否符合当前实际,论据是否充分,经确定资料可靠后再进一步分析数据。同时,还应注意某些资料是否存在保密问题。

(二)走访收集资料

调查人员带着问题去面对面地向某些人征求意见和看法。访谈的对象包括领导者、社区居民、医务人员及专家等。访谈前要制订访谈提纲,内容可包括:您认为社区中主要的疾病和健康问题是什么? 您认为造成这些问题的主要原因是什么? 您认为怎样才能减少这些问题? 您认为这些问题中应首先解决哪几个问题等。在访谈过程中要认真做好记录,包括被访谈者的年龄、性别、职务、在社区中的角色、工作年限、主要意见和建议等。

(三)专题小组讨论

根据调查目的确定讨论主题,在主持人的引导下,调查对象围绕主题进行讨论并由记录员现场记录讨论内容。专题小组讨论的对象可以是本社区的居民代表、行政管理人员、卫生人员,一般 8~12 人一组。与访谈法不同的是主持人要面对一组人而不是一个人,因此要求主持人受过专门的人际交流技能训练,有一定的经验,并了解当地的基本情况,运用良好的语言技巧鼓励和启发大家讨论,有较好的组织能力调整和控制讨论的内容与进度。专题小组讨论可以通过比较充分的信息交流过程,在小组成员之间获得相互启发的沟通效果,从而获得丰富的信息资料。

(四)调查收集资料

要获得人群发生某种事件的数量指标,如膳食营养状况、患病率或探讨各种疾病与营养间的数量依存关系,可以采用现场调查、信函调查、电话调查等方法。现场调查可通过面对面调查和自填式调查两种方式进行。面对面调查形式比较灵活,对调查对象文化程度要求不高,问卷回收率较高,准确性也比较高;自填式调查一般较节省时间、人力及物力,但问卷回收率较低,内容也不够准确;信函调查和电话调查覆盖面比较广,但回收率较低。

二、社区营养调查的内容

社区人群营养调查主要通过针对性的调查,收集可靠的数据建立监测系统。采取科学手段对群体或个体进行膳食摄入和营养水平状况的全面了解,判断存在的营养问题。调查的目的是掌握膳食营养的摄入情况、营养状况与健康的关系、存在的营养问题等,从而提出改进的方法与建议,促进平衡膳食、合理营养、保障人体健康。社区营养调查的内容有社区基础资料调查,膳食调查,营养状况的体格检查,营养水平的生化测定等。

(一)社区基础资料调查

1. 人口调查资料 该资料是了解当地的人口组成,如居民的年龄、性别、职业等,有助于估计当地的食物需要量和营养不良的发生状况。

2. 健康资料 包括不同年龄的身高、体重和其他体格测量资料,与营养有关的疾病发生率、死亡率及死亡原因等资料。这些资料是衡量营养状况的重要指标,能表明营养不良的程度,营养不良对降低人体抵抗力的影响以及与其他疾病的关系。

3. 经济状况 通过人们的职业、收入情况,辅助了解当地群众的购买力。

4. 文化教育程度 该资料可为制订有针对性的、适合群众水平的宣传教育材料提供依据。

5. 宗教信仰 了解不同宗教信仰人群所消耗的食物品种及差别。

6. 生活方式 了解个人卫生状况,饮食行为、吸烟、饮酒等个人嗜好等,有助于了解影响人体营养状况的有关因素。

7. 供水情况 有助于鉴别可能传播疾病的水源和了解有无清洁卫生饮用水供给,以及是否有足够的水源供农作物的生长等情况。

8. 可能的资金来源 帮助估计营养计划的经费预算。

除以上资料,还应了解当地正在执行的规划和社会服务设施中,有哪些可以利用其服务于社区营养工作。

(二)膳食调查

膳食调查是营养调查的基本组成部分,从中可了解调查对象的膳食摄入量与食物构成,与供给量标准进行比较,从而评定营养需求的满足程度。常见膳食调查方法(表16-1)。

16-1 不同膳食调查方法的比较

调查方法	调查内容	调查时间	优点	缺点	适用范围
称重法	称量每餐烹调前可食用部分生食重、烹调后的熟食重、吃后剩余食重,并统计准确的用餐人数;称量三餐外摄入的水果、糕点、瓜子、花生等零食。	一年四季,每季一次,或春冬和夏秋各一次,每次5~7d。	结果准确,可调查出每人每年膳食的变动情况。	花费人力、时间较多,不合适大规模的调查;可能改变被调查者的日常膳食模式。	用于团体、家人、个人及特殊工作人员的膳食调查。

续表

调查方法	调查内容	调查时间	优点	缺点	适用范围
记账法（查帐法）	查阅调查单位或家庭账目在一定期间内食物的消费总量、用餐人数。	一般统计一个月,也可全年分季调查。	操作较简便,费用低,人力少,适用于大样本;在账目准确和每餐用餐人数统计确实的情况下,结果较准确;可调查较长时期的膳食;膳食管理者容易掌握,使调查单位能定期自行调查。	由于调查结果代表单位或家庭人均的摄入量,故不能用来分析个体的膳食摄入状况。	用于有详细账目,就餐人数变动不大的集体单位和家庭,如部队、机关、托儿所等。
询问法（24h回顾法） 膳食回顾法	问询调查对象在一段时间内每日进餐次数,食物种类、数量、剩余量,进餐时间及地点;膳食习惯(禁忌、偏食等)、菜肴的烹调方法等。	3d。	调查时间短,被调查者不需要较高的文化;调查结果能够对人群或人体营养状况的原因进行分析。	当膳食回顾不全面时,结果不太准确。	用于个体或特殊人群的调查,如病人、散居儿童、老人、咨询门诊等。
膳食史法	问询调查对象一段时期内的膳食习惯和通常的饮食等方面的信息。	过去的1个月、6个月、1年或更长。	询问长时间的膳食习惯,所以能更全面了解居民膳食摄入状况;可进行具有代表性的膳食模式的调查;样本量大费用低,所用人力少;一般不影响被调查者的膳食习惯和就餐方式;用于许多慢性疾病的研究。	需要有经验的营养专家进行调查,要求被调查者有较规律的膳食模式,并且记忆力较好,两者的负担较重;当前的膳食对回顾过去的膳食模式有影响,而引起偏差。	
化学分析法	被调查者每日所食用食物进行实验室化学分析,测定其中热能及各种营养素含量。		结果非常精确。	操作复杂;配备必要的仪器、设备及有一定技术水平的专业人员。	适用于小样本、且需要进行精确测定时采用。

续表

调查方法	调查内容	调查时间	优点	缺点	适用范围
食物频率（数）法	估计被调查者在规定的一段时间内食用某些食物的次数或食物的种类来评价膳食营养状况,分为定性、定量及半定量食物频率法。	几天、1周、1个月、3个月到1年以上。	和膳食史法相比,此法调查者、被调查者的负担小,工作量也少;易实现自动化,且费用较低;可快速获得日常食物摄入的种类和摄入量,可反映长期营养素摄入模式。	对过去的食物回忆可能不精确;因对食物份额大小的估计不准确,影响食物量化的不准确;目前的膳食模式可能影响对过去食物的回顾,而产生偏差。	常用于研究膳食与疾病的关系。

（三）营养状况的体格检查

常用人体测量资料来衡量人体的营养状况,以体重、身高和皮脂厚度最常用。体重测量宜在早晨空腹排便之后,仅穿内衣为准。体重在一年四季中有变化,夏季体重下降,冬季体重增长。一日中因进食、排便、出汗等也有变化。体重前后进行比较宜在同一时间测量。身高测量宜在上午 10 时进行,因一天中身高变化可相差 1~2cm,此时身高基本是一天的均值。皮褶厚度以皮褶计压力 $10g/cm^2$ 为准,测量三头肌、肩胛骨下及脐部左侧 1cm 处的皮褶厚度。

（四）人体营养水平的生化检验

人体营养水平的生化检验指标尤适用于亚临床状态,可客观反映营养缺乏的程度。如血液营养成分的水平检测,尿液营养成分排出的速率和代谢产物检测,人体血总蛋白、转铁蛋白、视黄醇蛋白测定,血或头发微量元素等检测。具体如检测人体血维生素 A、维生素 C、维生素 E 的水平和尿维生素 B_1、维生素 B_2 水平,血或头发的锌、铬含量等。

（五）膳食营养计算分析

具体方法是采用中国疾病预防控制中心开发的 V2.5.1 标准版营养计算器软件进行计算。将食物的种类及质量输入营养计算器软件,软件可快速计算食物的膳食营养素的量,并对主要营养指标进行分析,用于计算居民摄取食物中的营养成分,分析每日营养素的摄入状况。这种软件计算方法主要应用于作膳食营养调查、营养标签制作和日常营养测查等。

三、调查资料的分析

（一）寻找营养问题及发生的原因

经过整理分析,力图弄清以下问题:①社区居民营养结构是否合理? ②哪些人群易患营养相关疾病及发病程度? ③营养相关慢性病有哪些? ④社区居民营养缺乏与营养过剩是否存在? ⑤存在何种营养不良或营养缺乏病? ⑥营养相关疾病的发生原因?

（二）社区人群的营养评价

在需要进行营养干预或营养治疗之前,力求先进行营养评价。营养评价是把营养和健康调查的数据,包括膳食营养,营养状况的体格检查及营养水平的生化检测结果进行综合的评价。其目的是用营养干预方法预防或减轻疾病,促进和增进健康。

1. 膳食营养评价 评价内容包括食物构成和摄入能量以及各种营养素的供给量。膳食的结构模式应坚持以谷类食物即植物性食物为主,合理搭配蔬菜、肉类、豆类、乳类食物。能量及各种营养素的摄入量至少应占膳食营养素参考摄入量的90%,低于膳食营养素参考摄入量的80%为供给不足,长期供给不足将会导致营养不良;低于参考摄入量的60%为缺乏,将有损于身体。能量来源于碳水化合物、蛋白质、脂肪,其比例分别占总能量的55%~65%、10%~15%、20%~30%。儿童的蛋白质、脂肪比例可适当增加。尤其是蛋白质的营养评价,要注意动物蛋白质和豆类蛋白质需占蛋白质总量的1/3以上,以发挥蛋白质的氨基酸互补作用。

2. 营养状况体检评价

（1）身高:虽然与遗传有关,但可作为反映营养状况的参考指标。新生儿平均身高为50cm,1岁、2岁可分别增加25cm和10cm。以后生长趋于稳定,但在青春期平均每年约增加4~7.5cm。对于12岁以下的儿童,估计其身高,可参考计算公式:

身高（cm）=（年龄–2）×5+85 或身高（cm）=年龄×5+75

（2）体重:按年龄的体重计算公式:

婴儿:< 6月龄体重（kg）=出生体重（kg）+月龄×0.7

6月龄~1岁体重（kg）=出生体重（kg）+6×0.7+（月龄–6）×0.5

2~12岁儿童:体重（kg）=（年龄–2）×2+12 或体重（kg）=年龄×2+8

成人:体质指数（BMI）=体重（kg）/[身高（m）]^2

标准体重（kg）=身高（cm）–105 或标准体重（kg）=[身高（cm）–100]×0.9

体重能反映营养状况,又便于操作,常应用于评定个人或群体的营养状况。对儿童的生长发育程度,体重也是一个重要的评价指标。实际体重低于标准体重的60%为严重营养不良,在60%~80%为中度营养不良,在80%~90%轻度营养不良,在标准体重的90%~110%为正常,>20%为肥胖。成人体质指数:正常为18.5~23.9,17.0~18.4为轻度消瘦,24~27.9为超重,28~32为肥胖,肥胖:>32为非常肥胖。

（3）体脂:成人三头肌皮脂厚度正常标准值:男性12.5mm,女性16.5mm;上臂肌围正常标准值:男性25.3cm,女性23.2cm。上臂肌围=上臂围（cm）–3.14×三头肌皮脂厚度（cm）。

营养状况评价,就是用实际测量值相当于正常标准值的比例来判定。若实际测量值大于标准值的90%为正常,在80%~90%之间为轻度营养不良,60%~80%为中度营养不良,<60%为重度营养不良。

（三）营养水平的生化评价

生化检测结果可早期发现体内的营养素处于正常、缺乏、过剩及储备水平,有利于及时采取膳食调整,进行营养干预。必要时口服维生素、微量元素等制剂。如血清总蛋白的评价:成人正常值应大于6.5g/100ml,若低于6.0g/100ml为缺乏,在（6.0~6.4）g/100ml为不足。血清维生素A评价:成人正常值20~90μg/100ml,若大于90μg/100ml为过量,低于10μg/100ml为缺乏,在10~19μg/100ml为不足。

四、合理营养与人体健康的关系

营养就是机体从外界摄取食物,经过消化、吸收和代谢,满足生理功能和体力活动需要的生物学过程。我们所摄取的食物中的营养素被身体利用,滋养我们体内的细胞,决定了人的健康。

蛋白质是构成人体组织不可缺少的物质,也是构成各种酶、抗体及某些激素的主要成分。蛋白质可促进生长发育,维持毛细血管的正常渗透性,并供给热能,缺乏时可致生长发育迟缓、体重减轻、容易疲劳、循环血容量减少、贫血、对传染病抵抗力降低、创伤和骨折不易愈合、病后恢复迟缓,严重缺乏时可致营养不良性水肿。

脂肪可供给热能,构成组织脂肪及储存脂肪,供给必需脂肪酸,脂肪还可促进脂溶性维生素的吸收。但脂肪摄入过多可致肥胖和动脉粥样硬化。动物性脂肪中含饱和脂肪酸较多(鱼类除外),植物油含多不饱和脂肪酸较多(棕榈油、椰子油除外),饱和脂肪酸可使血清胆固醇量增高,多不饱和脂肪酸可降低血胆固醇及甘油三酯,减少血小板的黏附性。所以膳食中饱和脂肪酸与多不饱和脂肪酸的比例(S/P)以 1∶1 为宜,这样既照顾到必需脂肪酸的供应,又可预防一些与脂肪营养有关的疾病(如冠心病、肥胖症等)的发生。

碳水化合物是最经济的热能食物来源,有节约蛋白质的作用,可保证正常的血糖、肝糖原和肌糖原,以维持大脑活动、肝脏解毒和肌肉活动。碳水化合物摄入不足可导致热能不足,生长发育迟缓,易于疲劳,摄入过多可致肥胖。

膳食纤维为人体健康所必需,为人体内物质代谢所必需,不能由人体合成,只能由食物供给。

钙、磷、镁、钾、钠等无机盐是组成机体的必要成分,具有重要的生理功能。在人体组织中含量少于体重的 0.01% 的铁、碘、铜、锌、硒、锰、钼、铬、氟、钴为人体必需的微量元素,与酶、维生素、激素、核酸有密切关系。

五、我国居民的主要营养问题

改革开放以来,我国城乡居民的膳食、营养状况有了明显改善,营养缺乏患病率继续下降,但我国仍面临着营养缺乏与营养过剩的双重挑战。居民营养与健康问题依然不容忽视,主要表现在:居民膳食结构不尽合理、营养过剩日渐凸显、某些营养缺乏病依然存在、居民慢性病患病率持续上升等。

(一)居民膳食结构不尽合理

过去 10 年间,我国城乡居民粮谷类食物摄入量保持稳定,谷类食物的供给比分别为 47%、58.8%,低于推荐量的下限 60%。总蛋白质摄入量基本持平,优质蛋白质摄入量有所增加,豆类和奶类消费量依然偏低。脂肪摄入量过多,平均膳食脂肪供能比超过 30%,其中脂肪含量较高的猪肉摄入量明显增加。蔬菜、水果摄入量略有下降,钙、铁、维生素 A、维生素 D 等部分营养素缺乏依然存在。2012 年居民平均每天烹调用盐 10.5g,较 2002 年下降 1.5g。

(二)营养过剩日渐凸显

超重肥胖问题凸显。2012 年全国 18 岁及以上成人超重率为 30.1%,肥胖率为 11.9%,比 2002 年上升了 7.3 和 4.8 个百分点,6~17 岁儿童、青少年超重率为 9.6%,肥胖率为 6.4%,比 2002 年上升了 5.1 和 4.3 个百分点。

(三)某些营养缺乏病依然存在

总体来看我国 6~17 岁儿童青少年的生长迟缓和消瘦方面在持续下降,但贫困地区儿童、青少年生长迟缓率和消瘦率分别为 3.2% 和 9.0%,还有相当一部分的贫困地区儿童存在营养状况不良。

（四）居民慢性病患病率持续上升

1. 重点慢性病患病情况　2012 年,全国 18 岁及以上成人高血压患病率为 25.2%,糖尿病患病率为 9.7%,与 2002 年相比,患病率呈上升趋势。40 岁及以上人群慢性阻塞性肺病患病率为 9.9%。根据 2013 年全国肿瘤登记结果分析,我国癌症发病率为 235/10 万人,肺癌和乳腺癌分别位居男性、女性发病首位,十年来我国癌症发病率呈上升趋势。

2. 重点慢性病死亡情况　2012 年全国居民慢性病死亡率为 533/10 万人,占总死亡人数的 86.6%。心脑血管病、癌症和慢性呼吸系统疾病为主要死因,占总死亡的 79.4%,其中心脑血管病死亡率为 271.8/10 万人,癌症死亡率为 144.3/10 万人(前五位分别是肺癌、肝癌、胃癌、食道癌、结直肠癌),慢性呼吸系统疾病死亡率为 68/10 万人。

3. 慢性病危险因素情况　我国现有吸烟人数超过 3 亿,15 岁以上人群吸烟率为 28.1%,其中男性吸烟率高达 52.9%,非吸烟者中暴露于二手烟的比例为 72.4%。2012 年全国 18 岁及以上成人的人均年酒精摄入量为 3L,饮酒者中有害饮酒率为 9.3%,其中男性为 11.1%。成人经常锻炼率为 18.7%。吸烟、过量饮酒、身体活动不足和高盐、高脂等不健康饮食是慢性病发生、发展的主要行为危险因素。经济社会快速发展和社会转型给人们带来的工作、生活压力,对健康造成的影响也不容忽视。

视窗 16-2

针对中国居民膳食结构的问题实施分类指导

对于普通人群建议以《中国居民膳食指南》为指导,合理地搭配食物,坚持适量运动,养成健康的生活方式。

对于超重、肥胖等营养过剩的人群,要均衡地膳食,积极地参加身体锻炼,坚持植物性食物为主的膳食模式,合理地搭配三餐。

对于贫血、消瘦等营养不良的人群,建议要在确保摄入量足够主食的前提下,增加奶类、大豆和豆制品的摄入,保持膳食的多样性,满足身体对钙、铁、维生素 A、维生素 D 等营养素的需求。

对于婴幼儿及孕产妇等特定人群,要特别关注生命早期的 1 000d 的营养,所谓 1 000d 就是从怀孕开始到婴儿出生后的 2 周岁,这一段时间的营养状况将对孩子未来的身体健康、智力发育起到重要的作用。同时,要确保母亲怀孕期间铁、碘、叶酸等营养的足量摄入。

大力开展中医养生保健服务,推广中医传统运动,比如说太极拳、五禽戏、易筋经等活动,开展膳食、药膳的食疗,发挥传统中医养生的特色。

▓▓ 第四节　社区营养改善的组织与实施 ▓▓

通过营养与健康调查,可建立营养问题的数据系统,进一步研究社区人群的膳食摄入,营养状况及有关健康与营养之间的关系。通过营养知识的传播及膳食营养知识的普及,可以降低疾病的发生率,减少医疗费用,促进人群健康。

一、营养改善项目的确立与实施

(一)营养改善项目的确立

营养工作者可以根据社区具体情况,在适当的间隔时间进行相对集中的资料收集,以了解居民近期的营养状况,并就发现的问题采取营养干预措施,实施营养改善项目。项目目标应描述得非常准确、清楚,使得项目执行者明确应该做什么。

1. 确定营养改善项目目标 在现状调查与分析的基础上对所存在的营养问题进行综合分析,找出当地急需解决的重大问题。制订计划前应首先明确项目目标,项目目标是陈述希望通过开展相关活动所要获得的结果和成效,针对项目目标选择可行性干预措施和具体的活动安排,有时项目目标也可制订总目标和分目标。

针对社区不同的营养问题,采取不同的营养干预措施。例如增加粮食产量、增加农民收入、改善婴儿喂养、扩种家庭菜园和果树、推广家庭养殖业、普及营养知识、食品强化和补充营养素、改善环境卫生条件等。在选择干预措施时,由于受人力、物力等许多条件的限制,措施不宜选得过多,只需选用主要的干预措施,力争做到事半功倍。要做到这一点必须有一个评判标准,以便比较并筛选出切合实际的干预措施。

(1)制订项目目标的原则:①项目目标应描述得非常准确、清楚,使得项目执行者明确应做什么。②项目目标应有一些衡量标准,以便能辨别活动是否开展得顺利。这些标准应是包括项目所花的时间以及活动应达到的质量等。③项目目标要根据当地条件而制订,做到切实可行。

(2)确定营养改善项目时应考虑:①特定目标人群营养不良程度、性质和原因。②干预项目涉及的范围、拥有的资源、社区参与等因素。③拟选干预措施的意义、干预的有效性、实施的可行性、成本效益、是否易于评估等。

2. 制订项目计划 计划是一个周密的工作安排,需要针对项目目标选择可行性干预措施并进行具体的活动安排。

(1)总体计划的主要内容:①对项目背景的描述。②总目标及具体分目标。③拟采取的营养干预措施。④所需的人力、物力清单。人力包括培训班师资等,物力包括营养宣传材料等。⑤时间安排。如何时社区动员、何时举办培训班、何时进行家庭随访等。⑥经费预算:包括现场组织管理,培训班,现场调查,实验室检查,营养教育材料制作印刷费用等。⑦执行组织机构、领导及各协作单位的参加人员名单。⑧项目的评价方案:包括过程评价、效果评价。

(2)制订项目计划的要求:①针对性:通过安排的活动计划能够实现项目具体目标。②可行性:计划能否在执行过程中顺利开展,主要取决于计划活动所涉及的资源、技术、经费、时间、社区的参与性等是否能符合或满足要求。③易于确定靶目标:活动计划应能够针对项目所选定的高危人群产生效果。④低经费开支:选择最低限度的经费开支,应优先选用既花钱少又效益高的措施。⑤易于评价:活动计划能较好地体现预期的项目目标,有一定的评判标准和可测量性。

3. 营养改善的途径 合理膳食、食物强化和营养补充剂是改善营养的三条途径,它们之间是配合、补充关系,互不排斥。总体上说,合理膳食是摄取营养、改善营养的主要渠道,强化食物和营养补充剂加以补充。三者之间相互依存、各有所长。

（1）调整膳食结构、合理膳食是改善营养的主要渠道：通过日常食物完全满足人体生长发育和维持健康的全部需要应该是最佳的途径，符合绝大多数人的营养理念。营养不良的改善也是如此。但是，受主观和客观因素的制约，这种愿望往往无法实现。从主观因素看，由于营养知识欠缺和不良的饮食习惯，做到合理膳食在实际生活中比较困难；从客观因素看，贫困地区限于经济条件约束食物质量较低，我国谷类食物为主的膳食结构不利于某些营养素吸收，食物营养含量不能完全满足需要等都成为合理膳食结构的障碍。多年来，我国除食盐加碘以外，在公众营养方面未采取普遍干预措施，根据 1982 年、1992 年、2002 年的营养调查结果看并不令人满意。

（2）食物强化是营养改善的重要途径：由于用来强化的食物载体一般自限性较强，营养素添加品种及剂量均由法规标准严格规定，以及添加过程由专业人员控制等原因，强化食物具有安全的特点；由于强化食物在家庭中加工、熟制不需增加或改变原有的程序，所以它具有简便的特点；由于食物的营养强化成本低廉，所以它比较经济；由于它仍然是食物而不是药品，适宜所有人群，所以是广谱的。

当前，国家公众营养改善项目办公室推出和推荐的营养强化食物有面粉及其制品、大米、食用油、盐、酱油、婴幼儿辅助食品。

（3）发挥营养素补充剂的作用：营养素补充剂既可以对人体营养素需求进行补充，也是对膳食营养和强化食物两种营养摄取方式的重要补充。由于其具有见效迅速、携带方便、针对性强的特点，在特定情况下，针对特定地区中的特定人群或者特定需求，它可以发挥其他两种方式无法取代、不可或缺的作用。唯一不足的是，它的价格相对较高，在经济条件受限的地区人群暂时难以接受。所以，发展优质低价的营养素补充剂产品应该作为营养改善一个重要方向。

（二）营养改善项目的实施

在营养改善项目的实施中，除了营养专业人员认真细致的工作以外，还应强调广泛发动和依靠群众，并注意保持部门间密切配合，做到各负其责。

1. 社区营养改善的计划

（1）制订年计划表和日程表：年计划表的制订可使工作人员对一年的工作安排一目了然。制订年计划表应注意避开传统节假日及影响现场工作的重要时期，如农村农忙季节等。日程表是管理项目的重要手段，项目工作人员要求每天按日程进行工作，并将每天做的事情（工作例会、现场动员、现场调查、家庭访问等）做详细的工作记录。记录要做到及时、突出重点、清楚易读。

（2）部门间密切配合各负其责：为了保证计划能顺利地按要求执行，开展营养改善工作要在当地政府的领导下，与农业、商业、教育、卫生等部门共同协作，明确各部门的任务，建立良好的工作关系。部门之间共用资源、互通有无、节省经费。同时，做到各负其责，如营养工作者主要负责营养调查、营养咨询和营养教育等；医院负责临床检查和临床治疗；农业技术员负责农业生产技术指导，开发农作物新品种，增加水果、蔬菜生产，发展养殖业等；商业部门负责食物的供给等。强调执行计划要建立在广泛发动和依靠群众的基础上。

（3）执行计划的管理：执行过程中要做好项目的档案、收支账目及现场工作的管理；做好项目报告制度，包括项目的工作进展报告、经费报告、总结报告及评价报告；要严格按照时间安排执行计划中所制订的各项活动，并进行监测，以便及时发现问题进行修正。

（4）定期进行营养监测,建立居民营养健康档案:通过营养监测可了解社区居民的营养状况,掌握其营养知识的来源渠道和营养知识的层次水平,从而针对发现的问题开展营养教育工作。

健康档案主要针对社区里的特殊人群,如孕产妇、婴幼儿、代谢性疾病患者及老年人等。针对这类对营养服务需求较大的人群,将其作为重点营养监测对象,定期上门服务,给予科学的饮食指导,有针对性地进行营养教育。

2. 社区营养改善的干预步骤

（1）确定受影响最大或处于营养不良状态的高危人群。目标人群可根据以下特征确定:年龄（0~6岁）、职业（工人、农民）、社会经济水平（低收入）、居住情况（移民、定居）、民族等。

（2）营养干预的选择及排序标准。营养干预选择及排序时主要考虑以下几个方面:①特定目标人群营养不良程度、性质和原因。②干预项目涉及的范围,拥有的资源,社区参与等因素。③每种干预措施的意义、干预的有效性、实施的可行性、成本效益、是否易于评估。

（3）确定相应的干预手段。根据社区营养不良的原因进行全面分析,通过营养不良因果关系模型确定相应的干预手段,如营养教育、推广家庭菜园和家庭养殖业、食物的强化和补充营养素等。

（4）对已选定的干预方法深入研究。将已选定的干预方法在纳入项目前,应按标准要求仔细分析项目的可行性。同时参考有关文献,向有关专家和社区人群代表咨询,最终确定营养干预措施。

（三）营养改善项目评价

营养改善项目执行结束或在执行过程中,对各项措施的效果要进行评价,评价是一个连续的过程,是衡量项目进展和效率的有效工具。社区营养监测与改善项目执行结束后均需进行营养评价,这是对工作执行成功程度进行系统的鉴定。在计划执行结束后,需对各项措施的效果进行评价,通过评价可以知道该项目取得了什么成绩,是否达到预期目的,营养改善项目的资源是否正确利用,有何成果,存在什么问题,同时也为下一阶段的计划提供重要的科学依据。评价营养改善措施主要围绕4个方面:

1. 投入 开展项目所投入的资源（经费、食物、材料、交通工具等）和服务方劳动力、后勤等,如经费是否到位,使用是否合理,是否做到低成本高效益等。

2. 产出 与投入有关的结果,也是对项目执行系统的评价。例如,覆盖率、增加食物生产、增加家庭的收入、增加食物购买力等是否达到预期目标。

3. 效果 各种改善措施对营养健康状况的改善,以及产生行为和生理变化的效果,如知识提高、观念转变、行为和能力改变,营养不良发病率降低,死亡率的变化及儿童生长发育改善等。

4. 效益 由于改善措施增进人体健康而可能带来的社会效益和经济效益。例如提高劳动生产率,增强智力、体力,延长寿命,提高生活质量及降低医疗保健成本等。

二、社区动员

社区动员（community mobilization）是将满足社区居民营养需要和增进健康的目标转化成为社区居民广泛参与的社会行动的过程。鉴于社区居民营养改善需要营养工作人员和社区居民在社区营养管理工作中相互理解、相互支持和相互配合,才能很好地完成改善社区居民营养健康状况的复杂任务。因此,社区动员对实现这一互动过程将发挥关键性的作用。

（一）社区动员的工作要素

1. 社区卫生专业人员主动参与 基层社区卫生人员是社区营养工作的具体执行者,也是社区营养工作计划、实施和评价的技术力量,他们对保证社区营养工作的顺利开展发挥着关键作用。因此,社区卫生专业人员自觉参与社区营养工作具有十分重要的意义。社区卫生专业人员本身需进行多种形式和途径的培训,使他们不仅能够认识社区营养工作的意义、职责和权利,而且能不断提高社区营养工作的知识水平和实践技能。

2. 促使社区人群主动参与营养工作 要使社区个人和家庭有意识地关注营养问题,主动参与项目,并逐步建立以家庭为单位的社区护理健康教育单元。包括讨论计划、项目实施及评价等过程。社区是开展社区营养工作的基本场所,社区的基层组织（居委会或村委会）是社区动员的主要对象。家庭是组成社区的基本细胞,利用家庭内的血缘关系和家庭中不同角色成员,使社区营养工作的参与更有操作性和现实性。例如一个家庭内的膳食模式和烹饪习惯往往影响的不是一个人,而是全家人。家庭父母对子女的影响不仅体现在生长发育和经济支持方面,更重要的是体现在道德观念、生活习惯、饮食行为等方面。因此,推动家庭参与是社区营养工作的社会基础。在这个工作中,要强调那些社区内重要的关键人物参与对整体社区营养工作的影响。社区的关键人物,如劳动模范、明星、任职领导等有"名人效应"的人,他们的参与对其他个体起着积极的促进作用。

3. 动员领导部门积极参与 领导部门是否积极参与,直接影响到社区营养工作的开展效果。要通过各种方式和途径向有关领导宣传社区营养工作的目的、意义、预期效果及其对社区人群的贡献等,使各级政府领导、部门领导及时了解有关营养行动计划,争取他们对社区营养工作的支持。

4. 动员非政府组织的参与 非政府组织主要包括各类社团组织,如国家和各省市自治区的营养学会、食物与营养咨询委员会、学生营养与健康促进会、食品协会、预防医学会、消费者协会、老年协会、妇联、青联等。在开展社区营养工作中,应及时向他们发送会议通知、简报和社会宣传资料等,提高这些组织中关键人物对社区营养工作的认识,鼓励他们提出意见,让他们积极参与社区营养工作的决策,促进社区营养工作的开展。

5. 加强部门之间的沟通、协调和合作 社区营养工作不是单纯的一个部门工作,它经常涉及卫生、教育、工商、新闻传媒等各类部门。在工作中需要加强上述各种机构、各类人员之间的联系和协调,以便建立有力的行政和业务技术管理体系,明确共同目标,发挥各自的专长、技能和资源,共同完成好社区营养管理这一重要使命。

（二）社区动员的方法

1. 组织形式 社区组织结构中包括领导组织机构、工作组织机构和技术指导机构,常由政府和社区中相关的组织机构组成。一般领导机构是政府的临时性协调领导小组,由政府的主管领导担任小组的组长,负责协调相关工作,有关部门（卫生、教育、环境、传媒等）的负责人作为领导小组成员。社区工作机构主要由卫生部门与其他部门共同组成,包括开展社区营养工作的协调、指导等管理工作。技术指导机构主要有营养学、临床营养学、社会学、流行病学、预防医学、妇幼儿童保健医学专家等组成,他们在社区营养工作的策划、实施和评价等许多具体活动中发挥着重要的作用。

2. 有效的宣传及交流 通过宣传和交流,将社区营养管理的目的、意义和重要性与当地政府和社区居民密切沟通,要求观念转变,把营养与健康作为社区、家庭和个人的义务。通过广播、电视、报纸等新闻媒体和座谈会、板报、宣传画、参观等各种形式进行社区动员。让社会团体、人们心目中的偶像,如艺术界明星、影星、资深专家,劳动模范、英雄人物等进行营养与健康宣传,可起到特殊的作用。社区动员的对象除领导外,还需深入到个人,达到人人参与。

3. 注重信任 社区动员的成功与否取决于社区营养工作者与动员对象之间是否建立良好的人际关系。营养工作者在社区工作时,不论对象是谁,应认真倾听他们的意见和要求,善于与社区人员进行沟通和交流,做到相互理解、相互支持、提高凝聚力,当营养工作者取得社区领导和群众的信任,并建立了良好的人际关系,营养工作就会起到事半功倍的效果。

(三)社区动员效果评价

1. 在项目水平上的效果

(1)项目实施的效率:如对项目成本的影响、实施的速度、设备和服务的质量。

(2)加强项目的效果:如社区人群的参与、对项目在财力和人力上的贡献。

(3)社区人群能力的培养:包括对管理项目的社区组织创建和加强,社区启动新项目,社区人群参与项目的外部组织的会谈等。

2. 在社区水平上的效果

(1)加强对社区资源的控制:主要是加强对社区内资源的动用,加强外部资源的争取,在项目计划和监测中加强社区对外部提供资源的利用。

(2)组织建设:如加强政治和文化活动的参与,从现有社区组织中发展营养工作的重点组织或人员。

(3)加强政治参与:积极地参与地方及国家机构组织的社区活动,更多地参与各种社区劳动、经济及文化活动。

总之,应通过社区动员,将社区营养工作融入社区卫生服务中,促进社区营养工作的开展,改善社区人们的营养水平和营养状况,提高人群的生活质量。

三、社区营养教育

营养教育(nutrition education)是健康教育的一个分支和组成部分,已被各国政府和营养学家作为改善人民营养状况的主要手段。在社区开展营养教育,提供人们饮食行为改变所必需的知识、技能和社会服务,教育人们树立食品与营养的健康意识,养成良好的饮食行为与生活方式,使人们在面临营养与食品卫生方面的健康问题时,有能力做出有益于健康的选择。其目的是消除或减轻影响健康的膳食营养的危险因素,改善营养状况,预防营养性疾病的发生,促进人们的健康和提高生活质量。

(一)社区营养教育的目的

社区营养教育的目的是提高人群对营养与健康的认识,利用天然食物资源以达到纠正营养缺乏和营养过剩,使社区人群的营养健康状况和生活质量有所改善。社区营养教育的途径多、成本低、覆盖面广,做好这项工作,对提高居民营养知识水平、合理调节膳食结构、预防营养缺乏病和慢性疾病的发生具有重要意义。

(二)社区营养教育的程序

1. 营养改善程序的设计 有针对性地设计营养教育计划,是营养教育取得成功的基础。营养教育的设计应包括：

（1）确定谁是教育对象，其主要特征是什么。例如针对学生不吃早餐的问题，确定教育对象是小学生。

（2）教育的目的是什么。例如通过宣传营养知识，使受教育的小学生了解不吃早餐的危害，纠正不良的饮食行为，提高小学生的早餐就餐率。

（3）哪些知识应宣传给教育对象。要求教育对象了解营养需要量、营养与健康、合理的膳食结构和饮食行为。

（4）关于这些知识，宣传对象已知多少，他们还需要了解哪些信息。

（5）制订具体目标，例如要求早餐就餐率增加到 90%~100%。

（6）选择哪些评价指标和如何进行评价：例如学生早餐就餐率、体重、身高、学习成绩的变化等。

（7）实施计划的日程、人员安排和经费预算。

2. 选择教育途径和资料 在调查研究的基础上，要明确对教育目标和对教育对象的了解，以便选择有针对性的教育材料。需要注意尽量利用现存的营养宣教材料，选择营养宣教的最佳途径，以及宣教内容和宣传形式的最佳结合。

提高营养教育主体的专业性，应对社区医生进行集中培训，在社区医疗服务机构中设置专门的营养教育岗位，设置营养教育专员。营养教育专员应具有扎实的专业知识及基本功、科学的操作技能和正确传播营养知识的能力。

3. 准备营养教育资料和进行预试验 根据要求编写相关营养教育材料。进行预试验的目的是得到教育对象的反馈意见。可采用专题讨论或问卷调查了解有关情况，如教育对象对资料的反应，对宣传教育内容、形式、评价的建议，教育对象能否接受这些信息等。根据收集的意见对教育资料做出修改。

4. 社区营养教育实施 完成好上述准备工作后，就可以按照计划实施社区营养教育。教育内容和形式根据不同的项目选择。例如，可以通过举办营养培训班、散发营养教育材料及组织生动活泼的讨论会，使社区人群了解"中国居民膳食指南"和"中国居民平衡膳食宝塔"；知道如何调整膳食结构，做到科学饮食、合理营养；认识某些疾病的营养防治措施以及如何纠正不良的饮食习惯等。

5. 社区营养教育评价 对营养教育计划活动的每一步骤进行分析，并进行综合评价。主要评价内容有：

（1）计划目标是否达到，如学生早餐就餐率是否达到 90%~100%。

（2）实施营养教育产生了什么效果，如是否能按时吃早餐，体重是否有改善。

（3）每一阶段活动的执行是否按计划进行（包括工作内容、要求、经费使用进度等）。

（4）营养计划有效果或无效果的原因是什么。

（5）根据执行中的问题，对原计划是否需要进行补充。

（6）取得了哪些成功营养教育的经验。

最后，根据这些评价内容提纲写出营养教育的评价报告。通过上述评价，总结项目的成功与否，并将取得的经验总结归纳，以便进一步推广。

（周　令）

思 考 题

一、简答题

1. 社区营养管理的概念及意义是什么?
2. 社区营养调查的内容有哪些?
3. 社区营养改善的主要途径是什么?
4. 社区营养教育的概念及程序是什么?

二、案例分析题

上海某社区有常住人口 38 000 人,其中有学龄前儿童 3 200 人,有 46.7% 学龄前儿童体重超重,2.7% 学龄前儿童体重低于标准体重,通过社区的营养宣传、营养咨询、饮食指导,经过 1 年时间肥胖儿童减少了 3.6%。

问题:如何通过膳食调查了解儿童肥胖的原因?

第十七章 社区健康相关行为管理

> **案例 17-1**
>
> ### 猝死，离我们远吗？
>
> 2019 年 8 月 8 日，某集团副总裁黄女士在参加新疆举行的扶贫活动后，随即又赶赴海南出席博鳌论坛，其间已感身体不适，后因突发疾病抢救无效，不幸在博鳌逝世，终年 58 岁。而就在四天前的 8 月 4 日，某集团的董事长陈某也因突发疾病，在郑州医治无效不幸离世，终年 51 岁。
>
> 2019 年 7 月 4 日，中科院博士、中南大学湘雅医院青年教师、副教授肖某被发现晕倒在实验室，送医抢救无效去世。北京同仁医院眼科医师王某在家中突发心脏骤停，送到朝阳医院急诊后，急诊医生奋力抢救了 3 个小时，于 6 月 30 日凌晨抢救无效去世，年仅 32 岁。
>
> 2019 年 5 月 7 日，上海一位 50 岁男子在轿车内猝死，据死者家属反映其患有高血压、心脏病、中风等病史，平常健康堪忧。
>
> 2018 年 10 月 18 日，华为年仅 36 岁的宽带工程师猝死在肯尼亚，其生前有高血压，再加上身体不适和连续加班（22 个月工作无休），最后导致了这一出悲剧的发生。
>
> **问题：**1. 通过以上案例，思考猝死发生的可能原因有哪些？
>
> 　　　　2. 假如你是一名社区卫生服务工作人员，面对如此频发的猝死现象，如何更好地做好猝死的预防工作？

第一节　概　述

在社区，要提升居民的健康水平，就要改变人们的不良行为和习惯，用科学的生活方式来预防疾病，其中落实 WHO 提出的健康四大基石（合理膳食、适量运动、戒烟限酒、心理平衡）至关重要。

一、行为、健康行为与健康相关行为

行为是有机体在内外环境刺激下为适应环境所产生的反应，也是有机体为维持个体生存和种族延续，在适应不断变化的环境中所作出的反应。人的行为是指具有认知、思维能力、情感、意志等心理活动的人，对内外环境因素做出的能动反应。这种反应可能是外显的，能被直接观察到，如言谈举止、表情等；也可能是内隐的，不能被直接观察到，如思想、意识等

心理活动。

健康行为（health behavior）广义上是指人体在生理、心理和社会各方面都处于良好状态下的行为模式。从狭义上理解，卡索（Kasl）和科博（Cobb）认为健康行为是个体为了预防疾病或早期发现疾病而采取的行为，并将健康行为定义为三类：①预防行为（preventive health behavior）：自信健康者在无疾病症状情况下所采取的维护健康、预防疾病的行为，如合理运动、平衡膳食、心理平衡等。②疾病行为（illness behavior）：不确定是否健康或自我感觉生病者所采取的确定健康状况或寻求恰当治疗的行为，如求助行为等。③患者行为（sick-role behavior）：被确诊为有病或自信生病者所采取的恢复健康的行为，包括主动获取治疗、照顾、休息等。

人类个体和（或）群体与周围环境互动后产生的行为反应，会直接或间接地与个体本身或他人的健康、疾病有关联，这些对健康有影响的行为即为健康相关行为（health related behavior）。由于行为主体的性质不同，健康相关行为可以表现为个体健康相关行为和团体健康相关行为。

二、健康相关行为的主要特点和内容

健康相关行为根据行为对行为者自身和他人健康状况的影响，可分为促进健康行为和危害健康行为两大类。

（一）促进健康行为

促进健康行为（health-promoted behavior）指个体或群体表现出的客观上有利于自身和他人健康的行为，其主要特点有：①有利性：行为表现有益于自身、他人和整个社会的健康，如平衡膳食、合理运动、不抽烟。②规律性：行为表现是规律有恒的，不是偶然发生行为，如每天按时作息。③和谐性：个体行为既能表现出个性，又能根据周围环境调整自身行为使之与其所处的环境和谐。④一致性：个体外显行为与其内在的心理情绪一致，无矛盾。⑤适宜性：行为的强度能理性地控制，强度大小适宜。

促进健康行为主要可分为5大类：

1. 日常健康行为　指日常生活中有益于健康的基本行为，如规律作息、积极锻炼，合理膳食等。

2. 避开环境危害行为　指避免暴露于自然环境和社会环境中有害健康的危险因素，如离开污染的环境、积极应对紧张生活事件等。

3. 戒除不良嗜好　指戒除日常生活中对健康有害的个人偏好，如戒烟、戒酒等。

4. 预警行为　指对可能发生的危害健康事件的预防性行为以及在事故发生后正确处置的行为，如驾车使用安全带。

5. 保健行为　定期体格检查，预防接种，发现患病后及时就医、咨询、遵从医嘱、配合治疗、积极康复。

（二）危害健康行为

危害健康行为（health-risky behavior）是指不利于自身和他人健康的一组行为，其主要特点有：①危害性：行为对人、对己、对社会健康有直接或间接的、明显或潜在的危害作用，如吸烟、酗酒、吸毒等。②明显性和稳定性：行为非偶然发生，有一定的作用强度和持续时间。③习得性：危害健康行为都是个体在后天的生活经历中学会的，不是与生俱来的。

危害健康行为可分为4大类：

1. 不良生活方式 指一组习以为常的、对健康有害的行为习惯,如吸烟、酗酒、缺乏体育锻炼等。

2. 致病行为模式 指导致特异性疾病发生的行为模式,如A型行为模式是一种与冠心病密切相关的行为模式,其核心表现为不耐烦和敌意。具有A型行为者冠心病的发生率、复发率和死亡率均显著地高于非A型行为者。C型行为模式是一种肿瘤发生有关行为模式,其核心行为表现是情绪过分压抑和自我克制,爱生闷气。C型行为者宫颈癌、胃癌、结肠癌、恶性黑色素瘤的发生率高出其他人三倍左右。

3. 不良疾病行为 个体从感知到自身患病到疾病康复过程中所表现出来的不利健康的行为,如疑病、瞒病、讳疾忌医、自暴自弃等。

4. 违规行为 是指违反法律法规、道德规范并危害健康的行为,违规行为既直接危害行为者个人健康,又严重影响社会健康,如吸毒、性乱等。

三、健康相关行为的影响因素

对健康相关行为的各种影响因素进行深入的理解,有助于促进有利于健康行为的形成和巩固。健康相关行为的影响因素主要包括:

1. 个体因素 包括行为者自身的需求和需要、认知水平、对特定人、事物的态度和情感、意志力等四个方面。

2. 家庭因素 对健康行为影响最为深刻。家庭成员之间的相互影响,包括祖父母、父母与子女间的相互影响,夫妻以及子女间的相互影响等,这些影响常会导致家庭成员之间健康行为的相似程度高于非家庭成员的现象,出现健康状况的"家庭聚集现象"。

3. 教育与学习因素 在行为发展的早期阶段,模仿是学习的重要形式,但在行为发展进入自主发展阶段后,需要学习一些复杂的、专门的高级行为时,模仿就难以实现了,此时必须通过系统教育和强化教育的学习方式来实现,先在教育者的启发下,全面理解和认识目标行为,从理性上感受到自身的需要,再去学习和实现该行为,并在各种因素的作用下强化和巩固。

4. 社会因素 社会因素包括的范围较广,对个体行为的影响因素无处不在,包括经济、人口、文化、法律法规、社会制度等。

5. 大众传媒与新媒体 当今社会,大众传媒高度发达,信息量大,传播速度快,覆盖面广,在社会成员周围形成强有力的信息环境,对其健康行为的形成具有较大作用,而新媒体的出现又为健康传播提供了新的信息平台。

6. 物质环境 是与人类生活行为相关的自然环境和建成环境的综合,包括人类生活周围的自然条件、人工设施、建筑物等。

四、健康相关行为改变理论

近年来,行为科学在我国迅速发展,涉及与健康相关行为的发生、发展动力、转变过程和内外影响因素作用机制的相关理论很多,用以指导和完善国家和地区的健康教育与健康促进项目的设计、实施和评价。根据行为生态学模型,将健康行为改变理论分为个体、人际、群体和社会三个层次(水平),其中应用于个体水平的理论模式主要有理性行为与计划行为理论、健康信念模式及行为转变阶段模式等;应用于人际水平的理论模式主要有社会认知理论、社会网络和社会支持理论、紧张和应对互动模型等;应用于群体和社区的理论模式主要有组织机构改变理论、社区与社区建设理论、创新扩散理论及社区影响等。本处重点介绍行为转变阶段模式。

由心理学家 James Prochaska 提出的行为转变阶段模式(stages of behavior-change model),着眼于行为变化过程及对象需求,认为人的行为转变是一个复杂、渐进、连续的过程,可分为5 个不同的阶段。

1. 没有准备阶段 处于这一阶段的人对行为转变毫无思想准备,他们不知道或没意识到自己存在不健康的行为的危害性,对于行为转变没有兴趣。如认为"吸烟不可能引起肺癌"。

转变策略:帮助提高认识,唤起情感,消除负面情绪;推荐有关读物和提供建议。只有当他们认为有需要时再给他们提供具体帮助。

2. 犹豫不决阶段 人们开始意识到问题的存在及其严重性,考虑要转变自己的行为,但仍犹豫不决,如"锻炼确实对健康有好处,但是我现在还不想"。

转变策略:需要帮助促进行为转变,协助他们拟定行为转变计划,提供专题文章或邀请参加专题报告会。提供转变该行为的技能,指导行为转变的方法和步骤。

3. 准备阶段 开始作出行为转变的承诺(向朋友和亲属宣布行为转变的决定,承诺还应包括建立必胜的信念)并有所行动,如向他人咨询有关转变某行为的事宜,购买自我帮助的书籍,制订行为转变时间表等。

转变策略:提供规范性行为转变指南,确定切实可行的目标。采取逐步转变行为的步骤。寻求社会支持,包括同事、朋友和家属的支持,确定哪些是倾向因素、促成因素。克服在行为转变过程中可能出现的困难。

4. 行动阶段 人们已经开始采取行动,如"我已经开始锻炼啦""我已经开始戒烟并谢绝敬烟"。

转变策略:争取社会的支持和环境的支持(如从家里和办公室移走烟灰缸,张贴警示标语等)、替代方法(用饭后百步替代饭后一支烟;用无钠盐替代钠盐等)、邀请行为转变成功者现身说法、家属与同伴的帮助和支持、激励政策等。

5. 维持阶段 人们已经取得行为转变的成果并加以巩固。在这一阶段要防止复发。许多人取得了行为转变成功之后,往往由于过分自信、经不起引诱、精神或情绪困扰、自暴自弃等,放松警戒而造成复发。

转变策略:这一阶段需要做取得行为转变成功的一切工作。创造支持性环境和建立互助组等。

在不同的行为阶段,每个改变行为的人都有不同的需要和动机,对目标行为会有不同的处理方式。行为的干预首先要确定靶人群所处的阶段,然后用相应的干预措施才能收到事半功倍的效果。

第二节 合 理 膳 食

随着生活水平的提高,膳食营养越来越受重视,但社区居民的不良饮食行为却普遍存在,由此产生的健康问题也日益凸显。营养不良和营养过剩的发生率均呈上升趋势,由此引发心脑血管疾病、恶性肿瘤、代谢性疾病等。因此,针对我国居民膳食营养失衡现状,及时开展有针对性的社区人群营养监测,并给予不同人群营养健康与膳食指导,对促进居民合理膳食具有重要意义。

一、居民膳食要求

合理膳食是指一日三餐所提供的营养必须满足人体的生长、发育和各种生理、体力活动的需要。各种食物所含的营养素各不相同,因此需要合理搭配食物才能满足身体的各种需求。《中国居民膳食指南(2016)》,提出了符合中国居民营养健康状况和基本需求的膳食指导建议。

1. 食物多样,谷类为主　每天的膳食应包括谷薯类、蔬菜水果类、畜禽鱼蛋奶类、大豆坚果类等食物。平均每天摄入 12 种以上食物,每周 25 种以上。每天摄入谷薯类食物 250~400g,其中全谷物和杂豆类 50~150g,薯类 50~100g。食物多样、谷类为主是平衡膳食模式的重要特征。

2. 吃动平衡,健康体重　各年龄段人群都应天天运动、保持健康体重。食不过量,控制总能量摄入,保持能量平衡。坚持日常身体活动,每周至少进行 5d 中等强度身体活动,累计 150min 以上;主动身体活动最好每天 6 000 步。减少久坐时间,每小时起来动一动。

3. 多吃蔬果、奶类、大豆　蔬菜水果是平衡膳食的重要组成部分,奶类富含钙,大豆富含优质蛋白质。餐餐有蔬菜,保证每天摄入 300~500g 蔬菜,深色蔬菜应占 1/2。天天吃水果,保证每天摄入 200~350g 新鲜水果,果汁不能代替鲜果。吃各种各样的奶制品,相当于每天液态奶 300g。经常吃豆制品,适量吃坚果。

4. 适量吃鱼、禽、蛋、瘦肉　每周吃鱼 280~525g,畜禽肉 280~525g,蛋类 280~350g,平均每天摄入总量 120~200g;优先选择鱼和禽;吃鸡蛋不弃蛋黄;少吃肥肉、烟熏和腌制肉制品。

5. 少盐少油,控糖限酒　培养清淡饮食习惯,少吃高盐和油炸食品。成人每天食盐不超过 6g,每天烹调油 25~30g。控制添加糖的摄入量,每天摄入不超过 50g,最好控制在 25g 以下。每日反式脂肪酸摄入量不超过 2g。足量饮水,成年人每天 7~8 杯(1 500~1 700ml),提倡饮用白开水和茶水;不喝或少喝含糖饮料。儿童少年、孕妇、乳母不应饮酒。成人如饮酒,男性一天饮用酒的酒精量不超过 25g,女性不超过 15g。

6. 杜绝浪费,兴新食尚　珍惜食物,按需备餐,提倡分餐不浪费。选择新鲜卫生的食物和适宜的烹调方式。食物制备生熟分开、熟食二次加热要热透。学会阅读食品标签,合理选择食品。多回家吃饭,享受食物和亲情。传承优良文化,兴饮食文明新风。

中国居民平衡膳食宝塔是根据《中国居民膳食指南(2016)》的核心内容和推荐,结合中国居民膳食的实际情况,把平衡膳食的原则转化成各类食物的数量和比例,最后以图形化表示(图 17-1)。中国居民平衡膳食宝塔共分五层,包含每天应吃的主要食物种类。宝塔各层位置和面积不同,这在一定程度上反映出各类食物在膳食中的地位和应占的比重。

二、不同人群的合理膳食

(一)一般人群的合理膳食

一般人群的膳食选择遵循平衡膳食理论,根据中国居民平衡膳食宝塔(2016)的推荐,合理选择和搭配各种食物原料,根据自己的能量消耗水平确定食物的需要,即保证各类营养素的比例和供给量适当,并平衡配额至各餐中。一日三餐的能量分配一般为早餐占25%~30%,中餐占30%~40%,晚餐占30%~40%。充分利用当地的食物资源,并根据食物的分类,每日摄取不同种类的食物,并且及时更换食谱,做到食物能够同类互换(即以粮换粮、以豆换豆、以肉换肉),调配出多种多样的膳食,满足机体需要。依据食物原料营养素的分布特点,合理选择烹调方法,减少营养素的损失,促进机体对食物的消化、吸收和利用。

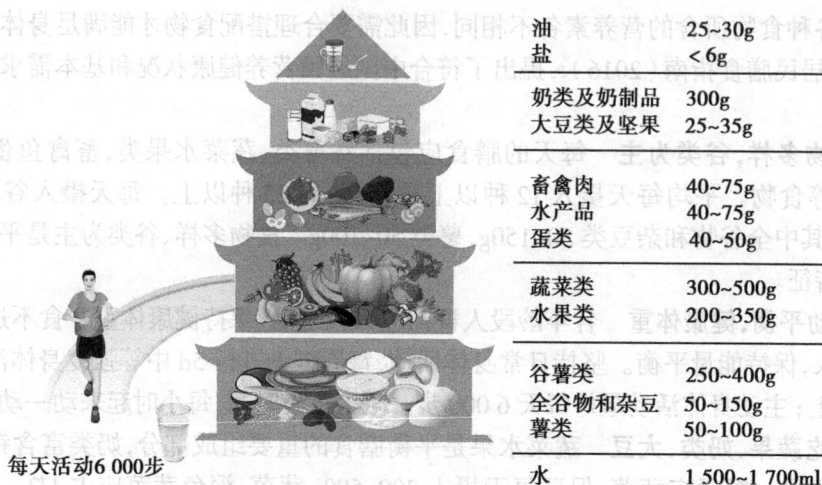

油	25~30g
盐	< 6g
奶类及奶制品	300g
大豆类及坚果	25~35g
畜禽肉	40~75g
水产品	40~75g
蛋类	40~50g
蔬菜类	300~500g
水果类	200~350g
谷薯类	250~400g
全谷物和杂豆	50~150g
薯类	50~100g
水	1 500~1 700ml

每天活动6 000步

图 17-1 中国居民平衡膳食宝塔(2016)

(二)孕妇的合理膳食

1. 孕早期的膳食要求 很多孕妇会在孕早期出现恶心、呕吐、厌食等症状,此时饮食上应注意少量多餐的原则,膳食结构应以清淡为主,少食油腻的食物,选择容易消化的食物,如粥、面包、馒头等,可减轻孕吐。孕早期是胎儿脑及神经系统快速分化的时期,此时孕妇应保证维生素(尤其是叶酸、维生素 B_2、B_6 等)的摄入,多吃新鲜蔬菜水果,并在医生的指导下补充叶酸。

2. 孕中期的膳食要求 孕中期是胎儿迅速发展时期,此时孕妇应在孕前的基础上每日增加 200kcal 的能量摄入,主食摄入量应达到 400g 及以上;保证每日增加摄入 15g 的优质足量的蛋白质;通过主食中增加粗粮、食用动物肝脏、多食新鲜蔬菜和水果等途径增加维生素的摄入;增加奶、动物肝脏、豆制品、海产品和绿叶蔬菜等富含钙、铁、锌的食物摄入。当然,孕中期的孕妇也不能无限制地进食,要适量运动,维持体重的适宜增长,避免形成巨大儿,或因肥胖影响分娩。

3. 孕晚期的膳食要求 每日增加 25g 优质蛋白的摄入,多吃动物性蛋白质和大豆类食物,如畜禽肉、鱼肉、鸡蛋、牛奶、豆腐和豆浆等,以满足胎儿生长需要及孕妇分娩过程中的身体消耗和产后泌乳;增加奶类、鱼虾类、豆制品等富含钙的食物和动物肝脏、血液等富含铁的食物的摄入,同时应多晒太阳,使体内得到更多的维生素 D,促使食物中钙质在肠道更好地吸收;增加芝麻、花生等植物性油脂的摄入,以补充不饱和脂肪酸的摄入;孕后期维生素 B_1 摄入不足易引起呕吐和分娩时子宫收缩无力,应补充足够的维生素;在孕后期最后 1 个月,要适当限制脂肪和糖类的摄入,以免胎儿过大影响分娩;在临产前可以准备面条鸡蛋汤、面条排骨汤、牛奶、酸奶、巧克力等容易消化吸收、少渣、可口、味鲜的食物,同时注意补充水分,吃饱吃好,为分娩时积累足够的能量。

(三)婴幼儿的合理膳食

婴幼儿的生长迅速,对营养素的需要量按每千克体重计算,营养需求高于生长发育的其他任何时期。

1. 蛋白质 婴幼儿年龄越小,生长越快,对蛋白质的需要量也越多。6个月内,婴儿脑细胞继续增加,需要足够的蛋白质,此阶段推荐纯母乳喂养。婴幼儿所需蛋白质按每千克体重计算:母乳喂养为2g,人工喂养以牛奶为主为3.5g,以植物性食物为主为4g。1~3岁幼儿每日每千克体重需2.5~3g,平均每日需要约40g;4~6岁平均每日需要约50g。

2. 脂肪 婴幼儿的脂肪摄入量以占总能量的30%~35%为宜。脂肪摄入过多可能会引起婴幼儿食欲缺乏、消化不良等。婴幼儿每日每千克体重需要脂肪4~6g;1~3岁幼儿每日每千克体重约需脂肪3g。

3. 碳水化合物 碳水化合物是热能的主要来源,占总能量的50%~55%为宜。除淀粉外,新生儿对乳糖、葡萄糖和蔗糖等都能消化,4个月时能较好地消化淀粉类食物。

4. 维生素 应选择维生素A、D、E、C和B丰富的食物,以增加机体的免疫力,促进婴幼儿骨骼生长和增进食欲。

5. 矿物质 应选择富含钙、铁、锌、碘的食物,幼儿饮食中钙不足会引发佝偻病、手足抽搐等;缺锌会引起味觉减退、食欲缺乏、创伤愈合不良、侏儒症等。

(四)青春期的合理膳食

孩子进入青春期后,生殖系统开始发育并逐渐成熟,不但身体生长快,而且第二性征逐渐出现,对能量的要求比普通人多。青春期除了要保证每天足够的主食摄入外,还要特别注意富含钙(奶及奶制品、虾皮等)、铁(动物肝脏、瘦肉、蛋黄、黑木耳、血豆腐等)、锌(海产品、瘦肉、坚果等)、碘(海带、带鱼等海产品)等微量元素的食物摄入,同时需要吃好早餐和适时补充间餐。青春期体格发育迅速,加之学习紧张、活动量大,早餐的营养显得非常重要,早餐一定要吃好吃饱。青春期的饮食提倡补充课间餐,既可以保证身体的正常发育所需的营养,又可以提高其学习效率。

(五)老年人的合理膳食

衰老是生命的自然进程,但合理营养与平衡膳食能够有助于延缓衰老,防止疾病,达到延年益寿的目的。老年人的味觉、食欲和消化功能都在降低,所以对膳食的要求较高。因此,老年人在膳食方面应注意以下几点。

1. 平衡膳食 根据老年人的生理特点,提倡低热量、充足蛋白质、少量的脂肪,多种维生素和无机盐的平衡膳食。热能的供给应以维持标准体重为原则,体重偏轻则应增加热能,体重超标者应控制进食量,主要限制油脂和糖类的摄入。

2. 食物多样化 平时的饮食要多样化才能保证营养成分的均衡摄入,促进健康长寿,切忌偏食。食物加工应细、软、松,既给牙齿咀嚼的机会,又便于消化吸收。

3. 饮食有节制、有规律 老年人的饮食应定时定量、不过饱过饥、不过冷过热、不暴饮暴食、不酗酒;食物宜清淡、不宜过咸;不宜喝浓茶;不过多摄入动物性脂肪和糖类等,适量食用一些酸性食物。

第三节 适量运动

据 WHO 报道,长期缺乏身体活动已成为全球第四大死亡原因,每年大约导致 320 万人死亡,而增加身体活动,则有益于改善或预防心血管疾病、肿瘤、肥胖症、2 型糖尿病等多种慢性非传染性疾病。因此,给予社区居民进行身体活动的科学指导,积极挖掘日常生活、工作、娱乐、交通等身体活动方式对健康的增益效应,将有利于社区居民掌握规律性身体活动的正确方法,提高健康水平。

一、适量运动的定义

适量运动就是为了提高身体健康素质,个人根据自身的年龄、性别、健康状况和运动能力、场地、器材和气候条件,选择适合自身的运动方式、运动强度、运动量、运动频率和运动时间,使运动负荷不超过人体的承受能力。

二、运动应遵循的原则

运动作为身体活动的一部分,通过实施有计划、有组织、重复性的身体活动,可以达到提高健康水平的目的。但并不是运动越多越好,通过运动促进健康需要采用科学的运动方式,一般遵循如下原则:

1. 四因制宜 即因人制宜、因地制宜、因时制宜和因病制宜。

2. 运动要适度 缺乏运动影响健康,过度运动也会危害健康,科学运动讲求适度,运动一定要在正常范围内进行,一般情况下,以每次锻炼感觉不过度疲劳为适宜,具体界定的指标为:运动时平均心率在 120~150 次 / 分,且活动时间达到 20~60min、每周至少运动 3~5 次,这样才能实现理想的运动效果,有利于运动者的身心健康。

3. 运动要长期坚持 无论做什么运动,都应做到长期坚持,否则难以获得预期健康效应。

4. 运动要循序渐进 初次进行健身运动时,最好选择强度小、动作简单的运动,先简单后复杂,先小强度后加大强度,以使自己的机体适应能力逐渐提高,也便于肌肉活动和内脏器官活动很好地协调起来。

三、适量运动的形式

运动量的大小要与能量平衡,与体质相适应。无论哪个年龄段的人群都能够从运动中受益,但并不是所有运动对所有人都合适,关键在于合理安排运动项目,找出适合自己的运动方式,有规律的去做。

锻炼后有轻微出汗和轻松舒畅感,脉搏 10min 内恢复正常,饮食、睡眠良好,次日体力充沛,说明运动量适当;如果锻炼后大汗淋漓、头昏眼花、胸闷胸痛、心悸气短、饮食和睡眠不佳,脉搏 15min 内不恢复甚至整天比前一天快,次日感到周身乏力,缺乏运动欲望,则表明运动量过大;如果运动后身体无发热感,脉搏无明显变化,并在 3min 内恢复,说明运动量不足。

日常生活中的运动应以有氧运动为主,如步行、快步走、慢跑、走山路、跑步、骑自行车、游泳、舞蹈、练太极拳和气功等；同时提倡每周进行 2~3 次的肌力训练，如哑铃、杠铃、专用器械和上楼等；重视伸展、屈曲、扭转肢体和躯干的柔韧性练习；同时不能忽视日常生活中的身体活动，包括工作、外出交通往来和做家务等。在日常生活中做到适量运动其实并不难，以下列举几种生活中简单易行的锻炼方式及方法。

1. 慢走　慢走这项运动不受时间、地点限制，男女老幼皆宜。此外慢走对身体的副作用很少，是一项非常实用的健身方式。

（1）时间选择：建议饭后一小时走最好，空腹饿肚不宜走，天气不好时最好不要走。

（2）运动时长：最理想的时长是每天走半小时，30 岁以下的青年人可以每天走，过了 40 岁的人建议每周休息一次，50 岁以后每周休息两天，60 岁以后每两天走一次为好。

（3）动作要点：走路时上身直立、脊柱伸直、胸扩展，伸直膝盖、迈开步伐，脚跟先着地后再将身体重心移动到脚尖，脚向正前方迈出，摆胳膊。

2. 慢跑　慢跑是最常用的一种有氧健身方式，也是比较安全的健身方式。

（1）刚开始慢跑者，建议以最慢的速度去跑，采用"持续性走跑"方法，能跑多少跑多少，最好不要低于 15min，两周后增加 3~5min，直到完成 30min，坚持一个月。

（2）有一定基础的人，建议以慢速去跑，采用"匀速慢跑"方法，能跑多少就跑多少，最好不低于 30min，四周后增加到 40min，坚持两个月。

3. 跳绳　跳绳通常是每次 30min，每周 5 次，刚开始学习跳绳，一次跳 3~5min 也可以，如果已经气喘吁吁，不必强迫自己跳 30min。动作熟练后，运动 30min 后可以适当增加时间。

（1）目标：每分钟跳 120~140 次，每小时消耗 600~1 000kcal 的热量（跳绳 10min 的运动量相当于慢跑 30min）。

（2）入门：开始时可以不用绳子，放一段节奏欢快的音乐，并随着音乐节奏单腿轮流蹦跳，同时身体从右至左晃动。注意屈膝，以减缓冲击力。

（3）热身：开始时慢跳 30s 或者只跳 30 下，以后逐步延长时间，直至连续跳 3min。跳绳时膝盖尽量抬高，身体也要保持柔软。绳甩动时手腕一定要远离身体。

（4）放松：跳完 3 组后，休息 1min。深呼吸，让肩、胳膊及腿部肌肉放松。

（5）耐力：再持续 1min，拿绳或者不拿绳都可以，膝盖尽量抬高，深呼吸，增强耐力。

四、不同人群的适量运动

┌─ **视窗 17-1** ─────────────────────────────┐

腰椎间盘突出症低龄化

4 月的一天，一位来自杭州市萧山区的 13 岁丁姓少年，腰痛难忍被送往当地医院，医生诊断为腰椎间盘突出症。父母怀疑误诊，说："那么小怎么可能腰椎间盘突出？"

但这是确切的事实！医生向丁某的父母详细解释了原因。其中一个原因就是丁某腰椎间盘柔韧性低，腰部肌肉力量不足。据说，丁某平时不爱运动，体型偏胖。

调查显示，我国腰椎间盘突出症患者中，有 5% 是学生人群。这一现象应该引起诸位学生的注视。

└───┘

（一）一般人群

18~64 岁的一般人群，每周至少要做 150min 中等强度的有氧运动，或每周至少要有 75min 较大强度的有氧运动，或中等和较大强度两种组合的有氧运动。对于年轻群体，推荐较大强度的有氧运动；对体质弱一点的、刚开始运动的人或年龄大的人推荐中等强度的运动。每天 30min，每周 5d。每天运动量最好一次性完成，如果没有时间，也可以每次锻炼 10min，累计 30min。为获得更多的健康效益，达到每周 300min 中等强度或每周 150min 较大强度的有氧运动或中等和较大强度两种活动相当量的组合。每周至少有两天进行大肌群参与的强壮肌肉活动。

（二）儿童青少年

提高儿童青少年参与运动的积极性，促进儿童青少年心肺健康、代谢健康、骨骼健康及心理健康等。儿童青少年每天应该累计有 60min 以上的中等强度到较大强度的体力活动，日常运动以有氧运动为主，孩子活动不要太温和，强度要大一点，如不能做到每天一次，至少也要每周不低于 3 次。适合于儿童青少年的有氧耐力运动主要有跑步、骑自行车、登山、游泳、舞蹈、体操、球类等，每日运动 40~60min，每周 5~7 次；肌力训练的运动主要有杠铃、哑铃、体育器械的重复操作等，每次 30~60min，每周 2~4 次。

（三）老年人群

老年人运动前应进行健康体检，确定身体能够负担每次的运动。在患有慢性病的情况下，需要咨询医生，制订相应的运动处方。老年人的运动可以增强心肺功能、防止疾病、保持肌肉力量、防止跌倒、提高生活自理能力和生活质量。老年人的运动建议与一般人群基本一致，但对于活动能力较差的老年人，每周至少应该有 3d 做提高平衡能力和防止跌倒的活动，如广播体操、韵律操、专门编排的关节活动操等。老年人每周至少应有两天进行大肌群参与的强壮肌肉活动。有些老年人体质弱或患有疾病，不易达到推荐的运动标准，对此类人群来说，动比不动好，多动比少动好。而对于坐轮椅的老人而言，多做一些上肢运动也是有益的。

（四）超重和肥胖者

超重和肥胖者的运动有助于消耗能量、降低体内脂肪、维持体重、避免减重后反弹和增强体能等，也可以预防和治疗肥胖及其并发症。适合于超重和肥胖患者的有氧耐力运动主要有步行、慢跑、游泳和骑自行车等，建议每天坚持 60min 以上的中等强度运动或 90min 以上低中强度运动；严重肥胖患者往往伴有膝关节骨关节病，可以从水中运动和自行车运动开始，在体重减轻和关节症状缓解后，再选择其他形式的运动。肌力训练可以通过肌力训练操和运动器械进行肌肉的抗阻力练习；肌力训练一方面在减肥过程中可以保持瘦下来的体重，另一方面可以增加能量消耗，丰富运动内容；建议每 2d 进行 1 次，每次至少 20min。同时，超重和肥胖者还可以进行生活中的各种身体活动（工作、家务、外出交通往来等）来增加总的身体活动量和能量消耗量。

（五）高血压患者

适量运动可以明显降低高血压患者的血压，许多临界高血压患者及 1 期、2 期高血压患者甚至可以通过控制钠盐摄入和运动疗法达到控制血压的目的。对于高血压患者而言，不主张大强度、大运动量，如仰卧起坐、举重、快跑等肢体负荷太重的运动。高血压患者应以低中强度的有氧运动为宜，以容易坚持为原则，如散步、慢跑、太极拳、气功、游泳、汽车、跳健身舞等,此类运动可能在进行时会导致血压轻微升高,但长期坚持后可通过作用于大脑皮质及皮质下的运动中枢,降低交感缩血管神经的兴奋性,使血管扩张、血压下降。

(六)糖尿病患者

糖尿病患者运动时间以餐后 30~60min 为宜。对糖尿病患者而言,运动疗法要与饮食疗法、药物疗法结合起来,通常先实施饮食及必要的药物治疗,待血糖和尿糖得到适当控制后,再开始运动疗法。运动量要适当,过度疲劳可能会引起酮症,使病情加重,尤其要避免短时间较剧烈的运动或能引起明显兴奋的运动。运动中易发生低血糖者,可将运动前的胰岛素剂量适当减少,或在运动前适当增加能量摄入,在运动中随身携带饼干或糖果,以防低血糖的发生。运动应该循序渐进,从小运动量开始并逐步增加,运动应持之以恒。糖尿病患者常见的运动方式有原地快走、触摸脚尖、仰卧屈膝、伸懒腰和走路等。

医学临床发现,糖尿病患者发生心肌梗死时多呈无痛性,因此,糖尿病患者在运动前需进行心功能测评,并注意选择适当的运动处方,同时在运动中进行严密监测。

(七)冠心病患者

对于急性心肌梗死、严重心衰、不稳定心绞痛时期、血压在 160/100mmHg 以上的患者,不适宜运动。而一般的冠心病患者,可通过医生专业测试评估后再开“运动处方”。冠心病患者进行运动,一定要遵循循序渐进的原则。一般来说,运动要分“三步”走:做 5~10min 的准备活动(如关节拉伸等),接着是 15~30min 的正式运动,之后是 10min 的放松活动,给身体一个缓冲的时间。“三步”加起来 30~60min,每周 3~5 次为宜。冠心病患者应选择相对舒缓的有氧运动,如慢跑、自行车、游泳、步行、太极拳等。

冠心病患者在运动时最好自备一些急救药,如硝酸甘油、速效的中成药等,若在运动过程中出现胸闷、心慌时立刻舌下含服。此外,因运动过程中会出汗,容易丢失电解质,运动后可喝些糖水、盐水补充能量。

(八)孕妇

孕妇进行适当的运动可以控制体重、稳定情绪、减少身体不适,帮助胎儿大脑发育、宝宝出生后更聪明,有助于自然分娩,降低宝宝出生以后患肥胖症的风险。虽然适当运动对孕妇和胎儿好处很多,但孕妇如果有先兆流产、晚期流产征兆、先兆早产、胎膜早破、前置胎盘、胎盘早剥、妊娠合并心脏病、重度贫血、妊娠高血压病、重度子痫前期等高危因素,则不建议运动,需卧床休息。适合孕妇的运动主要有散步、瑜伽、游泳和有氧操等。

孕妇要尽量避免爬山、跑、仰卧起坐、骑自行车、滑冰、跳跃、疾走等过于激烈危险的运动。运动前要做好热身活动,要穿专用的运动服饰、运动鞋等。运动不能过于激烈,心跳控制在 140 次 / 分以内。在运动前、运作中和运动后要注意适当的水分补充,多喝白开水,少喝果汁、可乐、茶水等。

(九)上班族

运动养生,贵在坚持,对于上班族来说,除坚持常规运动外,应注意见缝插针,如在上下班的路上坚持步行;上下楼梯尽量不坐电梯;坐姿办公时,每隔 1h 起身活动下筋骨;在家时主动做家务劳动;晚上不要长时间围坐牌桌等。上班时要多喝水,这样会增加很多运动的时间,倒水和去洗手间,虽然只是短短的几分钟,但总比一直坐着好。坐的时候要注意坐姿,不要坐得太直,身体可稍微自然向后倾斜,双脚自然落地,小腿与大腿自然弯曲呈 90°,不要一直保持一个姿势,适当调节下,不要“跷二郎腿”,一有机会就离开办公椅起身活动,不管是几步路还是仅仅站一会儿，都是不错的锻炼。在办公室也可以尝试很多简单的运动。如可以学习几个简单的瑜伽动作，在上班中途休息时可以适当做下，以舒展筋骨、活动肩颈等。

因此，无论在哪里，在什么场合，只要有一颗锻炼的心，简单几个动作也是有帮助的，若能带动其他人一起锻炼，则更好。

第四节　戒烟限酒

据 2018 年中国成年人烟草调查报告显示：我国 15 岁及以上人群吸烟率为 26.6%，即目前吸烟人数超过 3 亿人；约 7.8 亿人（68.1%）非吸烟者遭受二手烟的危害。烟草消费带来了沉重的疾病负担，每年约有 100 多万人死于吸烟相关疾病，如吸烟状况得不到控制，预计到 2025 年死亡人数将增至 200 万人，约 10 万人死于二手烟暴露导致的相关疾病。减少烟草所致危害的最有效措施就是戒烟。虽然适量饮酒有助于健康，但近年来与酗酒相关的医学问题和社会问题也呈逐渐上升趋势。指导居民采取科学的方法戒烟限酒，将有助于提高居民健康水平和生活质量。

一、吸烟与健康

（一）吸烟的危害

吸烟危害健康是许多国家和地区科学工作者经过长期、深入研究而得出的科学结论。癌症、心脏病及肺部疾患在内的多种疾病均与吸烟有关。烟草燃烧后产生的有毒物质，不仅对吸烟者本人，而且会对周围人群产生健康危害。

1. 主动吸烟的健康危害　主动吸烟的危害主要包括直接危害生命、破坏人体的营养成分和诱发多种疾病。人在静脉注入三支香烟所含的尼古丁含量后，3~5min 即可死亡；尼古丁对维生素 C 有直接破坏作用，吸烟可以阻止人体对维生素 C 的吸收，而长期缺乏维生素 C 则可能会引起维生素 C 缺乏症的发生；更为严重的是，吸烟是肺癌的重要致病因素之一，吸烟者发生肺癌的危险性比不吸烟者平均高 4~10 倍，重度吸烟者可达 10~25 倍，同时吸烟还是喉癌、唇癌、舌癌、口腔癌、食道癌、胃癌等疾病产生的危险因素，烟雾中的致癌物质还能通过胎盘影响胎儿，导致子代的癌症发病率增高。吸烟还是心脑血管疾病的危险因素，吸烟者高血压、脑血管疾病及周围血管疾病的发病率明显升高，吸烟者发生卒中的危险性是不吸烟者的 2~3.5 倍。此外，吸烟还可引起慢性阻塞性肺部疾病，最终导致肺源性心脏病；吸烟还是慢性支气管炎、肺气肿、慢性气道阻塞的主要诱因之一。

2. 被动吸烟的危害　被动吸烟是指生活和工作在吸烟者周围的人们，不自觉地吸进烟雾尘粒和各种有毒的物质。吸烟者在吸烟时，约有 70% 的烟雾吐入空气中，供旁人"分享"，被动吸烟者吸入的冷烟雾中焦油含量比吸烟者吸入的热烟雾中多 1 倍，苯并芘含量多 2 倍，一氧化碳多 4 倍。研究发现，经常在工作场所被动吸烟的女性冠心病的发病率明显提高，而被动吸烟的男性阳痿的发病率明显升高，孕妇被动吸烟会导致婴儿致畸率明显增高，吸烟家庭儿童呼吸道疾病的发病率明显升高。

（二）烟草依赖的成因

烟草依赖是由于使用烟草引起的精神和行为障碍。

1. 生物学因素　烟草依赖实际上是一种慢性尼古丁成瘾性疾病，尼古丁吸入人体后，可以刺激肾上腺素的分泌,而肾上腺素能明显增加人体的应激能力,从而使机体适应外界刺激的能力提高,导致主观上的舒适感。即使在停止使用烟草产品很长一段时间后,大脑的这种改变仍会持续存在。尼古丁的成瘾性常常导致吸烟者无法停止吸烟,并强化吸烟者的吸烟行为,使得吸烟者不愿意放弃吸烟习惯。

2. 心理因素 人们吸烟除了生理因素之外,还有强大的心理因素。吸烟者的行为取决于某些条件,这意味着吸烟与某些行为相关。如在开始吸烟的时候,吸烟者会不自觉地有掏烟和点烟的动作,一旦这种习惯形成,吸烟者再吸烟的时候可能就不会意识到他们正在使用烟草产品。这些不断被强化的行为不仅可以导致躯体依赖,而且可以导致精神依赖,即产生中枢性成瘾。久而久之,掏烟和点烟就成为吸烟者的一种无意识的习惯性行为。

3. 社会因素 烟草在当今社会扮演着一个非常重要的角色。吸烟行为既可能是群体识别的一部分,也可能是日常社会和文化交往的一部分。也正是由于吸烟者具备这种社会文化属性,给戒烟带来了极大困难。不同的社会和文化背景的人,对烟草的传统和态度可能有不同,当与不同背景的人进行接触时,需要尊重他们的不同宗教信仰,不同文化准则等。

二、吸烟行为的矫治

(一)戒烟对健康的益处

1. 有利于改善戒烟者身体健康状况 吸烟者在停止吸烟后20min内血压和脉搏可以降到正常水平,手脚稳定上升到标准体温;8h内血液CO和O_2的含量达到正常水平;24h内心肌梗死的危险性降低;48h内神经末梢功能逐渐恢复,嗅觉和味觉的敏感性增强;72h内支气管不在痉挛,呼吸变得舒畅,肺活量增加;2周至1个月血液循环稳定,走路稳而轻,肺功能改善30%;1~9个月咳嗽、气短等症状减轻,气管和支气管黏膜上出现新的纤毛,处理黏液的功能增强,痰液减少,身体的能力储备提高,体重增加等。

2. 戒烟是癌症的一级预防措施 吸烟者发生肺癌的危险性比不吸烟者平均高4~10倍,而一个吸烟者戒烟10年后,患肺癌的危险性将比继续吸烟者降低30~50%。戒烟还会降低吸烟者患喉癌、口腔癌、食道癌、胰腺癌、膀胱癌和其他多种癌症发病的危险度。

3. 降低心脑血管疾病患者的死亡率 吸烟者死于冠心病的危险度是从不吸烟者的2倍。而吸烟者戒烟后一年之内,这种危险就会降低50%。坚持戒烟15年之后,这种危险度就会接近于从不吸烟者的水平。吸烟者在死于中风的相对危险度要高1倍,有些吸烟者在戒烟后5年内就可把这种危险性降低到从不吸烟者的水平。

4. 降低胎儿和婴儿死亡率 孕妇吸烟使胎儿和婴儿死亡率比正常不吸烟者高25~50%,婴儿出生体重平均低于正常值200g。若在怀孕前4个月开始戒烟,这些不良影响将可以改善。

5. 改善健康状况和生活质量 戒烟可以改变"吸烟者面容"(指吸烟多的人面部有深沟皱纹和类似鸡爪样皱褶,他们常常表现得疲倦、憔悴,脸色发黄或灰暗、紫红)。此外,戒烟人的寿命长于继续吸烟的人。一般说来,50岁以前就戒烟的人,在其以后15年内死亡的危险将比继续吸烟者降低50%,其寿命将得到延长。同时,戒烟者相比继续吸烟者,生命中更少伴有疾病和伤残。

6. 戒烟对家人和社会的好处 戒烟可以减少周围人群,尤其是家庭成员和同事因被动吸烟而带来的健康损害,给家庭、朋友、同事等良好的示范作用,特别可以正确影响青少年对于吸烟的态度。同时,戒烟可以明显减少因吸烟患病而花费的大量医疗费用。

此外,戒烟还可以降低感冒、肺炎和支气管炎等呼吸道疾病的危险性,戒烟后将更能集中精力学习和工作,戒烟者嗅觉、味觉更灵敏,吃东西将更有味道。

(二)戒烟的主要干预方法

1. 帮助吸烟者戒烟的 5A 技能 医务工作者在人群戒烟中承担着重要的责任和发挥着重要作用,尤其是戒烟门诊或相关科室的医务人员,应掌握帮助戒烟者戒烟的 5A 技能:①询问(ask):了解并记录吸烟者的吸烟情况。②劝告(advice):积极劝说所有吸烟者戒烟,告诉吸烟者应"毫不犹豫"地戒烟,强调戒烟的重要性以及告知吸烟者为什么需要戒烟。③评估(assess):评估每一位吸烟者的戒烟动机与意愿,对有意戒烟者及时提供治疗干预,包括确定目标戒烟日期、制订个体化的"戒烟日"方案、鼓励宣布戒烟决定、回顾以往戒烟经历、对面临的挑战要有思想准备、选择适当的戒烟方法、签一份戒烟承诺书、告知患者咨询方式等。④帮助(assist):帮助解决戒烟过程中出现的困难与问题,主要包括处理戒断症状、戒烟后体重增加、饮酒问题和容易复吸的状况等。⑤安排随访(arrangefollow-up):吸烟者开始戒烟后,应安排至少 6 个月的随访,以强化戒烟效果,随访时应注意鼓励每个戒烟者主动讨论从戒烟中获得益处、在戒烟方面取得的成绩、戒烟中遇到的困难、戒烟药物的效果和存在的问题及今后可能遇到的困难等,对坚持戒烟者给予鼓励和表扬,了解戒烟药物使用情况,解答戒烟过程中的疑问,与戒烟者讨论如何预防复吸等。

2. 促使吸烟者戒烟的 5R 技巧 由于吸烟者罹患多种疾病的高危险性,因此需要对所有不想戒烟者及时随访,随时注意转变其戒烟观念,促进患者戒烟动机,使其步入戒烟的行动期。促使吸烟者戒烟的 5R 技巧主要包括:①相关(relevance):要尽量帮助吸烟者认识到戒烟是与个人密切相关的事。②风险(risks):应让吸烟者知道,吸烟对其本人可能造成的短期和长期的负面影响,以及吸烟的环境危害等。③益处(rewards):应当让吸烟者认识戒烟的潜在益处,并说明和强调那些与吸烟者最可能相关的益处,如促进健康、增加食欲、改善体味、节约金钱、呼吸感到更清新等。④障碍(roadblocks):医生应告知吸烟者在戒烟过程中可能遇到的障碍及挫折,并告知他们如何处理这些问题的正确方法。⑤重复(repetition):对不愿意戒烟的吸烟者,都应重复上述干预措施。对于曾经在戒烟尝试中失败的吸烟者,要告知他们大多数人都是在经历过多次戒烟尝试后才成功戒烟的,只要坚持就有希望。

3. 暂时无法戒烟者 如果有些吸烟者无法完全戒烟,那在吸烟时应注意以下事项,在保护他人的同时更是保护自己。

(1)要有烟德:①不在公共场所和工作场所吸烟,不在明令禁止吸烟的场所(如医院、学校、车站等)吸烟,支持无烟社区、无烟办公室的创建工作,参与吸烟有害健康的宣传活动。②不在卧室吸烟。③不在孩子面前吸烟,不给孩子递烟,不宠孩子吸烟。④不给自己的宠物吸烟,也不在宠物和其他动物面前吸烟。⑤吸烟时周围若有人应主动避让,如不能避让需征求他人同意。⑥不送烟、不敬烟、不劝烟。⑦不在孕妇及患者面前吸烟。⑧做好烟头的灭火工作,不乱扔烟头。

(2)吸烟前要洗手:吸烟者使用的过滤嘴卷烟包装方法存在一个缺陷,就是吸烟者取出香烟时手指必须接触香烟海绵头,而此时手上的污物和细菌就可能转移到吸嘴部位的海绵头上,相互递烟更成为交叉感染各种传染病的媒介。因此在吸烟前应该像吃饭前一样洗手,不用未洗的手取夹过滤嘴,取烟时尽量弹出或顶出香烟。

（3）吸烟时留意环境:①不在厕所吸烟,因为厕所空气质量差、手脏。②不要边吃饭、边饮酒、边吸烟。③不在森林及易燃物多的地方吸烟,以免造成火灾。

三、饮酒与健康

仅在2016年,全球便有280万人死亡原因涉及酒精。酒文化作为一种特殊的文化形式,在传统的中国文化中有其独特的地位,而饮酒与健康的关系也受到人们的关注。"白日放歌须纵酒",适量饮酒,可使人精神振奋、预防心血管疾病、助消化和安定神经等,有助于健康。但过量饮酒,则对健康的损害是多方面的。

（一）酗酒的健康危害

1. 中毒　一次性过量饮酒可引起急性酒精中毒,临床上主要分为早期（兴奋期）、中期（共济失调期）和晚期（昏迷期）。长期经常饮酒可引起慢性酒精中毒,临床上表现为震颤、谵妄、共济失调、肢体麻木、情绪焦虑、不稳定和脆弱等症状;随着饮酒者饮酒时间的延长及年龄的增长,患者逐渐发生性格改变、精神异常、定向力差,记忆力减退、计算能力下降、反应迟钝,甚至发生痴呆。

2. 对身体不同系统的损害

（1）对消化系统的损害:饮酒后,酒精首先被胃肠黏膜吸收,会导致黏膜充血,消化功能被抑制,而长期饮酒可引起胃炎、胰腺炎等消化道炎症,严重者导致胃和十二指肠溃疡、胃出血、胃穿孔,甚至引发食道癌、胃癌等。过量饮酒还会增加肝脏负担,长期饮酒者可能会发生肝脏病变,导致脂肪肝、酒精肝、肝硬化甚至肝癌。此外,过量饮酒还会提高直肠癌的发病风险。

（2）对循环系统的损害:酒精经胃肠吸收到达血液循环,一方面使心肌纤维弹性下降、心脏扩大,导致动脉粥样硬化和冠心病的发生;另一方面抑制血管的运动中枢,增加外周血液循环量,使心脏负担加重,导致高血压、心脏病、心律失常等。酒精通过血液循环到达大脑中枢后,会抑制中枢神经系统的兴奋性,随着体内酒精含量的增加,酗酒者会出现语无伦次、步态不稳,严重者会出现大小便失禁,甚至昏迷休克,如不及时救治,可能会出现呼吸抑制,导致心脏停止或死亡。

（3）对神经系统的损害:酒精易透过血脑屏障与脑组织中的卵磷脂结合并且沉积下来,从而引起中枢神经系统的损害,使神经细胞凋亡、大脑皮层萎缩,大脑功能障碍,出现精神神经症状、意识障碍等。慢性酒精中毒还可以造成末梢神经反应迟钝、出汗功能受损、皮肤干燥等问题。

（4）对生殖系统的影响:酒精可使男性血液中睾酮水平下降、性欲减退、阳痿等。女性酗酒也会出现性欲减退、阴冷、月经不调等症状。酒精极易通过胎盘进入胚胎体内,进而干扰胚胎的正常发育。

（5）对骨骼系统的影响:酒精会使骨的重建和矿物质合成变异,引发骨密度下降,甚至出现骨质疏松症。酒精还可以抑制骨骼基质细胞增殖及其向成骨方向转化,促使骨骼基质细胞向脂肪细胞转化等,损害骨骼功能的发挥。

3. 酗酒引发伤害　酗酒者驾车发生交通事故的危险性明显高于不饮酒者。酒精依赖者终身自杀率是非精神病人群的60~120倍,自杀企图率则是其他精神病患者的5倍。

(二)酒精依赖的成因

酒精依赖的形成原因,主要与遗传因素、心理因素和社会因素等有关。

1. 遗传因素 部分酒精依赖患者与先天性遗传有关,已经确证的与酒精依赖有关的基因包括乙醇脱氢酶(ADH)、乙醛脱氢酶(ALDH)等。

2. 心理因素 性情抑郁、焦虑、紧张、不善交际的人,经常会为克服这些缺陷而饮酒,久而久之容易发生酒精依赖。还有一些人因事业、婚姻、恋爱等问题与酒精结下不解之缘,也容易引发酒精依赖。

四、酒精依赖行为的矫治

酒精依赖是一种复杂的、遗传和环境共同作用的结果,因此,酒精依赖治疗往往需要采用多种形式的治疗方案,即同时关注酒精依赖者的生理、心理和社会问题。

(一)药物治疗

药物治疗是治疗酒精依赖的重要方法,药物治疗可以有效缓解酒精依赖患者的戒断症状,改善酒精依赖症的并发症。但对于长期戒酒者而言,药物仍处于辅助地位,治疗酒精依赖没有特效药物,目前治疗酒精依赖的药物包括苯二氮䓬类药物和情绪稳定剂,若患者有精神症状,可使用抗精神病的药物,若患者出现营养不良、维生素缺乏,可使用营养支持的药物。

(二)心理治疗

心理治疗常用的有认知疗法和厌恶疗法。认知疗法是改变患者的认知,让患者意识到酒精对人身体的伤害,从而矫正不良行为,主要包括合理情绪疗法和贝克认知转变疗法。厌恶疗法是通过酒精和患者厌恶的东西形成联结,当患者想要喝酒时,不断呈现患者厌恶的东西,使患者在心理上也对酒精产生厌恶,主要包括电击厌恶疗法和药物厌恶疗法。此外,还包括一些集体和家庭的心理治疗。

(三)多形式治疗

酒精依赖患者除药物和心理治疗外,还可以针对酒精依赖者所处的社会环境条件,采取相应的措施。例如给予患者职业治疗,帮助他们学习或再学习工作技能;通过放松训练,教会他们如何缓解没有酒精时的紧张;通过家庭婚姻治疗,解决酒精依赖者的相关家庭问题,而这些问题可能是导致他们喝酒的原因。患者同时接受多种形式的综合治疗,将有助于患者从根本上解决由酒精依赖导致的各种心理障碍,实现戒除酒精依赖的目的。此外,还可以开展手术治疗,即针对导致酒精依赖的大脑部分区域进行损毁的手术。

第五节 心 理 平 衡

心理,即人的思维、内心活动。心理平衡即内心世界的和谐状态,是个体在心理上保持较长时间的相对宁静、和谐、稳定的状态。心理平衡的人,对环境和社会的适应度高,相应地就会产生一系列积极的情绪反应,形成源源不断的学习和生活的原动力。

心理平衡与生理平衡同等重要,两者相互联系、相互制约、相辅相成。心理不平衡就会直接影响生理健康,生理不平衡也同样影响心理健康,只有两者都"平衡",才是真正的健康。

一、心理健康的标准

我国学者提出心理健康的标准主要包括:

1. 智力正常 智力是人的观察力、注意力、思维力、想象力和实践活动能力的综合。智力正常是心理健康的基本条件。

2. 情绪良好 情绪是人对事物的态度和体验,是人的需要得到满足与否的反应。能够经常保持愉快、开朗、自信的心情,善于从生活中寻找乐趣,对生活充满希望,也是获得心理健康重要方法。

3. 人际和谐 人际关系是人们在共同的生活中,彼此为寻求满足各种需要而建立起来的、相互间的心理关系。人与人之间正常的友好交往,不仅是维持心理健康的必备条件,也是获得心理健康的重要方法。

4. 适应环境 积极的处世态度,与社会广泛接触,对社会现状有清晰的正确的认识,具有顺应社会改革变化的能力,用于改造现实环境、达到自我实现和社会奉献的协调统一。

5. 人格完整 人格在心理学上,是指个体比较稳定的心理特征的总和,包括人格结构的各要素不存在明显的缺陷与偏差,具有正确的自我意识,以积极进取的信念、人生观作为人格的核心,并以此为中心,把自己的需要、愿望、目标和行动统一起来。这是心理健康的核心,心理健康的最终目标是培养健全的人格。

心理健康与不健康之间并没有绝对的界限,判断一个人的心理健康与否,应从整体上根据经常性的行为方式做出综合性的评估。

二、心理平衡与健康

心理平衡与生理平衡同等重要,两者相互联系、相互制约、相辅相成。心理不平衡就会直接影响生理健康,生理不平衡也同样影响心理健康,只有两者都"平衡",才是真正的健康。1990 年世界卫生组织将健康定义为:在身体健康、心理健康、社会适应健康和道德健康四个方面皆健全。

(一)心理健康的特点

1. 相对性 心理健康的相对性与人们所处的环境、时代、年龄、文化背景等均有关。如一个三四岁的孩子当众哭闹撒娇,人们觉得不足为怪,但如果是一个成年人如此,人们则会认为不正常。

2. 动态性 心理健康状态不是固定不变的,它会随着个体成长、环境变化、经验积累以及自我变化而发展变化。

3. 连续性 心理健康与不健康之间没有明显的界限,而是一种连续甚至交叉状态。从健康的心理到严重的心理疾病,是一个两头小中间大的渐进的连续体。

4. 可逆性 心理健康具有可逆性,一个人出现了心理困扰、心理矛盾,如能及时调整情绪、改变认知、纠正不良行为,则会很快解除烦恼,恢复心理平衡。反之,如果不注意心理健康,则心理健康水平就会下降,甚至产生心理疾病。

（二）常见的异常心理

异常心理一般指个体的心理过程和心理特征发生异常改变，大脑的结构或机能失调；或人对客观现实反映的紊乱和歪曲。其既反映为个人自我概念和某些能力的异常，也反映为社会人际关系和个人生活上的适应障碍。常见的异常心理有以下几种：

1. 焦虑障碍　焦虑是一种源于内心的紧张、压力感，常表现为内心不安、心烦意乱，有莫名的恐惧感和对未来的不良预期感，常常伴有憋气、心悸、出汗、手抖、尿频等自主神经功能紊乱症状。焦虑障碍是焦虑症、恐惧症、强迫症、创伤后应激性焦虑障碍和更年期精神障碍等的常见临床表现。

2. 抑郁障碍　是遗传因素、早年生活经历、环境应激事件等原因引起的，临床上多表现为情绪低落、思维迟缓、意志减退的"三低"症状，严重影响患者的健康和社会功能。患者常有兴趣丧失、自罪感、注意困难、食欲丧失和自杀观念，并有其他的认知、行为和社会功能异常。

3. 躯体形式障碍　是一类以持久的担心或相信各种躯体症状的优势观念为特征的神经症。患者因这些症状反复就医，各种医学检查阴性和医生的解释均不能打消其疑虑。即使患者有时确实存在某种躯体障碍，也不能解释所诉症状的性质、程度，或其痛苦与优势观念。尽管症状的发生和持续与不愉快的生活事件、困难或冲突密切相关，但患者常否认心理因素的存在。他们也拒绝探讨心理病因的可能，甚至有明显的抑郁和焦虑情绪时也同样如此。经常伴有焦虑或抑郁情绪。

4. 人格障碍　是指人格特征明显偏离特定的文化背景和一般认知方式，明显影响期其社会功能和职业功能，造成对社会环境的适应不良，患者遭受痛苦和/或使他人遭受痛苦，或给个人或社会带来不良影响。其形成原因尚不清楚，一般认为由生理、心理和社会文化因素共同作用的结果。该病开始于童年或青少年期，并长期持续发展至成年或终生，仅少数在成年后，程度上可有所改善。尽管在人格障碍的治疗上已取得一些进步，找到有效改变的方法，但对人格障碍的处理很大程度仍然是根据人格障碍者的不同特点，帮助其寻求减少冲突的生活道路。

5. 睡眠障碍　睡眠量不正常以及睡眠中出现异常行为的表现，也是睡眠和觉醒正常节律性交替紊乱的表现，并影响白天社会功能的一种主观体验。睡眠障碍可由多种因素引起，常与躯体疾病有关。睡眠障碍有多种分类，一般分为四大类：①失眠，即入睡和维持睡眠障碍。②白天过多瞌睡。③睡眠中的异常行为。④睡眠节律紊乱。

6. 进食障碍　由社会心理因素引起的，社会文化、生物学因素与该病的发生也有关系，包括神经性厌食症和贪食症。神经性厌食症多见于青少年女性，主要特征是以强烈害怕体重增加和发胖为特点的对体重和体型的极度关注，盲目追求苗条，故意限制饮食，使体重降至明显低于正常的标准，常有营养不良、代谢和内分泌紊乱，如女性出现闭经。严重患者可因极度营养不良而出现恶病质状态、机体衰竭从而危及生命，5%~15% 的患者最后死于心脏疾病相关并发症、多器官功能衰竭、继发感染、自杀等原因。贪食症主要特征为反复发作和不可抗拒的摄食欲望及暴食行为，每次进食量都较大，患者有担心发胖的恐惧心理，常在进食后采取自行催吐、导泻、禁食、增加运动量等方法以消除暴食引起的发胖，可与神经性厌食交替出现。

7. 自杀行为　自杀是有意识、自愿地结束自己生命的行为。自杀的原因较为复杂，一般认为是生理、心理和社会因素相互作用的结果。根据自杀的不同原因,可将自杀归纳为几种类型:①精神障碍导致的自杀。②躯体障碍为主的疾病导致的自杀。③非疾病人群的自杀。④宗教信徒自杀或集体自杀。及时的干预能有效地阻止自杀者的自杀行为发生或自杀死亡的发生。

视窗17-2

两个孩子的自我认识

　　5岁的小明,从小被父母喜爱和称赞。当把自己玩过的玩具收拾好,父母亲就说他很乖。当摔跤后,他并没有咧嘴大哭,父母亲就说他很勇敢。而母亲生病时,他会问母亲要不要看医生,母亲就说他体贴、孝顺。如此在小明的头脑里,就认识到自己是"很乖,勇敢,懂得体贴"的孩子,建立了自己对自己的看法。可同样年龄的小芬,她的母亲未婚先孕,母亲的男朋友,也是小芬的生父不愿结婚,把母亲抛弃,让小芬的母亲单独抚养女儿。结果小芬的母亲一直告诉小芬,她的生父不要她而跑掉,假如没有小芬,母亲也不会受那么多罪,因为小芬长得像生父,母亲一看到小芬的脸就想起无情的男朋友,就会生气、发火。结果在小芬小小的脑海里就刻印了一些观念,即"自己是无人要的私生子,自己给母亲带来了许多麻烦,自己很像无情的生父,令人讨厌"。虽然小芬对自己的看法并不是她自己找来的,但会影响她一辈子对自我的看法。

三、不同年龄人群心理保健

(一)儿童心理保健

1. 胚胎期　生理发展是心理发展的基础,个体心理是否健康,其先天素质和胎儿期的发育起重要作用。胎儿期的心理健康风险主要来源于双亲的近亲婚配、胚胎发育期母体的营养缺乏、疾病侵害、服用药物和母亲分娩困难等因素。我国目前在社区开展的婚前检查、遗传咨询、孕妇及围生期心理保健等,就是关注胎儿早期心理保健的方式。

2. 婴幼儿期(0~3岁)　许多有关心理健康素质的因素是在婴幼儿时期奠定的,婴幼儿所经历的事件或者会直接表现在其心理活动中,或者留下"痕迹",对成年以后的生活产生深远的影响,如分离焦虑等心理健康问题。因此,加强婴幼儿心理保健对其以后的发展具有至关重要的作用,其主要方式包括母乳喂养、增进母爱、保证充足睡眠、促进运动与智力发育、增加游戏活动和避免"寄养"等。

3. 学龄前期(4~6岁)　此时期儿童语言进一步发展,掌握词汇量增多,大脑的调节、控制功能逐渐发展。容易出现的心理健康风险主要表现为情绪过度兴奋、焦虑和抑郁;对周围环境产生不安全感,对人的态度也会变得较为冷漠,不相信别人;部分儿童有说谎等行为问题,少数儿童有精神障碍倾向。为提高该时期儿童的心理健康,主要采取的方式有促进该时期儿童言语发展、对该时期儿童的好奇心和独立愿望因势利导、玩耍与游戏、培养该时期儿童的社会交往技能、父母及老师给其做好表率等。

4. 学龄期(7~11岁)　一般处于小学阶段,此时期儿童性格的可塑性大,容易出现入学适应、学习、人际交往等方面的问题和意志障碍、问题行为和人格障碍等。针对上述问题,主要采取的方式有合理安排学习时间、组织社会劳动、培养创新思维、注意"情商"培养和预防"感统失调"等。

（二）青少年心理保健

青少年期（12~17 岁）是不成熟走向成熟的过渡期，是生长和发育的快速阶段，身高、体重快速增长，相继出现第二性征，性功能开始成熟。此阶段容易出现抑郁症、恐怖症、性烦恼与性困扰、学习与人际交往压力等问题。针对该时期可能出现的心理健康问题，主要采取的应对方式有发展青少年良好的自我意识、保持情绪稳定、预防性意识困扰以及消除心理代沟等。

（三）青年期心理保健

青年期（18~35 岁）是介于青少年和中年期之间的阶段，生理与心理均已达到成熟，精力充沛，富于创造力，开始走向完全独立的生活，但同时生活中也面临着诸多挑战。该时期容易出现社会适应、情绪情感以及性的困惑等问题。针对上述可能的问题，青年人应正确认识自己、加强自我心理修养，处理好恋爱和婚姻问题，促进和完善职业生涯以及提高交往能力、正确处理各种人际矛盾等。

（四）中年期心理保健

中年期（36~59 岁）是生理功能从旺盛逐渐走向衰退的转变期。此时期容易出现的心理问题是心理压力大、工作家庭问题多、过分担心疾病、病态怀旧等，主要表现为顽固执拗，思想观念固执、回避现实，自己内心总有一种孤独感、遗弃感和失落感，严重的会导致更年期综合征，出现失眠、头昏、头痛、心悸等自主神经功能症状。针对上述可能出现的问题，中年人应该采取合理安排时间、保持平和心态、学会缓解压力等方式加强自我心理保健，处理好家庭中各种关系、保持家庭稳定幸福，以及采取相应措施平稳渡过更年期。

（五）老年期心理保健

老年期是指 60 岁直至死亡这段时期，各系统生理功能趋向衰退。此期间容易出现的心理问题主要有衰弱综合征、空巢综合征和离退休综合征，多是对退休后的不适应，常表现为情绪低落、焦虑、疲乏、头晕、记忆力下降、注意力不集中、睡眠不稳、不易入睡、多梦易醒、醒后不解乏以及躯体不适等症状。针对该时期可能出现的心理健康问题，老年人应适应退休生活、享受老年生活，正确面对疾病和死亡；社区医生也应该更多地关注老年人群的心理健康问题、加强空巢老人的心理健康保健；老年人子女应在生活上积极照料老人，对老人多关心体贴，多进行情感上的交流。

（陈贵梅）

思 考 题

一、简答题

1. 简述促进健康相关行为与危害健康相关行为的特点。
2. 健康相关行为的影响因素主要有哪些？
3. 运动应遵循的原则有哪些？
4. 我国学者提出的心理健康标准主要包括哪几条？

二、案例分析题

2018 年中国成年人烟草调查报告显示：我国 15 岁及以上人群吸烟率为 26.6%，即我国目前吸烟人数超过 3 亿；约 7.8 亿（68.1%）非吸烟者遭受二手烟的危害。烟草消费带来了沉重的疾病负担，每年约有 100 多万人死于吸烟相关疾病，如吸烟状况得不到控制，2025 将增至 200 万人，约 10 万人死于二手烟暴露导致的相关疾病。

问题： 如果你是社区卫生服务工作人员，拟采取何种方案降低社区内烟草消费带来的危害？

第十八章　社区卫生诊断

> ## ▶ 案例 18-1
>
> ### 功能转化带来的成效
>
> 　　某辖区一街道拥有人口 5 090 人,其中 60 岁以上老年人占辖区人口 18%。辖区内有两家三级医院,医疗资源较为丰富。现有的一所社区卫生服务中心其前身为一所一级医院,有病床 50 张。中心管理者为了提高社区卫生服务中心的经济效益,对中心内病房进行了改造,建立了骨伤特色专科,并高薪聘请三甲医院的退休骨科教授坐诊,尽管这样,病床使用率仍然很低,中心各项工作处于全区倒数第三。为了改变现状,区卫生局与中心领导班子重新对中心的工作进行了新的定位。首先开展了社区卫生诊断。社区卫生诊断的结果是:①人群特征:老龄化社区。②经济特征:在本市属中低等收入人群。③人群健康及疾病状况:主要疾病的患病率为:高血压 24%,糖尿病 10%,冠心病 16%,脑卒中 7%,肥胖及超重者明显高于其他社区。据此,确定了近期工作重点:加强社区预防保健工作及慢性非传染性疾病综合防治工作。具体做法是:社区卫生服务中心的医护人员深入到居委会为辖区内老年人建立健康档案,对有需求的老年慢性病患者实行目标制的健康管理,定期开展大型健康教育讲座和形式多样的健康促进活动。与此同时,更加注重社区卫生服务中心自身能力的建设,如开展专业知识与专业技能的培训。经过调整,5 年来,社区卫生服务中心不但病床运转良好,社区卫生服务工作也大受居民欢迎。高血压患者规范化管理率达 87%,成为当地社区卫生服务的典型。
>
> 　　**问题**:什么是社区卫生诊断? 在社区卫生服务工作中,是否有必要开展社区卫生诊断?

■■■ 第一节　概　　述 ■■■

一、社区卫生诊断概念

　　临床医生诊疗患者先要有明确的诊断,再根据诊断结果制订治疗方案而后开出治疗处方,最终才能取得最佳的临床治疗效果。社区卫生工作者也需要对社区的卫生状况进行诊断,只不过所做的诊断不是针对个人,而是针对群体,即社区卫生诊断。

　　社区卫生诊断(community health diagnosis)是运用社会学、人类学和流行病学的研究方法对一定时期内社区(地区)的主要健康问题及其影响因素、社区卫生服务的供给与利用以及社区(地区)综合资源环境进行客观、科学的确定和评价;发现和分析问题,提出优先干预项目,从而为有针对性的制订社区卫生服务工作规划和计划提供参考依据。

临床诊断以患者个体为对象,以疾病诊疗为目的,通过对患者的"望触叩听"结合临床检查以确定病名进行个人诊断;而社区卫生诊断是以促进社区健康、可持续发展为目的,兼顾群体和个体、卫生服务的供方和需方,并关注社区环境的支持背景,通过诊断找出存在的卫生问题,为下一步制订计划提供依据。由此可见,社区卫生诊断与临床诊断在对象、面临的问题、采用的方法以及结果等方面是完全不同的(表 18-1)。

表 18-1 社区卫生诊断与临床诊断的差异

差异	社区卫生诊断	临床诊断
对象	人群、社区环境	个人
问题	知识、态度、事件、卫生状况	症状
方法	文献法 社会医学定性和定量调查 统计学分析方法	既往史、主诉、现病史 临床检查 实验室检查
结果	发现社区卫生问题 找出问题存在的原因 形成社区卫生诊断报告 制订社区卫生计划,干预措施 效果评价	确定病名 找出病原 进行疾病个人诊断 处方或治疗方案 效果评价

社区卫生诊断的特点体现在:

1. 社区卫生诊断面临的是群体和环境 社区卫生诊断是社会 - 心理 - 生物现代医学模式下的产物,以社区人群及其生产、生活活动的环境为对象,以促进社区人群健康为目的。

2. 社区卫生诊断的目的之一是发现社区存在的卫生问题及其影响因素 这里的社区卫生问题是一个较为广泛的概念,涉及社区居民的健康、疾病、行为生活方式、家庭、环境卫生、卫生资源和卫生服务的提供及利用等方面。

3. 社区卫生诊断所使用的手段或方法复杂,其诊断过程也比较复杂 社区卫生诊断所使用的手段或方法常是社会医学、流行病学、卫生统计学、卫生经济学、健康教育学等相关学科方法的综合运用。从社区卫生诊断开始到制订社区计划,再到计划的实施、监测和评价,再回到社区诊断,这是一个循环往复的过程,因此社区卫生诊断是社区卫生活动中的一个重要环节(图 18-1)。

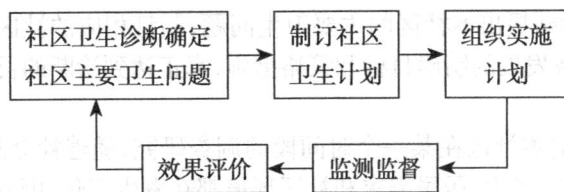

图 18-1 社区卫生活动循环

二、社区卫生诊断的目的和意义

(一)社区卫生诊断的目的

1. 发现并确定社区主要卫生问题及其造成这些卫生问题的可能原因和相关影响因素。

2. 总结并评价社区卫生资源,重点是社区卫生服务机构资源状况、供给与利用效率。

3. 了解并分析发展社区卫生服务的政策环境及社区资源综合支持特征。

4. 调查并分析居民卫生知识水平、卫生服务需求与利用及对社区卫生服务的满意度。

5. 分析并提出本社区优先要解决的卫生问题及干预的重点人群。

6. 为制订本社区卫生服务工作规划和开展社区卫生服务效果评价提供基线数据。

（二）社区卫生诊断的意义

如同医生诊治患者需要一个正确的诊断后才能开出有效的处方,要提供优质、高效、居民满意的社区卫生服务,首位的基础工作就是应该有一个全面、正确的社区卫生诊断。通过社区卫生诊断,了解社区卫生服务需方、供方及社区环境状况,寻找"社区病因",开出"社区处方",方能有的放矢,针对社区主要的卫生问题及社区居民最关心的问题,充分利用现有的卫生和社会资源,制订适宜的社区卫生干预计划和措施,从而促进社区居民的健康。同时,社区卫生诊断报告的使用者不仅包括政府、卫生行政部门及卫生专业机构的领导者、组织管理者和技术指导者,还包括街道、社区卫生服务机构的领导者和具体的执行者。因此,社区卫生诊断既是宏观上政府决策、科学制订社区卫生工作规划,合理配置卫生资源的必要前提和重要依据,也是微观上合理组织社区卫生服务,提供优质高效的社区卫生服务的必要条件和重要保证。

三、社区卫生诊断的原则

社区卫生诊断应遵循政府主导,科学性,可行性,客观、实用性,周期性等基本原则。

（一）政府主导原则

社区卫生诊断作为一项基础性的公共卫生管理项目,必须坚持以政府为主导。各级政府要将社区卫生诊断工作纳入公共卫生计划、社区卫生服务计划,保证该项工作的计划安排、经费投入与组织协调到位。

（二）科学性原则

社区卫生诊断主要以街道社区为范围,其内容、方法、程序和标准要坚持科学、规范的原则,以求取得全面、客观和可靠的结果。

（三）可行性原则

社区卫生诊断应根据诊断内容,结合社区实际,注重诊断的程序与方法的可行性和适宜性,使资料易于获得,资料的分析方法简易且结果可信,能以最低成本发挥最大效益。

（四）客观、实用性原则

社区卫生诊断应该实事求是的反映本社区的真实情况,应具有针对性和特异性,要显示本社区的特点,通过诊断提出本社区的主要卫生问题,制订相应的社区卫生服务计划,适时的提出本社区卫生服务发展的明确目标和策略措施,真正达到诊断的目的。

（五）周期性原则

社区卫生诊断是对本社区在某一个时间段的调查研究,随着社会经济和卫生事业的发展,社区卫生服务的供方能力、居民需求和社区环境都在发生变化,因此,社区诊断应是一项循序渐进、周而复始的基础工作,具有持续性和周期性,一般五年进行一次。

▌▌▌ 第二节　社区卫生诊断程序 ▌▌▌

社区卫生诊断程序主要分为四个步骤,即设计准备、资料收集、资料统计、分析报告。具

344

体流程如图 18-2 所示。

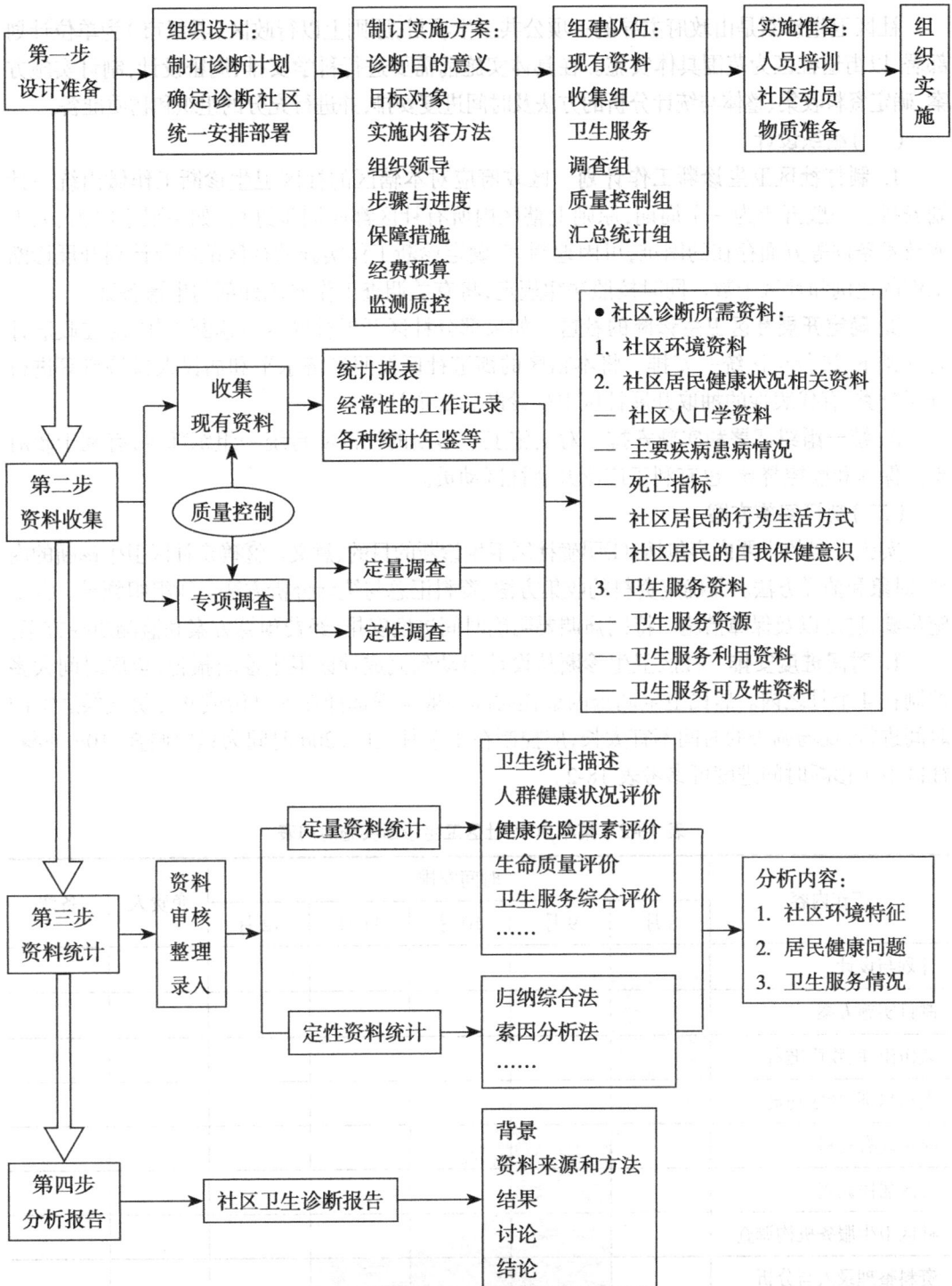

```
┌──────────┐   ┌────────────┐   ┌────────────┐   ┌──────────┐   ┌──────────┐   ┌────┐
│ 第一步   │→ │ 组织设计：  │→ │ 制订实施方案：│→ │ 组建队伍：│→ │ 实施准备：│→ │组织│
│ 设计准备 │   │ 制订诊断计划│   │ 诊断目的意义 │   │ 现有资料  │   │ 人员培训  │   │实施│
└──────────┘   │ 确定诊断社区│   │ 目标对象     │   │ 收集组    │   │ 社区动员  │   └────┘
               │ 统一安排部署│   │ 实施内容方法 │   │ 卫生服务  │   │ 物质准备  │
               └────────────┘   │ 组织领导     │   │ 调查组    │   └──────────┘
                                 │ 步骤与进度   │   │ 质量控制组│
                                 │ 保障措施     │   │ 汇总统计组│
                                 │ 经费预算     │   └──────────┘
                                 │ 监测质控     │
                                 └────────────┘
```

● 社区诊断所需资料：
1. 社区环境资料
2. 社区居民健康状况相关资料
— 社区人口学资料
— 主要疾病患病情况
— 死亡指标
— 社区居民的行为生活方式
— 社区居民的自我保健意识
3. 卫生服务资料
— 卫生服务资源
— 卫生服务利用资料
— 卫生服务可及性资料

第二步 资料收集：收集现有资料 → 统计报表、经常性的工作记录、各种统计年鉴等；质量控制；专项调查 → 定量调查、定性调查

第三步 资料统计：资料审核整理录入 → 定量资料统计（卫生统计描述、人群健康状况评价、健康危险因素评价、生命质量评价、卫生服务综合评价……）、定性资料统计（归纳综合法、索因分析法……）

分析内容：
1. 社区环境特征
2. 居民健康问题
3. 卫生服务情况

第四步 分析报告 → 社区卫生诊断报告 → 背景、资料来源和方法、结果、讨论、结论

图 18-2 社区卫生诊断流程图

资料来源：董燕敏，陈博文. 社区卫生诊断技术手册（试用）. 北京大学医学出版社. 2008.

一、设计准备

社区卫生诊断是由政府主导的一项公共卫生项目,原则上以行政区(县级市)为单位计划部署、以街道社区为范围具体实施。在具体实施前需要进行科学安排、周密设计,制订实施方案,确定资料收集、整体与统计分析的方法及时间进度安排,并进行充分的组织和物质准备。

(一)组织设计

1. 制订社区卫生诊断工作计划　区政府应对本辖区的社区卫生诊断工作做出统一计划安排。一般五年为一个周期,原则上辖区内所有社区都应同步进行,如果限于财力、人力或技术条件等方面存在的困难,可因地制宜,确定诊断工作实施的社区范围及计划开展诊断工作的比例和社区个数。同时按照法律规定,将有关调查工作向统计部门申请备案。

2. 确定开展社区卫生诊断的社区　如果部分社区开展社区卫生诊断工作,应在政府计划安排下,进行全区统一安排。将本辖区的街道社区按照经济水平和居民人口特点等进行分层分类,有代表性的抽取开展社区卫生诊断的街道社区。

3. 统一组织部署和实施安排　对实施卫生诊断的社区实行统一组织部署,有利于政府支持保障和监控督导,也有利于广泛开展社区动员。

(二)制订实施方案

实施方案的主要内容包括:①明确社区卫生诊断的目的、意义。②确定社区卫生诊断的内容、对象和抽样方法。③确定资料的收集方法、资料汇总与统计分析方法。④组织领导。⑤实施步骤、进度以及保障措施。特别强调要明确时间进度安排、经费预算方案和监测质控方案。

1. 时间进度安排　社区卫生诊断从设计启动到完成社区卫生诊断报告,全部时间大多控制在 4 个月之内。居民卫生调查的最佳时间一般考虑选择在 5 月份或 9 月份气候适宜的时间进行,现场调查的时间不宜太长,应控制在 1 个月之内,20d 时间为集中调查,10d 补漏。社区卫生诊断时间进度可参考表 18-2。

表 18-2　某年 ×× 社区卫生诊断实施时间表

工作内容	时间安排					负责人	备注
	8 月	9 月	10 月	11 月	12 月		
计划与设计	■						
制订实施方案	■						
队伍组建、物质准备	■						
人员培训、社区动员	■						
收集现有资料		■					
社区居民调查		■					
社区卫生服务机构调查		■	■				
资料整理录入与分析			■				
撰写社区卫生诊断报告				■			
制订新一轮工作规划				■	■		

2. 制订经费预算方案　社区卫生诊断能否成功实施,经费保证是重要前提。制订经费预算方案应对每一项工作的花费和来源进行明确的说明。一般社区卫生诊断经费包括劳务补贴、培训费用、宣传组织费用、印刷费用、设备和材料配置费用等。

3. 制订监测质控方案　监测质控是保证数据真实可靠的关键步骤,必须要保证方案设计、调查人员培训、调查过程与汇总统计等各个环节的工作质量。

(1)诊断方案设计阶段:社区卫生诊断方案的设计必须科学,在正式确定之前一定要经过严格论证和检验,并经过预调查,以保证方案的实用性和可行性。

(2)实施准备阶段:在准备阶段,应严格培训参加社区卫生诊断的工作人员,每一个调查人员必须经过基础培训和相关分工项目的强化培训,考核合格后才能开展工作。

(3)实施阶段:①成立不同项目的负责人,对相关内容的实施进行监测和督导。②对现有资料的收集,尽可能保证资料的完整性和可靠性。③现场调查中,实行二查制度,即在当时的调查结束后及时检查,如有疑问要重新核实,有错误及时更正,有遗漏及时补填;当天的调查结束后,由调查小组负责人进行第二次核查,如发现有遗漏、疑问和错误,及时进行调查回放。

(4)资料整理与分析阶段:在资料的整理、录入与统计分析阶段,应加强监控,进行数据核查和纠错,保证录入准确、统计无误。

(三)实施前准备

1. 组织准备　在实施社区卫生诊断前,应成立相关的组织队伍。除了建立各级领导组织和专家指导组外,还应建立社区卫生诊断工作小组,主要由社区卫生服务中心卫生技术人员组成,同时可以请居委会主任、志愿者等人员协助参加。按照工作职责,社区卫生诊断工作小组可以分为:①现有资料收集组:一般由办公室或社区科等业务科室的技术人员组成,建议1~2人。现有资料收集组的职责是具体负责收集各类现有资料,包括社区人口学、环境与卫生资源情况。②卫生服务调查组:也可称为现场调查组,其成员可由社区卫生技术人员和居委会主任、志愿者等人员组成。一般需设多个调查组,调查小组的数量根据样本量大小和调查时间安排等具体情况而定,建议每个小组2~3人。卫生服务调查组的职责主要是对社区卫生服务机构和被抽中的社区居民按照调查要求落实现场调查中的各项工作。③资料汇总统计组:主要是由熟悉计算机操作和基本的卫生统计学知识的专业技术人员组成,一般是2~3人。汇总统计组的职责是负责资料的收集、审核和计算机录入工作,有时可以按照要求提供分析结果。④质量控制组:一般是由技术负责人、现场调查组的组长和专职人员构成。质控组的职责主要是负责整个诊断过程的工作质量,发现问题及时纠正,同时负责社区卫生诊断工作的评估验收以及总结报告工作。

2. 人员培训　调查人员的素质是保证调查成功的关键因素。为了保证资料收集的可靠性和准确性,对调查人员的培训是必不可少的,培训的内容包括:社区卫生诊断的目的意义,基本原则和主要内容;资料收集方法、调查指标的含义与填写说明,调查技术与询问技巧,以及针对调查可能出现的问题找出解决的办法等。

3. 社区动员　社区动员是把社区卫生诊断的项目目标转化为社区成员广泛参与的过程。有效的社区动员,可以保证资料收集工作的顺利进行。通过社区动员可以获得各级领导的支持,建立和加强各部门的合作,动员社区、家庭和个人的参与。社区动员的对象具体包括街道办事处领导、社区干部(居委会主任)、社区居民以及社区内有关单位(社区内学校、企事业单位等）。社区动员的方法包括召开会议、现场宣传、发放资料、培训等。

4. 物质准备　充足的物质保障是顺利实施社区卫生诊断工作的前提。所需的设备物质主要包括调查表及相关表格、身高体重计（弹簧秤）、软皮纸、血压计、计算机、各种耗材、交通工具及其他所需设备等。

二、资料收集

（一）确定社区卫生诊断所需的资料

资料收集是社区卫生诊断的重要内容，也是做好社区卫生诊断的关键环节，应尽可能全面收集资料。进行社区卫生诊断需要什么样的资料，要依据目的来决定。收集资料范围须以生物、心理、社会医学模式为依据，将影响健康的生物因素、环境因素、行为生活方式及卫生服务皆考虑在内。要求所收集的资料涉及范围要广，一般社区卫生诊断所需要的资料包括以下几个方面：

1. 社区环境资料　反映社区的地理位置、地形、面积、绿化条件等；社区的地域标志，大型企业、宾馆、集市和重要国家机关、事业单位等；社区的卫生条件，如饮用水、公共场所环境卫生、生活娱乐设施等；反映居民居住状况，如住房的舒适程度、拥挤程度、排水设施等。

2. 社区居民健康状况相关资料

（1）社区人口学资料：包括人口的数量（户籍数、居住人口、流动人口）、人口构成（年龄、性别、职业、婚姻、民族、文化程度、经济构成等，以及重点人群和高危人群的分布和特征，如老年人、儿童、育龄妇女、残疾人等的情况）、人口出生（出生率、生育率等）、人口自然增长（人口自然增长率）。

（2）主要疾病患病情况：如各种疾病的发病率、患病率、疾病构成、疾病严重程度、残疾率等。

（3）死亡指标：如总死亡率、年龄别死亡率、婴儿死亡率、死因构成和死因顺位等。

（4）社区居民的行为生活方式：通过居民调查收集的日常生活行为，如饮食营养、吸烟、饮酒、参加体育锻炼等健康相关危险因素情况；还包括居民的消费行为、求医或遵医行为等。

（5）社区居民的自我保健意识：通过调查了解其卫生知识知晓情况及自我保健态度等。

3. 卫生服务资料

（1）卫生服务资源：包括社区卫生总资源和社区卫生服务机构资源。具体来看，包括人、财、物等方面，如人力资源，包括医生、护士、保健人员、医技人员等各类卫生技术人员的数量和构成；物力资源，如可利用的医疗卫生机构的情况、各种服务设施等；财力资源，如卫生服务投入经费，人均公共卫生服务经费等。

（2）卫生服务利用资料：包括从医疗机构获得的资料，如门诊人次数、住院人次数、住院日数等；从居民调查获得的资料，如两周就诊率、两周未就诊率、年急诊急救率、年住院率、人均年住院天数、未住院率以及影响居民就诊和住院的因素等。社区居民对卫生服务利用的满意度也是比较重要的资料，对就诊环境、技术、设备、态度等方面满意度情况的了解有助于促进卫生服务质量的改进。

（3）卫生服务可及性资料：根据社区地理、经济、文化等因素决定的居民对卫生服务的利用状况。如基本卫生服务的覆盖面、居民到最近医疗机构的距离等。

（二）资料来源

收集资料的方法很多，既可以利用现有的资料，也可以通过定量或定性调查的方法收集资料。但选择什么样的方法，要依据社区卫生诊断的目的及所需要的信息来确定。一般来讲首先在现存资料中寻找所需要的资料，在充分利用现有资料的基础上，如果还不能够完全得到所需的资料，就必须要考虑进行专项调查，按调查对象的不同，专项调查可以分为居民调查和机构调查。此外，社区还可以根据自身特点和实际需要，设计并开展各种专题或者局部的社区卫生诊断项目。

1. 收集现有资料

（1）统计报表：我国有很多的规范化统计报表制度，常规报表是其中一种，它是依照国家相关规定，将有关的数据资料按照一定的格式要求定期逐级上报。如我国建立出生、死亡、妇幼保健、法定传染病等级报告制度。统计报表的几种来源和主要内容（表18-3）。一般收集资料的时限为上1~2个年度，收集过程中，要注意资料的全面性、可靠性和准确性。

表 18-3　资料收集来源和主要内容

来源	内容
政府行政部门	有关政策、组织、机构的文件
街道办事处、居委会	社区面积、文化设施、社区经济、社区机构、社区建设等社区环境资料
民政与残联部门	低保户、贫困人口、各类残疾人员的个人及家庭情况
派出所等公安部门	户籍和暂住人口的出生、死亡、迁移等人口学指标
统计局	总产值、人均收入、职业、文化等数据
财政部门	卫生投入、卫生事业拨款
卫生健康行政部门	社区医疗卫生保健机构数量、卫生人力资源等社区卫生资源资料以及各种疾病的发病率、患病率、卫生服务提供等资料
疾病预防控制机构	计划免疫、传染病发病及死亡人数以及慢性病现患资料等
妇幼保健机构	婴儿死亡、儿童死亡、儿童系统管理、孕产妇系统管理等
企事业单位、学校	健康体检记录
社区卫生服务机构	机构资源状况、卫生服务供给、利用情况以及相关居民健康档案资料

（2）经常性的工作记录：医院、社区卫生服务机构自身、疾病或死亡监测点等部门在日常工作中的记录也是比较典型的常规数据收集形式。临床上有很多关于个人健康的记录资料，如住院病历、门诊病历等，监测点则可以收集一定地理范围内连续的人群的发病、死亡、健康及其影响因素、卫生保健等数据。而社区卫生服务机构建立的社区人群健康档案，不仅从社区、家庭和个人水平上记录了居民的健康状况，还通过周期性的记录反映了居民健康状况的改变，因此是很好的社区卫生诊断素材。

（3）其他：除了以上比较常见的几种常规数据收集形式外，以前做过的调查也可以为社区卫生服务诊断提供数据或作为参考，但要注意这些调查的重点和要求。各种统计年鉴也可收集到卫生工作与人群健康的全面系统资料。

2. 社区卫生诊断专项调查

（1）社区居民调查

1）调查目的：通过社区居民调查可以获得人群健康状况相关资料，如社区人口学、主要疾病患病情况和疾病相关危险因素、居民卫生知识水平和自我保健态度等；以及居民对卫生服务的需求和利用情况及相关影响因素资料，除此之外，还能获得服务对象对卫生服务，尤其是社区卫生服务的满意度情况。

2）确定目标人群的总体和样本：人群的总体因迁入、迁出、出生、死亡、户口空挂等情况在不断变化，因此要针对全体社区居民的抽样是不可能的。因此，要认可社区（公安局或居委会）现有的居民户籍簿，视其为总体，以家庭为单位进行抽样。关于居民卫生调查的样本量，可以根据国家卫健委的相关规定，在一般情况下，社区规模在5万人以下的抽取800户，5万人口以上的抽取1 000户。具体的抽样方法可按照整群随机抽样方法，即先随机抽取8个居委会（如果街道的居委会总数等于或小于8个则全部抽取），然后对抽中的居委会核对居民登记簿，排除"户在人不在"等特殊情况，对其中可以参加调查的全体成员进行编号登记，确定每个居委会的调查户数，按照随机抽样的原则抽中调查家庭。注意调查的单位是户，家庭中的每一个成员均是调查对象。社区居民满意度调查的样本量较小，一般调查人数不超过100人，但要注意调查样本应尽量覆盖有不同卫生服务需求的人群，如老年人、青年人和未成年儿童，因此满意度调查对象可以采用偶遇抽样、目的抽样等非概率抽样方法抽取。

3）调查方法和内容：①社区居民卫生调查：对社区居民的卫生调查可以通过家庭入户面对面问卷调查法收集居民健康状况和卫生服务需求及利用等定量资料。②社区居民满意度调查：对社区居民的满意度调查可以通过电话访谈（如孕产妇），也可以通过深入访谈法和专题小组讨论等方法（如老年人、低保人群、残疾人等）收集社区居民对社区卫生服务机构提供的各类服务在可及性、舒适性、技术性、安全性、经济性等方面以及总体评价上的满意程度。

（2）社区卫生服务机构调查：主要通过问卷调查法获得社区卫生资源状况，卫生服务的项目和能力以及提供基本医疗和公共卫生服务的具体情况。

三、整理和分析资料

在对收集到的资料进行分析之前，应先进行质量评价，评价数据的可靠性、完整性和准确性。通过对数据的整理、逻辑检错、垃圾数据处理等，把数据整理成为可供分析的资料。通过整理，有时可以直接发现社区存在的问题，加以利用，但大多数信息还有待于进一步的归纳整理进行分析。

社区卫生诊断收集的资料有定量的资料也有定性的资料，针对定量资料可以进行卫生统计描述，用统计指标、统计表、统计图等方法，对资料的数量特征及其分布规律进行描述。对定性的资料主要采用归纳综合法、索因分析法等进行分析。除此之外，还可以使用较为复杂的分析方法，如人群健康状况评价、健康危险因素评价、生命质量评价以及卫生服务综合评价等方法进行综合分析。

四、作出社区卫生诊断并写出诊断报告

在对资料进行汇总统计的基础上，就可以发现社区存在哪些问题，并把所发现的问题反

馈或报告给不同的机构和部门,为下一步的社区干预打好良好的基础。进行社区卫生诊断要求写出社区卫生诊断报告。社区卫生诊断报告是对一定时期内某一特定社区的主要健康问题及其影响因素,以及疾病、资源、环境等进行客观地、科学地描述和评价,从而实施干预措施,逐步解决社区主要卫生问题的综合性报告。社区卫生诊断报告的撰写要真实、可靠、实事求是,要有针对性和适宜性。

（一）撰写要求

1. 实事求是 在撰写社区卫生诊断报告时要如实反映社区情况,如慢性病患病率、人群吸烟情况及肥胖情况等。

2. 明确重点 在撰写社区卫生诊断报告时要明确社区的主要健康问题,如有的社区主要健康问题是高血压,而有的社区则是胃肠道疾病等,为进一步开展社区卫生服务需求评价提供基础与依据。

3. 共性与个性相结合 不同的社区卫生诊断除了以上所写的一些共性问题外,还有各自的特点,如少数民族聚集的社区与汉族社区有所不同。

4. 可行性与可操作性 社区卫生诊断最终目的是为进行有效的社区干预服务,提高社区健康水平,因此在社区背景下对社区居民健康的干预计划或干预措施所涉及的关键内容,应在社区卫生诊断报告中体现,确保干预计划或干预措施的可行性和可操作性。

（二）基本格式

报告一般应具备以下五个要素:

1. 背景 调查的目的及组织实施过程。

2. 资料来源和方法 包括资料收集对象、方法、数据处理方式或方法。

3. 结果 从社区环境、社区卫生资源、社区人群等方面进行综合性分析。

4. 讨论 ①通过分析明确主要的社区卫生问题。包括问题的影响范围或涉及人群大小以及问题的严重程度;引起问题的主要原因、次要原因,哪些原因是可变原因、哪些是不可变原因;相关卫生资源和卫生服务的提供和利用情况;通过社会动员解决该问题的可能性等。②针对主要问题结合社区实际确定优先干预项目。③对解决问题的策略和方法提出意见和建议。

5. 结论 在讨论的基础上,从社区居民、社区卫生服务机构、社区环境三个方面做出明确结论。

第三节　社区卫生诊断现场调查方法

进行社区卫生诊断的现场调查方法包括定量调查和定性调查,选择什么样的方法主要依据诊断的目的和所需资料的特点来定。

一、定量调查

定量调查(quantitative investigation)是指收集人群发生某种事件的数量指标,如患病率、就诊率等,或者探讨各种因素与疾病、健康间的数量依存关系的资料收集方法。社区卫生诊断定量调查常常是通过问卷作为收集资料的工具向调查对象收集有关健康、疾病、行为生活方式、卫生服务等信息。

（一）定量调查方法

1. 访谈法　是通过有目的谈话来收集资料的过程，这种谈话可以是面对面的访谈，也可以是电话访谈。问卷调查中的访谈是指调查者根据事先设计的问卷对调查对象逐一进行询问来收集资料的过程。

2. 自填法　是指调查对象按照研究者设计的问卷和填写要求，根据个人的实际情况或想法，对问卷中提出的问题逐一回答，并将答案自己填写在问卷上，这种收集资料的方法视为自填法。按自填的方式可以分为现场自填法和信访法。几种定量调查方法的比较如表18-4所示。

表 18-4　几种定量调查法的比较

	访谈法		自填法	
	面对面访谈	电话访谈	现场自填法	信访法
范围	窄	广	窄	广
对象	可控制，代表性好	受限，代表性难估计	有一定限制，代表性较好	受限，代表性难估计
影响因素	便于了解	难以了解	有一定了解	难以了解
回收率	最高	低	较高	较低
应答质量	较高	不定	不定	较低
耗费人力	多	较少	较多	较少
耗费财物	多	较少	多	较少
耗费时间	较长	较短	较长	较短

（二）问卷设计

问卷（questionnaire）或称调查表、量表，是指有详细问题和可供选择的答案或只有问题而无答案的用来收集资料的工具。问卷调查是通过事先设计的问卷向调查对象收集资料的过程，属于定量研究技术。在设计问卷时应注意以下几个问题：

1. 保证问卷的结构完整　问卷一般包括以下几个部分：封面信、指导语、问题及答案、编码、结束语等。

封面信是调查问卷最前面的一段话，它的目的是向被调查者进行介绍以期取得对方的合作。因此，封面信的内容通常包括：调查者的身份或调查主办的单位、调查的目的、意义和主要内容，以及回收问卷的时间和方式及其他信息（如强调本次调查的保密性、匿名性和感谢语等）。封面信在问卷调查中的作用不可忽视，一个好的封面信有利于被调查者接受调查并确保能如实填写调查问卷。

视窗18-1

某社区问卷封面信

尊敬的住户,您好!

为了更好地了解本社区居民的健康状况和卫生服务需求,××社区卫生中心组织开展了此次调查。此次为匿名调查,所以请您不要有任何顾虑,您的回答没有对错之分,只要能反映您的真实健康情况和实际需求即可,而且我们对您的回答将严格保密。您的配合对于我们进一步改进社区卫生服务具有重要的价值,非常感谢!在您填写问卷调查时,请仔细阅读每一个问题,按照您的实际情况在相应的选项上画圈。如有不明白的地方,请提问。问卷完成,核对无漏后,即可交于我们,再次感谢您的积极参与!

指导语是对填写问卷的说明,即对具体概念、填写方法等的解释和说明。凡是对问卷中可能引起疑问或不明确的地方都要通过指导语进行解释,有的时候还可以举例说明。

问题及答案是问卷的主体,问卷中的封面信、指导语等都是为问题和答案服务的。根据问题是否预设答案,可将问题分为开放式和封闭式两种。开放式问题一般可用于不知道问题答案有几种,或是答案较多的情况,开放式问题可让回答者自由发挥,往往能收集到生动的资料,甚至有时获得意外的发现。但是开放式问题的应答率常常较低,对应答者的知识水平、理解和语言表达能力要求较高,同时,由于收集的主要是文字信息,统计处理比较困难。封闭式问题相较于开放式问题容易回答,节省时间,文化程度较低的调查对象也能完成,因此回收率较高。对一些等级问题,如测量级别、程度、频率等问题有独特优势。但是某些封闭式问题的答案不易列全,有时还对不愿意回答的人提供了猜答和随便选择的机会。因此,在具体应用的时候,应该根据它们各自的优缺点进行选择。关于答案的设计应考虑被调查者是否能方便地回答。开放式问题不需要列出答案,在设计时,只需在问题下面留够空白即可,而封闭问题要提供多个备选答案,答案格式设计较为复杂。一般来说,常用的答案格式有填空式:回答只要求填写数字,如要填写文字则要求尽量简单;二项选择式:在问题陈述后提供的是两个极端答案,或两个相互排斥的答案;选择式:答案数目超过两个,除了两个极端答案外,还有一些中间答案;图表式:常见的有脸谱、线性尺度、表格等;排序式:主要是了解调查对象对某些事情重要性的看法,其答案是列出要考虑的有关事情让调查对象排序。

编码就是用数码来代表问卷本身、问题和相应的答案,便于录入计算机进行统计处理和分析。编码工作既可以在调查进行前设计问卷时进行,称为预编码,也可以在调查之后回收问卷时进行,称为后编码。

结束语不是必需的,但有时为了对被调查者的合作表示感谢,或是征询被调查者对问卷设计的意见和体会等可以放在调查问卷主体后面,调查员的姓名、单位、调查的时间、日期、对被调查者应答的可信性评价、复核人、复核时间等都可以作为结束语。

2. 避免在问题和答案的编写过程中常出现的错误　在问题的设计过程中最常见的错误包括:①双重装填:是指一个问题混杂了两个或两个以上的问题,使被调查者难以做出回答。如:"您父母的文化程度?""这种疼痛是否影响了您的家务和工作?"②含糊不清:是指使用了一些词义含糊不清,或使用了专业术语、俗语或缩写语等,或者是表达不清楚,从而使被调查者不能理解,如:"到您家最近的诊所要多久?""您最近是否患有病伤?"③诱导性提问:指容易人为增加某种应答的概率,从而产生信息偏倚的提问。如:"您的工作最近很忙,是吗?""您最近两周身体不舒服吗?"

3. 注意问题的排列 当研究的各个问题合并成一张问卷时,设计者必须要考虑这些问题在问卷中的排列顺序。在排列问题时应注意以下问题:先排列易回答的问题,后排列难回答问题;先排列易引起兴趣的问题,后排列易引起紧张的问题;封闭式问题列在前面,开放式问题列在后面;先事实问题,后态度问题;问题排列要有一定的逻辑顺序;检验信度的配对问题需分隔开来。

4. 问卷的信度和效度评价 为了保证问卷的质量,必须要考虑对问卷进行信度和效度的评价:①信度(reliability)指测量工具的稳定性,它表示测量工具(主要指问卷)所获资料的可靠程度或可信程度,反映的是问卷的准确性问题。通常用信度系数来表示。稳定性、内在一致性和等同性是信度的三个主要特征。目前用来反映信度最常用的评价方法包括:复测信度、复本信度和折半信度等。②效度(validity)是指问卷的测量结果与期望要达到的目标之间的接近程度。效度反映的是问卷的偏倚问题,常用的效度评价方法包括:表面效度、内容效度、结构效度、准则效度等。

二、定性调查

定性调查(qualitative investigation)是一种系统化询问方式,询问在社区的自然环境中进行,比较重视调查者与被调查者间的交流过程,研究的重点是阐述事物的特点及其发生和发展规律,与定量调查结果相结合,揭示事物的内在本质。定性调查的方法很多,常用的有观察法、深入访谈法、专题小组讨论、选题小组讨论等。

定性调查的目的重视事物的过程,而不是事物的结果。定性调查与定量调查最大的不同在于定量调查常常获得人群发生某种事件的数量指标,定性调查重点在于阐述事物的特点,因此定性调查的结果很少用概率统计分析,而常常是对某一事件进行具体分析,或用分类的方法对资料进行总结。定性调查常常采用非概率抽样方法获取调查对象,因此,这种针对少数特殊人群的调查结果往往不能外推。常用定性调查方法见第二章第三节。

(李 伟)

思 考 题

一、简答题
1. 社区卫生服务诊断的概念是什么?
2. 在社区卫生服务活动中是否有必要开展社区卫生诊断?
3. 开展社区卫生诊断的基本步骤?
4. 社区卫生诊断的常用资料收集方法有哪些?
5. 比较定性调查和定量调查各自的优缺点?

二、案例分析题
某社区卫生服务站一直坚持对前来接受服务的居民进行门诊登记工作,站负责人对登记簿进行分析后发现:2年来该站接待的17例甲沟炎患者年龄除1人60多岁,其余患者均在 70~80 岁。为了弄清原因,站负责人首先利用电话逐一询问了这 17 例甲沟炎患者,了解患甲沟炎的原因。在得知发病原因后,立即组织全站工作人员对辖区内老年人进行了问卷调查,内容包括是否愿意自费接受社区卫生服务站提供的剪脚趾甲服务? 有多少人愿意参与? 多少价格可以接受? 最后根据调查结果进行分析以后,决定开设新的社区卫生服务项目。

问题: 1. 本案例描述的这种调查是否属于社区卫生诊断?

2. 本案例采用了哪些调查方法?

3. 本案例进行问卷调查的目的和意义是什么?

第十九章　社区卫生服务质量管理

▶ **案例 19-1**

社区卫生服务质量管理不善带来的严重后果

　　某患者因低热在亲属陪同下去某社区卫生服务中心就诊，接诊医师通过检查后，认为其发热需要静脉输液，即开处方给予输液处理。2h 后，发现患者气喘、抽搐，患者家属大声呼叫医生、护士，但该医生已不在位，另一位医生叫护士拿强心药和急救药品，但药房没人，10min 以后，患者死亡。通过调查，发现该中心在组织结构及人力资源管理方面存在如下问题：业务流程不清晰，导致部门之间的合作不顺畅，患者投诉现象时有发生；部门职能没有清晰的界定，导致出现职责的真空地带；辅助职能部门不能为业务科室提供强有力的工作支持。

　　问题：1. 从该中心提供的卫生服务质量管理不善带来的严重后果，思考社区卫生服务质量管理的重要性，以及如何构建完善的卫生服务质量管理体系？
　　　　　2. 怎样明确质量管理职责、权限及相互关系？

▣▣ 第一节　概　　述 ▣▣

　　质量管理是社区卫生服务管理的核心与关键。没有质量，社区卫生服务就会失去发展的动力。将社区卫生服务的质量管理作为一项系统工程进行探索、研究、实施和评价，必将极大地提升社区卫生服务的水平，促进社区卫生服务的良性发展。

一、社区卫生服务质量管理的概念与内涵

　　服务质量是服务本身的规范性与准确性，同时也受到服务态度、服务环境的影响，它是保障服务安全、产出服务效果、获得服务对象满意的关键。从评价的视角来看，社区卫生服务质量主要包含家庭医生服务、服务态度、服务环境、质量安全及满意度等方面。其中，家庭医生服务正在逐步成为社区卫生服务的主流模式，服务态度和服务环境是影响质量的重要因素，质量安全是管理的核心关注点，满意度则是评价服务质量和效果的重要指标。

（一）社区卫生服务质量管理的概念

　　社区卫生服务质量是指满足全社区人群明确的，以及隐含与潜在的卫生需要，向他们提供最佳的医疗、预防、保健、康复等服务，使全体社区人群满意。良好的社区卫生服务质量应

该包括对卫生服务需求者提供卫生服务的可及性和可得性；卫生服务的适宜性和有效性；所提供的卫生服务既合理、高效，又利用较少的资源；社区居民参与卫生服务工作，注重增进健康、预防疾病，并且注重保健康复等活动。

（二）社区卫生服务质量管理的内涵

根据我国社区卫生发展的现状，现阶段服务质量内涵主要包括：

1. 疾病的预防和控制　将社区内主要的急性传染性疾病和慢性非传染性疾病列入社区卫生服务的内容，并将其控制效果作为评价服务质量的最重要标准。

2. 服务对象在家庭、工作场所及社会功能的改善和维持方面，均达到期望的状态　这意味着社区卫生服务的场所不应该仅仅是在卫生服务机构，而应该延伸到家庭、工作单位等。此外，对于服务对象的服务也不应该仅仅是疾病的预防治疗，而应该将健康促进等作为重要的内容。

3. 服务对象的症状、不适与焦虑得到明显的缓解　为服务对象提供的服务不仅仅是生理服务，同时还包括心理和社会性服务。使服务对象明显感觉到社区卫生服务解决了他们急需解决的健康问题。

4. 有效预防社区居民中的早死亡，控制导致早死亡的主要因素　卫生服务资源是有限的，因此，管理的重点应放在预防过早死亡。要有效地预防过早死，必须首先明确引起早死亡的主要原因或危险因素，有针对性地对这些原因或主要危险因素进行干预。

5. 用于防治疾病的成本得到有效控制　即在社区卫生服务中，既要讲究社会效益，又要注重经济效益。要充分考虑服务对象的经济购买力和承受力。

6. 服务对象的人际关系得到改善　关系到社区卫生服务质量的一个很重要的因素是医患关系、护患关系。卫生服务的供需双方应该是友好、合作的关系，有着良好的沟通与相互信任。

7. 服务对象在接受服务过程中应该感觉到舒适　即卫生服务的功能性质量和过程性质量应同时存在。

8. 服务对象的隐私得以保护　要尊重服务对象的隐私权，不应随意公开服务对象的情况或资料。

社区卫生服务之所以要进行质量管理，是因为社区卫生服务的范围广，服务环境不同于医院，管理上有其特殊性。对于社区卫生服务质量管理，不同的机构和组织有不同的界定。一般认为，社区卫生服务的质量管理是指社区卫生服务机构按照社区居民的服务需求制订服务质量方针、目标和职责，在质量体系中采取质量策划、质量控制、质量保证和质量改进等措施，对所有影响质量的因素和环节进行计划、组织、引导、实施、协调、控制、改进，以保证和提高服务质量达到规范要求和居民满意的全部管理活动。

在实际的社区卫生服务工作中，长期保持一种高质量的社区卫生服务是较为困难的。这就要求各级卫生行政部门要建立健全规章制度，重视规范化管理，强化监督管理和考核评价，做到依法发展和管理社区卫生服务，确保其规范化、制度化和科学化，使社区卫生服务可持续发展。

二、社区卫生服务质量管理的目标及原则

（一）社区卫生服务质量管理的目标

1. 获得更高更好的社区卫生质量。

2. 提高社区卫生服务水平,让广大人民群众更加满意。

3. 合理配置社区卫生资源,充分发挥各种资源的效用,不断提高管理水平。

4. 提高社区医疗卫生服务的科技水平。

5. 培养全科医生,提高其素质和技能,其最终目的是提供能满足社区居民不同层次、不同需要的社区卫生服务。

(二)社区卫生服务质量管理的原则

1. 组织管理规范化　社区卫生服务是一项卫生改革工程,具有极强的政治性、网络性、群众性和多元性,规范化的组织管理非常重要。提高组织管理水平不仅要加强领导班子建设,还要加强全科医生的思想教育和技术教育,使全科医生牢固树立一心一意为社区群众服务的思想。

2. 运作实践特色化　鉴于中国各地的经济发展、卫生状况、人文科学的风俗习惯的不同,社区卫生服务在各地都要有自己鲜明的运作模式和运作特色。在大城市要完善三级服务实践模式,在中小城市要创造二级和家庭病床直接服务模式。

3. 资料管理科学化　社区卫生服务资料繁多,需要科学的管理,方能够显示出资料的真正意义。资料的科学管理包括图表的应用,资料计算机统计分析和评价,以及资料的动态使用。

4. 科学研究系统化　社区卫生服务是一项新的、复杂的工作。诸多管理及学术问题,会在不断的实践中暴露与显现,要集中精力边干、边研究、边纠正、边总结,把科研投入到点上,做到以点带面,典型开路。

三、社区卫生服务质量管理的特点及内容

(一)社区卫生服务质量管理的特点

1. 全面性　主要表现为全部事务与活动都纳入质量管理,全过程实施质量管理,以及全员参与质量管理,简称"三全"管理。全方位管理就是要对社区卫生服务涉及的所有方面进行管理,不能放过任何一个角落、任何一项内容、任何一个项目。社区卫生服务管理工作要把所有的事务都做到最好,做到让社区居民满意。全过程管理是指要管理服务的每一个过程、每一个环节、每一个程序或工序,把每一个环节都做得最好。全员管理是指动员机构内所有的服务人员都参与质量管理,都对服务质量负责,人人都有服务意识和质量意识。只有每个人都做得最优,才能保证最终的服务质量。

2. 服务性　在社区全面质量管理中,一定要把用户的需要放在第一位,这里的"用户",一方面指社区居民,另一方面指社区卫生服务过程中承担"下道工序"的每一个部门,每一个岗位。于是,在全面卫生服务质量管理中,一定要把一切为人民健康服务作为社区卫生服务质量管理的最高标准,同时要树立"下道工序就是用户"的思想。

3. 预防性　社区全面质量管理要求把管理工作的重点,由"事后检查"转移到"事先控制"上来,实行"预防为主"的方针,把不合格的服务消灭在其形成的过程中。社区卫生服务是以预防为主的,要求把预防工作放在首位。

4. 科学性　社区全面质量管理需要有一套科学思想和方法,有一整套科学"工具",实行全面质量管理,还要求一切用数据说话,用事实和数据反映质量问题,数据是质量管理的基础。

（二）社区卫生服务质量管理的主要内容

1. 制订医疗服务质量方针 社区卫生服务机构应首先依据其经营目标和在卫生服务系统中的定位制订质量方针（quality policy）。质量方针是由组织的最高管理者正式发布的该组织总的宗旨和方向。质量方针与组织的总方针相一致，并为制订质量目标提供框架。

2. 质量策划 质量策划（quality planning）是质量管理的一部分，致力于制订质量目标并规定必要的运行过程和相关资源以实现质量目标。质量策划是一项活动，其工作内容是：①对质量特性进行识别、分类和比较，以确定适宜的质量特性。②制订质量目标和质量要求。③为建立和实施质量体系，确定采用质量体系的目标和要求。④确定并向服务机构内外公布对服务质量的承诺。⑤基于现有的工作基础，编制质量计划。

3. 确定基本的质量管理模式和管理方法 社区卫生服务机构应根据自身的特点和具体情况，确定适宜的社区卫生服务质量管理模式，不能生搬硬套医院质量管理模式，要勇于实践创新。

4. 明确质量管理职责、权限和相互关系 将质量计划目标分解落实到各工作环节和岗位中，责任到人。开展宣传教育活动，使所有涉及服务质量的管理人员、执行人员和质检人员都要明确各自的质量管理职责、权限和相互关系，都理解质量管理计划目标和有关要求，并清楚自己应如何去做。有关要求和工作内容，应以书面形式体现出来，如本单位的质量管理体系组织结构图、管理要素与各部门职能关系表、岗位职责等。

5. 社区卫生服务质量资源管理 按照质量要求配置并合理使用资源。保证房屋建筑面积、就医环境和工作环境、基本的仪器设备和卫生人力资源的投入和有效利用。

6. 社区卫生服务卫生技术质量管理 规范各科室的工作内容与要求，规定社区诊疗疾病范围、用药范围与技术操作项目，统一门诊日志、出诊日志和急救记录，推行以患者为中心的诊疗方式和以问题为导向的病历记录。制定各科室规章制度和技术操作制度，制定慢性病随访制度和记录制度。各地要统一设计和安排社区卫生服务调查，统一印制健康档案，对健康资料的收集、分析和处理要有统一的计算机软件，对资料要进行统一的检查和控制。

7. 社区卫生服务资料信息质量管理 收集基础资料和工作信息，包括社区经济状况、卫生状况和基线健康调查资料，年度计划、总结和考核评比资料。根据社区工作特征，确定卫生服务新项目的统计指标，如家庭出诊、院前急救、社区急救、社区心理咨询等指标。进行社区调查资料的整理分析。相关资料一定要设有专人管理，专柜保存，专门软件录入分析。

8. 社区卫生服务医务人员的质量管理 具备行医资格是保证医疗质量的前提，社区卫生服务机构的诊疗科目、人员和技术必须执行相关的准入要求。卫生行政部门担负相关的监管职能，要杜绝非专业技术人员从事专业技术工作、卫生专业技术人员超专业范围执业等情况。社区卫生服务机构在开展重大技术项目前须到当地卫生行政部门进行审批；要求临床科室在开展新技术、新项目前制定保证患者安全的紧急预案。制定《全科医生守则》《社区卫生服务工作人员守则》《医德医风奖惩规定》等，加强医德医风教育和建设。制定各类人员管理规章制度，保障工作有序、合理、规范地进行。

9. 评价、监控服务质量 服务过程是质量实时控制的主要环节。坚持经常性的质量评价、检查，跟踪质量计划目标实施情况，监控服务全程质量，保证兑现质量承诺。社区卫生服务是一项持续性的工作，及时评价有助于发现问题、分析问题和解决问题，提高社区卫生服务工作质量水平。因此，对评价的质量要严格控制和严格管理。评价社区卫生服务的指标要科学、明确、可靠、易行、便捷,同时兼顾初期、中期和后期的评价连续性。

10. 适宜的质量成本 在一定程度上,投入的成本越高,服务的效果越佳。但由于过高的质量成本对于许多居民来说无法承受,而服务机构也要考虑自身的生存和发展,而不能一味地过度降低服务价格。因此,在社区卫生服务工作中,要考虑适宜的质量成本,在做到满足患者需要的前提下,不盲目追求高技术和专科医院所需的过高的质量要求。

11. 努力消除临床诊疗服务差异 在医联体内及医护人员之间进行医疗质量同质化管理,对于提高医疗机构的医疗服务水平至关重要。不必要的服务和过度的服务利用不但浪费卫生资源,而且会招致医源性疾病,甚至会威胁社区居民或患者的健康和生命。为此,努力消除临床诊疗服务差异,避免过度的服务利用已成为质量控制的重点工作。

12. 开展质量管理工作的教育培训 全面质量管理要求全员参与,要求对工作在各个环节的卫生工作人员开展经常性的有关质量管理的培训和教育。部分重要的专业性较强的岗位,还必须获得培训合格证后持证上岗。提高社区卫生工作人员的业务素质是改进服务质量,提高服务机构运行效益的根本保证。应努力将所在机构建设成学习型组织,深入开展继续医学教育和继续专业培训活动。

第二节 社区卫生服务质量管理体系

质量管理体系(quality management system)是在质量方面指挥和控制组织的管理体系,是建立质量方针和目标并实现这些目标的体系。有效地运作质量管理体系可以使社区卫生服务机构不断改进,获得更好的社会效益和经济效益。

一、社区卫生服务质量管理体系的定义

社区卫生服务质量管理体系是指社区卫生服务机构为了实现自身既定的服务安全和质量目标,在组织上、制度上和物质技术条件上对其组织机构、工作程序、服务流程、安全重点和管理资源进行优化配置,以保障所提供的卫生服务安全和质量达到预期要求的系统。该系统主要包括组织体系(组织机构及其管理职责)、方法与标准体系、资源管理与保障体系等。

二、社区卫生服务质量管理的组织构成

社区卫生服务质量管理组织构成一般为三级质量管理组织体系,即社区卫生服务中心的质量管理组织、全科医疗等科室(服务站)的质量管理小组、社区卫生服务员工的自主管理(自我质量审查)。质量管理组织负责制订各级质量管理岗位的工作制度和岗位职责,并行使质量检查、评审、控制等质量管理职能。此外,每年还应对社区卫生服务质量管理工作制度和各级人员岗位职责及时进行修订和补充。对于社区卫生服务质量管理组织的建设还需注意以下几个方面:

1. 重视质量管理组织的建设 应将质量管理放在核心位置,不断加强质量管理组织体系的建设。

2. 以科室或服务站的质量管理为重点 各科室或服务站自行成立质控小组并负责实施,其组长为各科室或服务站的行政主任,组员由副主任、总护士长和质控人员组成,其质控

范围要涉及每一个工作岗位、每一位员工。

3. 积极鼓励质量管理小组（quality control circle，QCC）活动 质量管理小组是在生产或工作岗位上从事各种劳动的职工，围绕单位的经营战略、方针目标和现场存在的问题，以改进质量、降低消耗、提高人的素质和经营效益为目的组织起来，运用质量管理的理论和方法开展活动的小组。

4. 借助居民质量监督组织 提倡成立社区居民质量监督组织来协助社区卫生服务机构提升和改进服务质量，该群体可从消费者的角度来反应质量管理的成效与不足。

三、社区卫生服务质量管理的三级结构

三级质量管理法是卫生服务评估和质量评估指标体系的框架与基础，社区卫生服务的质量也可从这三个方面予以分析。

（一）基础质量

基础质量是由符合质量要求，满足卫生服务工作需要的各类要素所构成，即能保证社区卫生服务基本质量和有效运行所需的物质基础和必备条件，主要包括：人力资源、医疗技术、资金与物流、硬件建设、信息系统及医疗保障制度等。

（二）环节质量

环节质量是质量控制的重点，而过程评价为服务质量控制提供了质量干预的依据。患者得到什么样的服务，过程管理起着主导作用。医疗纠纷的发生除了技术方面的问题外，更应考量服务方面的问题。要重点评价服务是否到位，究竟是服务不足，还是过度服务？要分析社区卫生医疗服务的分布、配套、流程、使用率等。过程评价常用的评价指标包括合理性、适宜性、及时性、误诊率、漏诊率，达到服务规范要求的符合率、合格率等。服务工作质量评价涉及的指标包括三级查房完整率、交接班合格率、会诊及时率、平均住院日数等。

（三）终末质量

终末质量是评价患者接受卫生服务后所获得的健康效果及其相关指标。具体常用的评价指标有：主要事件发生率、生存率、病死率、不良反应发生率、复发率、再住院率、生存质量、满意度、卫生经济学评价指标等。分析社区卫生服务的成效指标有：预防保健服务的计划免疫覆盖率、产前检查率；常见病治愈率、患者满意度；健康教育的覆盖率、戒烟成功率；计划生育的已婚育龄妇女避孕及绝育率；卫生经济学的结果评价指标，如成本效益指标等。

四、社区卫生服务质量管理的标准体系

目前，社区卫生服务质量管理的标准体系均采用国际化标准体系。国际标准化组织（International Organization for Standardization，ISO）于 1979 年正式成立了质量管理和质量保证技术委员会（ISO/TC176），主要任务是负责质量管理和质量保证方面的国际标准制定和相关研究工作。ISO/TC176 是 ISO 中非常重要的技术委员会，它所制定的 ISO9000 系列标准自 1987 年发布后，风靡全球。随后经过多次改版，到目前的 2015 版本受到世界各国的普遍欢迎，并广泛用于工业、服务业、经济和政府的管理领域，也包括医院。ISO9000 系列标准为世界范围内的质量管理体系认证提供了标准，为质量管理体系认证的国际互认提供了依据。通过 ISO9000 系列标准的不断完善以及应用范围的不断拓展，有力地促进各相关组织质量管理水平的提高。

视窗19-1

ISO9000 族（系列）标准简介

ISO9000 族标准是国际标准化组织于 1987 年制订,后经不断修改完善而成的系列标准。现已有 90 多个国家和地区将此标准等同转化为国家标准。我国等同采用 ISO9000 族标准的国家标准是 GB/T19000 族标准,该标准是国际标准化组织承认的中文标准。一般来讲,企业活动由三方面组成:经营、管理和开发。在管理上又主要表现为行政管理、财务管理、质量管理。ISO9000 族标准主要针对质量管理,同时涵盖了部分行政管理和财务管理的范畴。

ISO9000 族标准并不是产品的技术标准,而是针对企业的组织管理结构、人员和技术能力、各项规章制度和技术文件、内部监督机制等一系列体现企业保证产品及服务质量的管理措施的标准。具体地讲,ISO9000 族标准就是在四个方面规范质量管理:

1. 机构 标准明确规定了为保证产品质量而必须建立的管理机构及其职责权限。

2. 程序 企业组织产品生产必须制订规章制度、技术标准、质量手册、质量体系操作检查程序,并使之文件化、档案化。

3. 过程 质量控制是对生产的全部过程加以控制,是面的控制,不是点的控制。从根据市场调研确定产品、设计产品、采购原料,到生产检验、包装、储运,其全过程按程序要求控制质量。并要求过程具有标识性、监督性、可追溯性。

4. 总结 不断地总结、评价质量体系,不断地改进质量体系,使质量管理呈螺旋式上升。

2000 年 12 月 28 日,国家质量技术监督局将 2000 版 ISO9000 族标准等同采用为中国的国家标准并正式发布,于 2001 年 6 月 1 日正式实施。为了迎接新的挑战,具有远见的社区卫生机构管理者将 ISO9000 认证引入了社区卫生服务领域。它通过严格的过程控制,帮助社区卫生服务机构实现质量管理制度化、规范化、标准化,对外减少了服务中的差错,全面提高了服务质量;对内通过工作程序的优化,改善了卫生人员的工作环境,提高了社区卫生服务机构运作效率和运营效益。由于医疗卫生部门行业的特殊性,目前仅在个别国家和地区进行了规范的认证和运作。在我国,已经有一些社区卫生服务中心,如成都市玉林社区卫生服务中心、大连市西岗区石道街社区卫生服务中心等通过了 ISO9000 的认证。

第三节 社区卫生服务质量管理模式

社区卫生服务质量管理是一个庞大的系统工程,其服务场所与对象的变更、服务内容与方法的不断更新等都给质量管理带来了新的课题。由于社区卫生服务涉及的学科多样、操作多元、服务分散、人员技术与质量控制能力不均衡,所以其质量管理不能照搬国外模式,需要结合我国国情,在实践中不断探索、不断创新,总结和完善相应的质量管理方案。本节将介绍常见的社区卫生服务质量管理模式。

一、卫生服务消费者满意模式

社区卫生服务消费者满意模式强调以社区居民为中心来组织卫生服务的提供。这种模式认为,社区居民对服务质量的主观看法,消费者是否会再购买服务,是否与服务人员合作,是否会向他人介绍服务,都是由消费者的主观评估确定的。

对于有形产品,顾客首先要了解产品的质量特性,然后综合考虑价格及其他成本,在此基础上才能形成满意或不满意的心理。服务也是如此,顾客先感知服务质量,然后考虑其他付出,最后才会形成满意或不满意的心理,即顾客首先对服务质量进行感知,然后才能有对这种服务质量满意或不满意的感知。

1994 年美国服务营销专家 Rust 以及 Oliver 认为,服务质量除了"接受什么服务"(what)——结果质量、"怎样接受服务"(how)——过程质量外,还应该增加"在何处接受服务"(where)这样一个要素,即应当将服务接触所在的有形环境纳入服务质量要素之中,称为服务质量三要素模型。2001 年,Brady 以及 Cronin 利用来自银行业和医疗服务业的数据对 Rust 以及 Oliver 的服务质量三要素模型进行了实证检验,构建了一个基于三要素模型的服务质量阶层结构模型(图 19-1),并将三要素分别重新命名为"结果质量"(即服务传递过程结束后作为结果留给顾客的服务产品,通过与服务传递后的相关等待时间、有形结果和好感性来测定)、"互动质量"(即服务传递过程中从业人员与顾客之间的待人关系质量,通过从业人员态度、行动和专业性来测定)和"物理环境质量"(即作为服务传递背景的服务环境,通过服务提供内的物理设施如场所氛围、空间配置、社会要素来测定)。

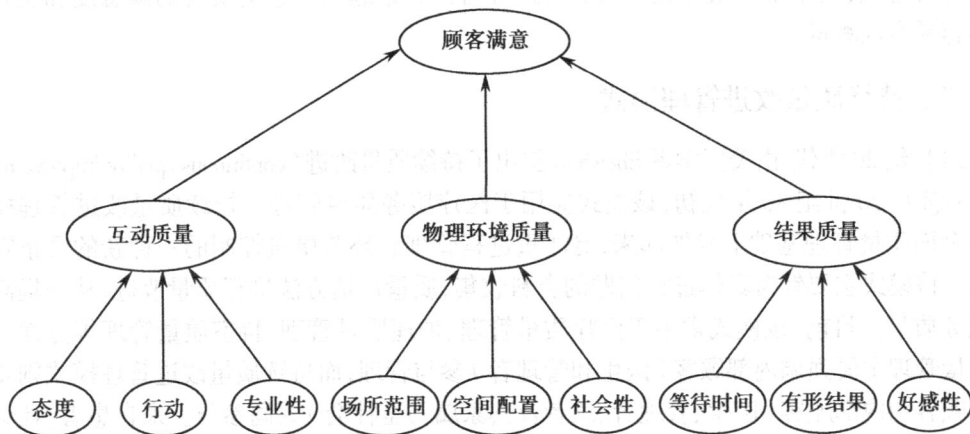

图 19-1 服务质量阶层结构模型

根据该模式,如果消费者感觉中的服务质量超过他们对服务的期望,他们就会感到满意;如果他们感觉中的服务质量不如期望,他们就会感到不满意;如果他们感觉中的服务质量与期望相符,他们既不会满意,也不会不满意。从以上模型可见,消费者感觉中的服务质量是由以下因素决定的:

1. **态度** 指社区服务人员有礼貌、尊重顾客、为顾客着想、热情友好。
2. **行动** 指社区服务人员有意愿帮助消费者,并根据消费者要求灵活提供相应服务。
3. **专业性** 指社区服务人员具备必要的知识和能力,可为消费者提供正确、可靠的服务。

4. **场所氛围**　指干净、整齐、舒适的社区服务环境。

5. **空间配置**　指社区卫生服务机构为消费者提供的房屋、仪器设备条件等硬件设施。

6. **社会性**　指社区卫生服务机构服务的社会公益性，服务对象为全社区居民，消费者容易接触服务人员，容易到达服务地点，容易接受服务等。

7. **等待时间**　指社区消费者来到社区卫生服务机构到接受卫生服务的时间，即等待就诊的时间，应尽可能缩短该时间。

8. **有形结果**　指服务环境和服务过程中的各种有形证据。

9. **好感性**　消费者对服务环境和服务过程的满意程度。

在购买服务之前，消费者会根据自己的需要、前期的经验、其他消费者的口头宣传和服务提供者的各种信息，对服务的质量形成一定的预期想法。在接受服务之后，消费者会对各种服务措施形成某种感觉，然后将预期的质量与服务的实际比较形成自己对服务质量是否满意的看法。由此可见，控制和影响顾客的感觉对卫生服务质量管理非常重要。而要这样做，管理者不仅要重视社区卫生服务过程和服务结果，更应该分析掌握消费者的看法和服务过程中影响服务人员和消费者交往的心理、社会和环境因素。

社区卫生服务消费者满意模式极大地丰富了对服务质量的理解，使人们更加重视服务质量的动态性、主观性、复杂性等特点。但是，它仍然存在以下几个缺点：①消费者满意只是影响服务质量的诸多因素中的一个方面，而不是全部。②社区卫生服务消费者满意模式片面强调消费者的满意程度，使得管理者不能同时兼顾消费者、员工、机构和社会的利益。③社区卫生服务消费者满意模式要求管理人员将注意力从服务过程和服务结果转移到消费者的心理感受，而不是将服务过程和消费过程有机联系起来。④消费者的满意度和主观感受不容易客观测量。

二、持续质量改进管理模式

20 世纪 20 年代，由美国学者 Shewhart 提出了持续质量改进（continuous quality improvement，简称 CQI）。20 世纪 80 年代初，该模式应用于医疗服务质量管理。持续质量改进管理模式是在全面质量管理基础上发展起来，更注重过程管理和环节质量控制的一种新的质量管理模式。该模式主要针对具体过程问题的资料收集、质量评估方法进行质量改进，从而提高医疗服务质量。目前，该模式常用于医疗质量管理、护理质量管理、科室质量管理等方面。全面质量管理主要强调内部顾客（医生和管理者）参与管理，而持续质量改进管理模式则要求外部顾客和内部顾客（医生、管理者、患者及其家属乃至社会）共同参与。来自患者、社会公众、国家政府、医疗保险部门和医院自身的高质量需求都要求医院必须持续不断地进行质量改进和质量管理创新。持续质量改进是通过一次又一次的 PDCA 循环，使产品的质量随着每一个 PDCA 循环而逐步提高（图 19-2），将管理渗透到工作周期的每个环节。同时将决策者的集中管理转化为各个层面的自觉管理，并在过程管理中不断改进，以期达到更高的工作质量。

三、临床路径质量管理模式

临床路径（clinical pathway，CP）质量管理是一种为适应医疗费用不断增长、规范医疗行为迫切需要的新兴临床诊疗规范化质量管理方式。20 世纪 90 年代，由美国波士顿新英格兰医疗中心（BostonNewEnglandMedicalCenter）提出了该模式。模式提出后受到了美国医学界的高度重视，并逐步得以广泛应用。此后，人们将此种单病种质量和成本管理的诊疗标准化模式称之为临床路径。临床路径是针对某种疾病（或手术），以时间为横轴，以入院指导、诊断、检查、用药、治疗、护理、饮食指导、教育、出院计划等理想护理手段为纵轴，制订标准化治疗护理流程（临床路径表），其功能是运用图表的形式来提供有时间的、有序的、有效的照顾，以控制质量和经费，使服务对象获得最佳的医疗护理服务，是一种跨学科的、综合的整体医疗质量管理模式。它融入了质量保证、循证医学、质量改进等先进管理思想。

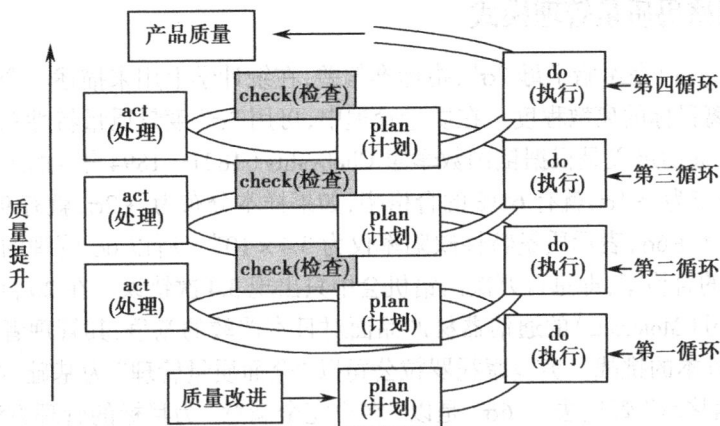

图 19-2　持续质量改进示意图

资料来源：崔树起，杨文秀. 社区卫生服务管理（M）. 北京：人民卫生出版社，2006.

　　临床路径管理要求不断对医疗服务过程、服务内容、医疗效果、服务满意度进行登记、统计、分析、比较和评价，既促进了诊疗行为的规范化，又增强了医务人员之间相互协作、医患之间的相互沟通。同时，也通过不断的分析评价，进行持续改进服务质量。它促进了医生、患者、医院管理者间相互制约的管理模式的建立。实践证明，临床路径不失为一种详细叙述、评价、改进临床医疗质量的有效工具。进行临床路径管理，可以缩短平均住院日，降低医疗成本；同时，也不削弱临床医疗效果。目前，美国、英国、澳大利亚大等许多国家的医院已经广泛应用了临床路径，尤其是在以"患者为中心"的医院服务模式中，其更成为不可缺少的组成部分。

　　临床路径管理的目的是通过对患者和对其提供的临床服务的评价，尽量减少不必要的服务差异，并促进各医疗体系间人员的团队合作，在保证相应服务质量的同时，减少医疗保健方面的资源浪费。临床路径的基本功效包括：①通过减少无效的服务降低住院或其他服务项目的天数，更有效地利用卫生资源。②能减少工作的失误、重复和拖延。③改善卫生服务提供者的工作质量。④就患者期望的治疗、处理的过程而言，能够改善医患关系，加强相互交流。⑤能及早发现问题并迅速加以纠正、处理。⑥能促进质量管理，加强临床结局和服务效果意识。

　　临床路径的实施过程：患者一旦入选，入院后由医护人员向其发放"临床路径"实施表格，并详细讲述临床路径的内容及最后所要达到的康复目标。患者须在最短的时间内接受路径中的各种检查、化验和会诊，有关的结果均在路径规定的时间内报告。紧接着实施围手术期或者某一个特定诊断的治疗与护理、实施康复护理以及预防并发症等。这一系列的工作,每班路径小组工作人员都必须按照临床路径的内容来观察、治疗和护理,并开展卫生和健康宣传教育等。临床路径实施中随时记录变化情况,并及时处理。若达到预期结果,即可出院后随访。

经过多年来的实践和发展,临床路径的理论与实践在国内外已形成了较完善的体系。一些研究结果也表明,因地制宜开展临床路径管理,对我国推进医疗体制改革、合理使用有限的卫生资源、提高工作效率和服务质量、降低医疗费用等,均有着十分重要的意义。

四、六西格玛质量管理模式

西格玛(Sigma)是希腊字母"σ",指标准偏差,在统计学上用来描述一个过程或产品数据的平均值偏离目标的离散程度。在质量管理中,可用"σ"度量质量特性总体对目标值的偏离程度。Sigma 的定义是根据俄国数学家 Chebyshtv(1821—1894 年)的理论形成。他提出,如果样本分布为 ±1σ,就有 68% 的合格率,如果样本分布为 ±2σ,就有 95% 的合格率,如果样本分布为 ±6σ,表示质量特性缺陷率仅为 3.4×10^{-6}。所以 6σ 管理的含义是产品达到 99.999 66% 的合格率,即每百万次出错机会中只出现 3.4 次错误。在 20 世纪 70 年代,美国摩托罗拉公司(Motorola)的通信器材产品面对日本严峻的竞争,其管理者决定以改善产品质量来迎战日本的挑战。美国摩托罗拉公司以"全面质量管理"为基础,在 1981 年发展了自己的"六西格玛"管理法。"6σ"是以"客户完全满意"为目标的管理方法,它随着"摩托罗拉"和"通用电器(General Electric)"公司采用成功后而流行起来。以下介绍"6σ"的质量管理模式。

(一)以 DMAIC 循环作为质量环

1. 定义(define,D) 改进活动目标,写进"六西格玛项目特许任务书"中。

2. 测量(measure,M) 确定目前的质量水准线,制订合理的、可靠的衡量标准,以监督过程的进展。

3. 分析(analysis,A) 应用统计工具来指导分析,以确定应用哪些方法来消除当前业绩与目标业绩之间的差距。

4. 改进(improve,I) 以项目管理或其他策划和管理工具来寻找新方法,致力于把事情做得更好、更快,更节约成本,并应用统计方法来确认这些改进。

5. 控制(control,C) 通过修订激励机制、方针、目标等,使改进后的体系制度化,并可应用标准化质量管理体系来保证文件化体系的正确性。

(二)整合式的全面质量管理

1. 顾客满意 以顾客满意为关注焦点,遵循"顾客至上"的原则。

2. 追求完美 "6σ"质量管理把"追求完美"塑造成企业的下意识,侧重偏差减少。

3. 整合管理系统 "6σ"质量管理是从全面质量管理的理论和最优实践中发展而来的。戴明博士在著名的"十四项管理法则"中指出:"85% 以上的质量问题和浪费是由系统原因造成的,只有 15% 的质量问题是由岗位上的问题造成的"。对此"6σ"质量管理模式将所有有效的业绩改进方法整合在一起,成功地减少了由系统造成的浪费。

4. 依据数据决策 以数据为导向,以量化为基础,以事实为驱动力,明确规定成功的标准及度量方法,以及对项目完成人员的奖励。

5. **改进过程** 在过程管理中关注过程的改进,提供了业绩改进方法。

6. **培养文化** "6σ"质量管理把"追求完美"演变为组织的员工文化。

7. **严谨组织** "6σ"质量管理的组织十分严谨,分工层次分明,职责明确;在管理实施上,由经过不同等级培训的人员处理不同的问题,层层监管,作为组织的保障。

8. **质量改进** 把质量改进至客户完全满意为止。

理念上"6σ"质量管理模式与全面质量管理相近,不同的是,全面质量管理是以围绕产品的质量为管理中心,"DMAIC"解决问题的途径更加清晰、理性和务实,改变了传统管理的运作方式。我国医院于1999年开始引入"6σ"这一质量管理模式,该模式现已在降低患者等候时间、节约临床科室成本、增加患者流转、简化工作流程、加强药品管理和提高人力资源管理水平等方面取得良好成效。

五、JCI 医院评审标准模式

医疗机构联合评审委员会(Joint Commission Accreditation of Healthcare Organization)是美国最大的非营利性医疗机构评审机构,它通过自愿评审的方式完成了近2万个医疗机构的评估。联合委员会国际部(Joint Commission International,简称JCI)是医疗机构联合评审委员会的一个下属法人机构。其致力于促进全球医疗质量改进及保护患者安全,其职责是提供全球范围内的评审服务,促进国际社会的医疗护理质量提高。该部门召集了来自6个地区的医师、护士、管理专家及公共政策专家组成国际工作小组,制定并完善了《医院评审标准》(简称JCI《医院评审标准》)。JCI《医院评审标准》中文版于2003年9月由中国协和医科大学出版社出版,它是专门针对医院制定的全世界范围内适用的标准。从此,医疗机构拥有了自己的评审标准。

JCI《医院评审标准》包括以患者为中心的标准和医疗机构管理标准两大部分。第一部分在以患者为中心的标准中,对医疗机构必须为患者提供的医疗服务、评估、医疗护理、健康教育、患者及其家属的权利保障等方面制定了详细的标准。第二部分则针对医疗机构管理质量制定了包括质量改进、医疗安全、医院感染控制、设施管理、部门管理、信息管理、员工教育等方面的标准。与ISO9000族标准相比较,JCI《医院评审标准》针对医疗机构制定,充分考虑了医疗服务的特殊性、患者病情的易变性及特殊的医院后勤系统。因此,有专家认为,JCI《医院评审标准》比ISO9000族标准更适用于医院。

JCI《医院评审标准》作为适合于医院的服务质量评价标准具有以下特点:

1. **标准中处处体现保护患方权利、以患者为中心的服务理念** JCI《医院评审标准》明确了医疗机构必须为患者提供的医疗服务标准,真正体现了以患者为中心,保护患者权利的服务意识。例如标准中规定在给患者提供医疗护理服务、营养服务、交流等过程中必须考虑到患者的价值观和宗教信仰;患者家属享有知情同意权及受到健康教育的权利,患者隐私及财产安全受到保护,在患者及家属参与临床研究、调查或临床试验时,患方必须知情同意并且得到相应的保护;同时标准还规定根据患者病情,医护人员必须对患者提供临终关怀及对其疼痛做出合适处置。目前,国内医院也充分意识到了"顾客是上帝"的重要性,也都把以患者为中心、满足患者需要作为医院服务的方针。

2. **标准中注重事件的评估及风险预测** 标准首先要求医疗机构对自身的正确的评估,包括其有能力收治患者的范围、数量等,在不能满足患者医疗需求时要有相关的解决程序,如制订应对病床不能满足患者需要时的解决方案、制定相关转院评估标准等。JCI《医院评审标准》也要求医疗机构在患者入院时要对患者进行必要的评估并决定是否入院等,特别是急诊、抢救患者要得到优先的评估及治疗。患者入院时,医疗机构要向患者或其亲属提供诊疗方案、预期效果及全部预计的医疗费用。另外,对于手术、麻醉等医疗行为,标准要求进行事前评估,对急症患者,要求有定期评估。JCI《医院评审标准》对医疗风险的评估预测程序不仅能最大限度的保护患者安全,还能够降低医生的职业风险,对我国医院管理具有重要的借鉴意义。

3. 标准为保证医疗质量对医疗程序及护理处置做了严格规定　标准强调必须由合格的医务人员为患者提供医疗护理服务,对患者医疗信息的交流、实验室检查处置、医疗护理服务、手术、外科服务等程序作了详细、严格的规定,要求医院有规范的流程及标准来提供医疗服务,其中包括对高危患者所提供的复苏技术、血液血制品适用、生命支持疗法、透析患者、昏迷患者的医疗护理,还包括患者转院过程中的监控、安全保证及患者出院的健康教育及随访等方面的程序和标准。

4. 针对医疗机构管理及行政后勤系统的标准　JCI《医院评审标准》要求有规章制度、程序、文件规定领导者及管理部门的职责和责任,并促进其落实。医疗机构还要有程序保证医疗信息及病历等资料的适宜流通,并对数据进行监测、分析及反馈。标准还要求医院必须有程序保证建筑物、消防等安全及电力、水力、医疗设备的定期检查、维护并不断持续改进,采用全面质量改进方法改进质量,降低对患者及员工的风险。JCI《医院评审标准》中规定了医院领导对医院以及科室主任对科室的管理职责及权限,规范后勤设施管理标准,体现了医院一体化管理的特点,真正做到后勤为临床服务,临床为患者服务。此外,标准中要求医疗机构要制订计划以应对可能的社区紧急情况、流行病、自然灾害,这也适应目前建立公共卫生应急预案的需要。

5. 重视及预防医院感染的控制　JCI《医院评审标准》规定了关于医院感染预防控制的标准,要求确定与感染有关的措施实施,降低感染危险并确定控制重点,医疗机构必须有一个或几个合格的专、兼职人员负责监督感染控制活动,把感染控制与质量改进及患者安全相结合,并对员工进行医院感染相关教育。

▇▇ 第四节　社区卫生服务质量安全的管理与评价 ▇▇

┌─ **视窗19-2** ─────────────────────

社区卫生服务质量评价指南简介

为落实《关于开展社区卫生服务提升工程的通知》(国卫办基层函〔2015〕1021号)文件精神,国家卫生计生委基层卫生司委托中国社区卫生协会根据《社区卫生服务质量评价指标体系》,组织编写了《社区卫生服务质量评价指南(2016年版)》。

中国社区卫生协会组织北京、上海、浙江、山东、江苏和安徽等6个省份的省级地方社区(基层)卫生协会专家,全国30余位全国示范社区卫生服务中心的负责同志,在初稿起草、专家研讨的基础上,通过北京市朝阳区高碑店社区卫生服务中心、上海市潍坊街道社区卫生服务中心、浙江省杭州市凯旋街道社区卫生服务中心、山东省东营市东营区东城社区卫生服务中心、安徽省合肥市庐阳区双岗街道社区卫生服务中心、福建省福州市台江区宁化街道社区卫生服务中心、江西省新余市渝水区城北街道仙来社区卫生服务中心、黑龙江哈尔滨共乐社区卫生服务中心、四川省成都市武侯区晋阳社区卫生服务中心和陕西省西安市碑林区东关南街社区卫生服务中心等 10 家进行机构自评修改,形成指南初稿;同时组织专家在浙江省杭州市江干区凯旋社区卫生服务中心和江干区采荷社区卫生服务中心进行了现场预评价,最终修改确定了《社区卫生服务质量评价指南(2016 年版)》。

《社区卫生服务质量评价指南(2016 年版)》包括服务能力、服务质量、机构管理和条件保障四个部分,各部分权重分别为 180 分、190 分、80 分和 80 分,总计 530 分。该指南详细阐明每一项指标权重、意义、指标说明、评价标准和评价工具等,详细描绘了我国社区卫生服务质量预期达到的标准,是未来一段时期我国社区卫生服务质量提升的重要参考标准。

社区卫生服务质量关乎社区居民或患者的生命健康。确保社区卫生服务机构的服务质量安全,是政府管理部门的职责和主要任务,其前提是有一套切实可行、又实际有效的社区卫生服务质量评价指标体系和考核办法。

一、规范执行的管理与评价

科学规范医务人员的临床技术操作,是推动医疗卫生技术建设的前提,是新形势下提高医疗质量、确保医疗安全、防范医疗风险的重要举措。实施国家基本公共卫生服务项目是促进基本公共卫生服务逐步均等化的重要内容,是我国公共卫生领域的一项长期制度安排。推动项目的规范开展,提高基层医务人员提供基本公共卫生服务的能力和水平,把各项服务切实落到实处,让居民获得更多规范和优质的基本公共卫生服务,才能真正发挥国家基本公共卫生服务在改善城乡居民健康中的作用。

(一)管理内容

1. 严格执行临床诊疗规范(包括中医药临床诊疗规范) 全科医生应掌握临床常见病、多发病的临床特点、诊断、鉴别诊断、处理原则与方法、转诊指征及预防、常用药物的合理应用,并掌握临床急性病症状及问题的诊断、鉴别诊断、处理原则与方法及转诊流程。中医全科医师掌握常见病、多发病的辨证施治,应用望、闻、问、切的方法进行诊断。全科医生临床诊疗能力既要符合临床诊疗规范的要求,又要体现服务的连续性。

2. 熟练掌握临床常用诊疗技术(包括中医药适宜技术) 全科医生应掌握体格检查操作规范、心电图机操作及注意事项、无菌操作的基本步骤与方法、临床常见 X 线、B 超及心电图等检查结果的解读、常见实验室检查项目和检查结果的解读。中医全科医师开展常用中医适宜技术,符合技术服务规范要求。

3. 按照规范要求开展相关项目 按照《国家基本公共卫生服务规范》和《国家基本公共卫生服务技术规范》要求,开展各项公共卫生服务项目,服务对象、服务内容、服务流程等符合规范要求,保证工作质量。

(二)评价标准

1. 严格执行临床诊疗规范

(1)有全科和中医相关专业的临床诊疗指南。

（2）对全科医师和中医医师进行临床诊疗的培训和考核。

（3）危急重症患者转诊符合转诊流程和转诊指征。

（4）全科医师和中医医师为高血压、糖尿病等慢性病患者提供连续性服务。

2. 熟练掌握临床常用诊疗技术

（1）有临床常见技术操作规范和中医常见适宜技术操作规范。

（2）对全科医师和中医医师进行临床技术操作的培训和考核。

（3）能够对临床常见影像和实验室检查结果进行解读。

3. 开展各项公共卫生服务项目　主要有14项（详见第一章第一节）。

（三）评价方法

1. 现场查看是否有相关专业的临床诊疗指南丛书，查看临床诊疗培训及考核的相关内容（包括通知、签到、课件、试卷等）；查看危急重患者转诊记录是否符合转诊流程和指征；查看就诊记录是否对就诊者中高血压、糖尿病等慢性病进行连续性健康管理服务。

2. 现场查看是否有临床常见技术操作规范和中医适宜技术操作规范丛书；查看临床技术培训及考核的相关内容（包括通知、签到、课件、试卷等）；现场随机抽取一份检查或化验报告单，由当班医生进行解读。

3. 现场查看基本公共卫生服务项目资料，核查开展的项目及进展情况。

二、合理用药的管理与评价

强化基层医疗机构合理用药，规范医师处方行为，对保证患者的治疗效果和治疗安全，减少药物不良反应，真正达到临床用药安全、有效、经济、适宜之目的具有重要意义。根据《国家基本药物临床应用指南》及相关规定，政府举办的基层医疗机构正在全面实施基本药物及药品零差价制度，从根本上解决居民常见病、多发病看病贵的难题，确保基层医疗机构优先合理使用基本药物是合理用药评价的重要内容。

（一）管理内容

1. 按照原卫生部、国家中医药管理局颁发的《国家基本药物临床应用指南》和《国家基本药物处方集》（卫办药政发〔2009〕323号）及医疗机构药品使用管理有关规定，规范医师处方行为，确保基本药物的优先合理使用。

（1）建立健全合理用药监管督导组织架构：社区卫生服务中心要建立药事管理委员会（或小组），其成员应包括药学、医疗、护理、院内感染、病房、门诊负责人及行政管理人员，医疗机构负责人任委员会（组）主任委员（组长），药学部门负责人任副主任委员（副组长），做到分工明确、责任到人。

（2）建立长效、动态管理机制：建立药事委员会（或小组）的日常检查监督机制并具有检查监督工作记录。建立每月或每季例会制度。有召开例会的相关资料（包括签到、记录、照片等资料）。有日常检查记录（包括存在问题通知单、整改落实情况反馈等）。如果下设一体化管理的社区卫生服务站可以直接管理，如果不是隶属一体化管理的社区卫生服务站可以由区卫生健康局或责成中心代管。

（3）社区卫生服务中心（站）应建立健全相应的药事管理工作规章制度、操作规程和工作记录：如药事管理与药物治疗学委员会（组）工作制度及例会会议制度、药品质量监督管理制度、药房药品管理和使用制度、药品储存制度、药品报损制度、滞销药品管理规定、药品效期管理制度、不合格药品管理制度、毒麻药品管理制度、毒麻药品管理记录、药品不良反应报告与监测管理制度、抗菌药物管理工作制度等十二项核心制度及其相应的日常执行情况支撑记录。

（4）开展医务工作者合理用药培训：每年不少于1次，要求有规范的支撑材料（包括通知、签到、课件、试卷、照片等）。

2. 根据国家对抗菌药物临床合理应用的有关要求，药事管理委员会（组）下设抗菌药物管理小组，每月对抗菌药物进行专项检查，抗菌药物比例≤20%，静脉输液比例≤20%，实行抗菌药物分级管理。根据非限制使用、限制使用、特殊使用药物的分类，实施不同级别医师负责制。建立机构分级管理药品目录。

3. 按照《药品不良反应报告和监测管理办法》开展药品不良反应或者群体不良事件报告、调查、评价和处理。有药品不良反应管理专（兼）职人员至少1人，有监测管理制度、事件报告表记录等相关资料。

4. 开展处方点评工作。根据原卫生部《处方管理办法》及《中国国家处方集》及有关规定，在药事管理委员会（组）及抗菌药物管理小组统一领导下，开展处方质量控制和药品使用评价，利用例会或其他形式对不合理用药情况进行处方点评或通报。

（二）评价标准

1. 按照《国家基本药物临床应用指南》和《国家基本药物处方集》及医疗机构药品使用管理有关规定，规范医师处方行为，确保优先合理使用基本药物。

（1）建立合理用药监管督导组织架构，社区卫生服务中心建立药事管理委员会（小组），分工明确，责任到人。

（2）有召开例会的相关资料（包括签到、记录、照片等）。

（3）每月开展至少1次检查监督，有日常检查有记录（包括存在问题通知单、整改落实情况反馈等）。

（4）建立健全药事管理十二项核心制度及相关操作规程，规章制度落实到位，有日常执行检查、监督等工作记录。

（5）开展医务工作者合理用药培训，每年不少于1次，要求有规范的支撑材料（包括通知、签到、课件、试卷、照片等）。

2. 抗菌药物临床应用相关指标控制符合要求

（1）成立抗菌药物管理小组，每月对抗菌药物进行专项检查。

（2）抗菌药物比例≤20%，静脉输液比例≤20%。

（3）实行抗菌药物分级管理，实施不同级别医师负责制，建立机构分级管理药品目录。

3. 按照《药品不良反应报告和监测管理办法》开展药品不良反应或者群体不良事件报告、调查、评价和处理工作。

（1）有负责药品不良反应或者群体不良事件处理的专（兼）职人员至少1人。

（2）监测管理制度、事件报告表记录等相关资料齐全。

4. 开展处方点评工作：开展处方质量控制和药品使用评价，利用例会或其他形式对不合理用药情况进行处方点评或通报。

（三）评价方法

1. 查阅有关资料，如现场查看合理用药监管督导组织架构及其分工，药事管理十二项工作规章制度,以及日常检查监督、落实执行情况的支撑资料。

2. 随机抽取 1 个月所有处方,等间隔抽取 100 份处方计算其抗菌药物使用率、输液率。

三、医院感染控制的管理与评价

强化社区卫生服务中心医院感染管理工作,提高医院感染预防与控制水平,落实《传染病防治法》《医院感染管理办法》和相关标准、规范,防止社区卫生服务过程中医院感染事件发生是社区卫生服务管理的重点内容。

(一)管理内容

1. 按照《医院感染管理办法》《医院感染诊断标准》及医疗机构院内感染有关规定要求,建立健全医院感染管理制度,实施各项医院感染预防与防控措施,细化并落实医院感染相关技术规范和标准。

(1)建立健全院内感染监测督导组织架构,成立院内感染委员会(或小组)。其成员应包括院内感染、医务、护理、门诊、临床、药剂、消毒供应、预防保健、设备、后勤管理负责人及行政管理人员,社区卫生服务机构负责人任委员会(组)主任委员(组长),院内感染管理负责人任副主任委员(副组长),做到分工明确、责任到人。

(2)建立规范的机构、科室两级前瞻性监测管理机制。必须建立院内感染监测机制并具有监测监督工作记录,制订常规检测调查样本制度。各科室应按照国家消毒效果评价标准进行常规消毒灭菌及效果进行定期检测,包括使用中的消毒剂、灭菌剂、紫外线消毒、压力蒸汽灭菌、环氧乙烷器械消毒等。如果下设一体化管理的社区卫生服务站的可以直接按下属科室管理,如果不是隶属一体化管理的社区卫生服务站可以由区卫生健康局或责成中心代管。

(3)制订符合本单位实际的医院感染管理规章制度。内容包括清洁消毒与灭菌、隔离、手卫生、医源性感染预防与控制措施、医源性感染监测、医源性感染暴发报告制度、一次性使用无菌医疗器械管理、医务人员职业卫生安全防护、医疗废物管理等。制订有相关工作标准流程和工作记录。

(4)对医务工作者进行院内感染相关法规制度等培训。每年不得少于 1 次,要求有规范的支撑材料(包括通知、签到、课件、小结、试卷、照片等)。

2. **医务人员在临床诊疗活动中应严格遵守手卫生相关要求**

(1)洗手设备:病房、各诊室应设有流动水洗手设施,开关应采用脚踏式、肘式或感应式,肥皂应保持清洁、干燥,有条件的中心可用液体皂,可选用纸巾、风干机、擦手毛巾等,毛巾要保持清洁干燥、每日消毒。不便洗手时应配备快速手消毒剂。

(2)洗手方法:用清洁剂实施"七步洗手法"。

(3)手消毒指征:两前三后,即进入和离开隔离病房,穿脱隔离衣前后,接触血液、体液和被污染的物品、接触特殊感染病原体后。

(4)手消毒方法:用快速手消毒剂揉搓双手。有手术科室的社区卫生服务中心,按照外科刷手要求进行手消毒。

3. 制订门诊(发热门诊和肠道门诊)、输液室、治疗室、口腔科等医院感染重点部门的消毒与隔离制度,为医务人员提供符合国家标准的消毒与防护用品。

(1)布局流程应遵循洁污分开的原则,诊疗区、污物处理区、生活区等区域相对独立,布局合理,标识清楚,通风良好。

（2）环境与物体表面一般情况下先清洁再消毒。当其受到患者的血液、体液等污染时,先去除污染物,再清洁与消毒。清洁用具应分区使用,标志清楚,定位放置。

（3）重点科室及重点环节参照《基层医疗机构医院感染管理基本要求》（国卫办医发〔2013〕40号）管理。

4. 依据《医疗废物管理条例》等进行医疗废物处置和污水、污物无害化处理,加强医疗废物的管理。

（1）将医疗废物分类置于防渗漏、防锐器穿透的专用包装物或者密闭的容器内,外有明显警示说明,对一次性医疗器具和容易致人损伤的医疗废弃物,应消毒并毁形,封闭式转运管理。

（2）中心有符合规定的医疗废物暂存间,有相应的处置流程及管理制度。医疗废弃物的暂储存设施、设备不得露天存放,暂时储存的时间不得超过48h,暂存处要远离医疗区、食品加工区和人员活动区及生活垃圾区,要求采取明显警示标识、防渗漏、防鼠、防蚊蝇、防蟑螂、防盗及防儿童接触等安全措施。有完整规范的储存和转运记录并双人签字。有医疗废物集中处置单位的中心,医疗废物严格分类、收集后,置于医疗废物暂存处的周转箱内,并与医疗废物集中处置单位进行交接登记,记录单至少保存3年。

（3）机构有污水处理流程及检测记录,污水按照国家要求严格消毒,达到国家规定的排放标准后方可排入污水排放系统。

（二）评价标准

1. 建立健全医院感染管理制度,实施各项医院感染预防与防控措施,细化并落实医院感染相关技术规范和标准。

（1）建立健全院内感染监测督导组织架构,成立院内感染委员会（或小组）,做到分工明确、责任到人,设有专（兼）职人员负责日常管理工作。

（2）建立院内感染监测机制并具有监测监督工作记录,制订常规检测调查样本制度。

（3）重点科室有常规消毒灭菌记录,对其效果进行定期检测。

（4）开展院内感染管理知识等培训。

2. 医务人员在临床诊疗活动中应严格遵守手卫生相关要求

（1）各科室应设有流动水洗手设施,开关应采用脚踏式、肘式、感应式,可选用纸巾、风干机、快速手消毒剂等。

（2）洗手方法:用清洁剂实施"七步洗手法"。

（3）掌握手消毒指征,严格执行手消毒方法。

3. 制订门诊（发热门诊和肠道门诊）、输液室、治疗室、口腔科等医院感染重点部门的消毒与隔离制度,为医务人员提供符合国家标准的消毒与防护用品。

（1）室内布局合理,清洁区、污染区分区明确,标志清楚。

（2）无菌物品必须"一人一用一灭菌"。抽出的药液、开启的静脉输入用无菌液体须注明时间,超时不得使用。

（3）碘酒酒精、棉球纱布按规定密闭保存及使用,有开启使用注明时间。治疗车上物品排放有序,配有快速消毒剂。

（4）坚持每日清洁、消毒制度有相应记录。

4. 依据《医疗废物管理条例》的要求,医疗废物规范处置

（1）将医疗废物分类置于防渗漏、防锐器穿透的专用包装物或者密闭的容器内,外有明显警示,封闭式转运管理。

（2）医疗废弃物的暂储存设施设备符合要求,不得露天存放,暂时储存时间不得超过48h,有处置流程及管理制度、转运记录并双人签字管理。

（3）机构有污水处理流程及检测记录,达到国家规定的排放标准后方可排入污水排放系统。

（三）评价方法

1. 查阅有关资料：如查看社区卫生服务机构医院感染管理相关资料,现场查看院内感染监测管理组织架构及其分工,院内感染各项工作规章制度,以及日常检测、管理、评估执行情况的支撑资料。

2. 现场抽取某年度内各重点科室监测项目,如紫外线、空气、物体表面、器械消毒记录与检测报告单及各科医疗废弃物的管理资料；现场查看医用废弃物的设施、转运流程、医疗废物暂存间设施、管理流程等相关资料,以及科室洗手设施用具；现场查看机构污水处理情况,是否按照国家规定的排放标准达标后排入污水排放系统,重点查看环保部门的检测报告。

四、医疗文书的管理与评价

医疗文书是医疗机构的技术水平、医疗质量、管理水平综合评价的依据。随着《医疗事故处理条例》的实施及人们维权意识的日益增强,医疗纠纷不断增多,医疗文书作为医疗机构和医务人员对患者进行医疗活动全过程的原始情况记录,是医疗事故处理中的重要书证,书写中任何一点疏漏、差错,甚至语言不当都可能造成不利影响。医疗文书资料的积累为医疗、教学、科研、保健、医院管理等多方面提供宝贵的素材。病历、门诊日志、处方、各种申请单、检查报告单、居民健康档案书写和管理质量等是社区卫生服务机构医疗文书质量评价的重要内容。

（一）管理内容

1. 规范填写病历、门诊日志、处方、各种申请单、检查报告单等医疗文书,符合原卫生部《病历书写规范》《处方管理办法》等相关规定。

（1）规范病历书写：病历书写符合原卫生部《病历书写规范》要求。

（2）门诊日志项目填写准确齐全。具体内容包括：姓名、性别、年龄、职业、家庭详细住址、诊断、发病日期、诊断日期、初诊、复诊、医生签名等。项目填写详细、齐全,内容要保证真实可靠。

（3）处方书写符合《处方管理办法》[中华人民共和国卫生部令（第 53 号）]。

（4）各种检查申请单书写整洁、字迹清楚、术语确切、不得涂改。申请单由经治医师按规定逐项填写,眉栏项目不得遗漏,字迹清楚,术语规范,严禁涂改,内容包括患者姓名、性别、年龄、科别、门诊或住院号等内容。相关检查申请单应简明扼要书写病情摘要,包括重要体征及治疗史和过去相关检查结果等,以及临床初步诊断、检查部位及目的,申请检查日期,申请医师签全名或盖印章。

（5）检查报告单由检查医师按规定逐项填写,包括姓名、性别、年龄、科别、门诊或住院号、检查项目、检查结果、报告日期、报告人员及核对者签名或盖章等。填写字迹清楚,内容科学完整,术语规范,无涂改。

2. 规范填写居民健康档案,符合《国家基本公共卫生服务规范》要求居民健康档案内容包括个人基本信息、健康体检、重点人群管理记录和其他医疗卫生服务记录。项目填写详细、齐全,内容要保证真实可靠。

（二）评价标准

1. 规范填写医疗文书

（1）病历书写规范。

（2）门诊日志项目填写详细、齐全。

（3）处方书写符合规范要求。

（4）各种申请单内容书写齐全、规范。

（5）检查报告单内容科学完整,术语规范。

2. 规范填写居民健康档案

（1）个人基本信息表。

（2）健康体检表。

（3）重点人群健康管理记录。

（三）评价方法

1. 规范填写医疗文书　随机抽查病历 10 份（中医病历 3 份）、门诊日志 5 份、处方 10 份（中医处方 3 份）、各种申请单和检查报告单各 5 份,核查是否内容完整,无漏项。

2. 规范填写居民健康档案　随机抽查 5 份居民健康档案,查看个人基本信息表、健康体检表、重点人群健康管理记录是否完整规范,每项内容缺项不超过 2 项。

五、医技质量的管理与评价

医技科室是社区卫生服务机构的重要组成部分,其检查结果的准确性对判断病情、临床诊断、治疗,以及双向转诊等均提供了重要依据。室间控制、"危急值"项目清单管理、医学影像科执业资质及服务质量等是社区卫生服务机构医技质量评价的重点内容。

（一）管理内容

1. 参加室间质控,覆盖实验室全部检测项目及不同标本类型　检验科要根据具体情况定期进行室间质控,内容包括该机构的所有检验项目及不同标本类型。要求有质控记录,包括组织室间质控的机构、时间、质控人、标本类型、质控机器型号、质控结果,如质控有问题还应有整改措施。试剂管理也要符合规范。

2. 明确"危急值"项目清单,严格执行危急值报告制度与流程　有明确的"危急值"项目清单,制订危急值报告制度,认真落实危急值报告流程。设立《危急值报告登记本》,记录内容完整准确,包括患者姓名、门诊号、收样时间、出报告时间、检验结果（包括记录重复检测结果）、向临床报告时间、报告接收人员姓名和检验人员姓名等。同时,注意留存监督检查记录。

3. 医学影像科通过医疗机构执业诊疗项目许可登记,符合《放射诊疗管理规定》,取得《放射诊疗许可证》,提供诊疗服务满足临床需要　医学影像科诊疗科目经过核准登记;放射诊疗场所和配套设施符合国家相关标准和规定;具有质量控制与安全防护专（兼）职管理人员和管理制度,配备必要的防护用品和监测仪器;产生放射性废气、废液、固体废物的,具有确保放射性废气、废液、固体废物达标排放的处理能力或者可行的处理方案;有所在地县级以上地方卫生行政部门发放的放射诊疗许可证。医学影像科能够提供常见病、多发病的诊疗。

4. 医学影像诊断报告及时、规范,有审核制度与流程

（1）医学影像检查报告由取得执业医师资格人员正确书写。

（2）签发报告的医师必须具有相应专业的上岗资质;主治医师资格以上的人员审核并签发报告,严禁未经上级医师审核签字发送报告。

（3）审查报告时要注意:申请单的内容,患者的姓名、性别、年龄、检查部位等基本信息,以及医学影像图像。

（4）影像报告一般情况须两人以上签发,原则上审核医师的职称、年资应高于书写医师,审核医师可根据病例疑难程度提交上级医师审核,或提交集体阅片会讨论通过。

（5）急诊报告可由1人单独签发,患者必须留下可靠联系方式,工作日上午8:00集体阅片,对前一日急诊医学影像检查进行复阅,发现差错应及时与患者或相关科室联系,及时更正报告。

5. 医疗检验等各项设备定期强检

中心有医疗设备强检的管理办法,对需要定期检查、检验、校准、保养、维护的医疗器械,应当按照产品说明书的要求进行检查、检验、校准、保养、维护并予以记录,及时进行分析、评估,确保医疗器械处于良好状态,保障使用质量;对使用期限长的大型医疗器械,应当逐台建立使用档案,记录其使用、维护、转让、实际使用时间等事项。记录保存期限不得少于医疗器械规定使用期限终止后5年。

（二）评价标准

1. 室间控制

（1）室间、室内质控有记录。

（2）填写完整。

（3）监督检查记录。

（4）试剂管理规范。

2. 临床危急值

（1）危急值报告登记本。

（2）危急值报告制度。

（3）危急值报告流程。

（4）监督检查记录。

3. 放射诊疗

（1）机构放射诊疗许可登记记录。

（2）放射场所和防护设施合格。

（3）防护用品和监测仪器。

（4）基本满足临床需要。

4. 医学影像学

（1）诊断报告及时、规范。

（2）有诊断报告审核制度。

（3）执行诊断报告流程。

5. 医疗检验设备强检　强检设备包括血生化分析仪、血常规分析仪、B超机、X线机等。

（1）化验室设备定期强检记录。

（2）B超定期强检记录。

（3）放射科设备定期强检记录。

（4）化验室设备监督检查维护记录。

（5）B超监督检查维护记录。

（6）放射科设备监督检查维护记录。

（三）评价方法

1. 参照相关标准进行现场环境及周围环境的查看。

2. 查阅相关资料,包括:室间控制记录;危急值相关记录、制度、流程;放射诊疗科目许可登记,放射诊疗许可证;影像学诊断报告记录,审核制度和流程;医疗检验设备定期强检记录等。

六、护理质量的管理与评价

护理质量是指护理人员为患者提供护理技术服务和基础护理服务的效果,以及满足患者对护理服务一切合理需要的综合质量,是在护理过程中形成的客观表现,其直接反映了护理工作的职业特色和内涵。健全社区护理质量管理和评价体系,细化社区护理质量考核标准,提高社区护理人员专业素质,重视护理环节质量控制,严格落实护理管理制度,改进护理服务流程,对于推动护理质量可持续性提升具有重要意义。

（一）管理内容

1. 在诊疗过程中严格执行"查对制度"。查对制度是护理核心制度之一,护理人员在诊疗过程中应认真落实"三查十对一注意",保证护理工作有序进行,减少护理差错及护理纠纷。

2. 有压疮风险评估与报告制度,执行压疮诊疗与护理规范。

3. 落实护理操作规程,有相应的监督与协调机制。规范护理行为,熟练掌握护理常规、操作规程,及时完成护理文件书写。有效避免护患纠纷及差错事故的发生。

4. 有护理人员管理规定,对各项护理工作有统一、明确的岗位职责和工作标准,有相关考评和监督。有健全的护理规章制度,有效落实岗位职责,有监督、考核、评价记录。

（二）评价标准

1. 在诊疗过程中严格执行"查对制度"。

2. 有压疮风险评估与报告制度,执行压疮诊疗与护理规范。

3. 落实护理常规、操作规程等,有相应的监督与协调机制。

4. 有护理人员管理规定,对各项护理工作有统一、明确的岗位职责和工作标准,有相关考评和监督。

（三）评价方法

1. 在诊疗过程中严格执行"查对制度"

（1）现场考核护理人员操作技能。

（2）随机抽取1名护理人员,考察诊疗过程中"查对制度"的执行情况。

2. 有压疮风险评估与报告制度,执行压疮诊疗与护理规范。随机抽取1名护理人员,现场考核压疮诊疗与护理规范执行情况。

3. 落实护理常规、操作规程等,有相应的监督与协调(考核)机制,现场抽查护理操作考核内容及相关资料,查看监督与协调(考核)机制。随机抽取2名护理人员,现场考核留置导尿术及心肺复苏操作。

4. 有护理人员管理规定,对各项护理工作有统一、明确的岗位职责和工作标准,有考评和监督。查看护理人员管理资料及各项护理的岗位职责和工作标准。

七、医疗质量的持续改进

医疗质量持续改进是一个永恒的主题,如何持续改进医疗质量、提升医疗服务品质是各级各类医疗机构面临的共同问题。建立医疗质量持续改进工作制度、制订年度工作方案、开展督导、检查、总结、反馈并持续改进等,是社区卫生服务机构医疗质量持续改进的评价重点。

(一)管理内容

1. 建立医疗质量持续改进工作制度

(1)建立医疗质量持续改进工作制度。社区卫生服务的质量管理,必须从强化各项流程的规范性入手,实施全程质量管理。

(2)必须有健全的医疗质量和医疗安全管理体系,有医疗质量持续改进的核心制度并能够落实。成立医疗质量管理领导小组,专人负责医疗质量和医疗安全管理工作。设有医疗质量与医疗安全指标,分解到科室并专人负责。

2. 制订医疗质量持续改进年度工作方案 医疗质量持续改进工作方案要涵盖计划、执行、检查、处理四个阶段。

3. 开展医疗质量督导、检查、总结、反馈、改进工作

(1)有详细的医疗质量督导、检查记录,医疗质量反馈记录,医疗质量检查工作总结和改进工作记录,并定期进行医疗质量与医疗安全指标的分析。

(2)有医疗质量检查工作总结。

(3)开展医疗质量满意度调查。

(二)评价标准

1. 建立医疗质量持续改进工作制度

(1)有健全的医疗质量和医疗安全管理体系。

(2)有医疗质量持续改进的核心制度并有落实记录。

(3)成立医疗质量管理领导小组,专人负责医疗质量和医疗安全管理工作。

2. 制订医疗质量持续改进年度工作方案 制订工作方案,且确保内容落实到位。

3. 开展医疗质量督导、检查、总结、反馈、改进工作

(1)有医疗质量督导记录。

(2)有医疗质量反馈记录。

(3)开展医疗质量满意度调查。

(4)有医疗质量改进工作记录。

(5)定期进行医疗质量与医疗安全指标分析。

(三)评价方法

1. 查阅医疗质量持续改进工作制度。

2. 查阅医疗质量持续改进年度工作方案及落实情况。

3. 查阅机构开展医疗质量督导、检查、总结、反馈、改进工作的各项记录。

（张持晨）

思　考　题

一、简答题

1. 简述社区卫生服务质量管理的概念与内涵。

2. 简述社区卫生服务质量管理的主要内容。

3. 简述社区卫生服务的三级质量管理框架。

4. 简述基于 PDCA 循环的社区卫生服务质量管理模式。

5. 医疗质量持续改进的管理内容与评价标准。

二、案例分析题

某研究团队采用回顾性分析的方法，对某区 45 家社区卫生服务中心近 5 年来发生的 32 起猝死案例进行分析。猝死案例筛选条件：①患者发病至死亡时间小于 24h。②纠纷经医疗事故技术鉴定定性。③未经过鉴定的案例，均通过区医疗事故处理办公室邀请专家进行讨论定性。根据死亡原因、诊疗过程中存在的过失环节等方面进行分析，结果显示：32 起猝死案例中，由于医疗技术缺陷造成患者死亡 26 例，占 81.25%；由于医护人员责任心不强，错误用药导致过敏性休克死亡 5 例，占 15.63%；因患者酒精中毒急性呼吸循环衰竭死亡 1 例。32 起猝死案例共涉及医疗过失环节 55 次，其中前 5 位的分别是：处置不当 16 次，占病例总数的 50.00%；漏诊误诊 10 次，占病例总数的 31.25%；告知不当 9 次，占病例总数的 28.13%；病历书写不规范 7 次，占病例总数的 21.88%；缺乏责任心导致药物过敏 5 次，占病例总数的 15.63%。通过以上数据，反映出部分社区卫生服务中心存在服务质量安全方面的问题与隐患。

问题： 从该案例思考，应怎样开展社区卫生服务质量安全的管理与评价，才能确保社区卫生服务质量，真正履行其社区居民健康"守门人"的职责？

第二十章　社区卫生服务机构管理

一、简答题

> **案例 20-1**

社区卫生服务机构的执业

　　2016 年 4 月，某市卫生局执法人员，在打非专项整治活动中发现，城郊一社区卫生服务站广告牌上标有诊疗科目：口腔。执法人员便对该服务站进行了监督检查，经查该站持有《医疗机构执业许可证》，登记的诊疗科目是：全科医疗科、预防保健科。然而站内却设有口腔科，内有相关设施，而且有专门人员王某在执业。通过对王某的调查发现，其有执业医师资格证，执业范围为口腔，但登记的执业地点不是该社区卫生服务站。取证：执法人员对该站负责人和王某分别做了《询问笔录》和《现场检查笔录》，同时下达了《卫生监督意见书》。

　　问题：1. 该社区卫生服务站的执业行为是否是合法的？
　　　　　2. 根据《医疗机构管理条例》及《城市社区卫生服务机构管理办法（试行）》相关规定，社区卫生服务机构的执业的诊疗科目是如何规定的？

▌▌▌ 第一节　概　　述 ▌▌▌

　　社区卫生服务机构（community health service institutions）是提供社区卫生服务的主要载体。

一、国外社区卫生服务机构的建立和发展

　　社区卫生服务作为比较理想的基层卫生服务模式，WHO 于 1978 年要求世界各国大力发展社区卫生服务，以达到"人人享有初级卫生保健"的目标。作为现代社区卫生服务发源地的英国，其保健服务系统由医院服务和社区卫生服务两个层次构成，而英国 GP（general practitioner）诊所（社区医生诊所）、健康中心、社区医院、日间医院、日间中心、社区之家等社区卫生服务机构的建立和运行主要由国家财政投入，其国有化程度高。德国采用国家计划管理、私人提供社区卫生服务的经营模式，其社区卫生服务机构主要有社区医疗服务、社区护理、急救医疗服务、劳动卫生服务等。澳大利亚社区卫生服务是 20 世纪 60~70 年代由母婴保健发展形成的，其有公立和私立两套社区卫生服务系统，自行开业的家庭医生是社区卫生服务的主要提供者。美国的卫生服务系统也是由医院服务和社区卫生服务两部分构成，社区卫生服务组织主要是社区医院、家庭式护理中心、社区卫生服务中心、社区营养中心、社

区心理咨询中心等,社区卫生服务主要由家庭医生负责,家庭医生通常以个体或集体的形式开业,居民就医时一般先找家庭医生,如果需要住院则由家庭医生转诊。加拿大主要有私人开业的家庭医生诊所、政府开办的社区卫生服务中心和社区服务中心3种类型的社区卫生服务机构。日本是世界第一长寿国,日本社区卫生服务的主要特点是重视老年保健,其社区卫生机构和医院都可以开展社区卫生服务,患者自由择医。

二、我国社区卫生服务机构的建立和发展

我国社区卫生服务体系的建立起步于20世纪90年代。1996年12月,党中央、国务院在京召开了一次高规格的全国卫生工作会议,会议提出要积极发展社区卫生服务,建立功能合理、方便群众的卫生服务网络,并强调各级卫生行政部门要将社区卫生服务体系的建设纳入重要议程。1997年1月《中共中央、国务院关于卫生改革与发展的决定》明确指出:"改革城市卫生服务体系,积极发展社区卫生服务,逐步形成功能合理、方便群众的卫生服务网络。"1997年年底,全国社区卫生服务工作现场研讨会议在济南召开,强调要向全社会宣传改革城市卫生服务体系,积极发展社区卫生服务的必要性、紧迫性与重要意义,至此,社区卫生服务在全国拉开了序幕。

1999年卫生部等10个部委制定《关于发展城市社区卫生服务的若干意见》,提出健全社区卫生服务体系要依托现有基层卫生机构,形成以社区卫生服务中心、社区卫生服务站为主体,其他医疗卫生机构为补充,以上级卫生机构为指导,与上级医疗机构实行双向转诊,条块结合,以块为主,使各项基本卫生服务逐步得到有机融合的基层卫生服务网络。2002年卫生部等11部委下发《关于加快发展城市社区卫生服务的若干意见》,强调打破部门垄断和所有制等界限,鼓励企业事业单位、社会团体、个人等社会力量多方举办社区卫生服务机构,健全社区卫生服务网络;具体指出,社区卫生服务网络既包括提供综合服务的社区卫生服务中心(站),也包括为社区居民提供专项服务的护理院(站)、诊所等;社区卫生服务中心(站)是社区卫生服务网络的主体,原则上按照非营利性医疗机构要求及区域卫生规划设置;其他社区卫生服务机构在社区卫生服务网络中发挥重要的补充作用,按照关于城镇医疗机构分类管理的有关规定,可分为营利性和非营利性。2006年国务院制定《国务院关于发展城市社区卫生服务的指导意见》,强调通过坚持公益性质,完善社区卫生服务功能;坚持政府主导、鼓励社会参与,建立健全社区卫生服务网络;建立社区卫生服务机构与预防保健机构、医院合理的分工协作关系等来推进社区卫生服务体系建设。

《中共中央、国务院关于深化医药卫生体制改革的意见》(中发〔2009〕6号)指出要完善以社区卫生服务为基础的新型城市医疗卫生服务体系,加快建设以社区卫生服务中心为主体的城市社区卫生服务网络,完善服务功能。《关于促进基本公共卫生服务逐步均等化的意见》(卫妇社发〔2009〕70号)进一步明确,城市基本公共卫生服务项目主要通过城市社区卫生服务中心(站)城市基层医疗卫生机构免费为全体居民提供,其他基层医疗卫生机构也可提供。《卫生事业发展"十二五"规划》(国发〔2012〕57号)强调进一步健全社区卫生服务体系,充分利用社区综合服务设施,继续加强社区卫生服务中心(站)能力建设,完善社区卫生服务功能,逐步建立社区首诊、分级诊疗和双向转诊制度。《"十三五"卫生与健康规划》(国发〔2016〕77号)指出要加强社区卫生服务机构标准化建设,提升基层医疗卫生服务能力和水平。

综上可以看出,1996年社区卫生服务从国家层面提出并发展以来,我国完善的社区卫生服务组织体系基本健全,坚持政府主导、鼓励社会参与,以社区卫生服务中心为主体,其他社区卫生机构为补充的服务网络已经形成。

三、社区卫生服务机构的服务功能与执业范围

依据《城市社区卫生服务机构管理办法(试行)》(卫妇社发〔2006〕239号)规定,社区卫生服务机构具有社会公益性质,属于非营利性医疗机构。同时,明确了国家及地方各级卫生行政机关负责社区卫生服务机构的监督管理。

《关于发展城市社区卫生服务的若干意见》《城市社区卫生服务机构管理办法(试行)》《全国医疗卫生服务体系规划纲要(2015—2020年)》及《关于做好2019年基本公共卫生服务项目工作的通知》等主要文件关于社区卫生服务机构的服务功能和执业范围做出了具体规定。社区卫生服务机构的服务功能主要是:为辖区内的常住居民、暂住居民及其他有关人员提供以基本公共卫生服务为主的公共卫生服务和一般常见病、多发病的基本医疗服务。具体而言,社区卫生服务机构的执业范围主要是:①33项国家基本公共卫生服务内容。②配合专业公共卫生机构承担的一些重大公共卫生服务。③提供一般常见病、多发病诊疗、护理和诊断明确的慢性病治疗、社区现场应急救护、家庭出诊、家庭护理、家庭病床等家庭医疗服务、转诊服务、康复医疗服务及政府卫生行政部门批准的其他适宜医疗服务等基本医疗卫生服务。

视窗20-1

2019年国家新增基本公共卫生服务项目内容

2019年国家基本公共卫生服务项目内容出炉,在2017版国家基本公共卫生服务项目基础上新增19项工作。2019年起将原重大公共卫生服务和计划生育项目中的妇幼卫生老年健康服务、医养结合、卫生应急、孕前检查等内容纳入基本公共卫生服务,具体新增加的19项工作是:地方病防治工作、职业病防治工作、重大疾病与健康危害因素监测工作、人禽流感、SARS防控项目管理工作、鼠疫防治项目管理工作、国家卫生应急队伍运维保障管理工作、农村妇女"两癌"检查项目管理工作、基本避孕服务项目管理工作、贫困地区儿童营养改善项目管理工作、贫困地区新生儿疾病筛查项目管理工作、增补叶酸预防神经管缺陷项目管理工作、国家免费孕前优生健康检查项目管理工作、地中海贫血防控项目管理工作、食品安全标准跟踪评价项目工作、健康素养促进项目管理工作、国家随机监督抽查项目管理工作、老年健康与医养结合服务管理工作、人口监测项目工作及卫生健康项目监督管理工作。

▓▓▓ 第二节　社区卫生服务机构管理 ▓▓▓

《城市社区卫生服务机构管理办法(试行)》(卫妇社发〔2006〕239号)、《关于印发城市社区卫生服务中心、站基本标准的通知》(卫医发〔2006〕240号)、《城市社区卫生服务机构设置和编制标准指导意见》(中央编办发〔2006〕96号)、社区卫生服务质量评价指南(2016

年版）及国家卫生健康委下发的《社区卫生服务中心服务能力评价指南（2018 版和 2019 年版）》等对社区卫生服务机构管理做了系列规定，主要涉及社区卫生服务机构设置与执业登记、人员配置与管理、编制配备与管理、财务管理、药械管理、信息管理、文化建设及依法执业八方面。

一、机构设置与执业登记

设区的市政府卫生行政部门负责制订本行政区域社区卫生服务机构设置规划，并纳入当地区域卫生规划、医疗机构设置规划。设置社区卫生服务机构，须按照社区卫生服务机构设置规划，由区（市、县）级政府卫生行政部门根据《医疗机构管理条例》《医疗机构管理条例实施细则》《社区卫生服务中心基本标准》《社区卫生服务站基本标准》进行设置审批和执业登记，同时报上一级政府卫生行政部门备案。

（一）设置原则

1. 要坚持政府主导性，鼓励社会参与，多渠道发展社区卫生服务。

2. 要坚持实行区域卫生规划，立足于调整现有卫生资源、辅以改扩建和新建，健全社区卫生服务网络，注重卫生服务的公平、效率和可及性。

（二）机构设置

社区卫生服务中心原则上按街道办事处范围设置，在每个街道办事处范围或每 3 万~10 万居民规划设置 1 所社区卫生服务中心，以政府举办为主。在人口较多、服务半径较大、社区卫生服务中心难以覆盖的社区，可适当设置社区卫生服务站或增设社区卫生服务中心。人口规模大于 10 万人的街道办事处，应增设社区卫生服务中心。人口规模小于 3 万人的街道办事处，其社区卫生服务机构的设置由区（市、县）政府卫生行政部门确定。设置审批社区卫生服务机构，应征询所在街道办事处及社区居民委员会的意见。

《国家卫生计生委：关于进一步规范社区卫生服务管理和提升服务质量的指导意见》（国卫基层发〔2015〕93 号）强调，伴随着社会的发展，要不断健全社区卫生服务机构网络。社区卫生服务机构的设置须注意：①具体综合考虑区域内卫生计生资源、服务半径、服务人口以及城镇化、老龄化、人口流动迁移等因素，制订科学、合理的社区卫生服务机构设置规划，按照规划逐步健全社区卫生服务网络。②在城市新建居住区或旧城改造过程中，要按有关要求同步规划建设社区卫生服务机构，鼓励与区域内养老机构联合建设。③对流动人口密集地区，应当根据服务人口数量和服务半径等情况，适当增设社区卫生服务机构。④对人口规模较大的县和县级市政府所在地，应当根据需要设置社区卫生服务机构或对现有卫生资源进行结构和功能改造，发展社区卫生服务。⑤在推进农村社区建设过程中，应当因地制宜地同步完善农村社区卫生服务机构。⑥城镇化进程中，村委会改居委会后，各地可根据实际情况，按有关标准将原村卫生室改造为社区卫生服务站或撤销村卫生室。

社区卫生服务中心为独立法人机构，实行独立核算，对其下设的社区卫生服务站实行一体化管理。其他社区卫生服务站接受社区卫生服务中心的业务管理。

（三）设置形式

政府举办的社区卫生服务中心为主，同时按照平等、竞争、择优的原则，鼓励社会力量举办。社区卫生服务站的举办主体可多元化，社区卫生服务站可由社区卫生服务中心举办，或由综合性医院、专科医院举办，也可按照平等、竞争、择优的原则，根据国家有关标准，通过招标选择社会力量举办。

《国家卫生计生委：关于进一步规范社区卫生服务管理和提升服务质量的指导意见》（国卫基层发〔2015〕93号）指出，社区卫生服务网络的主体是社区卫生服务中心和社区卫生服务站，诊所、门诊部、医务室等其他承担初级诊疗任务的基层医疗卫生机构是社区卫生服务网络的重要组成部分。对此，一方面各地应当积极创造条件，鼓励社会力量举办基层医疗卫生机构，满足居民多样化的健康服务需求；另一方面鼓励各地积极探索通过政府购买服务的方式，对社会力量举办的基层医疗卫生机构提供的基本医疗卫生服务予以补助。

（四）执业登记

社区卫生服务机构须以社区卫生服务中心或社区卫生服务站进行执业登记，原则上不得使用两个或两个以上名称。社区卫生服务中心的命名原则是：所在区名（可选）+所在街道办事处名+识别名（可选）+社区卫生服务中心；社区卫生服务站的命名原则是：所在街道办事处名（可选）+所在社区名+社区卫生服务站。

社区卫生服务中心登记的诊疗科目应为预防保健科、全科医疗科、中医科（含民族医学）、康复医学科、医学检验科、医学影像科，有条件的可登记口腔医学科、临终关怀科，原则上不登记其他诊疗科目，确需登记的，须经区（市、县）级政府卫生行政部门审核批准，同时报上一级政府卫生行政部门备案。社区卫生服务站登记的诊疗科目应为预防保健科、全科医疗科，有条件的可登记中医科（含民族医学），不登记其他诊疗科目。

二、人员配置与管理

社区卫生服务机构应根据服务功能、服务人口、居民的服务需要，按照精干、效能的原则设置卫生专业技术岗位，配备适宜学历与职称层次的从事全科医学、公共卫生、中医（含中西医结合、民族医）等专业的执业医师和护士，药剂、检验等其他有关卫生技术人员根据需要合理配置。

（一）人员配置标准

社区卫生服务中心人员配备标准：①至少有6名执业范围为全科医学专业的临床类别、中医类别执业医师，9名注册护士。②至少有1名副高级以上任职资格的执业医师；至少有1名中级以上任职资格的中医类别执业医师；至少有1名公共卫生执业医师。③每名执业医师至少配备1名注册护士，其中至少具有1名中级以上任职资格的注册护士。④设病床的，每5张病床至少增加配备1名执业医师、1名注册护士。⑤其他人员按需配备。

社区卫生服务站人员配备标准：①至少配备2名执业范围为全科医学专业的临床类别、中医类别执业医师。②至少有1名中级以上任职资格的执业医师。③至少有1名能够提供中医药服务的执业医师。④每名执业医师至少配备1名注册护士。⑤其他人员按需配备。

（二）人员执业管理

社区卫生服务机构的专业技术人员须具有法定执业资格；同时在执业的过程中，社区卫生服务工作人员要树立良好的职业道德，恪尽职守，遵纪守法，不断提高业务技术水平，维护居民健康。

1. 专业技术人员执业规定 临床类别、中医类别执业医师在社区卫生服务机构从事全科医学工作，申请注册全科医学专业为执业范围，须符合以下条件之一：①取得相应类别的全科医学专业中、高级技术职务任职资格。②经省级卫生、中医药行政部门认可的相应类别全科医师岗位培训并考核合格。③参加省级卫生、中医药行政部门认可的相应类别全科医师规范化培训。而取得初级资格的临床类别、中医类别执业医师须在有关上级医师指导下从事全科医学工作。临床类别、中医类别执业医师注册相应类别的全科医学专业为执业范围,可从事社区预防保健以及一般常见病、多发病的临床诊疗,但不得从事专科手术、助产、介入治疗等风险较高、不适宜在社区卫生服务机构开展的专科诊疗,不得跨类别从事口腔科诊疗。

根据社区卫生服务的需要,二级以上医疗机构有关专业的医护人员(含符合条件的退休医护人员),依据政府卫生行政部门有关规定,经社区卫生服务机构注册的区(市、县)级政府卫生行政部门备案,可到社区卫生服务机构从事相应专业的临床诊疗服务。

2. 培训制度建立完善的规定　医学科学技术更新速度之快,要求社区卫生技术人员需依照国家规定接受毕业后教育、岗位培训和继续教育等职业培训。对此,社区卫生服务机构一方面要建立健全培训制度,在所在区(县)卫生行政部门支持和组织下,安排卫生技术人员定期到大中型医院、预防保健机构进修学习和培训,参加学术活动;此外,各地政府卫生行政部门和社区卫生服务机构要积极创造条件,使高等医学院校到社区卫生服务机构从事全科医学工作的有关医学专业毕业生,逐步经过规范化培训。

《国家卫生计生委:关于进一步规范社区卫生服务管理和提升服务质量的指导意见》(国卫基层发〔2015〕93号)强调要合理配置社区卫生服务机构人员岗位结构,加强以全科医生、社区护士为重点的社区卫生人员队伍建设。具体举措是,一是继续加大对全科医生规范化培训的支持力度,积极采取措施,鼓励医学毕业生参加全科医生规范化培训;二是大力推进全科医生转岗培训,充实全科医生队伍;三是以提高实用技能为重点,加强社区卫生在岗人员培训和继续医学教育,社区卫生技术人员每5年累计参加技术培训时间不少于3个月;四是各地要定期开展社区卫生服务机构管理人员培训,培养一批懂业务、会管理、群众满意的管理人员。

三、编制配备与管理

(一)编制配备
国家只核定政府举办的社区卫生服务中心的人员编制,社区卫生服务中心和综合性医院、专科医院举办的社区卫生服务站不再核定人员编制。

根据《关于印发《城市社区卫生服务机构设置和编制标准指导意见》的通知》(中央编办发〔2006〕96号)的规定,原则上社区卫生服务中心的核编标准是:按每万名居民配备2~3名全科医师,1名公共卫生医师;每个社区卫生服务中心在医师总编制内配备一定比例的中医类别执业医师;全科医师与护士的比例,目前按1∶1的标准配备;其他人员不超过社区卫生服务中心编制总数的5%;具体某一社区卫生服务中心的编制,可根据该中心所承担的职责任务、服务人口、服务半径等因素核定;服务人口在5万居民以上的社区卫生服务中心,核编标准可适当降低;社区卫生服务中心的人员编制应结合现有基层卫生机构的转型和改造,首先从卫生机构现有人员编制中调剂解决,同时相应核销有关机构的编制;要充分利用退休医务人员资源。

(二)编制管理
省级卫生行政部门根据本省(自治区、直辖市)社区卫生服务机构的设置标准,对社区卫生服务机构的设置和人员编制的数额提出审核意见,省、自治区、直辖市机构编制部门会同财政部门核定社区卫生服务机构的人员编制。社区卫生服务机构及其人员编制由机构编制部门集中统一管理。社区卫生服务中心采取定编不定人的办法,在核定的编制范围内,由社区卫生服务中心公开招聘所需人员,不得超编进人。受聘全科医师等卫生技术人员必须符合卫生行政部门确定的资质条件。

视窗20-2

社区医院的基本标准

2019年,国家卫生健康委印发了《社区医院基本标准(试行)》,明确社区医院以社区、家庭和居民为服务对象,以居民健康为中心,提供常见病、多发病和慢性病的基本医疗服务和基本公共卫生服务,属于非营利性医疗机构。

社区医院的基本功能应包括:具备常见病、多发病、慢性病的门诊、住院诊疗综合服务能力,符合条件的,可提供适宜的手术操作项目;开展基本公共卫生服务,承担辖区的公共卫生管理和计划生育技术服务工作,能够提供健康管理、康复指导等个性化的签约服务;具备辖区内居民基层首诊、双向转诊等分级诊疗功能,开展远程医疗服务,提供部分常见病、慢性病的在线复诊服务;对周边基层医疗卫生机构开展技术指导和帮扶。

床位设置方面,实际开放床位数 ≥ 30 张,可按照服务人口 1.0~1.5 张/千人配置。主要以老年、康复、护理、安宁疗护床位为主,鼓励有条件的设置内科、外科、妇科、儿科等床位。床位使用率 ≥ 75%。

人员配置方面,非卫技人员比例不超过15%,每床至少配备0.7名卫生技术人员;医护比达到 1∶1.5,每个临床科室至少配备1名具有主治医师及以上职称的执业医师;全科医师不少于3名,公共卫生医师不少于2名,并配备一定比例的中医类别执业医师。

四、财务管理

做好社区卫生服务机构财务管理,对保证机构正常有序运行,提高服务的产出效益,具有重要的作用。

(一)财务管理内涵

社区卫生服务机构的财务管理是在经济核算资料的基础上,运用会计、统计以及现代管理的理论和方法,对社区卫生服务机构的资金、资产进行管理的过程。

财政部和卫生部2010年12月28日颁布,2011年7月1日起执行的《基层医疗卫生机构财务制度》是社区卫生服务机构财务管理的主要依据。《基层医疗卫生机构财务制度》中基层医疗卫生机构财务管理的基本原则:一是社区卫生服务机构财务管理要遵守国家有关法律、法规和财务规章制度;二是社区卫生服务机构财务运行要正确处理社会效益和经济效益的关系,正确处理国家、单位和个人之间的利益关系,保持社区卫生服务机构的公益性。

根据《基层医疗卫生机构财务制度》第六条规定,一是基层医疗卫生机构实行"统一领导、集中管理"的财务管理体制,财务活动在基层医疗卫生机构负责人领导下,由财务部门集中管理;二是基层医疗卫生机构应根据工作需要,设置财务核算机构或人员;不具备设置条件的,可实行会计委托代理记账;三是有条件的地区,可对基层医疗卫生机构实行财务集中核算,具体办法由地方根据实际情况确定。

(二)财务管理主要内容

1. 至少有1名会计人员,持有会计资格证,且每年参加会计继续教育。

2. 社区卫生服务机构执行《会计法》《基层医疗卫生机构会计制度》和《基层医疗卫生机构财务制度》及国家有关制度和法规,支出规范,账务处理准确,建立内控制度,实行电算化核算。

3. 根据《基层医疗卫生机构财务制度》规定,政府对基层医疗卫生机构实行"核定任务、核定收支、绩效考核补助、超支不补、结余按规定使用"的预算管理办法,财政预算要科学合理,执行严格。

4. 依据《公共卫生服务补助资金管理暂行办法》(财社〔2015〕255号)规定,社区卫生服务机构设置专项支出明细账,加强公共卫生项目资金管理。即公共卫生项目资金作为成本补偿资金,应专款专用,不得挤占和挪用、违规使用;社区卫生服务机构要进一步加强会计核算,分项目设置明细账管理,资金使用及时、合规。

5. 建立健全固定资产管理制度,有健全的资产管理制度。即存货有出入库记录(药品、耗材);有完善的固定资产台账和盘点记录,对固定资产及时登记、定期或者不定期的清查盘点,保证账实相符;对于盘盈、盘亏、变质、毁损等情况,应当及时查明原因,根据管理权限报经批准后及时进行处理。

6. 定期编写财务管理总结分析报告,较为全面地分析反映社区卫生服务机构整体财务管理状况,包括业务开展、预算执行、财务收支状况、资产使用管理以及存在主要问题和改进措施等。

五、药械管理

药品和医疗仪器设备是为临床提供诊断和治疗的重要载体,因此,社区卫生服务机构要加强对药品和医疗设备的管理。医疗机构药品和医疗仪器设备的采购和使用要严格遵守和执行《中华人民共和国药品管理法》《中华人民共和国药品管理法实施条例》《医疗机构药事管理暂行规定》《中华人民共和国疫苗管理法》及《医疗器械监督管理条例》等法律法规。

(一)药品管理

社区卫生服务机构的药品管理包括特殊药品(精神药品、麻醉药品、放射性药品)管理、常规药品管理及疫苗管理,按照规定实施国家基本药物制度,对目录库的药品进行零差价销售。做好药品管理,为社区居民提供高效、廉价、安全的医疗用药,保障城乡居民的用药安全,维护居民的基本用药需求,切实减轻居民负担,对满足社区防病治病的需求,维护群众健康,促进社会稳定,起到积极作用。

首先,特殊药品管理是指购用特殊药品必须经上级监督部门批准,特殊药品采购实行双人验收,冷藏药品验收时查看并记录温度,日常管理应做到专人、专柜、专账、专册、专用处方,实行特殊药品报废销毁制度。具体而言,一是社区卫生服务机构需要使用麻醉药品和第一类精神药品的,应当取得麻醉药品、第一类精神药品购用印鉴卡(以下称印鉴卡)方可购买精麻药品,同时要有麻醉药品和第一类精神药品处方权执业医师,有安全储存的设施和管理制度；二是执业医师应当使用专用处方开具麻醉药品和精神药品，单张处方的最大用量应当符合国务院卫生主管部门的规定；三是社区卫生服务机构建立特殊药品报废销毁制度。

其次，常规药品管理是指药品的采购、验收、保管制度完善，开展网上集中采购，基本药物与临时用药配置符合当地卫生行政部门规定。目前我国社区卫生服务机构建立起了药品政府集中采购、统一配送和零差率销售制度。

第三，疫苗管理是指依据《中华人民共和国疫苗管理法》对疫苗研制、生产、流通和预防接种活动进行全面管理。社区卫生服务机构疫苗管理主要强调：①国家免疫规划疫苗由国务院卫生健康主管部门会同国务院财政部门等组织集中招标或者统一谈判，形成并公布中标价格或者成交价格，各省、自治区、直辖市实行统一采购。②国家免疫规划疫苗以外的其他免疫规划疫苗、非免疫规划疫苗由各省、自治区、直辖市通过省级公共资源交易平台组织采购。③接种单位应当取得医疗机构执业许可证，具有经过县级人民政府卫生健康主管部门组织的预防接种专业培训并考核合格的医师、护士及具有符合疫苗储存、运输管理规范的冷藏设施、设备和冷藏保管制度。④社区卫生服务机构应当加强内部管理，开展预防接种工作应当遵守预防接种工作规范、免疫程序、疫苗使用指导原则和接种方案，同时各级疾病预防控制机构应当加强对接种单位预防接种工作的技术指导和疫苗使用的管理。

最后，国家基本药物制度是对基本药物目录制订、生产供应、采购配送、合理使用、价格管理、支付报销、质量监管、监测评价等多个环节实施有效管理的制度。2009年每个省（区、市）在30%的政府办城市社区卫生服务机构和县（基层医疗卫生机构）实施基本药物制度，包括实行省级集中网上公开招标采购、统一配送，全部配备使用基本药物并实现零差率销售；2011年国家基本药物制度在政府办基层医疗卫生机构实现全覆盖；2020年，全面实施规范的、覆盖城乡的国家基本药物制度。同时，社区卫生服务机构在预防、医疗、康复、健康教育等方面，充分利用中医药和民族医药资源，充分发挥中医药和民族医药的特色和优势。

（二）医疗器械管理

根据2014年2月12日国务院第39次常务会议修订的《医疗器械监督管理条例》规定，医疗器械是指单独或者组合使用于人体的仪器、设备、器具、材料或者其他物品，包括所需要的软件。其使用旨在达到下列预期目的：①对疾病的预防、诊断、治疗、监护、缓解。②对损伤或者残疾的诊断、治疗、监护、缓解、补偿。③对解剖或者生理过程的研究、替代、调节。④妊娠控制：为了保证医疗器械的安全、有效，保障人体健康和生命安全，条例就医疗器械产品注册与备案、医疗器械生产、医疗器械经营与使用、不良事件的处理与医疗器械的召回、监督检查等方面做规定。

社区卫生服务机构医疗器械管理的主要内容是：

1. 医疗机构不得使用未经注册、无合格证明、过期、失效或者淘汰的医疗器械。

2. 医疗机构对一次性使用的医疗器械不得重复使用，使用过的，应当按照国家有关规定销毁，并做记录。

3. 社区卫生服务机构建立医用耗材政府集中采购、统一配送和零差率销售制度，建立医用耗材供方资质审核及评价制度、日常账务管理制度和定期检查制度。

4. 社区医疗卫生机构加强对医疗设备的管理，对设备从选择评价、使用、维护修理至报废处理进行全过程的管理。

六、文化建设

组织文化是组织的灵魂,是推动组织发展的不竭动力,它包含着非常丰富的内容,其核心是组织的精神和价值观。社区卫生服务机构应当努力构建符合自身功能特点的组织文化,提高职工的职业素质,为居民提供高质量的服务。具体而言,包括组织文化、医德医风、规章制度三部分。

(一)组织文化

社区卫生服务组织文化(organizational culture)包括行业核心价值观、行业使命、共同愿景、医学精神和职业道德等,是在长期实践中形成的丰富思想成果,是社区卫生事业发展的重要基础,做好组织文化构建,可以促进社区卫生服务机构强化公益性,以维护群众健康为自身目标,努力推动服务质量的提高。组织文化建设可从理念识别系统、行为识别系统、行为文化三方面打造。首先社区卫生服务机构确定理念识别系统(MI),树立社会主义核心价值观,建立以人为中心的服务理念,始终坚持机构的公益性,把以提高服务质量放在一切工作的首位,提炼打造符合社区卫生服务功能特点的服务宗旨、发展目标和价值观,从细节入手,优化服务环境,规范服务行为,构建和谐的医患关系;其次确立行为识别系统(BI),对内有宣传、教育、培训;对外规范服务、主动承担社会责任;最后打造行为文化,如建立宣传行业行为规范、开展文明教育活动的制度,强化"全心全意为人民健康服务"的意识,广泛宣传、学习先进典型、社区模范。

视窗20-3

组织文化的识别

组织文化似有说不清的感觉,其概念也较抽象,但可以从以下十个方面进行识别:

1. 工作团队的态度、行为偏好。
2. 建筑物、办公室、店面等工作环境。
3. 真正的报酬结构。
4. 建筑和设计。
5. 员工服饰。
6. 组织过程和结构。
7. 仪式、象征和庆祝方式。
8. 常用语言和口头禅。
9. 标志、宣传文件和宣传标语。
10. 公众形象、公众关系等。

(二)医德医风

加强医德医风建设,是医疗卫生行业培育和弘扬社会主义核心价值观的重要体现。社区卫生服务机构做好医德医风建设,对于激发医务人员社会责任感,理解基层卫生改革的任务要求,主动参与改革,支持改革,更好地为人民健康服务具有重要意义。社区卫生服务机构医德医风建设主要内容是:①建立医务人员医德评价标准和相关制度,建立医德医风管理档案,定期开展医德评价考核。②定期组织学习,规范服务行为,提高人员职业道德素质。③建立医患沟通制度,专人负责投诉及纠纷处理,并有处理记录。④建立完善的服务对象满意度评价系统和分析报告。

（三）规章制度

规章制度是内部管理的依据,按照法律法规以及国家对社区卫生服务机构的管理要求,制订符合社区卫生服务机构功能特点、并与组织文化氛围相适应的规章制度,是保证机构维持正常、有效的工作秩序的基础。社区卫生服务机构运行中,至少建立以下规章制度,即人员职业道德规范与行为准则,人员岗位责任制度,人员聘用、培训、管理、考核与奖惩制度,技术服务规范、服务差错及事故防范制度,服务质量管理制度,财务、药品、固定资产、档案、信息管理制度,医疗废物管理制度及当地卫生行政部门规定的其他有关制度。社区卫生服务机构各项规章制度应依据现行法律法规及本单位实际,及时进行更新、补充、完善,具有适用性及可操作性,加强制度的执行。

（四）组织文化建设的程序和方法

组织文化建设需要有科学的方式方法和操作程序。

1. 确立发展目标　通过确立发展目标使机构广大员工树立起共同的事业心和凝聚力。这样既可以激发士气,又可以方便协作关系,使共同的价值观体系逐步形成。

社区卫生服务组织文化建设目标的设计不仅要具有共性,还要具有个性,既要具有优秀组织文化所共有的特征,如敬业乐业、团结友爱、勇于创新等,还要体现医疗、预防工作的特点,体现自己的特色。

2. 铸造良好形象　组织形象既是市场竞争过程中促进社区卫生服务发展的重要因素之一,又是振兴敬业精神的重要途径。良好的组织形象离不开文化素质的普遍提高。例如社区卫生服务机构若有良好的形象,就可以使员工产生自豪感和荣誉感,这有利于形成向心力。树立组织形象的一个有效办法就是充分利用大众传播媒体的宣传作用,使社会各界关注组织的业务。同时,还必须注重组织员工本身良好仪态和素质,以赢得社区居民和患者的信赖。

3. 培育和谐风气　风气是一个组织中占主导地位的、经常发生的行为倾向,它对领导和员工个体行为都会产生很大的影响作用。培育良好的、和谐的组织风气,首先要从领导层做起,例如领导者办事不拖拉推诿,决策时坚持民主管理风格,工作敬业负责等,这样做才能带动广大员工形成奋发向上的组织风气,才能有战斗力。

4. 注重示范作用　领导者既是组织的经营管理者,又是组织价值观与行为准则的设计师。领导者首先树立合乎时代精神和组织特点的价值观念并带头示范,同时要通过规章制度、管理措施等将其渗透到每个员工的工作行为中去,形成影响力。此外,还要发挥模范人物的榜样作用,从另一方面去影响带动广大员工,以便于形成好的组织风气。

5. 关心员工需要　组织文化是全体员工的共同意识,因此,不能用强硬的办法灌输,而应从关心和满足员工需要入手,使广大员工感到这项工作的建树是关系到切身利益的事情,从而志愿投入到组织文化建设中来。在此基础上,再适时地引导,使之需求层次逐步提高,最终提高到追求组织目标的高度。这样,必将激发员工们的积极性和创造性。

6. 加强素质培养　组织文化要根植于广大员工的科学文化素养之中。如果员工科学文化水平低,组织文化建设工作就没有群众基础,就难以形成高水平的组织文化。因此,必须重视对员工的智力投资,加强文化科学知识教育,从根本上改变员工的文化素质和精神面貌。

7. 提升职业道德 任何机构的组织文化都是由多方面内容构成的意识形态及其表现形式。在多种内容之中,对于管理活动而言最方便操作的则是职业道德。对于组织体而言,抓住了各工作环节、各工作岗位、各种不同岗位人员的职业道德的教育与反省,就抓住了组织文化的核心。其原因是只有组织体内全体员工人人讲究职业道德,时时讲究职业道德、事事讲究职业道德、处处讲究职业道德,亦即实行全员的、全过程的、全环节的、全方位的全面职业道德教育与反省,才能形成一种牢固的职业道德氛围。有了牢固的职业道德氛围之后,才能形成组织系统的良好风气,员工在社会上、在家庭中,也会具有讲求社会公德与家庭美德的自觉性和主动性。对于组织而言,从职业道德入手,才能解决组织文化建设的具体操作性问题。因此,职业道德是组织文化的核心,把握住职业道德,就把握住了组织文化内容结构的"总窍"。

8. 科学监督考核 文化建设必须有相应的监督作保障,监督机制的高效运行才能使文化建设得到全程监督,才能及时发现并纠正存在的问题,使文化建设稳步、健康地向前迈进。

在文化建设的实施中,对于实施效果的好坏,是否达到预期目标等,必须有相应的评价体系。与之相应的考核与验收的方式也应予以明确,否则文化建设可能流于形式,难于保证效果。因此,社区卫生服务机构应根据文化建设的内容制订相应的考核量表,对考核对象、时间、参加人员、考核的方式等一一明确。

七、社区卫生服务机构依法执业

依法执业是社区卫生服务机构管理的基本要求。规范医疗服务行为,严格按照卫生健康主管部门审批的执业范围提供服务,加强专业技术人员执业资格管理,在执业活动中严格遵守《基本医疗卫生与健康促进法》《医疗机构管理条例》《执业医师法》《药品管理法》《母婴保健法》《传染病防治法》及《侵权责任法》等系列相关卫生法律法规,认真实施各项技术规范,建立并执行机构业务管理的核心制度,使各项服务活动更加规范、有序地运行,这对进一步提高服务质量,保障医疗安全,减少医疗差错和医疗事故的发生,增强社区卫生服务机构服务能力,具有重要的作用。

社区卫生服务机构的依法执业,具体表现为:①严格执行国家相关的卫生法律法规和有关诊疗规范、操作规程,认真履行社区服务服务机构职能,严格执行社区卫生服务机构执业规则。②每年组织依法执业培训及执业自查。

(马国芳)

思 考 题

一、简答题
1. 社区卫生服务机构的概念是什么?
2. 社区卫生服务机构设置原则是什么?
3. 社区卫生服务组织文化建设包括哪些内容?

二、案例分析题

《国家卫生计生委：关于进一步规范社区卫生服务管理和提升服务质量的指导意见》（国卫基层发〔2015〕93号，以下简称《意见》），强调要加强社区基本医疗和公共卫生服务能力建设。

就提升社区医疗服务能力方面，《意见》指出，一是社区卫生服务机构应当重点加强全科医学及中医科室建设，提高常见病、多发病和慢性病的诊治能力，可根据群众需求，发展康复、口腔、妇科（妇女保健）、儿科（儿童保健）、精神（心理）等专业科室；二是综合考虑服务需求、老龄化进程、双向转诊需要和机构基础条件等因素，以市辖区为单位统筹规划社区卫生服务机构病床规模，合理设置每个社区卫生服务机构床位数，提高床位使用效率，社区卫生服务机构病床以护理、康复为主，有条件的可设置临终关怀、老年养护病床；三是乡镇卫生院转型为社区卫生服务中心的，其住院床位和内设科室可根据实际需要予以保留或调整；四是根据分级诊疗工作需要，按照有关规定和要求配备所需药品品种，满足患者用药需求。

就落实社区公共卫生服务方面，《意见》强调：①充分利用居民健康档案、卫生统计数据、专项调查等信息，定期开展社区卫生诊断，明确辖区居民基本健康问题，制订人群健康干预计划。②实施好国家基本公共卫生服务项目，不断扩大受益人群覆盖面。③严格执行各项公共卫生服务规范和技术规范，按照服务流程为特定人群提供相关基本公共卫生服务，提高居民的获得感。④加强社区卫生服务机构与专业公共卫生机构的分工协作，合理设置公共卫生服务岗位，进一步整合基本医疗和公共卫生服务，推动防治结合。⑤在稳步提高公共卫生服务数量的同时，注重加强对公共卫生服务质量的监测和管理，关注健康管理效果。

问题：社区卫生服务机构服务的主要功能是什么？新形势下其执业范围发生了什么变化？

第二十一章 社区卫生服务绩效管理

案例 21-1

用绩效管理激发活力

　　安徽省芜湖市弋江区自2014年7月被确定为基层绩效管理创新试点区以来,选择基础较好的社区卫生服务中心积极探索和创新。

　　1. 区卫生计生委推行360°绩效管理。首先,区卫生计生委制订了《弋江区社区卫生服务中心360度绩效管理评估手册》,区卫生计生委职能科室、区公共卫生机构、医疗专家组和服务对象分别对社区卫生服务中心的综合管理、基本医疗、公共卫生服务和满意度等整体管理绩效进行全方位评估和考核。其次,将绩效应用于激励。落实主任分配自主权,允许社区卫生服务中心收支结余的70%可用于职工奖励和福利,合理拉开收入差距,调动医务人员的积极性。

　　2. 社区卫生服务中心实行RBRVS内部绩效考核。首先,针对全科医生、护士、公卫人员和行政后勤管理人员等不同类别和岗位进行深入分析,确定不同岗位绩效考核内容和指标,明确绩效考核的战略导向。其次,为了保证绩效考核评价的科学性,使得每个工作岗位都能在统一的体系下进行工作量计算,弋江区参考了美国哈佛RBRVS方法,对工作数量在统一标准下进行统计,同时每项工作都有负性指标评估工作质量。由于社区卫生服务中心人员不足,所有工作人员可以实行"一人多岗",个人绩效工资总额是所在岗位奖励性绩效工资之和。最后,按照绩效考核指标体系的要求,发放绩效工资。

　　弋江区通过开展绩效管理改革,提高了社区医务人员的工资收入,从2014年的月人均6 300元增长到8 200元,调动了医务人员的工作积极性。同时,公平、公正的内部绩效考核不仅激励医务人员做好自己的岗位工作,而且激励团队和整个社区卫生服务中心齐心协力开展好各项工作,更有效地服务居民。

　　问题:本案例中绩效管理的目标是什么?

第一节 概　述

　　没有科学有效的绩效管理、绩效评价手段和信息共享机制,就无法理解和评价各类社区卫生服务机构之间不同的实践和绩效。

一、绩效及绩效管理

（一）绩效

绩效（performance）是衡量社区卫生服务机构成功与否的关键要素，对绩效概念的深入理解是开展绩效管理的前提。其一般意义是指工作的效果和效率。绩效的应用始于企业组织，目前已经应用到各个行业中。

从社区卫生服务机构组织架构层次来看，绩效划分为机构绩效、部门（或团队）绩效、个人绩效三个层次。机构绩效是社区卫生服务机构的整体绩效，一般指机构任务在数量、质量及效率等方面的完成情况；部门（或团队）绩效指以部门（或团队）为单位的绩效，是部门（或团队）任务在数量、质量及效率等方面的完成情况；个人绩效是个体所表现出来的，能够被评价的、与组织及群体目标相关的工作行为及其结果。三个层次是自上而下层层分解的关系。对社区卫生服务机构绩效的界定和理解，决定着对部门或团队绩效以及个人绩效的界定和理解。部门绩效是社区卫生服务机构绩效和员工个人绩效的联结点，既来自机构绩效的分解，又是员工个人绩效的源头。个人绩效是机构绩效和部门绩效的基础，机构绩效和部门绩效是通过个人绩效实现的。

（二）绩效管理

绩效管理（performance management）这一概念于 1976 年首次被 Beer 和 Ruh 提出，他们将绩效管理定义为"管理、度量、改进绩效并且增强发展的潜力"。绩效管理是对绩效相关问题系统思考的集中体现。

简言之，绩效管理指各级管理者和员工为了达到组织目标，共同参与的绩效计划制订、绩效辅导沟通、绩效考核评价、绩效结果应用、绩效目标提升的持续循环过程。其目的是持续提升个人、部门和组织的绩效。

二、社区卫生服务绩效管理

社区卫生服务机构的绩效管理与一般企业有着本质上的区别。企业是营利组织，其与资本提供者（股东）有委托代理关系，其绩效管理的最终目的是为营利组织的利润服务。而社区卫生服务中心这类的非营利组织，其更关注的是自身组织使命的实现以及服务对象的满意度，所以它的绩效管理体系应围绕如何提升服务的数量和质量进行。

社区卫生服务绩效管理是指为达成社区卫生服务机构的目标而进行的绩效计划制订、绩效辅导沟通、绩效考核评价、绩效结果应用、绩效目标提升的持续循环过程。其目的是确保社区卫生服务机构人员的工作活动和工作产出与机构期望的目标保持一致，通过持续提升个人、部门以及机构的绩效水平，最终实现机构的目标。

与社区卫生服务绩效的层次性相对应，社区服务绩效管理应分为机构绩效管理、部门或团队绩效管理和员工个人绩效管理三类，社区卫生服务机构绩效管理的目标是使组织生存和发展并持续为患者和居民提供可及、连续、综合、协调的卫生保健服务。部门绩效管理的目的是通过提高部门绩效以促进机构目标的实现。员工个人绩效是经过激励、考核、反馈等管理手段使员工工作效率、服务能力和质量不断提升，从而保障部门和社区卫生服务机构绩效目标的实现。

三、社区卫生服务绩效管理的内容

（一）绩效计划

社区卫生服务绩效计划是由社区卫生服务机构管理者与员工根据总的战略目标，层层分解，并共同设计制订行动计划的过程。绩效计划非常注重管理者和员工之间沟通并形成共识的状态。绩效计划（performance planning）是绩效管理的第一个环节，也是绩效管理成功实施的关键环节。绩效管理通过绩效计划来连接战略与运营，使管理中的计划职能得以实现。绩效计划在帮助员工找准路线、认清目标方面具有一定的前瞻性。

绩效计划应当包括结果和行为，即"做什么"以及"如何去做"。结果指哪些工作需要做完或者员工必须取得哪些成果。结果一般包括绩效目标、绩效指标和绩效评价标准。目标是员工在完成每一项职责时需要达成的，可衡量的成果的陈述。在确定"做什么"之后，还需要确定"如何去做"，即确定行动方案，行动方案的实施应能促使绩效目标的实现。

1. 绩效计划分类

（1）机构绩效计划：机构绩效目标通常都是战略性的目标，机构绩效计划是对机构战略目标的分解和细化。机构绩效目标和绩效指标是整个绩效计划体系的指挥棒和风向标，决定着绩效计划体系的方向和重点。

（2）部门绩效计划：部门或团队绩效计划的核心是从组织绩效计划分解和承接而来的部门绩效目标体系，是在一个绩效周期之内部门必须完成的各项工作任务的具体化。同时，部门绩效计划还需要反映与部门职责相关的工作任务。

（3）个人绩效计划：从广义上讲，个人绩效计划包含组织内所有人员的绩效，是对部门绩效计划的分解和承接，同时也反映个人岗位职责的具体要求。从狭义上讲，个人绩效计划就是指员工绩效计划。

2. 制订绩效计划基本原则

（1）协同性原则：制订绩效计划时，依据机构目标，然后通过目标的分解，制订出部门绩效目标和个人绩效目标。在纵向上，要求机构、部门和个人绩效目标是一个协同的系统。绩效计划的目的就是要确保部门和员工的绩效目标与机构目标协同一致。在横向上，业务部门和行政管理、后勤等支持部门的目标也需要相互协同，特别是支持系统需要为业务部门达成绩效目标提供全面的支持。

（2）参与性原则：在制订绩效计划的过程中，管理者必须与下属进行充分的沟通，确保组织战略目标能够被组织所有员工正确地理解。同时，管理者还需要认真倾听下属的各种意见，妥善处理各方利益，确保绩效计划制订得更加科学合理。总之，通过全员参与绩效沟通，确保管理者和下属都对绩效计划中绩效目标、绩效指标、绩效标准、行动方案等内容形成共识，可以保障在签订绩效协议的时候，做出充分的承诺。绩效计划的制订需要全员参与，这样员工在这个过程中才能明确自己的职责和任务。

（3）SMART原则：在绩效计划的制订中，在设置绩效目标和绩效指标时，需要遵循SMART原则，绩效指标要明确具体（specific）、可衡量（measurable）、可达到（attainable）、与战略目标有关（relevant）、时效性（time-based）。

3. 制订绩效计划步骤

（1）绩效计划的准备：主要包括组织信息、部门信息、个人信息以及绩效沟通四个方面的准备。充分的信息准备是绩效计划成功制订的重要保障。机构信息主要是收集社区卫生服务机构的使命、核心价值观、愿景和战略相关信息。部门信息主要是部门计划相关材料。部门目标要反映组织的目标,对组织目标有直接的支撑作用。其次需要准备能表明部门人力资源配置、岗位职责的相关资料,以及部门上一绩效周期的绩效情况。个人信息主要是收集个人所任职位的工作分析以及前一周期的绩效反馈。沟通的准备主要从沟通形式和沟通内容入手。

（2）绩效计划的制订:绩效计划的质量决定了整个绩效管理系统的成败。在绩效计划制订过程中,需要考虑绩效计划能否被有效执行,是否便于有效监控,是否面向绩效评价,以及计划被成功执行后,结果能否被有效应用等。要在充分沟通的基础上,制订切实可行的绩效计划,并保障个人绩效计划和部门绩效计划对组织绩效计划的有效支持,最终为实现组织战略目标服务。

绩效计划的内容主要包括以下几个方面:①确定绩效目标。绩效目标的确定主要是来源于对社区卫生服务机构使命、愿景的分解和细化。在界定了使命和愿景之后就可以清晰地界定履行其使命的目标。在机构目标的基础上分解为部门目标、个人目标。绩效目标是绩效计划的关键内容。②设计绩效指标。在绩效目标确定之后,需要将绩效目标转化为可衡量的指标,对员工行为的引导很大程度上取决于绩效指标的设计上,是衡量绩效目标达成的依据。常用工作分析法来确定,工作分析最重要的就是分析从事某一职位工作的员工需要具备哪些能力和条件,职责与完成工作任务应以什么指标来评价。③制订绩效标准。绩效标准是指绩效指标需要完成到什么程度,反映组织对绩效指标的绩效期望水平,用以作为判断绩效目标达成的程度,通常设计为一个数值或者是一个区间值。例如高血压控制率达到 70% 以上。④制订行动方案。在制订完绩效目标、绩效指标和绩效标准之后,还需要确定实现目标的途径,即回答怎么做的问题。一份完整的绩效计划既要有目标、指标和标准,还需要一份具体的行动方案做支撑。

绩效计划制订好后需要管理者和员工充分沟通,对本次绩效计划的工作目标和行动方案形成共识。

（3）绩效协议的审核和确认:绩效协议的审核和确认阶段是对初步拟定的绩效计划的再审核和确认。绩效计划制订好之后,需要确定员工的工作目标与机构的总体目标是否一致,并且员工充分理解自己的工作目标与组织整体目标之间的关系;员工充分了解主要工作内容和职责,应达到的工作效果以及评价标准。经过管理者和员工的双方讨论沟通之后,双方在绩效协议上签字确认,绩效协议的签订标志着绩效计划的完成。

（二）绩效实施

绩效实施（performance implement）是绩效管理的第二环节,也是绩效周期中历时最长的环节。绩效实施是指在绩效计划实施过程中,管理者与下属通过持续的绩效沟通,知晓员工的行为及绩效目标的实施情况,并提供必要的工作指导与工作支持的过程。绩效实施要求管理者在整个绩效计划实施过程中持续与下属进行绩效沟通,了解下属的工作状况,预防并解决绩效管理过程中可能发生的各种问题,帮助下属更好地完成绩效计划。在绩效实施阶段,管理者主要承担两项任务:一是采取有效的管理方式知晓下属的行为方向,通过持续不断的双向沟通,了解下属的工作需求并向其提供必要的工作指导来提高员工的绩效;二是记录工作过程中的关键事件或绩效数据,为绩效评价提供信息。

绩效沟通贯穿于绩效管理的整个环节,绩效沟通是社区卫生服务机构管理者和员工之间为了实现绩效目标而开展的平等、持续的信息分享和思想交流。绩效沟通的信息主要包括工作进展情况、工作中存在的潜在障碍和问题、可能解决问题的措施等。绩效沟通的方式可以是书面报告、管理者与员工的定期面谈、管理者参与的小组会议、非正式沟通等。绩效信息收集应该实现制度化,对信息来源、信息汇总部门、信息使用和反馈环节等做出明确的规定。

绩效实施不是单纯地实施绩效计划,还包括绩效辅导,即记录员工绩效表现并分析产生偏差的原因,通过持续地沟通,提供有针对性的辅导和帮助,以促成目标的达成。社区卫生服务机构的管理者需要针对不同的情况和下属工作中存在的潜在障碍,积极研究如何指导、激励下属,帮助提升绩效水平。对于顺利达成或超额完成绩效目标的员工,管理者需要及时给予表扬和肯定;对于存在问题的员工,管理者应该及时提供绩效辅导与帮助,同时注意绩效辅导的时机和方式。这也对社区卫生服务机构的管理者提出较高的要求,管理者需要持续地学习,绩效管理的开展客观上也促使管理者不断提高自己的管理水平和业务水平。

(三)绩效评价

绩效评价(performance appraisal,PA)又称为绩效考核、绩效评估,作为绩效管理的核心环节,是在科学合理的绩效计划的基础上,根据在可及、可靠原则之上制订的评价指标,对绩效的形成过程和结果进行评定。涉及评价内容、评价主体、评价周期,评价方式等问题,评价的科学性与准确性是绩效管理的关键。社区卫生服务绩效评价是绩效管理过程中的第三个环节,绩效计划奠定行动基础,绩效实施为绩效评价提供了信息来源,绩效评价结果用于绩效反馈。绩效计划、绩效实施、绩效评价、绩效反馈四个步骤环环相扣,相互作用并相互影响,构成了绩效管理。

社区卫生服务绩效评价是绩效管理的关键,具有以下作用:①引导作用:绩效评价的指标筛选和权重设定,直接表达出管理者的目标导向,将被评价的部门员工引导到关注并创造良好绩效的积极性和规范行为上。②考核作用:通过绩效评价,对管理者和员工的业绩和管理水平量化,为晋升、聘任提供客观依据。③开发作用:在绩效评价中,通过自身的纵向比较、被评对象间的横向比较,实际水平与平均水平、理想水平的差距比较,发现薄弱环节和潜力所在,进一步提高绩效水平。④反馈作用:绩效评价使社区卫生服务机构主任、科室负责人和员工及时获得来自患者、员工、管理者和上级主管部门的各种信息反馈,是绩效改进的主要基础。

(四)绩效反馈

绩效反馈(performance feedback)是指在对被考核主体的绩效进行评价之后,管理者与下属通过绩效反馈面谈,将评价结果反馈给下属,共同分析绩效不佳的表现及其原因,制订绩效改进计划并将其运用于薪酬决策的过程。反馈是促使人产生优秀表现的重要条件之一。如果没有及时、具体的反馈,人们往往都会表现得越来越差,因为在这种情况下,人们无从对自己的行为进行修正。同理,员工绩效不佳的一个可能原因就是没有得到及时、具体的反馈。有学者认为,缺乏具体的反馈是绩效不佳最普遍的一个原因。

绩效管理实际上是一个持续沟通、反馈的过程。沟通不足会导致员工对绩效考核的了解度降低,进而影响绩效考核的实施效果。多数社区卫生服务机构绩效考核结果未能做到与员工及时沟通,导致管理者不能及时了解考核过程中出现的问题、员工对考核结果的看法等。社区卫生服务机构的信息建设滞后,也是导致绩效评价结果不能及时公开、共享的重要原因。大部分地区绩效评价仍以手工记录为主,工作效率较低。

社区卫生服务绩效改进是建立在绩效评价结果及时反馈的基础上,管理者和员工针对存在的问题共同分析,从"人"和"事"两个角度寻找原因。"人"的因素主要是员工胜任力水平欠缺,缺乏对绩效目标达成的至关重要的知识、技能和能力,或员工的职业发展愿望与当前从事岗位相矛盾。对于"事"的因素主要从人与事的匹配、绩效目标与绩效指标的合理性及其匹配性、激励制度等方面寻找原因。进而提出改善绩效的对策,并将其反映在制度流程上,达到切实可行的改进效果,使之进入新一轮的绩效管理过程,实现绩效管理的螺旋式发展和波浪式前进。

四、社区卫生服务绩效管理的意义

1. 有助于提高员工工作的积极性 良好的绩效管理能够促使员工形成更高的承诺度,降低离开组织的动机,减少人员的流动性。能提高员工的敬业度,促使员工展现出更多的组织公民行为,积极采取对社区卫生服务机构产生支持作用的各项行动。绩效管理要求对员工的绩效进行反馈并辅导,会强化员工完成未来工作的动力。

2. 有助于界定社区卫生服务机构各岗位工作内容及其标准 如果不了解一位员工在其职位上应当做什么,也就不知道应当评价什么以及如何评价。在绩效管理过程中,社区卫生服务机构的管理者需要对员工工作内容及其标准进行更加清晰的界定,同时员工也将更好地理解自己从事的岗位需要具备什么样的知识、技能和能力,需要达成怎样的工作结果。

3. 有助于促进社区卫生服务质量管理 设计科学的绩效管理过程本身就是一个追求质量的过程,同时也给社区卫生服务管理者提供全面质量管理的技能和工具。因此,良好的绩效管理可以促进社区卫生服务质量的提升。

4. 有助于加强管理者和员工的沟通 绩效管理要求社区卫生服务机构的管理者和员工双方定期就其工作行为与结果进行沟通、反馈。通过绩效沟通,管理者对员工的执业发展进行开发和激励,提出改进绩效的建议,同时员工在这个过程中也会更好地了解管理者的期望以及自己改善绩效的途径。客观上提供了一个良好的沟通平台,对管理者的沟通能力也提出了较高的要求。

5. 有效推动社区卫生服务机构目标的实现 社区卫生服务机构绩效管理的过程实际上就是将机构目标,通过管理者和员工的共同沟通,层层分解为部门绩效至个人绩效,转化为每个员工的具体工作活动和产出。绩效管理在社区卫生服务机构目标和员工绩效之间搭起了一座桥梁,使社区卫生服务机构目标成为看得见的个人行为,员工对机构目标实现做出的贡献也变得清晰。绩效管理成为有效推动社区卫生服务机构目标实现的管理手段。

五、社区卫生服务绩效管理的特点

(一)绩效目标的多元化

社区卫生服务绩效管理的多元化主体,决定了其绩效目标的多元化。从政府、患者、社区卫生服务机构不同的角度与利益,对社区卫生服务的绩效要求会有所不同。政府往往从自己在卫生事业上扮演的角色,承诺提供全民基本医疗和基本公共卫生服务,实现人人享有卫生健康保障,要求社区卫生服务的提供让老百姓满意,同时尽可能增强效率,减少财政压力。患者从服务对象的需方角度,希望社区卫生服务提供患者能承受的、可及的、综合的、连续的、协调的卫生服务,即尽可能提供低价、高质、安全的卫生服务,同时对服务环境和服务水平的要求也不断提高。

（二）突出社会效益、兼顾经济效益

社区卫生服务的公益性是其组织属性,即非营利性,社区卫生服务机构是促进社会公众健康的卫生机构。社区卫生服务绩效强调社会效益,也就是始终将维护人民健康权放在首位,社区居民对医疗卫生服务平等享用,也成为社区卫生服务绩效评价的主要内容。

同时,社区卫生服务也是一个独立的经济实体,因其公益性的特殊性,政府往往对其卫生服务价格、服务模式进行管制。因此,为了达到以最低成本获得最大社会效益的绩效目标,成本核算、运营效率、资产运营等关系到社区卫生服务发展和运营的绩效指标是社区卫生服务绩效管理必不可缺的内容。

（三）激励与约束相结合

在对社区卫生服务的绩效评价时,对其体现公益、提高效率、便民惠民而采取的举措和成效,通过绩效评价给予更多激励。将绩效与资源分配、员工薪酬、职称晋升挂钩,就是社区卫生服务绩效管理激励的体现。为了维护社区卫生服务的公益性,通过运营效率、成本核算、费用控制的评价,对社区卫生服务的运营行为有更多的规范和约束,这也是对社区卫生服务公益性的保证。

六、社区卫生服务绩效的影响因素

社区卫生服务绩效的影响因素主要包括技能、激励、环境。

1. 技能 主要是指医务工作者的诊疗能力、卫生技术水平。全科医生技能素质与社会的需求不匹配是影响社区卫生服务绩效的重要因素。一方面,可以通过招聘来满足;另一方面,采取科学有效的培训来提高社区医务工作者的卫生技术水平,构建完整的技能培训体系。培训目标和内容的设定应以居民的需求为导向,避免"走形式"。社区医务工作者技能的提高会对社区卫生服务绩效产生积极的影响。

2. 激励 主要是通过提高社区医务工作者的工作积极性来提升绩效。社区卫生服务机构应根据医务工作者的职业特征、需求结构等因素,选择适当的激励方式。

3. 环境 环境因素通过影响社区医务工作者的工作行为和工作态度来影响工作绩效。一般分为内部环境因素和外部环境因素两类。内部的环境因素包括工作环境、岗位设置、培训机会、组织文化、工资福利水平等。外部的环境包括社会政治、经济状况和卫生政策环境,目前在"强基层、建机制,保基本"的策略下,政府高度重视社区卫生服务,为改善社区卫生服务绩效提供了良好的外部环境。

七、社区卫生服务绩效管理存在的问题

1. 把绩效考核当作绩效管理 不少社区卫生服务机构以为实施了绩效考核就等于有了绩效管理,强调绩效管理的判断性和权威性,缺乏绩效沟通、绩效辅导、绩效改进环节,没有起到激发员工积极性、改善绩效的作用。

2. 绩效参与程度低 有的社区卫生服务机构管理者认为绩效评估就是人力部门的工作,在运行绩效管理时,管理者不积极主动,员工甚至都不清楚情况。

3. 指标设计不当 一些社区卫生服务机构绩效指标的分解和设计缺乏科学性,与机构的目标脱节。机构的目标与员工的岗位绩效目标之间缺乏承接性和关联性。绩效评价对于机构目标的实现意义不大。有时绩效指标贪多贪全,反映不了核心目标。绩效指标不规范,评价的标准模糊,造成实施评价的时候不客观、不公正。

第二节 社区卫生服务绩效管理方法

目前常用于社区卫生服务绩效管理实践的方法有平衡计分卡法、目标管理法、关键绩效指标法、标杆管理法。

一、平衡计分卡法

20 世纪 90 年代初哈佛商学院的罗伯特·卡普兰(Robert Kaplan)和诺朗诺顿研究所所长、美国复兴全球战略集团创始人兼总裁戴维·诺顿(David Norton)提出了平衡计分卡(balanced score card, BSC),自此平衡记分卡成为组织战略管理和绩效管理的主要方法之一。平衡计分卡打破了传统的单一使用财务指标衡量业绩的方法,在财务指标的基础上加入了未来驱动因素,即客户因素、内部经营管理过程和员工的学习成长。它通过四个相互关联的方面将机构的愿景和战略转化为目标和考核指标,从而实现了对机构绩效的全方位监控与管理。这四个维度分别是财务、客户、内部流程、学习与成长。尼文(2004 年)针对非营利组织的特点,修改了原有的平衡计分卡,包括:客户维度被提升为最重要的维度,强调正确界定客户以及组织如何为客户创造价值;财务维度重点在于解决"如何在控制成本的同时为客户增加价值";内部业务流程维度关注卓越业务流程,在满足客户需求的同时做到节约成本;学习与成长维度专注与确保组织自身在持续经营的同时,拥有发展和变革的能力。

视窗21-1

平衡计分卡法的魔力

据杜克儿童医院总医务主任乔恩·麦伦斯回忆,他在 1992—1996 年刚进入杜克大学医疗中心那四年,医院每年损失 400 万美元;到 1996 年损失增加到 1 100 万美元,管理层不得不精简人员,医护质量严重下降。当时的杜克儿童医院是一个许多小团体的综合:每个小团体,不管是财会部、后勤部还是医疗部,都只注重它们这个小团体的目标,而不是整个医院的目标。麦伦斯认识到,如果能够改变这种情况,那么医院将成为一个有效得多的组织。在美国,大多数公司 20 年前就认识到了这个问题,但是大多数的非营利性组织却还没有认识到。他意识到杜克儿童医院需要开始更多的像一家营利性公司那样思考问题而不是像一家赔钱的非营利性组织那样。考虑到医院所面临的如此严重的问题,1997 年,在整个医护团队的讨论下,他们认为必须让行政人员参与进来,必须将行政人员和医护人员的使命统一起来,于是他们求助于一种已被众多《财富》500 强的公司成功实施的实用管理方法——平衡计分卡方法,并在该中心实施。

到 2000 年,医院从 1 100 万美元的亏损转变为 400 万美元的盈利。在 4 年中,成功节约了 2 900 万美元,而且没有裁员。现在整个杜克儿童医院都采用平衡计分卡作为管理框架。通过平衡计分卡法,不仅大幅度提高了利润率,而且实现了医院的使命。

（一）客户维度

一般来说,对于非营利组织客户维度是体现其是否实现战略目标最直接的维度。选择平衡计分卡的顾客维度指标时,组织必须回答两个重要问题:谁是我们的目标顾客?我们为之服务的目标价值定位是什么?多数组织声称他们确实有目标顾客,然而它们的行为却显示出"为所有顾客提供所有东西"的战略。这种面面俱到的战略将会使组织无法显示出与竞争对手的差别。社区卫生服务的顾客是社区居民,客户维度应关注居民需求或希望社区卫生服务机构做什么,社区卫生服务机构能为居民提供什么样的服务,如何促进社区居民健康。居民满意度的提升也是顾客维度关注的目标之一。

（二）财务维度

无论是对营利组织还是非营利组织,财务维度都是平衡计分卡的一个重要组成部分。是另外三个维度的基础和保障。在社区卫生服务绩效管理中,财务指标的管理能确保我们以高效的方式实现目标。目前多地已实施社区卫生服务机构公益一类财政供给,公益二类管理模式改革,社区卫生服务机构医疗服务收入可不实行收支两条线管理,允许通过提供优质服务实现收支盈余,允许按规定提取上年度收支结余部分用于发放奖励性绩效工资,用于绩效奖励。这对于激发社区卫生服务机构医务人员提供优质医疗服务的内在活力起着非常积极的作用。财务维度应关注如何控制成本,在增加收入方面有哪些机会,关注焦点包括营业收入的成长与组合、成本下降、生产能力提高等。

（三）内部流程维度

在平衡计分卡的内部业务流程上,需识别机构擅长的关键流程。为了更好地服务居民,实现组织的价值定位,有可能需要制订全新的内部业务流程,而不仅仅是对现有的业务流程进行完善。例如目前推行的家庭医生签约服务是一种服务提供方式的改变,就需要社区卫生服务机构对内部业务流程进行整合。内部业务流程维度的设计重点关注为了满足社区居民的健康需求,社区卫生服务机构必须擅长哪些重要业务流程。内部业务流程决定了组织的运行效率,需设计出有利于提高运行效率的指标。

（四）学习与成长维度

在平衡计分卡中,学习与成长维度的评价指标是实现其他三个维度目标的"强化剂"。一旦确定了客户和内部业务流程维度的评价指标和相应的行动,可能会出现员工技能、信息系统的结构以及组织文化与为实现组织目标所应达到的水平之间的差距。可以通过绩效动因（前置指标）与核心结果（滞后指标）的组合来体现学习与成长维度,包括员工技能、员工满意度、信任的可用性以及协调性。为了实现流程和居民维度的目标,需要明确社区卫生服务机构必须拥有哪些基础要素,员工现在和将来需要拥有哪些技能和能力,以及为了具备这些技能和能力,需要采取哪些措施。内部业务流程的履行和学习与成长维度息息相关。学习与成长维度包括两个主要方面:①人力资源方面,主要指社区卫生服务中心做到人尽其才,并且留住人才。②教育培训,对人力资源的再增值。

这四个维度之间的逻辑关系是:机构的目标是创造价值（财务维度）,财务的增长取决于居民购买量和满意度（客户角度）,为使居民满意,机构必须具备一定的技能和能力提供促进居民健康的服务(内部流程角度),机构的技能和能力归根结底取决于机构的管理制度和人力资本(学习与发展角度)。

平衡计分卡的应用具有一定的范围和局限性,在社区卫生服务机构中使用时需要具备几个方面的条件:①管理者首先需要弄清机构自身的状况,机构结构和职位分工明晰化。②建立管理者和员工之间积极沟通的渠道。③建立良好的信息系统,具备对绩效信息的收集与处理能力,提高对绩效过程的控制。

二、目标管理法

美国著名的管理学家彼得德鲁克在1954年出版的《管理的实践》一书中提出了目标管理(management by objectives, MBO),他认为古典管理学派和行为科学两派关于以工作还是以人为中心的观点过于片面,继而提出实现工作和人的需求两者统一的目标管理。

目标管理是针对目标进行管理的一个全面的管理系统,是一种程序或过程,它由组织上下级一起协商,根据组织所面临的内外部形势需要,制订出在一定时期内组织经营活动所要达到的总目标,然后根据总目标确定上下级各自的分目标,并把目标完成情况作为考核依据的管理模式。目标管理的关键点如下:

1. 选择最有效的管理风格 成功的目标管理普遍采用的管理风格是参与式管理。从本质上讲,参与式管理是一种分散权力的管理方法,每一个管理人员有权去决定或影响他的工作和前途,但又不超出整个组织在特定时期内必须达到的要求范围。参与式管理首先要求对下属需达到的具体目标和实现目标的时限、下属拥有的权限以及可使用的资源取得一致意见,然后让下属独自管理自己的目标,上级的控制要最少,但必须有效。

员工参与是目标管理的精髓。从目标制订、目标实施和结果评价的全过程都离不开员工的参与。管理者只有和员工进行了充分的、持续的沟通,才有利于充分激发员工的创造性、主动性和积极性,促使员工信守承诺,从而真正实现员工的自我控制和自我管理,进而确保目标的实现。

2. 做到组织层次分明 要取得好的管理效果,首先应要求所有管理人员明晰各自需承担的具体目标和拥有的权利,并为已确定的目标负绝对责任。每一个管理人员承担的目标必须与授予的权限相一致。职权不一,往往会使目标无法达到,而且会使管理人员受到很大的挫折。为每个组织成员制订目标,有助于发现组织设计上的弱点,即是否重复授予权限,或授予的权限与职责是否一致。在目标管理实践中,组织层次分明是目标体系具体明确的前提和基础,而目标体系本身的科学性、具体性、明确性以及针对性则是目标管理成败的关键性因素;在组织混乱的情况下,很难有效推行目标管理。

3. 制订有挑战性的目标 大量的理论研究和管理实践都证明,具有挑战性的目标通常能带来高绩效。管理者和下属经过充分沟通制订出具有挑战性的目标,就成了目标管理成功的关键内容。但在管理实践中,很多组织的目标选择不是难度太高,就是难度太低,这两种情况都不利于最大限度地发挥个人的最大潜力;如何制订出难度适中,并且组织中绝大多数的部门和个人通过努力就能实现的目标,是成功实施目标管理的又一个关键点。

4. 进行及时的工作反馈 工作反馈的必要性体现在:①管理人员越以成就为导向,就越需要对他自己的工作进行反馈。他自始至终要了解他的工作做得好不好,而不是在采取行动后,对行动的结果一无所知。②管理人员越以成就为导向,就越不能忍受日常文书工作、不必要的日常事务和原始数据。他需要的是在决策时能直接采用的、最小量的、有质量和经过组织的数据。

三、关键绩效指标法

关键绩效指标法（key performance indicator，KPI）结合了目标管理法和量化考核的思想，通过对目标层层分解的方法使得各级目标（包括团队和个人目标）不会偏离机构的目标，可以很好地衡量团队绩效以及团队中个体的贡献。

作为一种绩效评价体系设计的基础，关键绩效指标具有三层含义：①关键绩效指标是用于考核和管理被考核者绩效的可量化的或可行为化的标准体系。也就是说，关键绩效指标是一个标准化的体系，它必须是可量化的，如果难以量化，那么也必须是可以行为化的。②关键绩效指标体现对组织战略目标有增值作用的绩效指标。这就是说，关键绩效指标是连接个体绩效与组织战略目标的一个桥梁。既然关键绩效指标是根据能对组织战略目标起到增值作用的工作产出而设定的指标，那么基于关键绩效指标对绩效进行管理，就可以保证真正对组织有贡献的行为受到鼓励。③通过在关键绩效指标上达成的承诺，员工与管理人员就可以进行工作期望、工作表现和未来发展等方面的沟通。

在社区卫生服务管理中，KPI 体系通过研究内部工作流程的输入、输出情况，从中发掘关键参数，其核心思想是"二八"原则，认为找到社区卫生服务机构的关键绩效要素，有效管理关键绩效指标，就能以少治多、以点带面，从而实现社区卫生服务目标。把完成 80% 工作的 20% 关键指标进行量化设计，变成切实可行的 KPI，因而 KPI 体系的优势在于：①把绩效评价建立在量化的基础上，体现了公正公平的原则。②聚焦有效的考核指标，符合突出重点和操作简便的原则。③把社区卫生服务机构的总体目标层层分解到科室（团队）和个人，真正发挥绩效评价的牵引和导向作用，并易于实现效益和质量的兼顾发展。④考核的不只是结果，更注重从关键工作流程选择关键指标，医疗质量控制指标可以得到足够的重视。

有鉴于此，很多医疗机构都曾经在绩效评价中探索应用 KPI 体系。但它也存在不足之处：一是知识型员工的创新能力等难以轻易地用数字来衡量。二是医务人员工作复杂性决定了 KPI 指标的设立是一个艰难过程。因此，根据机构 KPI 绩效评价体系的经验，社区卫生服务机构建立 KPI 需要遵循以下原则：①目标导向，即 KPI 指标依据社区卫生服务机构、部门和岗位等的目标确定。②工作质量、医疗质量是医疗机构的核心竞争力，医疗质量控制指标的强化至关重要。③可操作性，KPI 指标必须简单明确，易于操作。④平衡性，涉及多个部门的指标须由相关部门结合流程共同协调制订。此外，科学地设计 KPI 考核指标，使所设定的指标能够真实地反映考核对象的能力和业绩，是决定考核质量的关键环节。

四、标杆管理法

标杆管理法（benchmarking）是指通过寻找和研究行业内外的、有助于本公司战略实现的其他优秀企业的有利实践，以此作为标杆，将本企业的管理、产品、服务等方面的情况与标杆企业进行比较，分析本企业存在的问题和标杆企业优秀的原因，从而制订最优策略赶超标杆企业的不断循环提高的过程。

1979 年，美国施乐公司首创标杆管理法，经美国生产力和质量中心系统化和规范化后，众多大型企业纷纷效仿。据统计，1996 年世界 500 强企业中 90% 的企业应用了标杆管理

法,其中包括 IBM、福特等。标杆管理专家米歇尔·斯彭多利尼博士提出标杆管理实践的五步骤流程:

1. 明确标杆管理主题　通过充分的内部研究与初步竞争性分析,明确标杆管理主题,如组织业绩、工作流程、服务等。接下来对标杆主题设定可以测量的一系列衡量指标。

2. 组成标杆管理团队　确定了标杆管理主题后,可以根据这个主题的特性来决定标杆管理团队的成员,必须包括在这个主题领域内具有专业知识的员工来参加。

3. 选定标杆管理伙伴　标杆管理伙伴是指提供标杆管理调查相关信息的组织,选定最佳作业典范来作为学习合作的伙伴。

4. 收集及分析信息　实地收集及分析标杆管理信息。

5. 采取改革行动　标杆管理的主要目标就是采取行动,以达到或超越标杆。

标杆不仅有利于机构的长远发展,而且有助于建立学习型组织。在我国社区卫生服务机构标杆管理的经典案例还比较匮乏,这一工具大多与其他管理工具一起配合使用。

第三节　社区卫生服务绩效评价

一、绩效评价的概念

绩效评价也称为绩效考核或者绩效评估,是指按照绩效目标、绩效指标体系以及各指标的标准值,通过收集被考核主体的工作任务完成情况,对绩效情况作出判断的过程。

绩效是有层次的,与此对应,社区卫生服务的绩效评价也可分为对机构的绩效评价、对部门(团队)的绩效评价及对员工的绩效评价。

二、绩效评价与绩效管理的关系

绩效管理是在绩效评价的基础上产生的。绩效管理与绩效评价虽有类似之处,但绝不等同。绩效管理是一个系统工程,而绩效评价只是整个绩效管理过程中的一个核心环节。绩效评价是绩效管理的重要组成部分,它是开展绩效管理工作的前提和基础。绩效评价有效与否直接影响到绩效管理工作开展的效果。

大多数社区卫生服务管理者在管理实践中对员工的绩效进行评价,而没有通过对员工提供持续性的反馈和辅导来帮助改进绩效,这不是真正的绩效管理,只不过开展了绩效评价而已。绩效评价和绩效管理的区别如表 21-1 所示。

表 21-1　绩效评价和绩效管理的区别

分类	绩效评价	绩效管理
定位	绩效管理过程中的一个环节	一个完整的管理过程
着眼点	重点放在过去的业绩	如何改进将来的业绩
管理者角色	判断、评估;解决问题者	指引方向和目标;指导、沟通和反馈,开发员工潜能、培养技能;允许的范围内积极授权
员工的角色	被动的、防卫性的行为	积极主动参与、提升和改善绩效

三、社区卫生服务绩效评价的基本要素

（一）绩效评价指标

社区卫生服务是特殊的行业，卫生服务的数量、质量主要表达机构的服务情况；机构同时又是经营单位，经济指标也很重要；同时机构承担着促进健康的社会功能，因此也需要相应的指标。

（二）绩效评价主体

绩效评价主体是指由谁进行评价。社区卫生服务绩效评价的主体通常有卫生行政部门、社区卫生服务机构管理者。通常，评价主体的划分可以从内部和外部两个维度来进行，内部评价者包括评价对象的上级、同级、下级；外部评价者包括卫生行政部门、第三方机构。

评价主体的选择直接影响到社区卫生服务绩效评价的客观性、准确性和权威性。因此，在设计绩效评价体系时，选择正确的评价主体，确保评价主体与评价内容相匹配是一个非常重要的原则，即根据所要衡量的绩效目标以及具体的评价指标来选择评价主体。

（三）绩效评价周期

评价周期太长，评价结果就容易出现严重的"近因效应"，即人们对最近发生的事情记忆深刻，而对以往发生的事情印象较浅，评价主体会根据评价对象近期的表现来评判其整个绩效周期的表现，这样会导绩效评价信息的失真，并且不利于员工个人绩效的改善。而评价周期太短，会导致一方面许多工作的绩效情况可能还没有体现出来，另一方面过度频繁的绩效评价也会造成评价主体的工作量过大。决定评价周期长短的最重要因素是绩效指标类型和内容，不同类别的指标评价具有不同的周期。同时相较于工作业绩类指标，态度类指标的评价周期相对较短。对于需要长期才能显现出来效果的指标，评价周期相对较长。

（四）绩效评价方法

评价方法是获取绩效评价信息、取得评价结果的手段。有了评价指标与评价标准，还需要采用一定的评价方法，从而实施对评价指标和评价标准的对比分析和判断。

社区卫生服务绩效评价方法既有定性评价，也有定量评价。定量评价方法使用客观的、可量化的评价指标来测评机构绩效。定量评价侧重于测量有形的客观的绩效内容，因而主要用于评价技术过程的机构产出。数据资料常来源于日常工作记录或者信息化系统。与定量评价不同，定性评价主要依靠专家的主观判断，它的结果是非量化的，偏重于评价无形的、主观的绩效内容。目前经常使用的定性主观评价方法有同行评议等。综合评价方法主张定量与定性评价相结合，主观与客观评价相结合，有形与无形内容相结合。定性评价是定量评价的依据，而定量评价是定性评价的度量，在大多数社区卫生服务绩效评价实践中两者是联合使用的。

（五）绩效评价应用

绩效管理是人力资源管理职能系统中的核心模块，而绩效评价结果能否被有效利用，不仅关系到整个绩效管理系统的成败，也关系到人力资源系统运行有效性的高低。绩效评价结果主要用于两个方面：一是通过分析绩效评价结果，诊断员工存在的绩效差距，找出产生绩效差距的原因，制订相应的绩效改进计划，以提高员工的工作绩效。二是将绩效评价结果作为各种人力资源管理决策的依据，如培训开发、职位晋升和薪酬福利等。如果绩效评价结果没有得到应用，就会产生绩效管理"空转"现象，造成"评与不评一个样，评好、评差一个

样"，绩效管理也就失去了应有的作用。

目前，社区卫生服务机构普遍存在绩效评价结果运用不佳的现象，绩效考核结果运用到绩效工资的发放是最直接的运用方式，但由于用于考核的绩效工资占比过低，绩效工资人均差距较小，产生的激励效果不明显。同时，也缺乏相应机制将考核结果运用到聘用管理、晋升、培训等其他人事管理领域。随着基层卫生改革的深入，社区卫生服务机构应加强绩效评价的应用，以促进绩效的提升。

视窗21-2

全成本核算管理在社区卫生服务绩效考核中的应用

为了更科学、合理地开展成本核算管理，并以此建立机构内部的绩效管理机制，深圳市福田区二院社康管理中心于2014年开始对下属社区卫生机构全成本核算管理进行试点探索。具体做法如下：

1. 制订绩效分配方案，建立新的薪酬体系新的薪酬体系待遇突破现有的工资格局，总额由基本工资和绩效工资组成，基本工资部分由职称工资和岗位工资两部分构成，社康中心岗位分为全科医生（含公卫、口腔、理疗）、医技（含B超、药房、检验）和全科护士三类。

2. 明确各项指标的计算方法和内涵

可分配绩效工资 = 公共卫生服务绩效 + 医疗增加值 −（职称工资 + 岗位工资 + 家庭医生工资）− 目标收支结余

公共卫生服务绩效 = 当月公共卫生服务总当量 × 当量单价 + 按照2015年核定人口数的公共卫生服务基本补助 + 社康工作人员岗位绩效补助 + 家庭医生老年人体检服务绩效补助 + 预防接种补助

医疗增加值 = 医疗收入 − 变动成本

变动成本包括卫生材料、药品费、其他费用。其他费用包括办公费、印刷费、水费、电费、邮电费、物业管理费、差旅费、维修费、低值易耗品。

每月应分配绩效工资 = 每月可分配绩效工资 × 70% × 当月人均服务量/去年同期人均服务量 × 质量考核比分

某社康中心质量考核分 = 当季某社康中心考核分/各社康中心质量考核平均分（含满意度调查）

年终应分配绩效工资 = 每年可分配绩效工资 × 30% × 年终评估级别对应系数（A级为1.05，B级为1，C级为0.9）

3. 绩效工资根据当月服务量（包括基本诊疗量、公共卫生服务量）完成增幅情况及质量考核与满意度考核情况发放。用"标准工作当量"来核算社区基本诊疗和基本公共卫生的各项工作指标，并用每当量单价来核算公共卫生服务绩效。

实施后的效果：对试点社康中心前后两年工作量主要指标进行比较，显示实行全成本核算后总服务量增长19.88%，其中全科诊疗量增长17.35%，公共卫生服务量增长4.70%，人均服务量增长14.35%；总收入增长16.80%；居民及医务人员满意度提高10%。

四、社区卫生服务绩效评价基本程序

(一)确立目标

社区卫生服务绩效评价作为绩效管理系统中的关键环节,通过选择、预测和导向作用实现组织的战略目标。社区卫生服务绩效评价的目的是为了在提高机构效率和管理能力的同时,提高卫生服务的质量、提高公众的健康水平。

在完善的绩效管理中,确立目标、建立评价指标体系这两个环节在绩效计划中就应该完成。如果绩效计划环节就确立好目标、建立评价指标体系,那么绩效评价就应该按照计划中约定的指标体系开展评价。

(二)建立评价系统

社区卫生服务绩效评价系统作为绩效管理系统的重要组成部分,主要由评价内容、评价周期、评价主体、评价方法以及评价用途等要素构成,这些要素相互影响、相互作用,共同构成了一个有机的评价系统。其中社区卫生服务绩效评价指标体系的建构是最关键的部分,是一个确定目标、设计结构、拟订指标、确定标准值、设定权重的过程。只有选择科学的绩效评价指标,构建合理的绩效评价模型,才能对社区卫生服务机构医务人员的工作情况进行准确的判定,进而达到激励员工、改进工作、增进效益的目的。

设置社区卫生服务绩效指标时,首先坚持"定量指标为主,定性指标为辅"的原则。不论是组织层面绩效计划的制订,还是部门和个人层面绩效计划的制订,都应尽量设置定量指标。其次需坚持"少而精"的原则,如果指标繁多,无法聚焦影响其战略目标的核心环节,则难以实现预期的结果。绩效目标的设置要加强对关键环节和领域的关注度和集中度。结构简单的绩效指标体系便于对关键绩效指标进行监控,也能有效地缩短绩效信息的收集、处理、评价,提高绩效评价的工作效率,有利于提高绩效管理的可接受性。

社区卫生服务绩效评价在实践中容易出现忽视考核对象之间的差异,岗位划分不合理,考核方法粗放的现象。科学的绩效评价系统应该建立在科学的工作分析基础上,通过工作分析,明确各岗位的工作职责、工作性质及工作内容,充分考虑考核对象间的差异,编制医、护、防、管等各类卫生服务人员的工作说明书。按照不同工作岗位的工作说明书来制订不同的绩效评估方案以及各项工作的客观标准、考核依据。

目前社区卫生服务绩效指标选取时过于强调具体工作内容的数量,对实施效果、社区卫生服务功能特征实现程度的考核指标不够,需要适应政策环境的变化,符合基层卫生改革的政策要求,设计科学的绩效评价指标体系,真正促进社区卫生服务绩效提升,加强社区卫生服务在改善居民健康水平方面的作用。

(三)收集、分析数据

绩效信息的收集是绩效评价工作的前提,如何真实有效地收集绩效信息和数据,关系到社区卫生服务的绩效评价是否客观。评价结果建立在"证据的判断"基础上,准确的数据是保证评价公正性的重要保障,要求管理者在绩效实施过程中对员工的绩效表现进行观察和记录,将零散的数据整理成体系,记录应提供有说服力的真凭实据,并对关键事件在不带任何主观色彩的条件下进行分析、界定、归类,然后将所记录的关键事件、绩效结果和文档归入

相应的评价标准的级别中,形成可进行管理的档案,以作为其他考核的依据,确保绩效考核有理有据,公平公正。

社区卫生服务机构绩效数据通常来源于工作记录及绩效实施环节中收集的信息。社区卫生服务信息化系统的建设需要考虑绩效指标的收集,绩效关键指标如果来源于信息化系统,可以直接导出,而不是依靠手工记录,将大大提高绩效评估的效率和准确度。高效的信息平台不会因为考核额外增加大量的工作。社区卫生服务机构要充分利用信息技术,完善信息系统建设,利用"互联网+",建立数据库资料平台,定期推送绩效评价数据,实现数据共享,逐步实现绩效评价的网络化管理。

(四)得出评价结果

评价要根据组织的特点、评价对象的职位特点、评价内容和评价目的,选择合适的方法和形式。社区卫生服务高层管理人员的评价指标主要是围绕社区卫生服务目标的实施展开的相关指标和管理状况。基层管理者、业务和操作人员的评价相对就比较简单。也就是说,评价的关键在于指标的设计和评价体系的建立,有了好的评价体系,评价过程就会容易得多。

使用适当的评价方法进行评价后,就能得出评价结果。评价结果不仅要包括绩效得分、排名好坏,而且还应对绩效不佳的具体原因进行分析,以便在下一个绩效管理周期能得以改进。绩效管理的目的不是简单的评价,而是为了运用绩效评价的结果。只有详尽的绩效评价输出结果,才能为进一步的绩效反馈和结果应用提供依据。

（冯珊珊）

思 考 题

一、简答题

1. 什么是社区卫生服务绩效管理?
2. 简述社区卫生服务绩效管理的内容。
3. 简述社区卫生服务绩效评价的基本要素。

二、案例分析题

某社区卫生服务中心主任希望通过绩效管理来提高全体工作人员的工作积极性。为此先由社区卫生服务机构的管理人员、临床医师、公卫医师和护士组成绩效管理小组,负责制订绩效考核方案以及具体的考核工作。该方案规定绩效工资由基础性绩效和奖励性绩效两部分组成。考核分数设置为100分,进行绩效考核的主要目的是用于奖励性绩效工资的发放,员工考核达80分即可获得全额的奖励性绩效工资。绩效考核指标分为公共卫生、医疗情况及群众满意度三方面,共计52个考核指标,公共卫生方面主要是考核辖区居民健康档案的建档、慢性病随访、65岁以上老人的免费体检服务等指标,未完成任务的员工则扣除相应的分数。基本医疗方面考核个人业务量、服务态度、工作能力等方面。群众满意度主要考核的是有无街道群众投诉。绩效工资只占到收入的7%左右,绩效考核结果并没有运用到聘用管理、晋升、培训等其他人事管理领域。由于信息化系统不完善,这些指标大多需要人工统计,以手工记录为主,每个季度考核一次,考核小组的人员在日常工作的同时还要进行烦琐的绩效考核,工作任务量大,对绩效考核也颇有微词。由于该方案仅涉及医疗岗和公共卫生岗,未将医技、护理、药房工作人员、非医护人员纳入绩效考核体系,也没有考虑工作性质、技术强度特点设计不同的绩效考核方案,部分员工表示,单位的考核方案和他们无关。某员工表示目前社区开展家庭医生签约服务,他的工作量很大,但在考核方案中并未体现出来,表示不公平。还有一位员工表示他每次考核分数都比较低,但他自己却不知道原因,认为自己的工作并没有做得比被人差,对绩效考核方案意见很大。该社区卫生服务中心主任感到很困惑。

　　问题:请结合社区卫生服务绩效管理的相关理论分析案例中该社区卫生服务中心绩效管理存在的主要问题,并提出建议。

附录1 社区疫苗免疫程序一览表

疫苗种类	接种对象	接种剂次	接种部位	接种途径	接种剂量/剂次	备注
卡介苗	出生时	1	上臂三角肌中部略下处	皮内注射	0.1ml	
乙肝疫苗	0、1、6月龄	3	上臂三角肌	肌内注射	酵母苗5μg/0.5ml，CHO苗10μg/1ml、20μg/1ml	出生后24h内接种第1剂次，第1、第2剂次间隔≥28d
脊灰疫苗	2、3、4月龄，4周岁	4		口服	1粒	第1、第2剂次，第2、第3剂次间隔均≥28d
百白破疫苗	3、4、5月龄，18~24月龄	4	上臂外侧三角肌	肌内注射	0.5ml	第1、第2剂次，第2、第3剂次间隔均≥28d
白破疫苗	6周岁	1	上臂三角肌	肌内注射	0.5ml	
麻风疫苗（麻疹疫苗）	8月龄	1	上臂外侧三角肌下缘附着处	皮下注射	0.5ml	
麻腮风疫苗（麻腮疫苗、麻疹疫苗）	18~24月龄	1	上臂外侧三角肌下缘附着处	皮下注射	0.5ml	
乙脑减毒活疫苗	8月龄，2周岁	2	上臂外侧三角肌下缘附着处	皮下注射	0.5ml	
A群流脑疫苗	6~18月龄	2	上臂外侧三角肌附着处	皮下注射	30μg/0.5ml	第1、第2剂次间隔3个月
A+C流脑疫苗	3周岁，6周岁	2	上臂外侧三角肌附着处	皮下注射	100μg/0.5ml	2剂次间隔≥3年；第1剂次与A群流脑疫苗第2剂次间隔≥12个月

续表

疫苗种类	接种对象	接种剂次	接种部位	接种途径	接种剂量/剂次	备注
甲肝减毒活疫苗	18 月龄	1	上臂外侧三角肌附着处	皮下注射	1ml	
出血热疫苗（双价）	16~60 周岁	3	上臂外侧三角肌	肌内注射	1ml	接种第 1 剂次后 14d 接种第 2 剂次，第 3 剂次在第 1 剂次接种后 6 个月接种
炭疽疫苗	炭疽疫情发生时，病例或病畜间接接触者及疫点周围高危人群	1	上臂外侧三角肌附着处	皮上划痕	0.05ml（2 滴）	病例或病畜的直接接触者不能接种
钩体疫苗	流行地区可能接触疫水的 7~60 岁高危人群	2	上臂外侧三角肌附着处	皮下注射	成人第 1 剂 0.5ml，第 2 剂 1.0ml 7~13 岁剂量减半，必要时 7 岁以下儿童依据年龄、体重酌量注射，不超过成人剂量 1/4	接种第 1 剂次后 7~10d 接种第 2 剂次
乙脑灭活疫苗	8 月龄（2 剂次），2 周岁，6 周岁	4	上臂外侧三角肌下缘附着处	皮下注射	0.5ml	第 1、第 2 剂次间隔 7~10d
甲肝灭活疫苗	18 月龄，24~30 月龄	2	上臂三角肌附着处	肌内注射	0.5ml	2 剂次间隔 ≥6 个月

注：1. CHO 疫苗用于新生儿母婴阻断的剂量为 20μg/ml。

　　2. 未收入药典的疫苗，其接种部位、途径和剂量参见疫苗使用说明书。

附录2 社区主要传染病潜伏期、传染期及隔离期一览表

疾病	潜伏期			传染期	患者隔离期
	最短	最长	常见		
甲型 H1N1 流感	1d	7d	1~3d	甲型 H1N1 流感的传染期是自患者出现症状前 1d,至发病后 7d,或至病例症状消失后 24h(以两者之间较长者为准)	根据医学检查结果确定
乙型肝炎	45d	160d	60~90d	潜伏期末至疾病痊愈,可长期携带	①急性至 HB$_S$Ag 阴转;②恢复期仍不阴转,按携带者处理;③ HBV/DNA 阳性者应调离托幼机构,与饮食行业、自来水等相关的高危工作
甲型肝炎	15d	50d	3~4 周	潜伏期末至出现黄疸后 2 周或更长	①急性自发病大于 30d;②托儿机构 40d
麻疹	6d	21d	10~14d	出疹前后各 5d	至出疹后 5d,伴有呼吸道并发症者延长至出疹后 10d
风疹	14d	21d	16~18d	出疹前 7d 至出疹后 7d	至出疹后 5d
腮腺炎	2 周	3 周	18d	腮腺肿大前 6d 至发病后 9d	至腮腺消肿
白喉	1d	6d	2~4d	发病开始在整个病程,部分患者恢复期可排菌	①全身和局部症消失,鼻咽分泌物或其他病灶的培养连续 2 次阴性(间隔 2d);②症状消失 14d
百日咳	2d	21d	10d	潜伏期至卡他期最强,发病 40d 后无传染性	发病后 40d 后,出现痉咳后 30d
破伤风	5d	12d	7d	发病后第 2 周可在尿中发现病原体,可保持 2~3 个月,但作为传染源意义不大	可住院治疗,不需隔离
流行性脑炎	2d	10d	7d	潜伏期末至病后 3 周	至临床症状消失后 3d,但从发病日算起不得小于 7d

续表

疾病	潜伏期			传染期	患者隔离期
	最短	最长	常见		
流行性感冒	数小时	4d	1~3d	潜伏期到退热	退热后 2d
狂犬病	10d	≥1年	2~8周	人间未定	病程中隔离治疗
结核病	4周	2年	数年	痰涂片阳性,仅培养阳性和涂片培养均阴性患者都可传染	家庭监护,必要时住院
水痘	11d	24d	13~17d	出疹前 48h 至疱疹完全结痂	至疱疹完全结痂或出疹后 7d
脊髓灰质炎	3d	35d	7~14d	潜伏期,全病程及病后一段时间均有传染性,但在发病后前 10~14d 最强	自起病日起至少隔离 40d
手足口病	2d	7d	3~4d	感染至病后数周	2 周
乙型脑炎	4d	21d	14d	一般在发病后 5d 内有传染性	隔离在蚊帐内至体温正常,自发病日 6d
猩红热	12h	12d	2~5d	潜伏期末至整个病程,恢复其后一定时间内仍有传染性	一般为 7d
艾滋病	9d	10 年	15~60d	自血中检出 HIV 抗体阳性	至 HIV/P24 核心蛋白消失
新冠肺炎	1d	14d	3~7d	潜伏期也具有传染性。乙类管理、甲类防控	解除隔离要同时满足:①体温恢复正常 3d 以上。②呼吸道症状明显好转。③肺部影像学显示急性渗出性病变明显改善。④连续两次(至少间隔 1d)呼吸道病原核酸检测阴性

案例分析参考答案要点

第一章   绪   论

案例 1-1   分析要点

1. 管理的定义：一定组织中的管理者，通过实施计划、组织、领导、控制和创新等职能来协调他人的活动，以实现组织既定目标的过程。管理的本质：管理的本质就是协调，主要包括生产力要素之间的协调，各部门、各项工作之间的协调，个人目标与组织目标的协调，各管理职能之间的协调及管理职能本身的协调等。管理的职能：计划、组织、领导、控制。

2. 实行小区封闭管理，是因为国务院将新冠肺炎纳入《中华人民共和国传染病防治法》规定的乙类传染病，并采取甲类传染病的预防、控制措施。一级响应后，通过小区封闭管理，以便迅速、有效地控制疫情，保护人群的健康。

案例分析题要点

笔者作为专家，参与了该商讨会，提出的解决方案主要是由居委会通知居民及张贴告示，告知社区居民将在近期举行社区健康教育大讲堂等系列活动，主要有：

1. 由专家为居民做健康教育专题讲座，本次讲座题目是"日常生活行为与健康"。以后还会定期举办这类活动。由此体现从事健康教育、预防、保健是社区卫生服务的主要职能。

2. 由专家做专题报告，题目是"开展社区卫生服务的意义、内容及前景"。讲解开展社区卫生服务的政策背景是什么、社区卫生服务的主要内容有哪些、社区卫生服务与医院有哪些不同、社区卫生服务给居民带来哪些好处……

3. 由专家现场解答居民对当前甲型 H1N1 流感流行的疑惑，并借此讲述发展社区卫生服务的必要性，解答居民对在小区建社区卫生服务中心存在的偏见及困惑。

4. 邀请居民代表及部分误解较深的居民参加座谈会，有效沟通、化解矛盾。

5. 邀请多家媒体进行现场采访，从正面的角度进行相关报道。

第二章   社区卫生服务管理理论与方法

案例 2-1   分析要点

主要是运用了管理学中的系统原理。该理论认为社区卫生服务系统是指由多个相互联系、相互依赖、相互作用的健康决定因素组合而成的系统，该系统全面吸收了现代医学模式的理念，以生物 - 心理 - 社会医学模式为指导，主要面对居民综合的健康问题。因此，需要树立整体观和系统论的思想，在实际工作中既需要协调专科、全科医疗、全科护士和预防保健人员等系统内的资源，同时需要协调政府、社会和非政府组织等非卫生系统的力量，并形成合力才能做好居民的健康"守门人"。

案例分析题要点

1. 老年人健康管理和照料社会问题敏感,涉及部门众多,首先需要做好社区诊断工作,了解居民基本需求和老年人健康管理需求,同时需要把握目前社会不同部门对医养结合问题的分工和开展情况,进行社会资源整合;其次,要坚持政府为主导的原则,由政府进行组织协调相关力量和资源,成立相应的组织管理体系,制订合理分工和合作机制,通过深入调查和摸底,掌握辖区老年人基本信息;再次,发挥社区卫生服务专业优势,依托信息化技术建立日常监测和管控为核心的智能服务体系,并尊重居民的个性化需求提供精准化服务;最后,需要注意质量监控和评价反馈工作,做到持续动态的质量改善。

2. 该案例和实践体现了系统原理、国家主导原理、反馈原理等基本理论;以及"以人为中心的健康照顾"的理念、现代医学模式的理念、团队协作的理念。

第三章 社区卫生服务信息管理

案例 3-1 分析要点

1. 本案例中的信息主要来自社区卫生服务中心内部服务信息。

2. 本次信息利用的内容主要是中心门诊电子处方,包括处方中的患者年龄、性别、临床诊断、处方药品通用名、处方张数、用药金额等信息。目的是了解社区卫生服务中心的主要服务对象(以老年人为主)、主要就诊疾病(循环系统疾病);同时,通过对门诊处方用药情况的分析,了解医疗费用及药品合理使用状况,为指导门诊合理用药、规范医疗行为,提高临床医疗质量与水平提供参考依据。

案例分析题要点

1. 信息化不是简单地代替人的手工劳动,而是通过信息技术和业务流程重组的双向动力作用,建立一个集约化、科学化的社区卫生工作模式。

2. 电子健康档案是区域卫生信息化的核心,健康档案是记录与社区、家庭、居民的健康状况有关资料的系统化的文件或资料库,居民电子健康档案记录了居民一生中有关健康问题的全部,是开展社区卫生服务的基本依据,建立电子健康档案使医疗服务人员在任何时间、任何地点都能及时获取必要的信息,以支持高质量的医疗服务;使公共卫生工作者能全面掌控人群健康信息,做好疾病预防、控制和健康促进工作;使居民能掌握和获取自己完整的健康资料,参与健康管理,享受持续、跨地区、跨机构的医疗卫生服务;使卫生管理者能动态掌握卫生服务资源和利用信息,实现科学管理和决策,从而达到有效地控制医疗费用的不合理增长、减少医疗差错、提高医疗与服务质量的目的。

第四章 社区健康教育管理

案例 4-1 分析要点

1. 健康不仅仅是没有疾病,而是身体上、精神上和社会适应性的完好状态,包括躯体健康、心理健康、社会适应良好、道德健康。影响健康的主要因素有:生物学因素、行为因素、环境因素及卫生保健服务因素。

2. 提升健康素养的意义:健康素养是对健康状态的有力的预测工具;掌握必要的医学知识,能够更好地理解医生,增进医患信任;促使人们掌握基本的急救知识、急救技能;有助于识破保健骗局,走出很多生活误区。

案例分析题要点

1. 可能的原因:①健康教育的内容针对性不强,不是社区居民所期望了解的,对居民的需求了解不够深入和具体。②健康教育的内容科普化程度不够,使用了过多的术语,居民看不懂或听不懂,更记不住,无法产生发自内心的感触,达不到激励居民改变观念和行为的目的。③健康教育的方法和形式过于机械,不够生动,仅仅停留于理论讲解上,缺乏说服力和感召力。④居民参与太少,没有使居民真正体会到参与健康教育活动的益处。⑤全科医生没有在健康教育方面接受过专门的训练,包括成功学、激励学、演讲学、科普写作、传播学、营销学等。

2. 要做好健康教育,首先要创新知识体系,要将知识体系科普化、口诀化、操作化、实物化,要有很好的演讲口才、说服能力和沟通技巧。提高社区健康教育效果的方法:①健康教育的内容要有针对性,事先要深入了解居民的需求和期望。②健康教育的内容要科普化、通俗化,尽可能不使用术语,要让居民看得懂、听得懂、记得住。③健康教育的方法和形式要多样,尽可能生动,让社区居民喜闻乐见,具有说服力和感召力,使居民真正体会到参与健康教育活动的益处。④对社区全科医生、护士及家庭医生团队进行专门培训,包括演讲口才、说服能力和沟通技巧等能力及成功学、激励学、演讲学、科普写作、传播学、营销学等知识培训,将知识体系科普化、口诀化、操作化、实物化,增强健康教育的吸引力。

第五章 社区预防接种管理

案例 5-1 分析要点

在疫苗全过程管理中出现问题的环节有:①采购:疫苗未在省级公共资源交易平台集中采购。②接收:疾控机构、社区卫生服务中心、乡(镇)卫生院和接种单位在接收疫苗时,未索要疫苗销售方或配送方本次运输过程的温度监测记录。③储存和运输:疫苗储存、运输的全过程未始终处于规定的温度环境,脱离冷链,并未定时监测和记录温度。

案例分析题要点

1. 首先,进行主动免疫,接种疫苗是最有效预防麻疹的方法。其次,已经消灭麻疹的地区也不安全,病毒可以通过外地输入,也应该推广疫苗接种,而且只有足够量的人群完成规定疫苗接种次数和剂量才能确保群体保护力。

2. 群体性疫苗接种。

第六章 社区重点人群健康管理

案例 6-1 分析要点

1. 通过对重点人群健康危险因素进行全面监测、分析、评估和系统化的干预、管理,可以充分调动个体、群体和社会的积极性,有效控制健康危险因素,降低患病风险,达到维护和促进重点人群健康的效果。其意义是利用较低的健康投入就可以获得较大的健康产出,达到有效防控急慢性疾病的效果。

2. 一是注意收集重点人群信息,包括人口学信息、健康危险因素的信息;二是提高基层医疗卫生机构开展健康管理服务的能力和水平,按照国家基本公共卫生服务规范的要求,开展重点人群健康管理;三是通过开展评价和评估,做好健康管理工作的反馈评价和绩效激励,促进健康管理工作的良性发展。

案例 6-2 分析要点

1. 老年人健康管理的主要内容包括:建立健康档案;开展健康体检和辅助检查,年度健康体检结果及时向居民本人反馈;对老年人的健康状况及其危险因素进行评估;提供健康指导,包括开展健康教育,对不良行为和生活方式进行干预等。

2. 基本流程:①预约辖区内65岁及以上老年人开展健康检查,了解其生活方式和健康状况,进行体格检查和辅助检查。②根据检查结果,对老年人的健康状况和健康危险因素进行评估分类。③根据评估分类结果,对老年人实施分门别类的健康指导。

案例分析题要点

1. 孕产妇健康管理的目的是保护母婴健康,提高出生人口素质。孕产妇健康管理的意义是对影响孕产妇和新生儿健康的危险因素进行干预,以低成本方式有效获得母婴健康效果。

2. 食盐加碘预防碘缺乏病是我国采取的一项重要公共卫生措施,具有良好的成本效果。孕妇尿碘检测是否应作为孕产妇健康管理内容纳入基本公共卫生服务项目,需要结合当地特点和补充碘的实际情况具体安排、可以在免费或非免费基本公共卫生检测项目中进行选择。

第七章　社区慢性病管理

案例 7-1　分析要点

1. 脑卒中发病急,进展迅速,致残、致死率高,关键是要抓住 6h 以内的"黄金时间"。尽快将患者送往有救治能力的医院就诊,这是案例中脑卒中突发患者成功救治的原因。

2. 案例中的脑卒中救治协作联盟作为一家医联体机构,在基层卫生服务机构与大医院之间建立顺畅的上下转诊的"绿色通道",让患者在突发疾病时能转入到上级医院治疗,完成手术治疗后,又能转回到基层医院接受后续康复治疗。在医联体内充分发挥上级医院的技术优势和基层医院的辐射服务功能,让患者切实享受到分级诊疗和双向转诊的便利,同时有利于对基层医院的技术帮扶和培训,提升基层医院在脑卒中领域的救治水平,带动基层医院的发展。

案例分析题要点

1. 根据患者主诉、查体及血糖结果可初步诊断为糖尿病。

2. 处理方案:首先,需确定是 1 型还是 2 型糖尿病。根据患者年龄和生活习惯考虑 2 型糖尿病可能性大。其次,需进一步进行糖尿病相关并发症检查。可检查尿常规及尿微量白蛋白,眼底,神经病变检查,下肢动脉血管检查,肝功、肾功、血脂检查,心电图检查。再次,患者主要问题:肥胖、缺乏运动、饮食认识有误区,需给予糖尿病患者饮食指导、运动干预。此外,可对患者进行心理疏导,强调患者依从性,进行健康教育、传授糖尿病知识、发放糖尿病健康教育处方,与家属沟通、患者出现哪些症状需及时就诊,预约复诊。

第八章　社区精神障碍患者管理

案例 8-1　分析要点

康复是指患者躯体功能、心理功能和职业能力的恢复,目的是提高身体活动能力,改善生活自理能力,重新适应社会活动并改善生活质量。精神障碍康复有三项基本原则:功能训练、全面康复、重返社会。功能训练是精神障碍康复的方法和手段,全面康复是精神障碍康复的准则和方针,重返社会是精神障碍康复的目标和方向。对于精神障碍患者,恢复其日常生活技能和社会心理功能是最重要和有效的,可通过改善生活环境条件,训练生活、学习、工作方面的行为技能,同时结合有效的心理治疗,使患者重建独立生活能力;提升自我管理能力,争取社会各阶层支持以解决就业问题,使患者能够重新融入社会;在躯体功能和心理功能逐渐恢复的基础上,使患者恢复原有的社会生活功能,主动、积极参与社会劳动,回归社会。

案例分析题要点

面对病情稳定的患者,需要有针对性、有计划性地开展个案管理,针对不同服务对象不同的社会需求,制订专业性的服务计划,整合社会资源,使管理的社会受益范围和效果最大、最优化,解除精神疾病患者的苦恼,有效帮助他们健康地进入社会。

通过患者的描述可知他有强烈的愿望走出家门,与亲戚朋友正常交流,重新拥有自己的社交圈,实现自身价值,但因为有很强的自卑感而无法实现,苦恼不堪。在个体康复计划的制订和实施过程中,一方面可以从患者的优势角度,通过了解患者的精神健康、躯体健康、应对压力、社会交往、工作教育、生活技能、财务管理、家庭支持8个领域,发现他有良好的自知力、自我管理能力、躯体状况良好、病情保持稳定,有自己的兴趣爱好和家庭责任感。针对这些优势可帮助患者建立个体自信,给予患者更多的表扬、鼓励和肯定,让患者认识到自身价值,形成安全感的社交圈。同时鼓励患者积极参加社区的康复活动,给予患者机会表现书法和绘画特长,认识新的朋友,增强自信,进一步促进和社会交流。另一方面,我们需要从家属的付出角度,在家庭成员的沟通下肯定患者家属的劳动,取得家庭成员的支持,同时合理利用社区资源,共同承担疾病的压力,尽量缓解经济的负担,消除内心的歧视和不安,加强心理指导和健康教育,让患者和家人都能感受到全社会的关心和帮助。

第九章 社区传染病管理

案例 9-1 分析要点

1. 原因:社会因素的影响,其中有一部分地区正在发生大规模军事冲突,或极差的卫生基础设施,或医疗健康教育普及程度不足等,这里的患者得不到有效治疗,接种疫苗受到了相当大程度的干扰,人群易感性升高。另外麻疹具有高度传染性,极容易传播。而且潜伏期症状比较隐蔽,这一点增加了其致命性,并且该疾病通常传播于儿童、婴儿等免疫能力较弱的群体。

2. 如何预防与控制:目前对麻疹没有特效治疗药物,一般为对症治疗。接种疫苗是目前预防麻疹的最佳手段。加强全球合作,监测疫情,及时预警,进行防控。建议在疫情流行期间,减少公共场所的走动,保持良好的个体卫生和环境卫生,加强室内空气流通并保持一定的温度,加强体育锻炼,提高自身免疫力,必要性可服用中药板蓝根、金银花等煎汤代茶服用。

案例分析题要点

作为基层社区卫生服务机构的医务工作者,首先要做好自身防护,积极配合各级政府统一部署的防控工作,依照国家卫生健康委发布的新冠肺炎的诊疗指南,随时了解和认识疾病,规范预防和控制行为,并将具体工作做细做实。具体可开展:

1. 经常性预防措施:①开展疫情监测。②社区居民筛查。③居家隔离。④开展健康教育。使广大居民养成良好的卫生习惯,保持良好心理状态;居家隔离时开展一些力所能及运动锻炼身体、合理营养、充足睡眠、开窗通风、勤洗手,外出时戴口罩进行防护等。

2. 疫情控制措施:①分类就诊。②密切接触者管理:对密切接触者居家医学观察14d,其间可以工作或学习。家中其他人员注意个人防护,减少感染机会。③消毒:居家、小区、人员相对密集等公共场所注意消毒。④减少人群接触机会:减少人群接触机会的措施包括该疫情时学校停课,托幼机构停托,错时上下班,取消或推迟婚宴、聚餐等大型活动等。

第十章 社区中医药健康管理

案例 10-1 分析要点

1. 中医体质辨识及中医药健康管理可有效降低空腹血糖及餐后2h血糖水平;提高生命质量;降低住院率、并发症发生率;从而保障患者身心健康。

2. 建议:①为每位患者开展个性化体质辨识。②依据体质辨识结果(9种体质),制定针对性健康管理策略。③依据中医药健康管理策略,严格执行,开展健康管理。

案例分析题要点

1. 效果明显,表现为:①体弱儿人数有所降低。②儿童常见疾病发病率有所下降。③家长满意度提高。

2. 运用中医药健康管理服务在儿童保健工作中对于促进儿童生长发育降低体弱儿及常见病发生的效果明显,且被家长广泛认可接受,适合在儿童保健系统管理中广泛培训推广。

第十一章　社区突发公共卫生事件应急管理

案例 11-1　分析要点

1. 我国的卫生应急体系概念与构成:卫生应急体系主要内容,其中"一案三制"为我国应急反应体系的核心内容,它是由应急预案、应急体制、应急机制与应急法治体系等构成,其各自发挥的作用。

2. 明确突发公共卫生事件应急响应的概念,面对突发公共卫生事件,卫生部门及机构主要工作内容与应对措施:成立相应应急组织,组织专家分析判断,综合评估;启动应急预案;紧急筹划,部署下达任务;做好响应准备,尽快核查排险;适时组织机动,开展现场调查等。

案例分析题要点

1. 阐述突发公共卫生事件应急响应概念。

2. 结合社区卫生服务中心应急管理制度与职责、应急处置原则、措施、救治内容等论述其如何开展卫生应急响应处置工作。

第十二章　社区卫生计生监督协管服务管理

案例 12-1　分析要点

卫生计生监督协管服务的作用主要是解决基层卫生监督相对薄弱的问题,充分利用公共卫生网络和基层医疗卫生机构的前哨作用,从而建成横向到边、纵向到底,覆盖城乡的卫生监督网络体系,及时发现违反卫生法律法规的行为,保障广大群众公共卫生安全。同时,通过对广大居民的宣传、教育,不断提高城乡居民健康知识和卫生计生法律政策知晓率,提升人民群众疾病防控意识,切实为广大群众提供卫生计生健康保障。

案例分析题要点

虽然卫生监督协管员辩称,由于非法行医比较隐蔽没有被发现,但这些理由只能作为在量刑时从轻情节,不能作为履行或正确履行职责的理由,因为非法行医的存在及造成的严重后果是无可争议的事实。依照国家卫生健康委关于打击非法行医专项行动的相关文件精神,在打击非法行医中,对非法行医和非法采供血的信息进行报告就是卫生监督协管员的职责,未履行报告义务,因非法行医致人死亡,已造成国家和人民利益重大损失的严重后果。即使是偶然因果关系,如果行为人对自己有不履职行为可能造成的严重后果,应当预见而没有预见,就应承担相应罪责。

第十三章　社区全科医疗服务管理

案例 13-1　分析要点

1. 存在的安全隐患:全科医疗服务过程存在人员执业不符合条件、医疗文书书写不规范、药物使用不合理、抗生素滥用等安全隐患,其隐患的发生具有不确定性高、风险复杂、防范难度大等特点。

2. 需采取综合防范措施:要根据各项法律法规及上级部门文件,制订规范的机构规章制度,如首诊责任制、岗位负责制、病历记录等制度,责任细分化,落实到个人。加强全科医务人员的执业管理,从事全科医疗活动的全科医生须持证上岗,须获得医师资格并经注册取得《医师执业证书》,否则不得执业。加强处方、病历等医疗文书的规范管理。按照临床路径的要求和标准,规范全科诊疗行为,合理用药,杜绝抗生素滥用,避免交叉感染。

案例分析题要点

家庭医生签约服务是新形势下保障和维护群众健康的重要途径。

1. 菜单式签约有利于满足签约人群的不同需求,有助于让签约群众获利益、重点人群得实惠,促进常见病、多发病患者愿意留在基层和社区,有效拉近患者与家庭医生的距离。

2. 定制式服务有助于通过一对一、点对点的服务满足特殊病患的个性化需求。

3. 主动式履约可增强家庭医生的责任意识,促使签约医生岗位前移,让家庭真正拥有医生,促进医患双方共同维护健康。

第十四章　社区康复管理

案例 14-1　分析要点

1. 面对突如其来的变故,小岳面临的困境有:无法接受残疾的事实,心情很糟糕;生活无法自理,难以适应日常生活;无法面对家人;无法从事原来的职业,失去经济来源,需要新的职业规划。

2. 针对小岳的情况,社区康复工作者应该提供的服务涵盖五个方面:即健康、教育、谋生、社会、赋能。每个部分包括有五个要素,共 25 个要素。社区康复是涉及面广、多层面的服务工作,不能期望社区康复能完成社区康复工作的所有部分和要素,但康复工作是在社区建立的伙伴关系和联盟关系基础上,选择最适合需求的资源以及最急需解决的问题,让小岳适应残疾人生活,树立自信心,增强社会适应能力;调适心理,接受残疾事实;学会生活自理;重新适应家庭生活;帮助其进行合理的职业定位,制订未来职业规划。

案例分析题要点

1. 从案例情况,折射出我国康复治疗工作中存在以下几个问题:①认知缺乏:开展社区康复工作难度大,脑卒中社区康复推广受到影响。更多病情稳定的患者出院后选择在家静养,缺少社区康复支持,影响日常生活能力和生活质量。②康复人才紧缺,服务能力落后。③体系不健全:社区康复不健全,各部门相互协调差,缺乏康复服务的广泛关注。

2. 针对我国康复治疗工作中存在的问题提出几点应对策略:①宣传社区康复理念:由政府、康复机构、社团、志愿者等多方参与,充分利用社区内网络、广播、宣传设备、报刊等公共宣传手段,宣传社区康复的意义,普及康复知识。②加强社区康复队伍建设,提高专业水平。③加强政府多部门合作。

第十五章　社区护理管理

案例 15-1　分析要点

案例中吴护士长面临的困惑绝非个别现象,在我们身边许多护士长都或多或少有过类似经历。护士长在会议上,将工作目标与要求告知副护士长及护士,而接下来却没有采取任何相应的控制措施跟踪、检查工作的落实情况,没有有效的奖惩机制,激励、制约员工的工作行为,进而导致员工缺少工作动力,消极怠工,工作目标始终无法实现。因此,作为社区护理管理人员,在设定工作目标的同时,应遵循护理工作程序来进行护理管理,即评估、诊断、计划、实施与评价五个步骤,同时建立工作人员绩效考评机制,通过适当的激励与惩罚措施来促进工作目标的早日实现。

案例分析题要点

1. 从小张护士长对护理管理的做法中可以看出,她非常重视社区护理质量管理,并通过制度管理、风险管理、护士培训、质量促进活动来实现护理质量的持续改进。护理质量管理是护理管理的核心,小张护士长在这方面做得比较好。

2. 建议:①对护士进行绩效管理。②构建护士激励机制。③建立社区护理质量管理委员会,健全质量管理组织,责任到人。

第十六章　社区营养管理

案例 16-1　分析要点

1. 目的:是提高人群对营养与健康的认识,利用天然食物资源以达到纠正营养缺乏和营养过剩,使社区人群的营养健康状况和生活质量有所改善。

2. 意义:营养教育的方法途径多、成本低、覆盖面广,对提高广大群众的营养知识水平,合理调节膳食结构,预防营养缺乏病和慢性疾病的发生是一项行之有效的措施。

案例分析题要点

1. 社区对学龄前儿童按年龄分组,每组相差 1 岁。

2. 设计儿童膳食家庭调查表,可采取食物频率(数)法、称重法、采用 3 日记账法等。

3. 社区对调查结果进行评价,主要关注三大产热营养素的摄入情况。由专家为社区居民做营养与健康讲座。

第十七章　社区健康相关行为管理

案例 17-1　分析要点

1. 猝死往往是由工作压力过大、过度劳累、生活不规律(熬夜)、饮食不节制(饮酒)、生气等因素诱发,多数患者可能会有基础性疾病(冠心病、亚健康),只是某种原因触发了它而已。所以说,猝死看似无缘无故,实际大多是内外因素一起暴发的结果。

2. 作为一名社区卫生服务工作人员,在日常工作中应警惕猝死的诱因和基础疾病,发现猝死的高危人群,针对不同人群主要从行为生活习惯、健康体检等方面采取不同的干预措施,使服务人群了解自身健康状况、避免猝死诱因等,从而降低猝死的发生。

案例分析题要点

1. 做好健康教育,加大与控烟有关的健康知识和技能的传播力度,营造良好的社区环境,开展控烟综合干预措施,向辖区居民反复宣传吸烟的危害。

2. 落实公共场所禁烟措施:在公共场所醒目处设置禁烟标志,提醒吸烟者自觉禁烟,同时可在人员密集的场所派驻专兼职人员进行劝阻。

3. 鼓励吸烟者戒烟,并为吸烟者提供戒烟帮助等。

第十八章　社区卫生诊断

案例 18-1　分析要点

1. 社区卫生诊断是运用社会学、人类学和流行病学的研究方法对一定时期内社区(地区)的主要健康问题及其影响因素、社区卫生服务的供给与利用以及社区(地区)综合资源环境进行客观、科学的确定和评价;发现和分析问题,提出优先干预项目,从而为有针对性的制订社区卫生服务工作规划和计划提供参考依据。

2. 社区卫生诊断在社区卫生服务工作中具有重要的地位和作用,它是开展社区卫生服务工作的第一步,是制订卫生计划和开展社区卫生服务工作的基础和前提。

案例分析题要点

1. 本案例属于社区卫生诊断。因为社区卫生诊断可以是一项非常大、内容多、全面的社区卫生诊断,也可以是针对某项工作而进行的小范围调研。

2. 本案例采用了电话访谈与问卷调查结合的方法收集资料。

3. 本案例通过问卷调查了解社区老年人群甲沟炎的患病情况,确定社区老年人群对剪脚趾甲服务的需求情况,为新增设的服务项目提供必要的参考资料。在问卷调查的同时也起到了宣传社区卫生服务内容和服务方法的作用,可以引导居民合理利用社区卫生服务。

第十九章 社区卫生服务质量管理

案例 19-1 分析要点

1. 卫生服务质量管理是卫生服务工作的生命线,社区医院必须把社区卫生服务质量放在首位,把质量管理纳入社区医院重要议事日程;建立社区卫生服务质量管理组织,强化监督管理;建立健全、切实可行的社区卫生服务质量管理方案;并严格进行定期不定期的考核评价,确保高质量的社区卫生服务。

2. 主要有:①将质量计划目标分解落实到各工作环节和岗位中,责任到人。②开展宣传教育活动,使所有涉及服务质量的管理人员、执行人员和质检人员都要明确各自的质量管理职责、权限和相互关系,都理解质量管理计划目标和有关要求,并清楚自己应如何去做。③质量管理有关要求和工作内容应在本单位的书面质量管理体系组织结构图、管理要素与各部门职能关系表和岗位职责中体现出来。

案例分析题要点

根据社区卫生服务质量安全管理与评价的内容、方法,从规范执行情况、合理用药、医院感染控制、医疗文书、医技质量、护理质量,以及医疗质量持续改进等方面开展服务质量安全的管理与评价。此外,社区卫生服务中心的相关医务人员还需提高对致死性疾病的认识和处理,认真遵守诊疗常规,规范诊疗流程,强化三基训练,才能不断提高社区卫生服务质量,真正履行社区居民健康"守门人"的职责。

第二十章 社区卫生服务机构管理

案例 20-1 分析要点

1. 该社区卫生服务站的执业行为非法。

2. 根据《医疗机构管理条例》的规定,医疗机构的执业范围应在其登记的诊疗科目内;《城市社区卫生服务机构管理办法(试行)》第十五条规定,社区卫生服务站登记的诊疗科目应为预防保健科、全科医疗科,有条件的可登记中医科(含民族医学),不登记其他诊疗科目。

案例分析题要点

1. 社区卫生服务机构服务的主要功能是基本公共卫生服务和基本医疗服务。

2. 随着城市的发展,城市人群结构及健康情况的变化,社区卫生服务机构的主要功能没有发生变化,但其基本公共卫生服务和基本医疗服务的执业范围不断在扩大,而且加强了两者的整合。

第二十一章 社区卫生服务绩效管理

案例 21-1 分析要点

提高社区医务人员的工作积极性,引导社区医务人员为居民提供优质的、令人满意的基本医疗和公共卫生服务,促进居民健康。

案例分析题要点

1. 存在的主要问题：①忽视考核对象的差异性,考核方法粗放。②绩效目标设置太多,对关键环节和领域的关注度和集中度较低。③绩效考核的结果运用不显著,用于考核的绩效工资占比过低。④绩效沟通、反馈不足。⑤信息化建设不完善。

2. 建议：①合理划分不同性质工作岗位,体现考核对象差异。②定期对相关指标进行调整。③进行绩效培训,加强上下级沟通和绩效反馈,建立双向沟通机制。④加大绩效工资总量,实行有差别的绩效工资制度。⑤加快卫生信息化建设,用信息化手段保障绩效管理的顺利实施。

参 考 文 献

[1] 邹宇华. 社区卫生服务管理学 [M]. 北京：人民卫生出版社, 2010.

[2] 秦怀金, 陈博文. 国家基本公共卫生服务技术规范 [M]. 北京：人民卫生出版社, 2013.

[3] 国家卫生计生委, 中国社区卫生协会. 社区卫生服务质量评价指南（2016 年版）[R/OL]. （2016-06-28）. http://www.chs.org.cn/news/show.php？itemid=60.

[4] 国家卫生计生委. 国家基本公共卫生服务规范（第三版）[R/OL]. （2017-03-28）. http://www. nhc. gov. cn/jws/s3578/201703/d20c37e23e1f4c7db7b8e25f34473e1b. shtml.

[5] 邹宇华. 社区健康教育技能 [M]. 北京：人民卫生出版社, 2017.

[6] 国家卫生计生委. 社区卫生服务中心服务能力评价指南（2019 年版）[R/OL]. （2019-04-03）. http://www. nhc. gov. cn/jws/s2908/201904/523e5775cdba451a81ab2fbc0628d9f0. shtml.

[7] 国家卫生计生委. 乡镇卫生院服务能力评价指南（2019 年版）[R/OL]. （2019-04-03）. http://www. nhc. gov. cn/jws/s2908/201904/523e5775cdba451a81ab2fbc0628d9f0. shtml.

[8] 国家卫生健康委员会. 关于规范家庭医生签约服务管理的指导意见 [R/OL]. （2018-10-08）. http://www. nhc. gov. cn/jws/s7874/201810/be6826d8d9d14e849e37bd1b57dd4915. shtml？from=singlemessage.

[9] 邹宇华. 社区卫生服务组织文化 [M]. 北京：人民卫生出版社, 2012.

[10] 国家卫生健康委员会. 严重精神障碍管理治疗工作规范（2018 年版）[R/OL]. （2018-06-08）. http://www. nhc. gov. cn/jkj/s7932/201806/90d5fe3b7f48453db9b9beb85dfdc8a8. shtml.

[11] 任康磊. 绩效管理量化考核从入门到精通 [M]. 北京：人民邮电出版社, 2019.

[12] 孙海法. 绩效管理 [M]. 北京：高等教育出版社, 2018.

[13] 谢涵宇. 基于平衡计分卡的社区卫生服务中心绩效管理研究 [D/OL]. 南京：南京大学, 2018. http://kns. cnki. net/KCMS/detail/detail. aspx？dbcode=CMFD&filename=1018169958. nh.

[14] 王刚. 社区康复学 [M]. 北京：人民卫生出版社, 2018.

[15] 梁万年, 路孝琴. 全科医学 [M]. 北京：人民卫生出版社, 2018.

[16] 杜雪平, 席彪. 全科医生基层实践 [M]. 北京：人民卫生出版社, 2017.

[17] 中华人民共和国国务院. 医疗纠纷预防和处理条例 [R/OL]. （2018-07-31）. http://www. gov. cn/gongbao/content/2018/content_5323086. htm.

[18] 萧鸣政. 绩效考评与管理方法 [M]. 北京：北京大学出版社, 2017.

[19] 梁万年. 卫生事业管理学 [M]. 4 版. 北京：人民卫生出版社, 2017.

[20] 傅华. 健康教育学 [M]. 3 版. 北京：人民卫生出版社, 2017.

[21] 李春玉. 社区护理学 [M]. 北京：人民卫生出版社, 2017.

[22] 国家卫生计生委. 医师执业注册管理办法 [R/OL]. （2017-02-28）. http://www. gov. cn/gongbao/content/2017/

content_5230277. htm.

[23] 王素珍. 社会医学 [M]. 北京:中国中医药出版社,2017.

[24] 罗爱静. 卫生信息管理学. 4 版. 北京:人民卫生出版社,2017.

[25] 中共中央,国务院. "健康中国 2030" 规划纲要 [R/OL]. (2016-10-25).. http://www. gov. cn/gongbao/2016-11/20/
content_5133024. htm.

[26] 中国营养学会. 中国居民膳食指南 (2016) [M]. 北京:人民卫生出版社,2016.

[27] 国家卫生计生委. 预防接种工作规范 (2016 年版) [R/OL]. (2016-12-06). http://www. nhc. gov. cn/xxgk/
pages/viewdocument. jsp？dispatchDate=&staticUrl=/jkj/s3581/201701/8033406a995d460f894cb4c0331
cb400. shtml&wenhao=%E5%9B%BD%E5%8D%AB%E5%8A%9E%E7%96%BE%E6%8E%A7%E5%8F
%91%E3%80%942016%E3%80%9551%E5%8F%B7&utitle=%E5%9B%BD%E5%AE%B6%E5%8D%A
B%E7%94%9F%E8%AE%A1%E7%94%9F%E5%A7%94%E5%8A%9E%E5%85%AC%E5%8E%85%E
5%85%B3%E4%BA%8E%E5%8D%B0%E5%8F%91%E9%A2%84%E9%98%B2%E6%8E%A5%E7%A
7%8D%E5%B7%A5%E4%BD%9C%E8%A7%84%E8%8C%83%EF%BC%882016%E5%B9%B4%E7%
89%88%EF%BC%89%E7%9A%84%E9%80%9A%E7%9F%A5&topictype=&topic=&publishedOrg=%E
7%96%BE%E7%97%85%E9%A2%84%E9%98%B2%E6%8E%A7%E5%88%B6%E5%B1%80&indexN
um=000013610/2017-00008&manuscriptId=8033406a995d460f894cb4c0331cb400.

[28] 马骁. 健康教育学 [M]. 2 版. 北京:人民卫生出版社,2016.

[29] 郑振佺,王宏. 健康教育学 [M]. 2 版. 北京:科学出版社,2016.

[30] 郭清. 健康管理学 [M]. 北京:人民卫生出版社,2015.

[31] 鲍勇,马骏. 健康管理学教程 [M]. 上海:上海交通大学出版社,2015.

[32] 曹海涛,潘毅慧. 家庭医生健康管理实用手册 [M]. 上海:上海交通大学出版社,2014.

[33] SAY L, CHOU D, GEMMILL A, et al. Global Causes of Maternal Death：A WHO Systematic Analysis.
London：Lancet Global Health. 2014, 2 (6): 323-333.

[34] 国家卫生计生委. 基于居民健康档案的区域卫生信息平台技术规范 [R/OL]. (2014-06-20). http://www.
nhc. gov. cn/wjw/s9497/201406/5c7aec881f7948f9bd1557380841e5cd. shtml.

[35] 林新奇. 绩效管理 [M]. 2 版. 大连:东北财经大学出版社,2013.

[36] 刘亚萍. 绩效管理方法与工具 [M]. 北京:中国劳动社会保障出版社,2013.

[37] 范春红,曲彤薇. 社区卫生诊断技术 [M]. 杭州:浙江大学出版社,2013.

[38] 路孝琴,杜鹃,李伟,等. 全科医学概论 [M]. 北京:北京大学医学出版社,2013.

[39] 黄晓琳. 康复医学 [M]. 北京:人民卫生出版社,2013.

[40] 王军志. 疫苗的质量控制与评价 [M]. 北京:人民卫生出版社,2013.

[41] 吴群红,杨维中. 卫生应急管理 [M]. 北京:人民卫生出版社. 2013.

[42] 崔树起,杨秀文. 社区卫生服务管理 [M]. 北京:人民卫生出版社,2012.

[43] 王培玉. 健康管理学 [M]. 北京:人民卫生出版社,2012.

[44] 夏宪照,罗会明. 实用预防接种手册 [M]. 北京:人民卫生出版社,2012.

[45] 王声湧,林汉生. 突发公共卫生事件应急管理学 [M]. 广州:暨南大学出版社. 2011.

[46] 黄敬亨,邢育健. 健康教育学 [M]. 5 版. 上海:复旦大学出版社,2011.

[47] 陆江,林琳. 社区健康教育 [M]. 北京:北京大学医学出版社,2010.

[48] 李志新,张杨. 社区卫生服务管理与实践 [M]. 北京:人民军医出版社,2009.

[49] 郭新彪,刘君卓. 突发公共卫生事件应急指引 [M]. 北京:化学工业出版社. 2009.

[50] 董燕敏,陈博文. 社区卫生诊断技术手册(试用)[M]. 北京:北京大学医学出版社,2008.

[51] 周子君. 医院管理学 [M]. 北京:北京大学医学出版社,2008.

[52] 金大鹏. 社区预防保健医师实用手册 [M]. 北京:中国协和医科大学出版社,2008.

[53] 李明春. 预防接种人员实用技术指南 [M]. 哈尔滨:黑龙江科学技术出版社,2007.

[54] 国家卫生计生委. 全国医疗机构卫生应急工作规范(试行)和全国疾病预防控制机构卫生应急工作规范(试行)的通知 [R/OL]. (2015-11-09). http://www.nhc.gov.cn/yjb/s7859/201511/8b520f79cba04976bd563ab22bd0fc69.shtml

[55] 李学信. 社区卫生服务导论 [M]. 3 版. 南京:东南大学出版社,2007.

[56] 邹宇华,王柳行. 社会医学 [M]. 北京:科学出版社,2016.

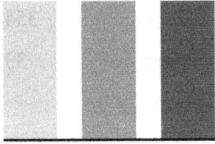

中英文名词对照索引